Scott Stossel

# ANGST

Für Maren und Nathaniel –
möge es euch erspart bleiben

Scott Stossel

# ANGST

*Wie sie die Seele lähmt
und wie man sich
befreien kann*

*Aus dem Englischen von Anne Emmert*

C.H.Beck

2ハ ll ハ5

Titel der amerikanischen Originalausgabe:
My Age of Anxiety. Fear, Hope, Dread and the Search for Peace of Mind
Zuerst erschienen 2014 bei Alfred A. Knopf, Inc., New York
Copyright © 2014, Scott Stossel

Für die deutsche Ausgabe:
© Verlag C.H.Beck oHG, München 2014
Umschlaggestaltung: Konstanze Berner, München
Satz: Fotosatz Amann, Memmingen
Druck und Bindung: GGP Media GmbH, Pößneck
Gedruckt auf säurefreiem, alterungsbeständigem Papier
(hergestellt aus chlorfrei gebleichtem Zellstoff)
Printed in Germany
ISBN 978 3 406 66761 9

*www.beck.de*

# Inhalt

## Anhang

# Teil I

# Das «Rätsel» Angst

# Kapitel 1
## Das Wesen der Angst

*Kein Großinquisitor hat so entsetzliche Foltern in Bereitschaft wie die Angst; kein Spion weiß so geschickt den Verdächtigen gerade in dem Augenblick anzugehen, in dem er am schwächsten ist, oder weiß die Schlinge, in der er gefangen werden soll, so bestrickend zu legen, wie die Angst es weiß; und kein scharfsinniger Richter versteht den Angeklagten so zu examinieren wie die Angst, die ihn niemals loslässt, nicht bei der Zerstreuung, nicht im Lärm, nicht bei der Arbeit, nicht am Tage, nicht in der Nacht.*

Søren Kierkegaard, *Der Begriff Angst* (1844)

*[Es] steht fest, dass das Angstproblem ein Knotenpunkt ist, an welchem die verschiedensten und wichtigsten Fragen zusammentreffen, ein Rätsel, dessen Lösung eine Fülle von Licht über unser ganzes Seelenleben ergießen müsste.*

Sigmund Freud, *Vorlesungen zur Einführung in die Psychoanalyse* (1917)

Ich habe den unglückseligen Hang, in entscheidenden Situationen schwach zu werden.

Ein Beispiel: Ich stehe vor dem Altar einer Kirche in Vermont und warte darauf, dass meine künftige Ehefrau durch den Mittelgang kommt, da wird mir plötzlich hundeelend. Es ist mehr als nur ein mulmiges Gefühl: Mir ist speiübel, ich zittere, und zu allem Unglück bricht mir auch noch der Schweiß aus. In der Kirche ist es heiß an diesem Tag Anfang Juli, und vielen ist sogar in ihrem leichten Anzug oder im Sommerkleid warm, doch niemand schwitzt wie ich. Als die Musik einsetzt, stehen mir Schweißperlen auf der Stirn und über der Oberlippe. Auf Hochzeitsfotos sieht man mich mit einem grimmig-verbissenen Lächeln stocksteif am Altar stehen, den Blick fest auf meine Verlobte geheftet, die am Arm ihres Vaters auf mich zuschreitet: Susanna glüht auf diesen Bildern, ich glänze verschwitzt. Als sie endlich bei mir ist, tropft mir der Schweiß schon in die Augen und auf den Kragen. Wir wenden uns dem Pfarrer zu. Hinter ihm sehe ich die Freunde, die wir um eine Lesung gebeten haben und die mich mit sichtlicher Besorgnis mustern. *Was stimmt denn nicht mit ihm?*, fragen sie sich wahrscheinlich. *Fällt er etwa gleich in Ohnmacht?* Der Gedanke treibt mir erst recht den Schweiß aus den Poren. Mein Trauzeuge, der hinter mir steht, tippt mir auf die Schulter und reicht mir ein Taschentuch, damit ich mir die Stirn abwischen kann. Meine Freundin Cathy, die weiter hinten in der Kirche sitzt, erzählt mir später, sie habe den starken Drang verspürt, mir ein Glas Wasser zu holen. Ich hätte ausgesehen wie nach einem Marathonlauf.

In den Gesichtern meiner Freunde ist die Besorgnis, wie es mir scheint, unverhohlenem Entsetzen gewichen. *Stirbt er gleich?* Das frage ich mich auch so langsam, denn nun fange ich auch noch an zu schlottern. Und ich spreche nicht von einem leichten Zittern, das nur zu sehen ist, wenn man ein Blatt Papier in der Hand hat, sondern von einem heftigen Tremor, der, so fürchte ich, womöglich bald in Zuckungen übergeht. Ich konzentriere mich auf meine Beine, damit sie nicht unter mir wegknicken wie bei einem epileptischen Anfall, und hoffe, dass meine weiten Hosen das Schlottern kaschieren. Ich stütze mich auf meine Noch-nicht-Ehefrau – vor ihr kann ich meinen Zustand sowieso nicht verbergen –, und sie gibt mir Halt, so gut sie kann.

Der Pfarrer redet unablässig weiter, nicht, dass ich auch nur ein Wort mitbekäme. (Ich bin, könnte man sagen, nicht so recht im Hier und Jetzt.) Ich bete, dass er sich beeilt, damit diese Qual endlich ein Ende nimmt. Da hält er inne und sieht meine Braut und mich an. Bei meinem Anblick – dem Schimmern des Angstschweißes, der Panik in meinen Augen – erschrickt er. «Fehlt Ihnen etwas?» Er formt die

Worte lautlos mit den Lippen. Hilflos schüttle ich den Kopf. (Denn was kann er schon tun? Die Kirche räumen? Die Demütigung wäre unerträglich.)

Während der Pfarrer weiterspricht, kämpfe ich gegen drei Symptome an: das Schlottern meiner Glieder, den Brechreiz und die drohende Ohnmacht. Und die ganze Zeit denke ich: Nur raus hier. Warum? Weil da fast dreihundert Leute sitzen, Freunde, Angehörige und Kollegen, die uns beim Heiraten zusehen, und ich gleich kollabiere. Ich habe meinen Körper nicht mehr im Griff. Obwohl dieser Anlass einer der glücklichsten und wichtigsten meines Lebens ist, bin ich ein Häuflein Elend. Ich fürchte, ich überlebe das nicht.

Während ich mich schwitzend, schwankend und schlotternd durch das Hochzeitsritual hangle («Ja, ich will» sagen, den Ring anstecken, die Braut küssen), frage ich mich bang und bekümmert, was die anderen (die Eltern meiner Frau, ihre Freunde, meine Kollegen) wohl bei meinem Anblick denken: Überlegt er es sich etwa anders? Ist es Charakterschwäche? Feigheit? Fehlende Eignung zum Ehemann? Falls Freunde meiner Frau schon vorher Zweifel an mir hatten, fühlen sie sich nun vermutlich bestätigt. *Wusste ich es doch. Das beweist doch nur, dass er sie nicht verdient hat.* Ich sehe aus, als hätte ich mich in Kleidern unter die Dusche gestellt. Die Aktivität meiner Schweißdrüsen – Ausdruck meiner körperlichen und charakterlichen Schwäche – ist für alle Welt sichtbar und illustriert die schiere Unwürdigkeit meines Daseins.

Endlich ist die Zeremonie zu Ende. Schweißgebadet gehe ich durch den Mittelgang, klammere mich dankbar an meine frischgebackene Ehefrau, und als ich aus der Kirche komme, gehen die akuten körperlichen Symptome zurück. Die Zuckungen werden sich nicht mehr einstellen, die Ohnmacht bleibt mir erspart. Doch als ich die Glückwünsche entgegennehme und anschließend auf dem Hochzeitsempfang trinke und tanze, gaukle ich mein Glück nur vor. Ich lächle in die Kamera, schüttle Hände – doch am liebsten würde ich sterben. Immerhin habe ich bei einer der elementarsten Aufgaben eines Mannes versagt: dem Heiraten. Ich habe es doch wirklich geschafft, auch das noch zu vermasseln. In den folgenden 72 Stunden ergehe ich mich in Selbstzerfleischung und Verzweiflung.

*Angst bringt relativ wenige Menschen um, doch viele würden den Tod der Lähmung und dem Leid vorziehen, das die Angst in ihrer schweren Form mit sich bringt.*

David H. Barlow, *Anxiety and Its Disorders* (2004)

Der Beinahezusammenbruch anlässlich meiner Hochzeit war nicht der erste und auch nicht der letzte. Bei der Geburt unseres ersten Kindes mussten die Hebammen meine Frau mit ihren Wehen zeitweise allein lassen und sich meiner annehmen, weil ich blass wurde und umkippte. Bei Lesungen oder Vorträgen bleibe ich schon mal unvermittelt stecken und bin in meiner Not des Öfteren gezwungen, mich hinter die Bühne zu flüchten. Ich habe schon Verabredungen platzen lassen, bei Prüfungen das Weite gesucht und bei Bewerbungsgesprächen einen Zusammenbruch erlitten, desgleichen im Flugzeug, im Zug und im Auto oder auch einfach nur auf dem Gehweg. An einem völlig normalen Tag in einer völlig normalen Situation – ich lese ein Buch, liege im Bett, telefoniere, sitze in einer Konferenz, spiele Tennis – überkommt mich plötzlich eine tiefe existenzielle Furcht, und ich werde von Übelkeit, Schwindel, Zittern und einer breiten Palette weiterer körperlicher Symptome heimgesucht. Manchmal bin ich dann felsenfest davon überzeugt, dass mein Tod – oder Schlimmeres – unmittelbar bevorsteht.

Auch abseits dieser akuten Episoden mache ich mir größte Sorgen: um meine Gesundheit und die meiner Angehörigen, um unsere Finanzen, um die Arbeit, das Klappergeräusch in meinem Auto und das Tropfen im Keller, um die Gebrechen des Alters und die Zwangsläufigkeit des Todes – mich beunruhigt einfach alles. Manchmal schlägt sich diese Sorge in leichten körperlichen Beschwerden nieder – Magenschmerzen, Kopfschmerzen, leichtem Schwindel, Schmerzen in Armen und Beinen –, manchmal auch in einer ausgewachsenen Krankheit wie einer Grippe oder dem Pfeifferschen Drüsenfieber. Oft habe ich vor lauter Angst Schwierigkeiten, zu atmen, zu schlucken und sogar zu gehen. Diese Symptome wiederum wachsen sich zur Obsession aus und nehmen bald mein gesamtes Denken in Beschlag. Ich leide auch an einer Reihe spezifischer Ängste und Phobien. Unter anderem sind das die Angst vor geschlossenen Räumen (Klaustrophobie), vor Höhe (Akrophobie) und vor Ohnmacht (Asthenophobie), die Angst, weit weg von zu Hause eingeschlossen zu sein (eine Spielart der Agoraphobie), die Angst vor Keimen (Bacillophobie), vor Käse (dafür gibt es kein Fachwort), vor öffentlichen Auftritten (eine Unterkategorie der sozialen Phobie), vor dem Fliegen (Aerophobie), vor dem Erbrechen (Emetophobie) und natürlich vor dem Erbrechen im Flugzeug (Aeronausiphobie).

Als Kind war ich, weil meine Mutter ein Abendstudium in Jura absolvierte, oft mit der Babysitterin allein zu Haus und hatte dann schreckliche Angst, meine Eltern könnten bei einem Autounfall ums Leben gekommen sein oder mich verlassen haben (der klinische Begriff ist «Trennungsangst»). Schon mit sieben Jahren trat ich eine tiefe Furche in den Teppich meines Kinderzimmers, weil ich stundenlang auf und ab ging, meine Eltern innerlich beschwörend, doch endlich nach Hause zu kommen. Im ersten Schuljahr lag ich so gut wie jeden Nachmittag mit psychosomatischen Kopfschmerzen im Krankenzimmer und flehte die Schwester an, nach Hause gehen zu dürfen. In der dritten Klasse hatten Bauchschmerzen die Kopfschmerzen abgelöst, doch das änderte nichts am täglichen Gang ins Krankenzimmer. In der Highschool verlor ich absichtlich im Tennis und Squash, um mich der qualvollen Angst zu entziehen, die jede Art von Wettbewerb in mir auslöste. Als sich bei einer Verabredung in der Highschool – meiner einzigen – die junge Dame in einem romantischen Impuls zu mir beugte, um mich zu küssen (wir betrachteten durch ihr Teleskop den Sternenhimmel), packte mich dermaßen die Angst, dass ich mich abwenden musste, weil ich zu erbrechen fürchtete. Mir war das so peinlich, dass ich danach nicht mehr auf ihre Anrufe reagierte.

Seit dem zarten Alter von etwa zwei Jahren bin ich also ein Ausbund an Phobien, Ängsten und Neurosen. Seit ich mit zehn Jahren zum ersten Mal in einer Nervenklinik untersucht und zur Behandlung an einen Psychiater überwiesen wurde, versuche ich mit diversen Methoden, meine Angst zu überwinden.

Ausprobiert habe ich: Einzelpsychotherapie (drei Jahrzehnte lang), Familientherapie, Gruppentherapie, kognitive Verhaltenstherapie, Rational-Emotive Verhaltenstherapie (REVT), Akzeptanz- und Commitmenttherapie (ACT), Hypnose, Meditation, Rollenspiel, interozeptive Exposition, In-vivo-Exposition, supportiv expressive Therapie, Augenbewegungsdesensibilisierung und -verarbeitung (EMDR), Selbsthilfebücher, Massagen, Gebete, Akupunktur, Yoga, stoische Philosophie und Audiokassetten, die ich bei einer nächtlichen Dauerwerbesendung bestellte.

Dazu kommen Medikamente, und zwar jede Menge. Chlorpromazin, Imipramin, Desipramin, Chlorpheniramin, Phenelzin, Buspiron, Fluoxetin, Sertralin, Paroxetin, Bupropion, Venlafaxin, Citalopram, Escitalopram, Cymbalta, Fluvoxamin, Trazodon, Levothyroxin, Propranolol, Clorazepat, Oxazepam, Prazepam, Johanniskraut, Zolpidem, Valium, Librium, Lorazepam, Alprazolam, Clonazepam.*

Außerdem Bier, Wein, Gin, Bourbon, Wodka und Scotch.

Und gewirkt hat: nichts.

Das stimmt nicht ganz. Einige Medikamente schlugen eine begrenzte Zeit lang an. Chlorpromazin (ein Neuroleptikum, das früher als Sedativum eingestuft wurde) und Imipramin (ein trizyklisches Antidepressivum) ersparten mir Anfang der 1980er Jahre, als ich die Mittelschule besuchte und von Ängsten gebeutelt wurde, eine Einweisung in die Psychiatrie. Desipramin, ebenfalls ein trizyklisches Antidepressivum, half mir mit Anfang zwanzig. Als ich Ende zwanzig war, linderte Paroxetin (ein selektiver Serotonin-Wiederaufnahmehemmer oder SSRI) etwa sechs Monate lang meine Angst beträchtlich, ehe sie wieder durchbrach. Eine großzügige Dosis Alprazolam, Propranolol

---

* Bei Medikamenten, die in Deutschland unter anderem Namen verkauft werden, wurde der vom Autor verwendete Handelsname durch den Wirkstoffnamen ersetzt.

und Wodka brachten mich mit Anfang dreißig mehr schlecht als recht durch eine Lesereise, diverse Vorträge und Fernsehauftritte. Ein doppelter Scotch mit einer Tablette Alprazolam und Dimenhydrinat, rechtzeitig vor dem Start eingenommen, kann das Fliegen erträglich machen, und zwei doppelte Scotch in rascher Folge hüllen Existenzängste in einen dichten Nebel.

Doch die Grundangst, die offenbar in meine Seele eingewoben und fest mit meinem Körper verdrahtet ist und die mir das Leben zeitweise zur Qual macht, konnte keine dieser Behandlungen nachhaltig verringern. Mit den Jahren ist die Hoffnung, von meiner Angst geheilt zu werden, dem eher resignativen Wunsch gewichen, mich mit ihr zu arrangieren und dem Umstand, dass ich allzu oft ein schlotterndes neurotisches Wrack bin, etwas Tröstliches oder gar Befreiendes abzugewinnen.

*Angst ist das markanteste psychische Merkmal der abendländischen Zivilisation.*

R. R. Willoughby, *Magic and Cognate Phenomena* (1935)

In den USA stellen Angst und die entsprechenden Störungen heute die meisten offiziell klassifizierten psychischen Krankheiten dar und sind noch häufiger als Depression und andere affektive Störungen. In Deutschland ist das nicht anders: Laut der vom Robert-Koch-Institut durchgeführten Studie zur Gesundheit Erwachsener in Deutschland (DEGS) aus dem Jahr 2012 sind Angststörungen mit über 16 Prozent die häufigsten seelischen Störungen noch vor Depressionen und Alkoholismus. Dem US-amerikanischen National Institute of Mental Health zufolge leiden zu jedem beliebigen Zeitpunkt rund 40 Millionen Amerikaner an einer Angststörung; das ist fast jeder Siebte. Einunddreißig Prozent der US-Ausgaben für psychische Krankheiten fallen in diesen Bereich. Jüngsten epidemiologischen Daten zufolge liegt die «Lebenszeitinzidenz» für Angststörungen bei mehr als 25 Prozent. Wenn das stimmt, muss jeder Vierte irgendwann in seinem Leben da-

17

mit rechnen, von einer lähmenden Angst erfasst zu werden. Und läh-
mend ist sie wirklich: Aus jüngeren wissenschaftlichen Aufsätzen geht
hervor, dass die psychischen und physischen Beeinträchtigungen
durch eine Angststörung ähnlich sind wie bei Diabetes: meist kon-
trollierbar, manchmal tödlich, aber immer strapaziös. Eine 2006 im
*American Journal of Psychiatry* erschienene Studie zeigte auf, dass die
Amerikaner wegen Angst und Depression insgesamt 321 Millionen
Arbeitstage im Jahr fehlen; die Kosten für die Wirtschaft belaufen sich
auf 50 Milliarden Dollar. Einer Schätzung der amerikanischen Behörde für Arbeitsstatistik zufolge bleibt ein amerikanischer Arbeitnehmer, der unter Angst oder Stress leidet, durchschnittlich 25 Tage
im Jahr zu Hause. Drei Jahre vor Beginn der Wirtschaftskrise, im Jahr
2005, wurden in den USA 53 Millionen Rezepte für die beiden Angstmedikamente Ativan und Xanax ausgestellt (Wirkstoffe: Lorazepam
und Alprazolam). In den Wochen nach dem 11. September schnellte
die Zahl der Xanax-Verordnungen landesweit um neun Prozent nach
oben, in New York City sogar um 22 Prozent. Im September 2008
trieb die Wirtschaftskrise die Zahl der Verschreibungen in New York
City erneut auf die Spitze: Als die Banken Schiffbruch erlitten und die
Aktienkurse ins Bodenlose fielen, stieg die Zahl der Verschreibungen
von Antidepressiva und Angstmedikamenten im Vorjahresvergleich
um neun Prozent, von Schlafmitteln um elf Prozent.

Zwar ist hin und wieder zu hören, Angst sei ein spezifisch US-ame-
rikanisches Problem, doch das stimmt nicht. Ein Aufsatz im *Journal of
the American Medical Association* kam jüngst zu dem Schluss, dass in
vielen Ländern Angststörungen die häufigste psychische Erkrankung
sind. Eine 2006 im *Canadian Journal of Psychiatry* erschienene global
angelegte Übersichtsstudie zeigt auf, dass immerhin jeder sechste
Mensch irgendwann in seinem Leben wenigstens ein Jahr lang unter
einer Angststörung leidet. Andere Untersuchungen kommen zu ähnlichen Ergebnissen.

Diese Zahlen beziehen sich selbstverständlich nur auf Menschen
wie mich, die nach den etwas willkürlichen diagnostischen Kriterien
der American Psychiatric Association als *klinisch* ängstlich eingestuft

werden. Doch betrifft Angst durchaus nicht nur diejenigen, die offiziell als psychisch krank gelten. Hausärzte berichten, dass Angst zu den Beschwerden zählt, die ihre Patienten am häufigsten in die Praxis treiben, einigen Quellen zufolge sogar häufiger als die gewöhnliche Erkältung. Nach einer Studie der Weltgesundheitsorganisation WHO aus dem Jahr 1996 hatten über zehn Prozent der Patienten in deutschen Allgemeinarztpraxen eine Angststörung. Jeder dritte Hausarztpatient, so eine Untersuchung aus dem Jahr 1986, klage über «schwere Angstzustände». (Andere Studien zeigen, dass 20 Prozent der Hausarztpatienten in den USA ein Benzodiazepin wie Valium oder Alprazolam einnehmen.) Und irgendwann in seinem Leben leidet fast jeder Mensch einmal unter Angst – oder auch Furcht, Stress oder Sorge, also anderen, aber verwandten Phänomenen. (Wer unfähig ist, Angst zu empfinden, leidet meist unter einer noch gravierenderen pathologischen Störung; ein solcher Soziopath ist für die Gesellschaft gefährlicher als jemand, der Angst akut oder irrational erlebt.)

Unbestreitbar ist chronischer Stress ein Kennzeichen unserer Zeit und Angst so etwas wie eine kulturelle Befindlichkeit der Moderne. Seit dem Beginn der atomaren Ära heißt es, wir lebten in einem Zeitalter der Angst, und auch wenn es inzwischen wie ein Klischee klingen mag, scheint sich dieses Gefühl verstärkt zu haben in den vergangenen Jahren, in denen die USA und andere westliche Länder in kurzer Abfolge von Terroranschlägen, wirtschaftlichen Katastrophen und Erschütterungen sowie sozialen Umwälzungen heimgesucht wurden.

Dabei gab es bis vor dreißig Jahren die Angst als klinische Kategorie gar nicht. Als der Psychoanalytiker Rollo May in den 1950er Jahren *The Meaning of Anxiety* veröffentlichte, wies er darauf hin, dass bis dahin nur zwei andere, nämlich Søren Kierkegaard und Sigmund Freud, ein Buch ausschließlich der Angst gewidmet hatten. Laut den *Psychological Abstracts* erschienen 1927 nur drei wissenschaftliche Aufsätze zur Angst. Im Jahr 1941 waren es vierzehn und noch 1950 lediglich siebenunddreißig. Die erste wissenschaftliche Konferenz, die sich ausschließlich dem Thema Angst widmete, fand im Juni 1949 statt. Und erst 1980, nachdem neue Medikamente für die Behandlung von Angst entwickelt und auf den Markt gebracht worden waren, fanden Angststörungen Eingang in die dritte Auflage des *Diagnostischen und statistischen Manuals psychischer Störungen der Amerikanischen Psychiater-Vereinigung,* wo sie die Freud'schen Neurosen ersetzten. Man beachte, dass die Behandlung der Diagnose vorausging, das heißt, die Entwicklung von Angstmedikamenten zog die Klassifizierung der Angst als diagnostische Kategorie nach sich.

Heute erscheinen im Jahr mehrere Tausend Aufsätze über die Angst, und eine ganze Reihe wissenschaftlicher Zeitschriften widmet sich ausschließlich diesem Thema. Die Angstforschung erbringt ständig neue Befunde und Erkenntnisse, sei es über Ursachen und Behandlungsformen oder allgemeiner über die Beschaffenheit der Psyche, das Verhältnis zwischen Psyche und Körper, Genen und Verhalten, Molekülen und Gefühlen. Mithilfe der funktionellen Magnetresonanztomographie (fMRT) lassen sich heutzutage subjektiv erfahrene Emotionen spezifischen Hirnregionen zuordnen und sogar verschiedene Arten der Angst nach ihrer sichtbaren Auswirkung auf die Hirnfunktion differenzieren. Allgemeine Zukunftsängste (etwa meine Sorge, ob das Verlagswesen noch so lange Bestand hat, dass dieses Buch erscheinen kann, oder ob meine Kinder sich ein Studium werden leisten können) äußern sich in einer Überaktivität in den Frontallappen der Großhirnrinde. Die starke Angst, die manche Menschen beim Reden vor Publikum überfällt (erst neulich packte mich anlässlich eines Vortrags die schiere Panik, die ich nur mit Medikamenten und Alkohol betäuben konnte) oder die extrem schüchterne Menschen bei der Begegnung mit anderen quält, äußert sich meist in einer übermäßigen Aktivität im sogenannten vorderen Gyrus cinguli. Eine Zwangsstörung kann unterdessen im Gehirnscan als Störung des Schaltkreises sichtbar werden, der die Frontallappen mit den tieferen Hirnzentren in den Basalganglien verbindet. Dank der Pionierforschung des Wissenschaftlers Joseph LeDoux in den 1980er Jahren wissen wir, dass besonders ängstliche Gefühle und Verhaltensweisen auf die eine oder andere Weise von der Amygdala hervorgebracht werden, einem winzigen mandelförmigen Organ in der Hirnbasis, das seit fünfzehn Jahren die wissenschaftliche Angstforschung beschäftigt.

Deutlich mehr als Freud oder Kierkegaard weiß man auch darüber, wie die verschiedenen Neurotransmitter – etwa Serotonin, Dopamin, γ-Aminobuttersäure, Noradrenalin und Neuropeptid Y – Angst mindern oder verstärken. Man weiß, dass Angst eine starke genetische Komponente hat, und analysiert diese Komponente sogar schon bis ins Detail. Um nur ein Beispiel von vielen zu nennen: Im Jahr 2002 identifizierten Forscher der Harvard-Universität das «Woody-Allen-Gen», wie es in den Medien genannt wurde; dieses Gen aktiviert eine spezifische Neuronengruppe in der Amygdala und in anderen wichtigen Bereichen des neuronalen Schaltkreises, der das Angstverhalten steuert. Die Forscher kommen derzeit vielen solcher Kandidatengene auf die Spur, indem sie den statistischen Zusammenhang zwischen bestimmten Genvarianten und bestimmten Angststörungen messen und die chemischen und neuroanatomischen Mechanismen für die Herstellung dieses Zusammenhangs erforschen. So bringen sie in Erfahrung, was genau dafür verantwortlich ist, dass aus einer genetischen Veranlagung tatsächlich ein Angstgefühl oder eine Angststörung wird.

«Wirklich aufregend ist die Erforschung der Angst als Emotion und als Klasse von Störungen, weil sich für uns hier ein Übergang auftut vom Verständnis der Moleküle, der Zellen und des Systems hin zu den Gefühlen und zum Verhalten», so Dr. Thomas Insel, Chef des National Institute of Mental Health (NIMH). «Wir können jetzt endlich abgrenzen zwischen Genen, Zellen und dem Gehirn sowie den Hirnsystemen.»

*Dazu kommt, dass die Furcht einem geistigen Unvermögen entspringt und darum zum Gebrauch der Vernunft nicht gehört.*
Baruch Spinoza, *Die Ethik* (um 1670)

Trotz all der Forschungserfolge in der Neurochemie und der Neuroanatomie weiß ich aus eigener Erfahrung, dass das Fachgebiet der Psychologie bis heute von Auseinandersetzungen um die Ursachen und die Behandlung der Angst gespalten wird. Die Psychopharmakologen und Psychiater, die ich bislang konsultiert habe, erklärten mir, Medikamente dienten der *Behandlung* meiner Angst. Einige der Psychologen, bei denen ich eine kognitive Verhaltenstherapie machte, behaupteten dagegen, Medikamente seien *mitverantwortlich* für die Angst.

Der Konflikt zwischen der kognitiven Verhaltenstherapie und der Psychopharmakologie ist lediglich die Neuauflage einer mehrere Jahrtausende alten Debatte. Die Molekularbiologie, die Biochemie, die Regressionsanalyse und die funktionelle Magnetresonanztomographie brachten Erkenntnisse, ermöglichten eine wissenschaftliche Exaktheit und eröffneten Behandlungsformen, die sich Freud und seine Vorläufer nicht hätten träumen lassen. Thomas Insel vom NIMH hat zwar recht, wenn er die Angstforschung als Speerspitze der naturwissenschaftlichen Auseinandersetzung mit der menschlichen Psyche bezeichnet, doch die Aussage, dass es nichts Neues unter der Sonne gebe, trifft durchaus ebenfalls zu.

Ein Vorläufer der kognitiven Verhaltenstherapie ist der jüdische holländische Philosoph Baruch Spinoza im 17. Jahrhundert, der Angst für ein reines Logikproblem hielt. Mit der Behauptung, «geistiges Unvermögen» sei schuld daran, dass wir Dinge fürchten, die sich unserer Kontrolle entziehen, nahm Spinoza die Vorstellung fehlerhafter Kognitionen vorweg, die die kognitive Verhaltenstherapie dreihundert Jahre später entwickelte. (Wenn sich etwas unserer Kontrolle entzieht, nützt es nichts, sich davor zu fürchten, da die Furcht nichts bringt.) Spinozas Philosophie schien auf ihn selbst gut zu passen, denn seinen Biographen zufolge war er ein ausnehmend gelassener Mensch. Etwa sechzehnhundert Jahre vor Spinoza hatte schon der Stoiker Epiktet geschrieben: «Nicht die Dinge selbst, sondern die Meinungen von den Dingen beunruhigen die Menschen.» Für Epiktet waren die Ursachen der Angst nicht biologischer Natur, sondern ergaben sich aus der Wahrnehmung der Realität. Um die Angst zu lindern, bedürfe es einer Korrektur solcher Wahrnehmungen, so auch die Vertreter der kognitiven Verhaltenstherapie.

Man kann die Stoiker mit Fug und Recht als die wahren Vorläufer der kognitiven Verhaltenstherapie betrachten. Seneca, ein Zeitgenosse des Epiktet, erklärte: «Es gibt mehr Dinge [...], die uns (nur) schrecken, als solche, die uns (wirklich) hart zusetzen, und öfter leiden wir unter einer Einbildung als unter einer Tatsache», und nahm damit annähernd zwanzig Jahrhunderte vor Aaron Beck, der die kognitive Verhaltenstherapie in den 1950er Jahren begründete, dessen Aussagen vorweg.[*]

Die Vordenker der modernen Psychopharmakologie gehen noch weiter in die Vergangenheit. Der griechische Arzt Hippokrates erklärte im 4. Jahrhundert v. Chr., pathologische Angst sei ein biologisches und medizinisches Problem. «Wenn man dann ihren Schädel öffnet, findet man, dass das Gehirn feucht und ganz voll von Wassersucht ist und übel riecht», so Hippokrates. Für Hippokrates waren die «Körpersäfte» für Wahnsinn verantwortlich. Ein plötzlicher Ausfluss von Galle ins Gehirn sollte Angst hervorrufen. (Wie Hippokrates maß später auch Aristoteles ihrer Temperatur großes Gewicht bei: Warme Galle erzeuge Wärme und Leidenschaft, kalte Galle Angst und Feigheit.) Nach Hippokrates waren Angst und andere psychiatrische Störungen medizinisch-biologisch bedingt und ließen sich behandeln, indem man die Körperflüssigkeiten wieder ins Gleichgewicht brachte.[**]

Platon und seine Anhänger dagegen betrachteten die Psyche als

---

[*] Seneca nahm gewissermaßen auch Franklin D. Roosevelts berühmten Satz vorweg: «Das Einzige, wovor wir uns fürchten müssen, ist die Furcht.»

[**] Für eine gute physische und geistige Verfassung müssen Hippokrates zufolge die vier Körpersäfte Blut, Schleim, schwarze Galle und gelbe Galle im Gleichgewicht sein. Das Verhältnis zwischen den Körpersäften ist nach Hippokrates für das Temperament verantwortlich: Während ein Mensch mit verhältnismäßig viel Blut eine feuerrote Hautfarbe hat, ein lebhaftes oder «sanguines» Temperament aufweist und zu Wutanfällen neigt, zieht ein größerer Anteil schwarzer Galle eine dunkle Hautfarbe und ein melancholisches Temperament nach sich. Sind die Körpersäfte im Gleichgewicht (Eukrasie), ist der Mensch gesund, sind sie aber im Ungleichgewicht (Dyskrasie), kommt es zu Krankheiten. Hippokrates' Humoraltheorie, die heute widerlegt ist, hielt sich zweitausend Jahre lang bis ins 18. Jahrhundert und lebt nicht nur in Begriffen wie «gallig» und «phlegmatisch» fort, mit denen die Persönlichkeit von Menschen charakterisiert wird, sondern auch im biomedizinischen Ansatz zur Angst und zur psychischen Krankheit im Allgemeinen.

vom Körper unabhängig und widersprachen der Vorstellung, dass Angst oder Melancholie eine organische Grundlage hätten. Das biologische Modell psychischer Krankheiten sei nutzlos wie ein Ammenmärchen, wie ein griechischer Philosoph des Altertums es formulierte. Platons Ansicht nach könnten Ärzte zwar leichte psychische Leiden manchmal lindern (weil sich emotionale Probleme bisweilen im Körper niederschlagen), doch um tiefsitzende psychische Erkrankungen müssten sich Philosophen kümmern. Angst und andere psychische Leiden erwuchsen nicht aus einem physiologischen Ungleichgewicht, sondern aus einer Disharmonie der Seele. Voraussetzungen für eine Heilung waren nach Platon eine tiefere Selbsterkenntnis, eine größere Selbstbeherrschung und eine von der Philosophie geleitete Lebensweise. Platon zufolge kann man (in den Worten eines Wissenschaftshistorikers), «wenn Körper und Psyche in einem guten Allgemeinzustand sind, leichtere Leiden von einem Arzt richten lassen, etwa so, wie man einen Klempner bestellt; ist jedoch das Gesamtgefüge gestört, so ist der Arzt nutzlos». Die Philosophie ist nach Platon das einzige probate Mittel für die Behandlung der Seele.

Papperlapapp, sagte Hippokrates, die Philosophen sollten sich aus der Medizin besser heraushalten. Ihr naturwissenschaftliches Gefasel habe für einen Arzt keine größere Relevanz als für einen Maler.[*]

Ist pathologische Angst eine medizinische Erkrankung, wie Hippokrates, Aristoteles und moderne Pharmakologen es darstellen? Oder ist sie ein philosophisches Problem, wie Platon, Spinoza und die kognitive Verhaltenstherapie es sehen? Ist Angst ein psychisches Phänomen, Produkt eines Kindheitstraumas und sexueller Hemmungen, wie Freud und seine Gefolgsleute es darlegen? Ist sie eine geistige Erscheinung, wie Søren Kierkegaard und die Existenzphilosophen es

---

[*] Die Aussage könnte auch von einem seiner Gefolgsleute stammen. Die meisten Historiker gehen davon aus, dass die Schriften, die uns im sogenannten *Corpus Hippocraticum* erhalten sind, von einer Vielzahl von Ärzten verfasst wurden, Anhängern des Hippokrates. Einige der Schriften scheinen nach seinem Tod entstanden zu sein und sollen von seinem Schwiegersohn Polybos stammen. Hippokrates' Söhne Drakon und Thessalos waren ebenfalls berühmte Ärzte. Der Einfachheit halber behandle ich die Schriften wie das Werk eines Mannes, da sich die darin vertretene Denkweise von ihm ableitet.

behaupten? Oder ist sie, wie W. H. Auden, David Riesman, Erich Fromm, Albert Camus und unzählige moderne Autoren es sehen, eine kulturelle Befindlichkeit, ein Kennzeichen unserer Zeit und Gesellschaftsstruktur?

In Wahrheit ist Angst ein Ausdruck der Biologie und der Philosophie, des Körpers und des Geistes, des Instinkts und der Vernunft, der Persönlichkeit und der Kultur. Angst wird zwar auf geistiger und psychischer Ebene erlebt, ist aber naturwissenschaftlich auf molekularer und physiologischer Ebene messbar. Sie ist ein Produkt der Natur ebenso wie der Erziehung. Sie ist ein psychologisches und ein soziologisches Phänomen. Beim Computer würde man sagen, sie ist sowohl eine Hardwarepanne (so etwas wie ein Kurzschluss) als auch ein Softwarefehler (mangelhafte Algorithmen). Die Entstehung eines Temperaments ist vielgestaltig. Hat eine emotionale Disposition eine scheinbar simple singuläre Ursache – etwa ein Gen oder ein Kindheitstrauma –, so kann das täuschen. Wer kann schon mit Sicherheit sagen, ob Spinozas vielgepriesene Gelassenheit eine Folge seiner Philosophie oder biologischer Umstände war? Könnte es nicht sein, dass eine genetisch angelegte geringe Erregbarkeit eine abgeklärte Philosophie nach sich zog und nicht umgekehrt?

*Neurosen [werden] nicht nur durch zufällige individuelle Erlebnisse erzeugt [...], sondern auch durch die besonderen kulturellen Bedingungen, unter denen wir leben. [...] Es ist zum Beispiel ein Einzelschicksal, eine dominierende oder «sich aufopfernde» Mutter zu haben, jedoch finden wir dominierende oder «sich aufopfernde» Mütter nur unter ganz bestimmten kulturellen Bedingungen.*

Karen Horney, *Der neurotische Mensch unserer Zeit* (1937)

Ich muss nicht lange nach einem Beleg dafür suchen, dass Angst in meiner Familie angelegt ist. Mein Urgroßvater Chester Hanford, viele Jahre lang Dekan in Harvard, begab sich wegen seiner akuten Angst Ende der 1940er Jahre ins McLean Hospital, die berühmte psychiatrische Anstalt in Bellmont, Massachusetts. In den letzten dreißig Jahren seines Lebens litt er oft Höllenqualen. Zwar brachten Medikamente und Elektroschockbehandlungen hin und wieder Linderung, doch waren solche Erholungsphasen immer nur von kurzer Dauer, und in seinen düstersten Zeiten in den 1960er Jahren lag er zusammengerollt wie ein Fötus in seinem Schlafzimmer und ließ ein Stöhnen vernehmen, das in der Erinnerung meiner Eltern nicht mehr menschlich klang. Seine Frau, meine Urgroßmutter, die eine bewundernswerte und kluge Frau war, aber unter der Last der Pflege litt, starb 1969 an einer Überdosis Scotch und Schlaftabletten.

Chester Hanfords Sohn, mein Großvater mütterlicherseits, ist heute 92 Jahre alt und ein überaus patenter und nach außen hin selbstbewusster Mensch. Doch er neigt zu innerer Unruhe und unterwarf sich fast sein gesamtes Leben lang diversen Ritualen, die für eine Zwangsstörung typisch sind; die Zwangsstörung wird offiziell als Angststörung klassifiziert. So verlässt er beispielsweise ein Gebäude nur durch die Tür, durch die er es betreten hat, ein Aberglaube, der bisweilen komplizierte Manöver erforderlich macht. Meine Mutter wiederum ist ein unverbesserliches Nervenbündel und leidet unter vielen Phobien und Neurosen, die ich auch habe. Sie meidet konsequent Höhe (Glasaufzüge, Sessellifte), öffentliche Auftritte und Risiken jeglicher Art. Wie ich hat sie eine Sterbensangst vor dem Erbrechen. Als junge Frau litt sie unter häufig wiederkehrenden schweren Panikattacken. Im Extremfall (so sagt es jedenfalls mein Vater, ihr Exmann) nahmen ihre Ängste wahnhafte Züge an: Als sie mit mir schwanger war, so mein Vater, behauptete sie beispielsweise vehement, dass ein Serienmörder in einem gelben VW unsere Wohnung beobachte.[*] Meine jüngere Schwester kämpft mit einer anderen, aber ebenso intensiven Angst wie ich. Auch sie hat neben Citalopram schon Fluoxetin, Bupropion, Phenelzin, Gabapentin und Buspiron genommen. Doch

---

[*] Meine Mutter und mein Vater, die seit fünfzehn Jahren geschieden sind, sind sich hinsichtlich des Ausmaßes dieser Wahnvorstellungen nicht einig: Mein Vater hält sie für ausgeprägt, während meine Mutter sie als unerheblich darstellt (und außerdem sei damals wirklich ein Serienmörder unterwegs gewesen).

nichts hat geholfen, und heute ist sie eines der wenigen erwachsenen Mitglieder meiner Familie mütterlicherseits, die keine Psychopharmaka einnehmen. (In diesem Zweig der Familie sind viele meiner Angehörigen seit Jahren auf Antidepressiva und Angstmedikamente angewiesen.) Auf der Grundlage dieser Belege aus vier Generationen meiner Familie mütterlicherseits (dazu kommt eine andere psychopathologische Variante auf Seiten meines Vaters, der sich in meiner Kindheit an fünf von sieben Abenden in der Woche bis zur Bewusstlosigkeit betrank) kann ich durchaus den Schluss ziehen, dass ich eine genetische Veranlagung für Angst und Depression habe.

Andererseits ist das nicht der einzig mögliche Schluss, denn kann es nicht sein, dass die Weitergabe der Angst von einer Generation zur nächsten in der Familie meiner Mutter gar nichts mit Genen zu tun hatte, sondern vielmehr durch die Umwelt bedingt war? In den 1920er Jahren hatten meine Urgroßeltern ein Kind, das schon früh an einer Infektion starb. Für meinen Urgroßvater war das verheerend. Dieses Trauma, das später verstärkt wurde, als viele seiner Studenten im Zweiten Weltkrieg fielen, könnte seine Psyche angegriffen haben. Dasselbe gilt für meinen Großvater, der, als sein Bruder starb, in der Grundschule war und sich noch gut daran erinnern kann, wie er auf dem Weg zum Friedhof neben dem winzigen Sarg herging. Meine Mutter wiederum könnte ihre Ängste dadurch erworben haben, dass sie den Aberglauben und die Zwänge ihres Vaters ebenso erlebte wie die psychischen Qualen ihres Großvaters (ganz zu schweigen von der Überängstlichkeit ihrer ständig besorgten Mutter). In der Psychologie bezeichnet man das als «Lernen am Modell». Und ich wiederum könnte mir meine Phobien von meiner Mutter abgeschaut haben. Zwar gibt es mittlerweile handfeste Belege dafür, dass spezifische Phobien – insbesondere wenn das Objekt der Angst aus der Natur stammt wie bei der Angst vor Höhe, Schlangen oder Nagetieren – genetisch vererbbar oder «evolutionär konserviert» sind. Dennoch: Ist die Annahme, dass ich meine Ängstlichkeit durch die Beobachtung meiner ängstlichen Mutter erlernte, nicht genauso plausibel, wenn nicht gar plausibler? Oder dass das insgesamt eher unsichere psychologische Umfeld meiner Kindheit – eine Mutter, die ständig ängstlich um mich herumschwirrt, ein Vater, der sich in den Alkohol flüchtet, eine unglückliche Ehe, die schließlich geschieden wird – bei mir eine entsprechende Verunsicherung und Empfindlichkeit nach sich zog? Oder dass die Paranoia und Panik meiner Mutter während der Schwangerschaft einen solchen hormonellen Sturm in mir entfachte, dass ich schon vor der Geburt zur Nervosität verdammt war? Aus Forschungen geht hervor, dass Mütter, die in der Schwangerschaft unter Stress leiden, später eher ängstliche Kinder haben.* Der politische Philosoph Thomas Hobbes kam als Frühchen zur Welt, nachdem seine Mutter im April 1588, verängstigt durch die Nachricht, dass sich die spanische Armada Englands Küste nähere, frühzeitig Wehen bekommen hatte. «Die Angst und ich wurden als Zwillinge geboren», schrieb Hobbes seine nervöse Veranlagung den Umständen seiner Geburt zu. Dass Hobbes die Ansicht vertrat, ein starker Staat müsse seine Bürger vor der Gewalt und dem Elend schützen, die sie einander naturbedingt wechselseitig zufügen (das Leben sei «einsam, armselig, ekelhaft, tierisch und kurz»), hat mit dem furchtsamen Temperament zu tun, das ihm die mütterlichen Stresshormone noch in der Gebärmutter bescherten.

Oder liegen die Wurzeln meiner Angst tiefer, reichen sie weiter als bis zu meinen Kindheitserfahrungen und den ererbten Genen? Sind sie also in der Geschichte und der Kultur zu suchen? Die Eltern meines Vaters waren Juden und flohen in den 1930er Jahren vor den Nazis. Die Mutter meines Vaters entwickelte sich zu einer grauenhaften Antisemitin, nachdem sie aus Angst vor neuerlicher Verfolgung dem Judentum abgeschworen hatte. Meine jüngere Schwester und ich waren Mitglieder der Episkopalkirche und erfuhren von unseren jüdi-

---

* Einer Studie zufolge hatten Kinder, deren Mütter am 11. September 2001 mit ihnen schwanger waren, im Alter von sechs Monaten eine größere Konzentration an Stresshormonen im Blut als andere Kinder. Ähnliche Erkenntnisse – etwa dass Kinder schon im Mutterleib ein lebenslang erhöhtes Niveau an körperlichem Stress erwerben können – wurden in Kriegen und in anderen belastenden Situationen gewonnen.

schen Wurzeln erst, als ich auf dem College war. Meinen Vater wiederum faszinierten der Zweite Weltkrieg und der Nationalsozialismus sein Leben lang, und er sah sich immer und immer wieder die Fernsehserie *The World at War* an. In meiner Erinnerung war diese Serie mit der schmetternden Musik beim Einmarsch der Deutschen in Paris ein fester Bestandteil meiner frühen Kindheit.* Die seit Jahrtausenden verfolgten Juden haben natürlich allen Grund zur Angst. Vielleicht ist das die Erklärung dafür, dass Studien zufolge jüdische Männer häufiger an Depression und Angst leiden als Männer anderer ethnischer Gruppen.**

Das kulturelle Erbe meiner Mutter war dagegen das der weißen angelsächsischen Protestanten: Als stolze *Mayflower*-Nachfahrin vertrat sie bis vor kurzem rigoros den Standpunkt, jedes, aber auch jedes Gefühl sei zu unterdrücken, jede familiäre Streitigkeit unter den Teppich zu kehren.

Und so bin ich: eine Mischung aus jüdischer und protestantischer Pathologie – ein neurotischer und melodramatischer Jude, verdrängt von einem neurotischen und verklemmten Protestanten. Kein Wunder, dass ich Angst habe: Ich bin so etwas wie Woody Allen unter der Fuchtel von Johannes Calvin.

Oder ist meine Angst doch «normal» – ein natürliches Produkt der Zeiten, in denen wir leben? Ich war in der Mittelstufe, als im Fernsehen die Anti-Utopie *The Day After* lief, die sich mit den Auswirkungen eines Atomschlags auseinandersetzt. Meine Träume als Heran-

---

* In der Zeit, in der meine Mutter ihr Abendstudium in Jura absolvierte, bliesen meine Schwester und ich abends Trübsal, während mein Vater erst Bach-Fugen auf dem Klavier spielte und es sich anschließend mit einer Schüssel Popcorn und einer Flasche Gin vor dem Fernseher bequem machte und *The World at War* schaute.

** Forschungen haben zudem einen Zusammenhang zwischen dem hohen Intelligenzquotienten aschkenasischer Juden und der hohen Angststörungsquote in ebendieser Gruppe aufgezeigt. Aus der Evolution lässt sich plausibel erklären, warum Intelligenz und Phantasie häufig mit Angst einhergehen. (Diverse Studien weisen nach, dass der durchschnittliche Intelligenzquotient der Aschkenasim acht Punkte über dem der nächsten ethnischen Gruppe liegt, der Nordostasiaten, und annähernd eine volle Standardabweichung über anderen europäischen Gruppen.)

wachsender endeten regelmäßig damit, dass eine Rakete über den Himmel donnert. Waren diese Träume Ausdruck einer Angststörung? Oder waren sie eine vernünftige Reaktion auf die Verhältnisse, die ich wahrnahm – und die in den 1980er Jahren immerhin auch all denen Kopfschmerzen bereiteten, die sich mit der Verteidigungspolitik befassten? Der Kalte Krieg ist nun schon lange vorbei, doch an seine Stelle traten die Bedrohung durch Selbstmordattentäter, schmutzige Bomben, Unterwäschebomber, chemische Waffen und Anthrax, ganz zu schweigen von SARS, der Schweinegrippe, antibiotikaresistenter Tuberkulose, der drohenden globalen Apokalypse infolge der Klimaveränderung und den anhaltenden Belastungen durch die Weltwirtschaftskrise und die nicht zur Ruhe kommende Weltwirtschaft. Soweit sich das messen lässt, scheinen Phasen sozialer Umwälzungen mit einem enormen Anstieg der Angst in der Bevölkerung einherzugehen. In unserer postindustriellen Ära wirtschaftlicher Unsicherheit, in der soziale Strukturen unablässig Brüchen unterliegen, Berufsbilder und Geschlechterrollen sich ständig verändern, ist es da nicht normal – ja, ein Zeichen der Anpassungsfähigkeit –, wenn man Angst hat?

In gewisser Weise stimmt das, zumindest insofern, als Angst im vernünftigen Rahmen immer oder doch meistens ein Zeichen für Anpassung ist. Charles Darwin (der an einer lähmenden Agoraphobie litt und nach seiner Reise auf der *Beagle* jahrelang das Haus nicht verließ) legte dar, dass eine Spezies ihre Überlebenschance erhöht, wenn sie sich im richtigen Moment von Furcht antreiben lässt. Bei uns ängstlichen Menschen ist vermutlich die Wahrscheinlichkeit geringer, dass wir uns selbst aus dem Genpool katapultieren, indem wir zum Beispiel am Abgrund einer Klippe balancieren oder Kampfpilot werden.

Die beiden Harvard-Psychologen Robert M. Yerkes und John Dillingham Dodson wiesen in einer einflussreichen Studie vor hundert Jahren nach, dass moderate Angst bei Tieren und Menschen die Leistung *verbessert*. Zu viel Angst schmälert sie, aber das gilt auch für zu *wenig* Angst. Als in den 1950er Jahren der Konsum von Angstmedikamenten explosionsartig zunahm, warnten einige Psychiater vor den Problemen einer Gesellschaft, die nicht genug Angst hat. «Wir müssen uns dann auf einen allzu laxen Menschenschlag einstellen, der womöglich nicht sehr gut für unsere Zukunft ist», schrieb einer. Ein anderer Psychiater erklärte: «Van Gogh, Isaac Newton, die meisten Genies und Kreativen waren alles andere als abgeklärt. Sie waren nervöse, egozentrische Menschen, die von einer erbarmungslosen inneren Kraft angetrieben und von Ängsten heimgesucht wurden.»

Ist der Preis für eine pharmakologisch oder auf anderem Wege herbeigeführte drastische Reduzierung der Angst in einer Gesellschaft, dass solches Genie verstummt? Und ist es das wert?

«Ohne Angst würde kaum etwas geleistet», so David Barlow, Gründer und ehemaliger Direktor des Zentrums für Angst und damit verbundene Störungen an der Boston-Universität. «Die Leistung von Sportlern, Führungskräften, Künstlern und Studenten würde sinken, die Kreativität würde schwinden, die Saat würde nicht ausgebracht werden. Und wir würden alle den idyllischen Zustand erreichen, nach dem man sich in unserer schnelllebigen Gesellschaft so sehnt: Wir würden unser Leben unter einem schattigen Baum vertrödeln. Das wäre für unsere Spezies so tödlich wie ein Atomkrieg.»

*Ich glaube mittlerweile, dass Angst intellektuelle Aktivität begleitet wie ein Schatten; je mehr wir über die Natur der Angst wissen, desto mehr wissen wir über den Intellekt.*

Howard Liddell, «The Role of Vigilance in the Development of Animal Neurosis» (1949)

Vor etwa achtzig Jahren bezeichnete Freud die Angst als «ein Rätsel, dessen Lösung eine Fülle von Licht über unser ganzes Seelenleben ergießen müsste». Die Lösung dieses Rätsels, so glaubte er, könne erheblich dazu beitragen, auch die Geheimnisse der Psyche zu entschlüsseln: Bewusstsein, Selbst, Identität, Intellekt, Phantasie, Kreativität, ganz zu schweigen von Schmerz, Leid, Hoffnung und Reue. Der

Angst auf den Grund zu gehen heißt gewissermaßen, dem Mensch-sein auf den Grund zu gehen. Die jeweilige Sichtweise der Angst in verschiedenen Kulturen und Epochen sagt viel über diese Kulturen und Epochen aus. Warum war die Angst für die Schule des Hippokrates im alten Griechenland in erster Linie eine Krankheit, während die Philosophen der Aufklärung sie als intellektuelles Problem betrachteten? Warum verstanden die frühen Existenzphilosophen die Angst als Geisteszustand, während die Ärzte in den USA des Gilded Age sie als eine spezifisch angelsäch-sische Stressantwort auf die industrielle Revolution deuteten – die, wie sie glaubten, katholischen Gesellschaften erspart blieb? Warum interpretierten die Freudianer die Angst als psychisches Leiden, das aus sexuellen Hemmungen erwächst, während sie in unserer Zeit wie-der als medizinische und neurochemische Erkrankung gilt, als bio-mechanische Fehlfunktion?

Spiegeln sich in dieser Abfolge von Interpretationen Fortschritt und wissenschaftliche Erkenntnisse wider? Oder steckt einfach nur der oft zyklische kulturelle Wandel dahinter? Was sagt es über die jeweilige Gesellschaft aus, wenn US-Amerikaner, die mit einer Panik-attacke in die Notaufnahme kommen, oft einen Herzinfarkt dahinter vermuten oder wenn viele Japaner Angst davor haben, ohnmächtig zu werden? Entspricht das «Herzleid» im Iran dem, was westliche Psy-chiater als Panikattacken bezeichnen würden? Handelt es sich bei einer *ataque de nervios* einfach nur um eine lateinamerikanische Variante der Panikattacke, oder ist sie, wie moderne Forscher heute glauben, ein eigenes kulturelles und medizinisches Syndrom? Warum wirken Medikamente, die bei Amerikanern und Franzosen gut an-schlagen, bei Chinesen offenbar nicht?

So faszinierend und facettenreich diese kulturellen Eigenarten auch sein mögen, so lässt das grundsätzlich ähnliche Empfinden über histo-rische und kulturelle Grenzen hinweg vermuten, dass Angst eine uni-verselle menschliche Eigenschaft ist. Selbst wenn man die spezifischen kulturellen Gebräuche und Vorstellungen der Inuit auf Grönland vor hundert Jahren berücksichtigt, scheint sich das Syndrom, das sie als

«Kajak-Angst» bezeichnen (die Angst, allein auf Robbenjagd zu gehen), kaum von dem zu unterscheiden, was wir heute als Agoraphobie bezeichnen. In den Schriften des Hippokrates finden sich klinische Beschreibungen pathologischer Angst, die recht modern anmuten. Einer seiner Patienten hatte Angst vor Katzen (eine schlichte Phobie, die in der vierten Auflage des *Diagnostischen und statistischen Manuals*, kurz DSM-IV, für die Krankenversicherung mit dem Code 300.29 versehen wird), ein anderer vor der Abenddämmerung, ein Dritter wurde beim Klang einer Flöte «von Schreckbildern beunruhigt», ein Vierter wäre «weder an einem Abgrunde vorbeigekommen noch über eine Brücke gekommen, ja er hätte nicht einmal einen Graben von noch so geringer Tiefe durchschreiten können» – wir würden heute von Akrophobie sprechen, Höhenangst. Hippokrates beschrieb auch einen Patienten, der, in der modernen diagnostischen Terminologie gesprochen, wohl unter einer Angststörung mit Agoraphobie litt (DSM-IV-Code 300.21): «Diese Krankheit befällt einen meistenteils auf Reisen und wenn man irgendeinen einsamen Weg geht und einen wegen eines Schreckbildes Furcht erfasst.» Die von Hippokrates beschriebenen Syndrome sind erkennbar dieselben klinischen Phänomene, die auch in den jüngsten Ausgaben der *Archives of General Psychiatry* und des *Bulletin of the Menninger Clinic* beschrieben werden.

Diese Ähnlichkeiten überbrücken Jahrtausende und völlig verschiedenartige Lebensbedingungen. Sie lassen vermuten, dass die physiologisch ängstlichen Aspekte des menschlichen Erlebens ungeachtet aller örtlichen und kulturellen Unterschiede womöglich universell sind.

In meinem Buch gehe ich dem «Rätsel» Angst auf den Grund. Ich bin kein Arzt, kein Psychologe, kein Soziologe und auch kein Wissenschaftshistoriker – Vertreter dieser Fachgebiete könnten einer Abhandlung über die Angst gewiss größere wissenschaftliche Autorität verleihen als ich. Es handelt sich um eine Synthese und eine Reportage, die Erkenntnisse über die Angst aus Geschichte, Literatur, Philosophie, Religion, populärer Kultur und aktueller Forschung mit einem Bereich verbindet, in dem ich – leider! – äußerst bewandert bin: meinen Erfahrungen mit der Angst. In die Tiefen meiner eigenen Neurosen vorzustoßen mag wie der Gipfel des Narzissmus anmuten (und Studien belegen in der Tat, dass die übertriebene Auseinandersetzung mit sich selbst oft angstbedingt ist), doch habe ich in dieser Übung durchaus würdige Vorgänger. Im Jahr 1621 veröffentlichte der Gelehrte Robert Burton aus Oxford sein wegweisendes Werk *Anatomie der Melancholie*, ein 1300 Seiten starkes Monumentalwerk, dessen reiche Fülle an gelehrter Exegese nur unvollständig verbergen kann, was wirklich dahintersteckt: die gigantische Klagelitanei eines angstgeplagten, depressiven Menschen. Im Jahr 1733 brachte George Cheyne, ein bekannter Londoner Arzt und einer der einflussreichsten Vordenker der Psychologie im 18. Jahrhundert, *The English Malady* heraus, mit einem vierzig Seiten starken Kapitel über Cheyne selbst («Der Fall des Autors», gewidmet «meinen Leidensgenossen»). Darin schildert er bis ins Detail die Neurosen (unter anderem «Furcht, Angst, Scheu und Schrecken» sowie «eine melancholische Furcht und Panik, in der meine Vernunft mir nichts nützte») sowie körperliche Symptome (etwa «ein plötzlicher heftiger Kopfschmerz», «äußerste Übelkeit im Magen» oder «eine anhaltende Kolik und ein unangenehmer Geschmack im Mund»), unter denen er über die Jahre litt. In jüngerer Zeit wurden auch die intellektuellen Odysseen eines Charles Darwin, eines William James oder eines Sigmund Freud entscheidend von der Neugier um die eigenen Ängste und dem Wunsch nach Abhilfe befeuert. Freud griff für seine Theorie der Psychoanalyse unter anderem auf seine akute Eisenbahnphobie und seine Hypochondrie zurück. Darwin, nach seiner Reise mit der *Beagle* durch stressbedingte Krankheiten ans Haus gefesselt, kämpfte jahrelang gegen seine Angst an, indem er Heilbäder besuchte und sich auf Anraten seines Arztes sogar einer Eisbehandlung unterzog. James verbarg seine Phobien vor der Öffentlichkeit, litt jedoch oft still und leise unter Ängsten. «Ich wachte Morgen für Morgen mit einem entsetzlichen Magendruck auf und mit einem Gefühl der Unsicherheit des Lebens, das ich nie zuvor gekannt hatte», schrieb er 1902 über den Beginn seiner Angst. «Für Monate war ich unfähig, allein ins Dunkle hinauszugehen.»

Anders als Darwin, Freud und James entwickle ich keine neue Theorie der Psyche oder der menschlichen Natur. Motivation für dieses Buch ist vielmehr meine langjährige Bemühung, Angstleiden auf den Grund zu gehen und Linderung oder gar Abhilfe zu finden. Diese Bemühungen haben mich zurück in die Geschichte, aber auch zu den neuesten wissenschaftlichen Forschungen geführt. In den letzten acht Jahren habe ich Hunderttausende von Seiten Text gelesen, die in den vergangenen dreitausend Jahren zur Angst verfasst wurden. Mein Leben war zum Glück frei von großen Tragödien oder melodramatischen Ereignissen. Ich habe nie im Gefängnis gesessen, war nie in einer Rehaklinik, habe nie jemanden körperlich angegriffen und auch keinen Selbstmordversuch unternommen. Ich bin nie nackt auf einem Acker aufgewacht, habe nie Drogen genommen und wurde auch nie wegen ungebührlichen Verhaltens entlassen. Im Vergleich zu anderen psychischen Krankheiten ist meine – oder war es jedenfalls bislang nach außen hin – meist unauffällig. Robert Downey jr. würde in dem Film über mein Leben nicht die Hauptrolle spielen. Für jemanden, der eine Angststörung oder eine psychische Krankheit hat, bin ich, wie es in der klinischen Literatur heißt, «hochfunktional» und kann meine Angst normalerweise recht gut verbergen. Nicht wenige Menschen, die mich zum Teil gut zu kennen glauben, reagieren erstaunt darauf, dass ausgerechnet ich, der ich so ausgeglichen und gelassen wirke, ein Buch über die Angst schreibe. Ich lächle dann milde, während es in mir rumort und ich mir die, wie ich mittlerweile weiß, typische Eigenschaft einer phobischen Persönlichkeit in Erinnerung rufe, nämlich «das Bedürfnis und die Fähigkeit, vor anderen relativ gelassen und ruhig zu wirken, obwohl sie im Innern größte Not plagt», wie es in einem Selbsthilfebuch heißt.[*]

---

[*] Das Umfeld zahlloser Menschen mit Angststörungen – insbesondere Agoraphobie und Panikstörung – wäre überrascht zu erfahren, dass diese Menschen Probleme mit der Angst haben, weil sie so «in sich ruhend und beherrscht» wirken, so Paul Foxman, Leiter der Psychologiefakultät am Zentrum für Angststörungen in Burlington, Vermont. «Sie scheinen sich wohlzufühlen, dabei sind das öffentliche und das private Selbst voneinander abgekoppelt.»

Auf andere mag ich oft ruhig wirken. Aber wer unter die Oberfläche blicken könnte, würde sehen, dass ich wie eine Ente unablässig paddle.

*Der Hauptpatient, der mich beschäftigt, bin ich selbst.*

Sigmund Freud an Wilhelm Fließ (14. August 1897)

Mir kam auch schon der Gedanke, dass es keine sonderlich gute Idee ist, dieses Buch zu schreiben: Wenn ich mir vor allem Linderung für mein nervöses Leiden wünsche, erreiche ich das doch nicht ausgerechnet, indem ich in der Geschichte und Wissenschaft der Angst und in meiner eigenen Psyche herumwühle.

Auf meinen Ausflügen in die historische Literatur zur Angst fiel mir ein kleines Selbsthilfebuch des britischen Armeeveteranen Wilfrid Northfield in die Hände. Northfield litt im Ersten Weltkrieg unter nervöser Erschöpfung und wurde anschließend zehn Jahre lang von seiner Angst praktisch lahmgelegt, ehe er völlig gesundete und seinen Ratgeber schrieb. Das 1933 veröffentlichte Büchlein *Conquest of Nerves: The Inspiring Record of a Personal Triumph over Neurasthenia* (Bezwingung der Nerven. Die inspirierenden Aufzeichnungen eines persönlichen Triumphes über die Neurasthenie) wurde zum Bestseller; das Exemplar, das ich habe, erschien 1934 in sechster Auflage. Im letzten Kapitel «Ein paar abschließende Worte» schreibt Northfield: «Vor einem muss sich der Neurastheniker besonders hüten, nämlich über seine Beschwerden zu sprechen. Er kann weder Trost noch Hilfe daraus beziehen.» Northfield fährt fort: «Wer wortreich und verzweifelt über seine Schwierigkeiten redet, verstärkt nur die Qual und ‹spielt› die Gefühle hoch. Und nicht nur das: Es ist auch egoistisch.» Mit den Worten eines anderen Autors schließt er: «Zeige eine Wunde nie her, es sei denn, einem Arzt.»

*Zeige eine Wunde nie her.* Nun, nachdem ich das mehr als dreißig Jahre lang überwiegend erfolgreich praktiziert und meine Angst vor anderen versteckt habe, stelle ich sie hiermit vor Bekannten und

Fremden gleichermaßen zur Schau. Wenn Northfield recht hat (und meine besorgte Mutter stimmt ihm zu), kann sich dieses Projekt kaum günstig auf meine psychische Gesundheit auswirken. Erkenntnisse aus der modernen Forschung unterstützen Northfields Warnung: Angstgeplagte Menschen haben ohnehin die pathologische Neigung, sich ausgiebig mit sich selbst zu beschäftigen; daher ist es wohl kaum die beste Methode, seine Angst zu überwinden, indem man ein ganzes Buch lang darauf herumreitet.[*]

Sorge bereitete mir beim Schreiben dieses Buchs auch die Überlegung, dass ich in meinem Beruf ja von meiner äußerlichen Ruhe und Selbstbeherrschung profitiere. Meine Angst macht mich gewissenhaft (weil ich fürchte, etwas in den Sand zu setzen), und meine Scham macht mich nach außen hin ausgeglichen (weil ich verheimlichen muss, dass ich Angst habe). Eine ehemalige Kollegin beschrieb mich einmal als «menschliches Alprazolam». Ich amüsierte mich innerlich, als sie mir erklärte, ich strahlte eine solche Gelassenheit aus, dass ich mit meiner bloßen Anwesenheit beruhigend auf andere wirkte und meinen besänftigenden Balsam schon verbreitete, wenn ich einen Raum voller aufgeregter Menschen nur beträte. In meinem Fahrwasser entspannten sich die Menschen. Hätte sie auch nur geahnt, wie es wirklich um mich stand! Wenn ich jetzt meine scheinbare Gelassenheit als Schwindel entlarve, verwirke ich damit nicht meine Fähigkeit, andere zu beruhigen, und beschädige mein berufliches Ansehen?

Meinem derzeitigen Therapeuten Dr. W. zufolge besteht durchaus die Möglichkeit, dass ich mich mit der Offenlegung meiner Angst von der Last der Scham befreie und die Isolation meines einsamen Leidens aufbreche. Wenn mich mal wieder Bedenken plagen, ob ich meine psychiatrischen Probleme wirklich in einem Buch erörtern

---

[*] David Barlow, einer der führenden Forscher auf dem Gebiet, erklärt (im Fachjargon), dass die pathologische, negative Selbstbeschäftigung «ein integraler Bestandteil der kognitiv-affektiven Struktur der Angst zu sein scheint. Diese Tendenz zur negativen Selbstevaluation und Aufmerksamkeitsstörung trägt die Hauptschuld am Absinken der Leistungsfähigkeit. Die Verlagerung der Aufmerksamkeit bringt wiederum einen Teufelskreis in Gang, in dem die wachsende Angst die Aufmerksamkeit weiter verschiebt, Leistungsdefizite zunehmen und die Erregung zunimmt.»

soll, sagt Dr. W.: «Sie verheimlichen Ihre Angst seit Jahren, stimmt's? Was hat Ihnen das genützt?»

Schon richtig. Und es gibt zahlreiche und überzeugende Studien, die belegen, dass entgegen dem Rat von Wilfrid Northfield (und meiner Mutter), die Angst lieber für sich zu behalten, in Wahrheit *mehr* Angst entsteht, wenn man sie verheimlicht und verdrängt.[*] Dennoch ist die Sorge, dass die Übung nicht nur egozentrisch und blamabel, sondern auch riskant sein könnte, nicht von der Hand zu weisen. Wie Karl der Kojote muss ich womöglich beim Blick nach unten feststellen, dass ich nicht etwa innere Kraft oder äußeren Halt gewonnen habe, sondern dass da unten nichts ist, das mich vor dem Sturz in die Tiefe bewahren könnte.

*Ich weiß, welch ungehörige und anstößige Selbstgefälligkeit es ist, wenn ein Autor sich selbst zum Thema seiner Werke aufschwingt, zumal wenn er es so weitschweifig und detailreich tut: Aber ... ich dachte ..., für einen niedergeschlagenen, verzagten, kränklichen Menschen, dessen Fall mit dem meinen eine gewisse Ähnlichkeit aufweist, ist es möglicherweise nicht völlig nutzlos.*

George Cheyne, *The English Malady* (1733)

«Warum», fragt Dr. W., «finden Sie es beschämend, in einem Buch über Ihre Angst zu schreiben?»

Weil psychischen Krankheiten immer noch ein Stigma anhaftet. Weil Angst als Schwäche gilt. Weil es im Zweiten Weltkrieg auf Schildern an den Geschützstellungen der Alliierten in Malta unverblümt hieß: «Wenn du ein Mann bist, verbietet es deine Selbstachtung, dass du eine Angstneurose zugibst oder Furcht zeigst.» Weil ich fürchte, dieses Buch mit seinen Offenbarungen über die Angst und der Aus-

---

[*] Vor mir auf dem Tisch liegt zum Beispiel ein Aufsatz, der 1997 unter dem Titel «Hiding Feelings: The Acute Effects of Inhibiting Negative and Positive Emotions» im *Journal of Abnormal Psychology* erschien.

einandersetzung mit ihr könnte eine unzumutbare Litanei werden, die gegen sämtliche Regeln der Zurückhaltung und des Anstands verstößt.[*]

Als ich Dr. W. dies vortrage, erklärt er, schon die Arbeit an dem Buch und seine Veröffentlichung könnten eine therapeutische Wirkung haben. Der Welt meine Angst einzugestehen, so Dr. W., sei eine Art «Coming-out», es könne also befreiend wirken, ähnlich wie bei einem Schwulen, der sich zu seiner Homosexualität bekennt. Aber Homosexualität ist – wie wir heute endlich wissen (bis 1973 wurde sie von der Amerikanischen Psychiater-Vereinigung als psychische Störung klassifiziert) – keine Schwäche, keine Störung, keine Krankheit. Übersteigerte Nervosität hingegen schon.

Lange Zeit hatte ich aus Zurückhaltung und Scham auf die Frage nach meinem Buch erwidert, es handle sich um eine «Kultur- und Geistesgeschichte der Angst» – was so weit der Wahrheit entsprach –, ohne auf die persönliche Komponente einzugehen. Doch vor kurzem begann ich die Wirkung meines «Angst-Coming-out» zu testen und wandelte meine Antwort leicht ab in «eine Kultur- und Geistesgeschichte der Angst, *verwoben mit meinen eigenen Erfahrungen mit der Angst*».

Die Wirkung war verblüffend. Solange ich das Buch als trockenen historischen Wälzer beschrieben hatte, nickten die Menschen höflich, einige fragten mich auch später unter vier Augen nach spezifischen Aspekten der Angst. Doch als ich die persönliche Seite des Buches ansprach, war ich plötzlich von Menschen umringt, die mir eifrig von ihrer Angst oder der ihrer Angehörigen berichteten.

Eines Abends nahm ich an einem Essen für Schriftsteller und Künstler teil. Als ich danach gefragt wurde, woran ich gerade arbeitete, antwortete ich mit meinem neuen Spruch («eine Kultur- und

---

[*] Da ich dies schreibe, kann ich meine innere Stimme, die alles besser weiß, geradezu hören: *Mag ja sein, dass du das Unglück hast, überängstlich zu sein, aber hab doch wenigstens den Anstand, das nicht in aller Öffentlichkeit breitzutreten. Reiß dich zusammen, und behalt es für dich.*

Geistesgeschichte der Angst, *verwoben mit meinen eigenen Erfahrungen mit der Angst*») und erzählte auch von meinen Erfahrungen mit diversen Angstmedikamenten und Antidepressiva. Zu meinem Erstaunen erzählte daraufhin *jeder der neun Gäste, die in Hörweite saßen,* von ihrer oder seiner Erfahrung mit Angst und Medikamenten.* Am gesamten Tisch unterhielten sich die Gäste über ihre leidvollen Erfahrungen mit Neurosen.**

Ich war überrascht, dass mein Bekenntnis eine solche Lawine sehr persönlicher Berichte über Angst und Psychopharmaka auslöste. Zugegeben, ich saß mit Schriftstellern und Künstlern an einem Tisch, Vertretern einer Bevölkerungsgruppe also, die, wie seit Aristoteles be-

---

* Die Sachbuchautorin S. beispielsweise, Mitte dreißig, berichtete, sie habe gegen ihre Angst Alprazolam und Clonapezam genommen und sei dann von Fluoxetin zu Escitalopram gewechselt, weil Fluoxetin für die Libido tödlich gewesen sei. Der Dichter C., ein Mittvierziger, hatte gegen seine Panikattacken das Antidepressivum Zoloft einnehmen müssen. (Bei seiner ersten Panikattacke war er in die Notaufnahme geeilt, weil er überzeugt gewesen war, dass er einen Herzinfarkt hatte. Spätere Attacken, sagte er, «waren nicht mehr so schlimm, weil man ja weiß, was es ist – aber trotzdem ist es unheimlich, denn man fragt sich immer, ob es diesmal vielleicht doch ein Herzinfarkt ist». Aus epidemiologischen Übersichtsstudien geht hervor, dass ein Drittel der Erwachsenen mit der ersten Panikattacke in der Notaufnahme landet.) Die Romanautorin K. erzählte, ihre Angst sei gegen Ende ihres letzten Buches so schlimm geworden, dass sie nicht mehr arbeiten konnte. Da sie fürchtete, verrückt zu werden, ging sie zu ihrem Psychiater. Der verschrieb ihr Zoloft, von dem sie dick wurde, und anschließend Escitalopram, woraufhin sich ihre Angst dermaßen verschlimmerte, dass sie nicht einmal mehr ihre Kinder von der Schule abholen konnte.

** Nach dem Essen sprach mich eine andere Schriftstellerin an. Die Frau, nennen wir sie E., ist Ende dreißig und reist als Kriegsreporterin um die Welt. Ihre Bücher sind allesamt Bestseller. Sie betete mir eine ganze Litanei von Depressions- und Angstsymptomen herunter, unter denen sie litt (unter anderem Trichotillomanie, bei der sich die Betroffenen, überwiegend Frauen, unter Stress zwanghaft die Haare ausreißen) und gegen die ihr Arzt ihr das Antidepressivum Escitalopram verschrieb. Ich wunderte mich, dass E. es trotz ihrer Angst und Depression geschafft hatte, Afrika und den Nahen Osten zu bereisen und aus kriegszerstörten Ländern zu berichten, nicht selten unter Einsatz ihres Lebens. Mir dreht sich oft schon der Magen um, wenn ich nur ein paar Meilen von zu Hause weg muss. «In Kriegsgebieten bin ich ruhiger», sagte sie. «Ich weiß, das ist verrückt, aber ich bin gelassener, wenn ich unter Beschuss stehe. Das ist eine der wenigen Gelegenheiten, bei denen ich *keine* Angst spüre.» Wenn sie dagegen auf die Beurteilung eines eingereichten Artikels durch einen Chefredakteur warten muss, gerät sie oft in einen Strudel aus Angst und Depression. (Wie schon Freud beobachtete, ist die Angst oft größer, wenn das Selbstwertgefühl oder das Selbstbild in Gefahr ist, als wenn die körperliche Gesundheit bedroht ist.)

hauptet wird, für diverse Formen psychischer Erkrankung anfälliger ist als andere. Vielleicht beweisen diese Geschichten einfach nur, dass Schriftsteller verrückt sind. Oder dass die Pharmakonzerne eine normale menschliche Erfahrung erfolgreich medikalisiert haben, damit sie Präparate zu ihrer «Behandlung» auf den Markt bringen können.* Vielleicht schlagen sich aber auch mehr Menschen mit Angst herum, als ich dachte.

«Ja!», sagte Dr. W., als ich diese These in unserer nächsten Sitzung vorbrachte. Dann erzählte er mir auch eine Geschichte: «Mein Bruder veranstaltete früher regelmäßig eine Soiree und lud Redner ein, die Vorträge zu allen möglichen Themen hielten. Ich wurde gebeten, über Phobien zu sprechen. Nach meinem Vortrag kam jeder einzelne Gast auf mich zu und erzählte mir von seinen Phobien. So hoch die offiziellen Zahlen auch sein mögen – ich glaube, sie sind immer noch zu niedrig angesetzt.»

Mir fiel mein bester Collegefreund Ben ein, ein reicher und erfolgreicher Schriftsteller, dessen Name regelmäßig die Bestsellerlisten und Kinocharts schmückt. Sein Arzt hatte ihm das Benzodiazepin Lorazepam gegen die angstvolle Enge in seiner Brust verschrieben, die ihm das bedrohliche Gefühl gab, einen Herzinfarkt zu bekommen.** Auch Bens Nachbar M. fiel mir ein, Hedgefondsmanager und Multimillionär, der dauerhaft Alprazolam gegen seine Panikattacken einnimmt. Und mein ehemaliger Kollege G., ein angesehener politischer Journalist, der, seit er vor Jahren nach einer Panikepisode in der Notaufnahme landete, diverse Benzodiazepine einnimmt, um weitere Anfälle zu verhindern. Oder ein anderer Kollege, B., der vor lauter

---

* Darin steckt ganz sicher ein Fünkchen Wahrheit. Ich werde noch ausführlich im dritten Teil dieses Buches darauf eingehen.

** Heute reist Ben zwar durch die Welt, schreitet über rote Teppiche und kassiert für eine Rede zigtausend Dollar, doch ich erinnere mich noch gut an die mageren Jahre vor Erscheinen seines ersten Buches, in denen er von Panikattacken gepackt wurde, sobald wir uns zu weit von seiner Wohnung entfernten. Die Aussicht auf das Zusammentreffen mit anderen Menschen auf einer Party machte ihn immer so nervös, dass er vor dem Haus erst einmal in die Büsche reiherte.

Angst in Konferenzen stotterte und Projekte nicht zu Ende führte, bis er Escitalopram erhielt.

Nein, nicht jeder befindet sich in den Fängen der Angst. Meine Frau zum Beispiel nicht. (Gott sei Dank.) Barack Obama dem Vernehmen nach auch nicht. Das gilt auch für David Petraeus, den ehemaligen Kommandeur der US-Streitkräfte in Afghanistan und früheren CIA-Direktor; er erklärte einmal einem Journalisten, obwohl es in seinem Job Tag für Tag um Leben und Tod gehe, verspüre er «nur selten Stress».* Die besten Quarterbacks im American Football, etwa Tom Brady und Peyton Manning, haben offenbar auch keine Angst, zumindest nicht auf dem Spielfeld.** Ich will in diesem Buch unter anderem der Frage nachgehen, warum manche Leute außergewöhnlich gelassen sind und auch unter enormem Druck die Nerven nicht verlieren, während andere schon bei dem geringsten Anzeichen von Stress in Panik geraten.

Aber es leiden eben doch so viele Menschen unter Angst, dass ich mich dieses Buches nicht schämen, sondern damit vielmehr die Gelegenheit nutzen sollte, einigen meiner vielen Millionen Leidensgenossen Trost zu spenden. Vielleicht, so ruft mir Dr. W. oft in Erinnerung, ist es sogar eine therapeutische Übung. «Sie können sich gesund schreiben», sagt er.

Trotzdem mache ich mir Sorgen. Reichlich. Das liegt in meiner Natur. (Außerdem – und das höre ich von anderen oft –, *muss* man nicht Angst haben, wenn man ein Buch über die Angst schreibt?)

Dr. W. sagt: «Legen Sie Ihre Angst vor dem Buch in das Buch hinein.»

---

* Vielleicht wäre es ihm mit etwas mehr Stress besser ergangen: Hätte er sich mehr Gedanken um mögliche Konsequenzen gemacht, so hätte er sich womöglich nicht in das ehebrecherische Abenteuer gestürzt, das zu seinem Niedergang führte.

** Dass jemand auf dem Spielfeld cool und hart ist, muss allerdings nichts heißen. Terry Bradshaw, Ende der 1970er Jahre berühmter Quarterback bei den Pittsburgh Steelers, galt als furchtloser Gladiator, wurde später aber von Depressionen und Panikattacken gequält. Earl Campbell, in den 1970er Jahren ein vierschrötiger, furchteinflößender Spieler bei den Houston Oilers, war zehn Jahre später wegen Panikattacken ans Haus gefesselt.

*Die Planungsfunktion des Nervensystems hat, nach einer langen Evolu-*
*tion, ihre Krönung in Ideen, Werten und Genüssen gefunden, in denen*
*sich die soziale Lebensweise des Menschen manifestiert. Nur der Mensch*
*kann für seine ferne Zukunft planen und sich rückblickend am Erreich-*
*ten erfreuen. Nur der Mensch kann Glück empfinden. Aber auch nur*
*der Mensch kann besorgt und ängstlich sein.*

Howard Liddell, «The Role of Vigilance in the Development
of Animal Neurosis» (1949)

Gibt es in dem Wust historischer und kultureller Erkenntnisse, die eine Studie über die Angst möglicherweise zutage fördert, überhaupt etwas, das dem oder der einzelnen Betroffenen helfen könnte? Können wir – kann ich – die Angst zurückfahren oder besser mit ihr zurechtkommen, wenn wir begreifen, welchen Sinn und Nutzen sie hat?

Ich hoffe es. Aber wenn ich eine Panikattacke habe, ist daran überhaupt nichts Interessantes. Ich bemühe mich, analytisch darüber nachzudenken, kann es aber nicht – die Panikattacke ist einfach nur schrecklich, und ich will, dass sie schnell vorübergeht. Sie ist in etwa so interessant wie ein Beinbruch oder Nierensteine – ein Schmerz, der bitte aufhören soll.

Vor einigen Jahren, ehe ich ernsthaft mit der Recherche für dieses Projekt begann, las ich auf einem Flug von San Francisco nach Washington, D.C., ein Fachbuch über die Physiologie der Angst. Während wir sanft über den Westen der USA hinwegflogen, war ich in das Buch versunken und vertiefte mich intellektuell in das Phänomen. *Dieses absolut elende Gefühl, das mich manchmal überkommt, ist also nur ein Tumult in der Amygdala?*, dachte ich. *Die Weltuntergangsstimmung, die entsetzliche Angst sind das Blubbern der Neurotransmitter in meinem Gehirn? Das ist ja gar nicht so schrecklich.* Gewappnet mit dieser Erkenntnis, überlegte ich weiter: *Der Geist kann durchaus über die Materie triumphieren, ich kann die körperlichen Symptome auf ein gesundes Maß herunterfahren – auf völlig normale physiologische Abläufe –, und schon wird mein Leben ruhiger. Hier bin ich, sause in*

43

*13 000 Meter Höhe durch die Luft und bin dabei nicht einmal sonderlich nervös.*

Dann setzten die Turbulenzen ein. Sie waren nicht einmal sehr stark, aber kaum begann das Flugzeug über den Rockies zu rütteln, war die neue Perspektive, die Erkenntnis, die ich gewonnen zu haben glaubte, plötzlich völlig nutzlos. Meine Angstreaktion kam in Gang, und obwohl ich Alprazolam und Dimenhydrinat schluckte, war ich bis zur Landung mehrere Stunden später ein verängstigtes Häuflein Elend.

Meine Angst ruft mir in Erinnerung, dass ich von meiner Physiologie beherrscht werde und die Abläufe in meinem Körper womöglich mehr Einfluss auf das Geschehen in meiner Psyche haben als umgekehrt. Diese Erkenntnis reicht zwar von Aristoteles über William James bis hin zu den Forschern, die heute ihre Arbeiten in der Zeitschrift *Psychosomatic Medicine* veröffentlichen, sie läuft jedoch einem der platonisch-cartesianischen Grundsätze im westlichen Denken zuwider, nach dem die Seele oder der Geist vom Körper abgekoppelt ist und darüber entscheidet, wer wir sind und wie wir denken und wahrnehmen. Der biologische Tatbestand der Angst, der bar jeder Vernunft ist, fordert unser Selbstbild heraus: Die Angst ruft uns in Erinnerung, dass wir wie die Tiere Gefangene unseres Körpers sind, der verfallen, sterben, vergehen wird. (Kein Wunder, dass wir Angst haben.)

Und dennoch: Zwar wirft uns die Angst auf unser primitives Reptilienselbst zurück – Kampf oder Flucht –, doch sie ist es auch, die uns über die Tiere erhebt. «Wäre der Mensch ein Tier oder ein Engel», schrieb Kierkegaard 1844, «so würde er sich nicht ängstigen können. Da er eine Synthese ist, vermag er sich zu ängstigen; und je tiefer er sich ängstigt, desto größer der Mensch.» Die Fähigkeit, sich um die Zukunft zu sorgen, geht Hand in Hand mit der Fähigkeit, für die Zukunft zu planen, und erst die Zukunftsplanung (gemeinsam mit der Erinnerung an die Vergangenheit) lässt Kultur entstehen und unterscheidet uns von anderen Tieren.

Für Kierkegaard liegt wie für Freud das, was uns Angst macht,

44

nicht in der Welt um uns, sondern vielmehr tief in unserem Innern: in der Unsicherheit über existenzielle Entscheidungen, die wir treffen, und in der Angst vor dem Tod. Sich dieser Angst zu stellen und dabei die Auflösung der eigenen Identität zu riskieren erlaubt eine Entfaltung der Seele und Erfüllung für das Selbst. Kierkegaard beschreibt dies als ein «Abenteuer [...], das jeder Mensch zu bestehen hat: Angst haben zu lernen, damit er nicht verloren sei, entweder dadurch, dass ihm nie angst gewesen ist, oder dadurch, dass er in der Angst versinkt; wer daher gelernt hat, auf die rechte Weise Angst zu haben, der hat das Höchste gelernt.»

*Lernen, auf die rechte Weise Angst zu haben.* Ich versuche es. Dieses Buch ist Teil dieser Bemühung.

# Kapitel 2
# Was ist gemeint, wenn von «Angst» die Rede ist?

*Obwohl die Angst allgemein als das beherrschende psychologische Phänomen unserer Zeit anerkannt wird ..., gibt es wenig oder keine Übereinkunft über ihre Definition und, wenn überhaupt, nur sehr wenige Fortschritte in ihrer Messung.*

Paul Hoch, Präsident der American Psychopathological Association, in einem Vortrag anlässlich der ersten wissenschaftlichen Konferenz zur Angst (1949)

*Für Forscher wie auch für Laien ist dies ein Zeitalter der Angst. ... [Aber] können wir ehrlicherweise behaupten, dass unser Wissen über die Angst proportional zu den gewaltigen Forschungsanstrengungen oder gar der stärkeren Wahrnehmung zugenommen hat?*

«The Nature of Anxiety: A Review of Thirteen Multivariate Analyses Comprising 814 Variables», in: *Psychiatric Reports* (Dezember 1958)

*[D]ie Angst ist nicht einfach zu erfassen.*

Sigmund Freud, *Hemmung, Symptom und Angst* (1926)

Am 16. Februar 1948 um 15 Uhr 45 wurde mein Urgroßvater Chester Hanford mit der vorläufigen Diagnose einer «Psychoneurose» und einer «reaktiven Depression» im McLean Hospital aufgenommen; erst kurz zuvor hatte er seine Stellung als Dekan des Harvard College nach zwanzig Jahren aufgegeben, um sich auf seine akademische Laufbahn als Professor für öffentliche Verwaltung («mit Schwerpunkt Kommunalverwaltung», wie er gern spezifizierte) zu konzentrieren. Chester, damals 56 Jahre alt, berichtete, er leide vor allem unter Schlaflosigkeit, «Angst und Spannung» sowie «Zukunftsängsten». Der «gewissenhafte und für gewöhnlich sehr leistungsfähige Mann», so der Klinikdirektor, befinde sich schon seit fünf Monaten in einem Zustand «hochgradiger Angst». An dem Abend, bevor er in der Klinik aufgenommen wurde, hatte er seiner Frau Selbstmordgedanken gestanden.

Einunddreißig Jahre später, am 3. Oktober 1979 um 8 Uhr 30, brachten mich meine Eltern in dieselbe psychiatrische Klinik. Sie machten sich Sorgen, weil ich, damals zehn Jahre alt und in der fünften Klasse, zusätzlich zur zwanghaften Vermeidung von Keimen, zu akuter Trennungsangst und Brechangst diverse besorgniserregende Ticks und Verhaltensauffälligkeiten entwickelt hatte. Ein Expertenteam – ein Psychiater, ein Psychologe, ein Sozialarbeiter und mehrere psychiatrische Assistenzärzte, die hinter einem Einwegspiegel saßen und, für mich unsichtbar, meiner Befragung und dem Rorschach-Test beiwohnten – diagnostizierte eine «phobische Neurose» und eine «krankhafte Überängstlichkeit im Kindesalter». Ohne Behandlung, so hieß es, bestünde ein erhebliches Risiko, dass ich später eine «Angstneurose» und eine «neurotische Depression» entwickelte.

Wieder 25 Jahre später, am 13. April 2004 um 14 Uhr, suchte ich mit damals 34 Jahren – ich war Chefredakteur des *Atlantic* und vor der Veröffentlichung meines ersten Buchs geradezu panisch – Hilfe am US-weit anerkannten Zentrum für Angst und Angststörungen der Universität von Boston. Nachdem ich mehrere Stunden lang mit einem Psychologen und zwei Doktoranden gesprochen und Dutzende von Fragebogenseiten ausgefüllt hatte (unter anderem, wie ich später erfuhr, die Depression Anxiety Stress Scales, die Social Interaction Anxiety Scale, das Penn State Worry Questionnaire und der Anxiety Sensitivity Index), wurden als Hauptdiagnose «Panikstörung mit Agoraphobie» und als Nebendiagnosen «spezifische Phobie» und «soziale Phobie» gestellt. Die Ärzte merkten in ihrem Bericht an, meine Fragebogenergebnisse hätten «eine leichte Depression», «hochgradige Angst» sowie «hochgradige Besorgnis» ergeben.

Warum so viele verschiedene Diagnosen? Hatte sich meine Angst zwischen 1979 und 2004 dermaßen verändert? Und warum erhielten mein Urgroßvater und ich nicht dieselbe Diagnose? Aus Chester Hanfords Fallakte geht hervor, dass sein Syndrom dem meinen im Großen und Ganzen furchtbar ähnlich war. Unterschied sich meine «hochgradige Angst» wirklich so sehr von der «Angst und Spannung» und den «Zukunftsängsten», die meinen Urgroßvater quälten? Und überhaupt, wenn wir einmal von besonders gut angepassten Menschen und Soziopathen absehen, wer hat eigentlich keine «Zukunftsängste», wer leidet nicht unter «Angst und Spannung»? Was unterscheidet «klinisch» ängstliche Menschen wie meinen Urgroßvater und mich von «normal» ängstlichen Menschen? Wir strampeln uns doch alle ab im Hamsterrad der modernen kapitalistischen Gesellschaft, sind schon durch unsere bloße Existenz nicht nur den Launen der Naturkräfte und unserer Mitmenschen ausgeliefert, sondern auch dem Wissen um die Zwangsläufigkeit des Todes – müssen wir da nicht von vornherein «psychoneurotisch» sein?

Terminologisch betrachtet: nein. Tatsächlich ist heute niemand mehr psychoneurotisch. Die Diagnose, die Chester Hanford 1948 erhielt, gab es im Jahr 1980 nicht mehr. Und die Diagnose, die mir 1979 gestellt wurde, gibt es heute nicht mehr.

Mit dem Begriff «Psychoneurose» umriss die Amerikanische Psychiater-Vereinigung 1948 die Krankheit, die sie in der Bibel der Psychiatrie, dem *Diagnostischen und Statistischen Manual (DSM-II)*, in ihrer zweiten Auflage 1968 offiziell schlicht als «Neurose» bezeichnete und die seit der Einführung der dritten Auflage *(DSM-III)* im Jahr 1980 den Namen «Angststörung» trägt.[*]

Die Entwicklung der Terminologie ist insofern wichtig, als sich die jeweilige Definition ebenso wie Symptome, Häufigkeitsrate, vermutete Ursachen, kulturelle Bedeutung und empfohlene Behandlung über die Jahre mit den Begriffen verändert haben. Das unangenehme

---

[*] Die Angststörungen haben die Veröffentlichung des *DSM-III-R* (1987), des *DSM-IV* (1994), des *DSM-IV-TR* (2000) und des *DSM-V* (2013) überdauert.

Gefühl, das vor zweitausendfünfhundert Jahren mit dem Begriff *melaina chole* (altgriechisch für «schwarze Galle») verbunden war, trug später die Bezeichnung «Melancholie», «Hypochondrie», «Hysterie», «Vapeurs», «Nervenschwäche», «Neurasthenie», «Neurose», «Psychoneurose», «Depression», «Phobie», «Angst» und «Angststörung». Dazu kommen umgangssprachliche Ausdrücke wie «Panik», «Sorge», «Entsetzen», «böse Vorahnung», «schwache Nerven», «Unruhe», «Spannung», «Beklemmung», «Bammel», «Fracksausen», «Lampenfieber», «Stress» und die gute alte «Furcht».

Vor 1930, als englische Übersetzer das deutsche Wort «Angst» (in der Bedeutung, die es in Sigmund Freuds Werken hat) mit «anxiety» übertrugen, findet sich dieser Begriff in englischsprachigen Psychologie- und Medizinbüchern so gut wie gar nicht.[*]

Was zu der Frage führt: Was ist gemeint, wenn von «Angst» die Rede ist?

Die Antwort ist alles andere als eindeutig, oder besser gesagt, sie hängt davon ab, wen man fragt. Für Søren Kierkegaard, der seine Schriften Mitte des 19. Jahrhunderts verfasste, war Angst (*angst* auch im Dänischen) ein spirituelles und philosophisches Problem, eine unbestimmte, aber unentrinnbare Beklommenheit, die keine offensichtliche unmittelbare Ursache hat.[**] Für den deutschen Philosophen und

---

[*] Seit langem diskutieren Psychologen und Philologen zum Beispiel über die Differenzierung von *angoisse* und *anxieté* (und erst recht den Unterschied zwischen *inquiétude, peur, terreur* und *effroi*) im Französischen sowie *Angst* und *Furcht* (sowie *Angstpsychose* und *Ängstlichkeit*) im Deutschen.

[**] Kierkegaard, Sohn eines dänischen Wollhändlers, verfasste als erster Nichtmediziner ein eigenes Werk über die Angst. Rund 50 Jahre vor Freud unterschied Kierkegaard zwischen Angst und Furcht und definierte die Angst als eine vage, unscharfe Beklommenheit, die durch keine konkrete oder «reale» Gefahr ausgelöst wird. Nachdem Kierkegaards Vater Gott abgeschworen (ihn gar verflucht) hatte, beschäftigte sich der junge Søren intensiv mit der Frage, ob er an Jesus Christus glauben solle oder nicht. Dass der Mensch die Freiheit besitzt, zwischen diesen beiden Möglichkeiten zu wählen, und dass er nicht mit Bestimmtheit wissen kann, welche die richtige ist, war für Kierkegaard die Hauptquelle der Angst. Darin lag er in etwa auf einer Linie mit Blaise Pascal, seinem philosophischen Vorläufer aus dem 17. Jahrhundert und einem Leidensgenossen, was die Angst betraf. Kierkegaard brachte die Existenzphilosophie auf den Weg; seine Nachfolger im 20. Jahrhundert, etwa der Psychiater Karl Jaspers oder der Philosoph und Politaktivist Jean-Paul Sartre, griffen mit Themen wie

Psychiater Karl Jaspers, der 1913 das einflussreiche *Lehrbuch der All-gemeinen Psychopathologie* verfasste, ist mit der Angst «meistens ein lebhaftes Gefühl der Unruhe verbunden», das «Gefühl, noch etwas tun zu müssen, etwas noch nicht fertig zu haben, als Gefühl des Suchens, des Klarwerdenmögens». Harry Stack Sullivan, einer der herausragenden amerikanischen Psychiater der ersten Hälfte des 20. Jahrhunderts, erklärte, Angst stelle sich ein, wenn das Selbstwertgefühl gefährdet sei. Auch Robert Jay Lifton, einflussreicher Psychiater der zweiten Hälfte des 20. Jahrhunderts, definierte Angst als «ungute Vorahnung, die von einer Gefahr für die Lebenskraft des Selbst herrührt oder, noch schwerwiegender, von der Erwartung einer Fragmentierung des Selbst». Reinhold Niebuhr, amerikanischer Theologe zur Zeit des Kalten Krieges, betrachtete Angst als religiösen Begriff, «die innere Vorbedingung für die Sünde ... die innere Beschreibung der Versuchung». Viele Ärzte wiederum, angefangen bei Hippokrates im 4. Jahrhundert v. Chr. und Galen im 2. Jahrhundert n. Chr., betrachteten klinische Angst schlicht als eine Erkrankung, eine organische Störung mit biologischen Ursachen, die so eindeutig – oder zu-

Entscheidungsfreiheit, Selbstmord, politisches und soziales Engagement sowie Angst ähnliche Fragen auf wie der Däne.
Kierkegaard, Sartre und andere Existenzphilosophen erklärten, wer seinen Glauben an Gott und die Vernunft verloren habe, treibe hilflos durch das Universum und sei deshalb auch der Angst hilflos ausgeliefert. Doch für sie war es nicht die Gottlosigkeit der Welt an sich, die Angst erzeugte, sondern vielmehr die Freiheit, zwischen Gott und Gottlosigkeit zu wählen. Obwohl Freiheit für den Menschen etwas Erstrebenswertes sei, erzeuge diese Entscheidungsfreiheit Angst. «So ist die Angst der Schwindel der Freiheit, die aufsteigt, wenn der Geist die Synthese setzen will und die Freiheit nun hinunterschaut in ihre eigene Möglichkeit und dabei die Endlichkeit ergreift, um sich daran zu halten. In diesem Schwindel sinkt die Freiheit um», so Kierkegaard in *Der Begriff der Angst*.
Viele Menschen versuchen der Angst zu entfliehen, indem sie Entscheidungen meiden. So erklärt sich der pervers anmutende Reiz autoritärer Gesellschaften – in einer rigiden Gesellschaftsform ohne jede Wahlmöglichkeit können gerade die Gewissheiten sehr beruhigend sein –, und so erklärt sich auch, warum aus unruhigen Zeiten häufig extreme Führer und Bewegungen hervorgehen: Hitler aus der Weimarer Republik oder Father Coughlin aus der Großen Depression in den USA; ähnliche Phänomene sind in heutiger Zeit Jean-Marie Le Pen in Frankreich und Wladimir Putin in Russland. Doch vor der Angst zu fliehen war nach Kierkegaard ein Fehler, weil die Angst eine «Schule» sei, die den Menschen lehre, mit dem Menschsein zurechtzukommen.

mindest fast so eindeutig – seien wie bei einer Mandelentzündung oder Diabetes.

Wieder andere halten Angst als wissenschaftlichen Begriff für völlig nutzlos – nicht mehr als eine unpräzise Metapher. Dieser Begriff beschreibe nur unzutreffend ein Spektrum menschlicher Erfahrung, das zu breit sei, als dass es sich mit einem Wort fassen ließe. Im Jahr 1949 eröffnete der Präsident der American Psychopathological Association die allererste wissenschaftliche Konferenz zur Angst mit dem Eingeständnis, es sei zwar allgemein bekannt, dass Angst «das beherrschende psychologische Phänomen unserer Zeit» sei, doch herrsche keine Einigkeit darüber, was genau darunter zu verstehen und wie sie zu messen sei. Fünfzehn Jahre später schlug der angesehene Psychologe Theodore Sarbin auf der Jahreskonferenz der Amerikanischen Psychiater-Vereinigung vor, den Begriff «Angst» völlig aus dem klinischen Gebrauch zu entfernen. «Der mentalistische und überstrapazierte Begriff «Angst» hat sich überlebt», erklärte er. (Seither hat er sich indes eher noch ausgebreitet.) In jüngerer Zeit erklärte der weltweit wohl führende Experte zur Angst als angeborener Eigenschaft des Menschen, der Harvard-Psychologe Jerome Kagan: Die Verwendung des einen Begriffs – «Angst» – «für Gefühle (das Herzrasen oder die Muskelanspannung, bevor man vor eine größere Gruppe fremder Menschen tritt), für die semantische Beschreibung (die Schilderung der Furcht vor einer Begegnung mit Fremden), für Verhaltensweisen (angespannte Mimik in einer bestimmten sozialen Situation), für Hirnzustände (Aktivierung der Amygdala beim Anblick wütender Gesichter) oder für eine chronisch sorgenvolle Gemütslage (allgemeine Angststörung) hemmt den Fortschritt».

Wie sollen Forschung und Therapie vorankommen, wenn man sich nicht einmal darauf einigen kann, was Angst eigentlich ist?

Sogar Sigmund Freud, der den modernen Begriff der Neurose mehr oder weniger erfand – und für den die Angst ein wichtiger, wenn nicht *der* wichtigste Grundbegriff seiner Theorie der Psychopathologie war –, revidierte seine eigenen Aussagen im Lauf der Jahre immer wieder. Anfangs erklärte er, die neurotische Angst sei ein

«Umwandlungsprodukt» der Libido, verhalte sich also zu ihr «wie der Essig zum Wein».* Später argumentierte er, Angst erwachse aus unbewussten psychischen Konflikten.** In der Spätphase seines Lebens schrieb Freud dann 1926 in *Hemmung, Symptom und Angst*: «Es ist fast beschämend, dass wir nach so langer Arbeit noch immer Schwierigkeiten in der Auffassung der fundamentalsten Verhältnisse finden [...].»

Wenn nicht einmal Freud, der Schutzheilige der Angst, den Begriff definieren konnte, wie soll ich es dann tun?

*«Ich meine nur, Angst bezieht sich auf den Zustand und sieht vom Objekt ab, während Furcht die Aufmerksamkeit gerade auf das Objekt richtet.»*

Sigmund Freud, *Vorlesungen zur Einführung in die Psychoanalyse* (1917)

Im Englischen sind sich die Wörterbuchdefinitionen von «Furcht» (*fear*: «eine unangenehme Empfindung, ausgelöst durch die Überzeugung, dass jemand oder etwas gefährlich ist») und «Angst» (*anxiety*: «Besorgnis, Nervosität und Unsicherheit, meist wegen eines Ereignis-

---

* In seinen ersten Schriften zu diesem Thema reduziert Freud Angst auf biomechanische Prozesse: Neurotische Angst war seiner Theorie nach hauptsächlich eine Folge unterdrückter sexueller Energie. Der studierte Neurologe Freud (in seinen frühen Forschungen befasste er sich mit dem Nervensystem von Aalen) vertrat das Konstanzprinzip, dem zufolge das menschliche Nervensystem sein Erregungsquantum zu reduzieren oder zumindest konstant zu halten versucht. Sexuelle Aktivität – der Orgasmus – sei für den Körper ein wichtiges Mittel, überschüssige Spannung zu entladen.

Für eine solche Verknüpfung von sexueller Spannung und Angst gab es durchaus Vorläufer in der Antike. Der römische Arzt Galen verordnete einer Patientin, deren Gehirn, so seine Diagnose, durch das Faulen nicht freigesetzter Sexualflüssigkeiten geschädigt werde, die manuelle Stimulation von Vagina und Klitoris. Der Patientin, so Galen, bereite das große Lust; es kam viel Flüssigkeit heraus, und sie war geheilt.

** Seine Gefolgsleute und Möchtegernnachfolger diskutierten eine ganze Generation lang darüber, worum es in diesen Konflikten gehen könnte. Karen Horney nannte das Bedürfnis nach Abhängigkeit, Erich Fromm das Bedürfnis nach Sicherheit und Alfred Adler das Bedürfnis nach Macht.

ses mit unsicherem Ausgang») relativ ähnlich. Doch seit Freud hat Furcht ein konkretes Objekt – der Löwe, der mich verfolgt, der feindliche Schütze, der mich in der Schlacht auf meiner Position festnagelt, oder sogar das Wissen um die Konsequenzen, wenn ich den entscheidenden Freiwurf in den letzten Minuten eines wichtigen Spiels verpatze –, Angst dagegen nicht. Freud zufolge ist Furcht im richtigen Moment gesund, Angst, die häufig «frei flottierend» ist, dagegen nicht. «Wenn einer Mutter davor bangt, dass ihr Kind sterben könnte, wenn es ein bloßes Pickelchen oder eine leichte Erkältung hat, sprechen wir von Angst; wenn sie voller Sorge ist, weil ihr Kind eine schwere Krankheit hat, dann nennen wir ihre Reaktion Furcht», schrieb Karen Horney 1937. «Wenn sich jemand jedes Mal fürchtet, auf einer Höhe stehen zu müssen oder über ein noch so vertrautes Thema zu reden, so nennen wir diese Reaktion Angst; wenn jemand darüber erschrocken ist, dass er während eines heftigen Gewitters seinen Weg hoch oben in den Bergen verloren hat, würden wir von Furcht sprechen.» (Horney führte weiter aus, dass man sich immer dessen bewusst sei, wenn man sich fürchte, dass man aber Angst haben könne, ohne es zu wissen.)

In seinen späteren Schriften ersetzte Freud die Unterscheidung zwischen Furcht und Angst durch eine Unterscheidung zwischen normaler Angst (definiert als Angst infolge einer ernsthaften Gefährdung; diese kann produktiv sein) und neurotischer Angst (die, ausgelöst durch ungelöste sexuelle Probleme oder innerpsychische Konflikte, pathologisch und kontraproduktiv ist).

Bin ich also mit meinen Phobien, meinen Sorgen und meiner allgemeinen Nervosität «neurotisch» ängstlich? Oder «normal»? Was ist der Unterschied zwischen «normaler» Angst und Angst als klinischer Störung? Was unterscheidet die angemessene, sogar hilfreiche Nervosität, die beispielsweise eine Jurastudentin vor dem Examen verspürt oder ein Nachwuchs-Baseballspieler, ehe er in die *batter's box* tritt, von den quälenden kognitiven und physischen Symptomen der offiziellen Angststörungen, wie die moderne Psychiatrie sie seit 1980 definiert – Panikstörung, posttraumatische Belastungsstörung (PTBS), spezifische Phobie, Zwangsstörung, soziale Phobie, Agoraphobie und generalisierte Angststörung?

Zur Unterscheidung zwischen «normaler» und «klinischer» Angst und zur Differenzierung der klinischen Syndrome ziehen im breit gefächerten Gebiet der Psychiatrie so gut wie alle Beteiligten das von der Amerikanischen Psychiater-Vereinigung herausgegebene *Diagnostische und Statistische Manual heran* (2013 neu erschienen in der fünften Auflage, *DSM-V*). Darin werden Hunderte psychischer Störungen klassifiziert, definiert und mit einer Liste von Symptomen verknüpft, die ein Patient für eine psychiatrische Diagnose aufweisen muss (inklusive Zahl der Symptome, Häufigkeit und Stärke), und zwar in einer Präzision und Detailliertheit, die bisweilen schon wieder absurd und willkürlich anmutet. Nach außen hin erweckt das den Anschein wissenschaftlicher Genauigkeit, doch in Wahrheit ist bei der Diagnose einer Angststörung ein hohes Maß an Subjektivität im Spiel, sowohl auf Seiten des Patienten, der seine Symptome beschreibt, als auch auf Seiten des Arztes, der sie interpretiert. Studien zum *DSM-II* wiesen nach, dass jeweils zwei Psychiater, die denselben Patienten vor sich hatten, nur in 32 bis 42 Prozent der Fälle dieselbe *DSM*-Diagnose stellten. Seither wurden die Diagnosen einheitlicher, doch bei vielen psychischen Störungen sind sie ungeachtet gegenteiliger Behauptungen bis heute mehr Kunst als Wissenschaft.*

Nehmen wir das Verhältnis zwischen klinischer Angst und klinischer Depression. Die physiologischen Ähnlichkeiten zwischen bestimmten Formen der klinischen Angst (besonders der generalisierten Angststörung) und der klinischen Depression sind erheblich: Depression und Angst gehen mit einem erhöhten Spiegel des Stresshormons Cortisol einher, und beide weisen dieselben neuroanatomischen Merkmale auf, unter anderem das Schrumpfen des Hippocampus und anderer Teile des Gehirns. Sie haben gemein-

---

* Die erbitterten Kämpfe, die über Revisionen im *DSM-V* ausgefochten wurden, einschließlich öffentlicher Angriffe von Seiten der Projektgruppenleiter des *DSM-III* und des *DSM-IV*, lassen vermuten, dass es bei psychiatrischen Diagnosen womöglich mehr um Politik geht als um Kunst oder Wissenschaft.

same genetische Wurzeln, insbesondere in den Genen, die für die Produktion bestimmter Neurotransmitter wie Serotonin und Dopamin verantwortlich sind. (Einige Genforscher sagen, sie könnten zwischen Major Depression und generalisierter Angststörung keine Unterschiede feststellen.) Angst und Depression haben auch ein Grundgefühl gemeinsam, den Mangel an Selbstachtung oder Selbstwirksamkeit. Und auch die Wahrnehmung, das eigene Leben nicht mehr im Griff zu haben, ist der Angst wie der Depression eigen. Unzählige Studien weisen darüber hinaus nach, dass Stress – die ganze Bandbreite: von Problemen im Beruf über Scheidung und den Verlust eines Menschen bis hin zu Kriegserfahrungen – an Angst und Depression genauso beteiligt ist wie an Bluthochdruck, Diabetes und anderen Erkrankungen.

Wenn Angststörungen und Depression einander so ähnlich sind, warum wird dann zwischen ihnen unterschieden? Ein paar Jahrtausende lang war das nicht der Fall: Die Ärzte gruppierten Angst und Depression meistens gemeinsam unter dem Schirm der «Melancholie» oder «Hysterie».* Die Symptome, die Hippokrates im 4. Jahrhundert v. Chr. der *melaina chole* zuordnete, würden wir heutzutage sowohl mit Depression (Traurigkeit, Niedergeschlagenheit und Selbstmordneigung) als auch mit Angst in Verbindung bringen (anhaltende Furcht). Im Jahr 1621 beschrieb Robert Burton in seiner *Anatomie der Melancholie* mit einer von der modernen Forschung bestätigten klinischen Akkuratesse die Angst als «Schwester und ständige Begleiterin» des Kummers: «[E]benso wie jener muss sie als Ursache und Symptom zugleich angesprochen werden [...]».** Tatsache ist, dass schwere

---

* Einige Wissenschaftshistoriker fassen alle Syndrome aus dieser «Matrix der Kummersymptome» – psychische Symptome wie Sorge, Traurigkeit und Krankheitsgefühl, körperliche wie Kopfschmerzen, Erschöpfung, Rückenschmerzen, Schlaflosigkeit und Magenbeschwerden – unter der breiten Kategorie «Stresstradition» zusammen. Der Begriff «Stress» kann sich sowohl auf psychische als auch auf körperliche Belastungen beziehen; die «Belastung» des biologischen Nervensystems löse, so vermuten Ärzte seit dem 18. Jahrhundert, «nervöse Krankheiten» aus.

** Tagsüber, so Burton, ängstigten sich Melancholiker «ständig vor irgendetwas Entsetzlichem, und wie auseinandergetriebene Pferde einen an sie gefesselten Menschen, so reißen

Angstzustände – und das sage ich aus Erfahrung – deprimierend sind. Angst kann Beziehungen stören, die Leistung mindern, das Leben einschränken, die Möglichkeiten begrenzen.

Die Trennlinie zwischen den Störungen, die von der Amerikanischen Psychiater-Vereinigung unter dem Begriff «Depression» subsumiert werden, und denen, die sie unter «Angststörungen» auflistet – und das gilt auch für die Grenzlinie zwischen psychischer Gesundheit und psychischer Krankheit –, scheint ein Kunstprodukt nicht nur der Wissenschaft zu sein, sondern auch der Politik und der Kultur (und des Marketing). Jedes Mal, wenn der Bereich einer psychiatrischen Störung in der Definition des *DSM* wächst oder schrumpft, wirkt sich das auf vielfältige Weise aus, sei es auf die Kostenerstattung durch die Krankenkassen, die Gewinne der Pharmakonzerne oder die Berufsaussichten von Therapeuten, die auf diesem oder jenem Gebiet und Teilgebiet tätig sind. Nicht wenige Psychiater und Pharmakritiker erklären, Angststörungen kämen in der Natur nicht vor, sondern seien vielmehr von der Pharmaindustrie erfunden worden, um Patienten und Krankenkassen das Geld aus der Tasche zu ziehen. Diagnosen wie soziale Phobie oder generalisierte Angststörung, so diese Kritiker, verwandelten normale menschliche Gefühle in Erkrankungen, für die profitabel Medikamente bereitgestellt werden könnten. «Lassen Sie sich Ihr Leben nicht auf Phrasen wie klinische Depression, bipolare Störung oder Angststörung reduzieren», so Peter Breggin, in Harvard ausgebildeter Psychiater und erbitterter Pharmagegner.

Als Betroffener, bei dem einige dieser Störungen diagnostiziert wurden, kann ich sagen, dass die von ihnen verursachten Qualen nicht erfunden sind. Meine Angst, die mich zeitweise völlig lahmlegt, ist echt. Aber begründen meine nervösen Symptome notwendigerweise eine *Krankheit*, eine *psychiatrische Störung*, wie es das *DSM* und die Pharmakonzerne darstellen? Könnte meine Angst nicht einfach eine normale emotionale Reaktion auf das Leben sein, auch wenn

Argwohn, Angst, Kummer, Sorge, Missmut und Schande den Melancholiker in Stücke. Sie haben keine Stunde, keine Minute Ruhe […].»

diese Reaktion bei mir heftiger ausfällt als bei anderen? Wo verläuft die Trennlinie zwischen «normal» und «klinisch»?

Mit den jüngsten wissenschaftlichen Fortschritten müsste die Unterscheidung zwischen normaler und klinischer Angst genauer und objektiver geworden sein – das sollte man jedenfalls annehmen, und gewissermaßen ist das auch so. Neurowissenschaftler beobachten dank der funktionellen Magnetresonanztomographie (fMRT) psychische Aktivität in Echtzeit, indem sie messen, wie oxygeniertes Blut in verschiedene Hirnregionen fließt. In Hunderten von Studien wurden so mittlerweile die Verbindungen zwischen spezifisch subjektiv erfahrenen Gefühlen und im Hirnscan sichtbaren physiologischen Aktivitäten aufgezeigt. Akute Angst taucht in fMRT-Scans meist als Überaktivität in der Amygdala auf, dem winzigen mandelförmigen Bereich des Gehirns («Mandelkern»), der tief im mittleren Teil des Temporallappens nahe der Schädelbasis liegt. Sinkt die Angst, so geht die Aktivität in der Amygdala zurück, dafür verstärkt sich die Aktivität in der vorderen Hirnrinde.[*]

All das klingt, als könnte man mit einer Technik, die mit dem Röntgen verwandt ist, die Angst orten und ihre Intensität messen – und so zwischen normaler und klinischer Angst unterscheiden, wie Röntgenbilder zwischen einem gebrochenen und einem gezerrten Knöchel unterscheiden können.

Kann man aber nicht. Es gibt Menschen, deren Hirnscans eindeutige physiologische Zeichen der Angst aufweisen (bei stressinduzierten Reizen leuchtet die Amygdala), die aber nach eigener Aussage keine Angst *verspüren*. Außerdem leuchtet das Gehirn eines Probanden, der durch einen Pornofilm sexuell erregt wird, auf dem MRT-Scan genau wie bei jemandem, der Angst hat. In beiden Fällen werden dieselben miteinander verbundenen Teile des Gehirns aktiviert: die Amygdala, die Inselrinde und der vordere Gyrus cinguli. Ein For-

***

* Ich stelle das sehr vereinfacht dar – das vollständige neurowissenschaftliche Bild ist erheblich komplexer und detaillierter –, aber im Wesentlichen haben die Neurowissenschaftler herausgefunden, dass in Momenten extremer Angst die primitive Aktivität der Amygdala das eher vernünftige Denken der Hirnrinde lahmlegt.

scher, der sich zwei Hirnscans ansieht, ohne die Umstände zu kennen, könnte nicht entscheiden, welches Bild eine Angstreaktion und welches sexuelle Erregung darstellt.

Ist auf einem Röntgenbild ein Oberschenkelbruch zu sehen, doch der Patient verspürt keine Schmerzen, so lautet die medizinische Diagnose dennoch auf Fraktur. Zeigt ein fMRT intensive Aktivität in der Amygdala und den Basalganglien, doch der Patient hat keine Angst, so gibt es keine Diagnose.

*Was das Erkennen einer Gefahr und die Reaktion darauf betrifft, hat sich das Gehirn [der Wirbeltiere] einfach nicht mehr verändert. In mancher Beziehung sind wir emotionale Eidechsen.*

Joseph LeDoux, *Das Netz der Gefühle* (1996)

Seit Aristoteles greifen Forscher auf «Tiermodelle» zurück. Viele Tausend Tierversuche, die Jahr für Jahr durchgeführt werden, gründen auf der Vorstellung, dass Verhalten, Genetik und Gehirnschaltkreise einer Ratte oder eines Schimpansen ähnlich sind wie beim Menschen und wir aus den Versuchen relevante Erkenntnisse ableiten können. Charles Darwin schrieb in seinem 1872 erschienenen Werk *Der Ausdruck der Gemütsbewegungen bei dem Menschen und den Tieren*, Angstreaktionen seien über die Artengrenzen hinweg universell, und bei allen Säugetieren, einschließlich des Menschen, seien sie gut zu beobachten. Nehmen Ratten eine Bedrohung wahr, rennen sie wie Menschen instinktiv davon, erstarren oder koten.* Eine von Geburt an «ängstliche» Ratte zittert unter Gefahr, meidet offene Plätze, bevorzugt bekannte Orte, bleibt bei einer Bedrohung wie angewurzelt stehen und stößt Ultraschallnotrufe aus. Beim Menschen fallen die Ultraschallnotrufe weg, doch wenn wir nervös werden, zittern wir,

---

* Die Ausscheidungsrate, gemessen in Köteln pro Minute, ist das Standardmaß für die Angst bei Nagern. In den 1960er Jahren züchteten Wissenschaftler in einer psychiatrischen Klinik in London die berühmte Maudsley-Rattenlinie, indem sie Tiere mit einer ähnlichen Kotfrequenz miteinander paarten.

meiden nichtvertraute Situationen, scheuen Sozialkontakte und bleiben lieber zu Hause. (Manch ein agoraphobischer Patient verlässt nie sein Heim.) Ratten, denen die Amygdala entfernt wurde (oder deren Gene so manipuliert wurden, dass die Amygdala ausgeschaltet ist), können keine Angst zeigen; dasselbe gilt für Menschen mit defekter Amygdala. (Forscher an der Universität von Iowa beobachten seit Jahren eine Frau, in der Literatur als S. M. bekannt, deren Amygdala durch eine seltene Krankheit zerstört wurde und die deshalb keinerlei Angst verspüren kann.) Tiere, die ständig Belastungen ausgesetzt sind, können darüber hinaus die gleichen stressbedingten Krankheiten entwickeln wie Menschen: Bluthochdruck, Herzerkrankungen, Geschwüre und so weiter.

«Bei allen oder beinahe allen Tieren, selbst bei Vögeln, verursacht äußerste Angst ein Erzittern des Körpers», schrieb Darwin. «Die Haut wird blass, es bricht Schweiß aus, und die Haare sträuben sich. Die Absonderungen des Nahrungskanals und der Nieren werden vermehrt, und sie werden unwillkürlich entleert infolge der Erschlaffung der Schließmuskeln, wie es ja bekanntlich bei dem Menschen der Fall ist und wie ich es bei Kindern, Hunden, Katzen und Affen gesehen habe. Das Atmen ist beschleunigt. Das Herz schlägt schnell, wild und heftig. ... Die Geistestätigkeiten werden bedeutend gestört. Äußerste Erschöpfung folgt bald und selbst Ohnmacht.»

Darwin zufolge entspringt diese automatische körperliche Reaktion auf eine Bedrohung einer evolutionären Anpassung. Für Organismen, die so auf Gefahr reagieren, die also physiologisch darauf getrimmt sind, zu kämpfen, zu fliehen oder in Ohnmacht zu fallen, ist die Wahrscheinlichkeit, dass sie überleben und sich fortpflanzen, größer als für andere. Im Jahr 1915 prägte Walter Cannon, Leiter der Physiologie-Fakultät an der Harvard Medical School, für Darwins Vorstellung einer Stressreaktion den Begriff *«fight or flight»* – Kampf oder Flucht. Wie Cannon als Erster systematisch dokumentierte, wird bei der Aktivierung der *fight-or-flight*-Reaktion Blut in die Skelettmuskeln gepumpt, damit das Tier besser für Kampf oder Flucht gewappnet ist. (Da das Blut von der Haut weg nach innen fließt, wird ein verängstigter Mensch blass.) Die Atmung geht schneller und tiefer, damit das Blut mit Sauerstoff versorgt wird. Die Leber gibt mehr Glukose ab, die Muskeln und Organe mit Energie versorgt. Die Pupillen der Augen weiten sich, und das Gehör wird schärfer, damit das Tier die Lage besser einschätzen kann. Blut fließt aus dem Verdauungstrakt ab, die Verdauung wird eingestellt, der Speichelfluss lässt nach (weshalb man bei Angst einen trockenen Mund hat), und häufig entsteht ein Drang, zu koten, zu urinieren oder zu sich zu übergeben. (Durch das Absondern von Abfallprodukten können sich die Körpersysteme besser auf Erfordernisse konzentrieren, die für das unmittelbare Überleben wichtiger sind als die Verdauung.) In seinem 1915 erschienenen Buch *Wut, Hunger, Angst und Schmerz* illustrierte Cannon anhand einfacher Beispiele, wie sich ein Gefühl konkret in chemischen Veränderungen im Körper niederschlägt. In einem Experiment untersuchte er den Urin von neun Collegestudenten, erst nach einem schweren Examen und anschließend nach einer einfachen Prüfung: Nach dem schweren Examen hatten vier der neun Studenten Zucker im Urin, nach dem einfachen war das nur bei einem Probanden der Fall. In einem anderen Experiment analysierte Cannon den Urin der gesamten Harvard-Footballmannschaft nach dem letzten und spannendsten Spiel des Jahres 1913 und fand in zwölf von fünfundzwanzig Proben Spuren von Zucker.

Die physiologische Reaktion, die zur Ohnmacht führt, unterscheidet sich zwar grundlegend von der, die den Organismus auf Kampf oder Flucht vorbereitet, kann aber dem Überleben dienen: Tiere, die auf blutende Verletzungen mit einem starken Abfall des Blutdrucks reagieren, verlieren weniger Blut. Mit der Ohnmacht können sie sich zudem, wenn auch unbeabsichtigt, tot stellen, was unter bestimmten Umständen Schutz bieten kann.*

---

* Auch in dieser Hinsicht hat mir das Schreiben dieses Buchs nicht gutgetan. Ehe ich mit der Recherche begann, kannte ich die Blutphobie noch nicht: Die Betroffen, schätzungsweise 4,5 Prozent der Bevölkerung, bekommen bei einer Injektion oder beim Anblick von Blut extreme Angst und werden manchmal infolge eines Blutdruckabfalls ohnmächtig. In meinem Unwissen konnte ich mir problemlos Spritzen setzen und Blut abnehmen lassen –

Wenn bei einer echten Gefahr für Leib und Leben die Kampf-oder-Flucht-Reaktion aktiviert wird, so erhöhen sich damit die Überlebenschancen des Tieres. Aber was geschieht, wenn die Reaktion ungerechtfertigt ist? Eine physiologische Angstreaktion, die keinen legitimen Anlass hat oder der Größe der Gefahr nicht angemessen ist, kann sich zu krankhafter Angst auswachsen – ein evolutionärer Impuls im Amoklauf. Der Psychologe und Philosoph William James mutmaßte, für akute Angst und, wie wir es heute nennen würden, Panikattacken könnte die Moderne verantwortlich sein, da unsere primitiven Kampf-oder-Flucht-Reflexe nicht zur modernen Zivilisation passten. «Die Fortentwicklung seit dem primitiven Menschen ist durch nichts stärker gekennzeichnet als durch die abnehmende Häufigkeit echter Anlässe für Furcht», beobachtete James im Jahr 1884. «Im zivilisierten Leben ist es einer großen Zahl von Menschen endlich möglich, den Weg von der Wiege bis zur Bahre zurückzulegen, ohne je wahre Furcht verspürt zu haben.»*

Anlass für, wie James es nennt, «wahre» Furcht, wie sie in der Natur ausgelöst wird – beim Anblick eines Säbelzahntigers oder bei der Begegnung mit Angehörigen eines verfeindeten Stammes –, gibt es im

---

für mich war das einer der wenigen Lebensbereiche, in denen ich relativ unerschrocken war. Seit ich aber weiß, welche physiologischen Umstände dieses Phänomen herbeirufen kann, habe ich eine Angst davor entwickelt, in solchen Situationen das Bewusstsein zu verlieren – und es mit der Kraft der Autosuggestion auch schon mehrmals fast geschafft. «Um Himmels willen, Scott», sagt Dr. W., als ich ihm davon erzähle. «Sie haben sich eine neue Phobie angelacht.» Er rät mir, ich möge mir möglichst bald von einem Arzt eine Spritze setzen lassen – eine Form der Expositionstherapie –, ehe die Phobie ernsthaft zum Problem wird.

* William scheint (wie auch sein Bruder Henry, seine Schwester Alice und mehrere weitere Geschwister) den Hang zur Angst und zur Hypochondrie von seinem Vater Henry James senior geerbt zu haben, einem exzentrischen Swedenborgianer. In einem Brief, den er William 1884 schrieb, schilderte er eine Erfahrung, die der moderne Arzt auf Anhieb als Panikattacke einstufen würde: «Eines Tages ... gegen Ende Mai blieb ich, nachdem ich angenehm zu Abend gespeist und die Familie sich zerstreut hatte, am Tisch sitzen, blickte müßig in die Glut des Kaminfeuers und dachte an gar nichts ... da plötzlich – gleichsam blitzartig – ‹kam mich Furcht und Zittern an, und alle meine Gebeine erschraken› [hier zitiert er Hiob]. ... Das Ganze hatte noch keine zehn Sekunden gedauert, als ich mich schon fühlte wie ein Wrack: vom Zustande unerschütterlicher, tatkräftiger, freudiger Männlichkeit reduziert zu dem eines fast hilflosen Kindes.»

modernen Leben tatsächlich relativ selten. Die Gefahren, die heutzutage die Kampf-oder-Flucht-Reaktion auslösen – der kritische Blick des Chefs, der rätselhafte Brief, den die Ehefrau von ihrem Exfreund erhalten hat, die Aufnahmeprüfung für das College, das Einbrechen der Wirtschaft, die Bedrohung durch den Terrorismus, der Sturzflug der privaten Rentenversicherung –, sind anderer Natur als die Gefahren, für die sie einst gemacht wurde. Doch weil die biologische Notreaktion trotzdem ausgelöst wird, besonders bei klinisch ängstlichen Menschen, köcheln wir in einer gesundheitsschädlichen Brühe aus Stresshormonen. Das liegt daran, dass in etwa dieselbe automatische Aktivierung des Nervensystems abläuft, egal, ob wir uns im Würgegriff unserer neurotischen Angst befinden oder auf eine echte Bedrohung reagieren, etwa einen Überfall oder einen Wohnungsbrand. Der Hypothalamus, ein kleiner Hirnabschnitt direkt über dem Hirnstamm, schüttet das Hormon Corticotropin Releasing Factor (CRF) aus, das wiederum die Hypophyse, ein erbsengroßes Organ unterhalb des Hypothalamus, zur Ausschüttung des Adrenocorticotropen Hormons (ACTH) anregt. Dieses wandert mit dem Blut zu den Nieren und veranlasst die Nebennieren zur Ausschüttung von Adrenalin (auch als Epinephrin bekannt) und Cortisol, die dafür sorgen, dass mehr Glukose in die Blutbahn gelangt, wodurch die Herz-und Atemfrequenz steigt und ein Erregungszustand entsteht, der im Falle einer echten Gefahr nützlich sein kann, im Falle einer Panikattacke oder chronischer Angst jedoch das reinste Elend ist. Es gibt zahlreiche Belege dafür, dass ein über längere Zeit erhöhter Cortisolspiegel gesundheitsschädliche Wirkungen hat, vom Bluthochdruck über die Schwächung des Immunsystems bis hin zum Schrumpfen des Hippocampus, des Gehirnbereichs also, in dem Erinnerungen geformt werden. Eine physiologische Angstreaktion zur rechten Zeit kann dem Menschen das Leben retten. Tritt sie aber zu häufig und zur falschen Zeit auf, kann dieselbe Reaktion einen frühen Tod herbeiführen.

Wie Tieren kann man auch Menschen leicht eine konditionierte Angstreaktion antrainieren, sodass sie objektiv nicht angstbesetzte Objekte oder Situationen mit echten Gefahren assoziieren. Im Jahr 1920 erzeugte der Psychologe John Watson mittels klassischer Konditionierung bei dem elf Monate alten Jungen ‹Little Albert› phobische Angst.

Indem Watson wiederholt ein lautes Geräusch – das den Jungen zum Weinen und Zittern veranlasste – mit der Anwesenheit einer weißen Ratte (dem «neutralen Reiz») kombinierte, konnte er in dem Jungen eine akute Angstreaktion auslösen, indem er ihm lediglich die Ratte zeigte, ohne das laute Geräusch. (Vor der Konditionierung hatte Klein Albert unbeschwert mit der Ratte in seinem Bettchen gespielt.) Bald hatte der Junge eine ausgemachte Phobie, nicht nur vor Ratten und anderen kleinen Pelztieren, sondern auch vor weißen Bärten. (Der Nikolaus versetzte Klein Albert in Angst und Schrecken.) Für Watson bewies die Phobie des Kleinen die Macht der klassischen Konditionierung. Die ersten Behavioristen führten phobische Angst bei Tieren und Menschen dann auch auf eine einfache Angstkonditionierung zurück. Klinische Angst war aus dieser Sicht eine erlernte Reaktion.[*]

Für Evolutionsbiologen ist Angst schlicht eine primitive Furchtreaktion, ein angeborener tierischer Reflex, der zur falschen Zeit oder aus falschem Anlass ausgelöst wird. Für die Behavioristen ist die Angst eine erlernte Reaktion, die durch simple Konditionierung erworben wird, ähnlich wie bei den Pawlow'schen Hunden, die beim Klang einer Glocke geifern. Beiden zufolge ist Angst eine Eigenschaft von Tieren wie von Menschen. «Ich bin, im Unterschied zu einigen Humanisten, überzeugt, dass Emotionen alles andere als spezifisch menschlich sind», so der Neurowissenschaftler Joseph LeDoux, «ja dass einige emotionale Systeme im Gehirn bei den meisten Wirbeltieren im Grunde identisch sind; dazu zählen die Säuger, die Reptilien und die Vögel, möglicherweise auch die Amphibien und die Fische.»

---

* Dass Menschen und andere Säugetiere offenbar eine genetische Veranlagung für phobische Angst vor bestimmten Objekten haben, vor anderen aber nicht, stellt diese rein behavioristische Sicht der Angstkonditionierung zumindest stark in Frage. Evolutionspsychologen gehen heute davon aus, dass Watson sein Experiment mit Klein Albert falsch interpretierte: Albert entwickelte seine extreme Rattenphobie nicht etwa, weil die Konditionierung grundsätzlich so gut funktioniert, sondern weil das menschliche Gehirn eine natürliche – und evolutionär entwickelte – Disposition für die Angst vor kleinen flauschigen Tieren hat, da diese Krankheiten übertragen. (Dieser Frage gehe ich ausführlicher in Kapitel 9 nach.)

Doch entspricht die instinktive mechanische Reaktion einer Maus auf den Anblick einer Katze oder den Klang einer für sie mit einem Stromstoß verbundenen Glocke – oder auch Klein Alberts Reaktion, nachdem ihm die Angst vor der Ratte beigebracht worden war – tatsächlich der Angst, die ich verspüre, wenn ich an Bord eines Flugzeugs gehe, über die Finanzen meiner Familie nachgrüble oder den Leberfleck auf meinem Unterarm betrachte?

Wie steht es damit? Die Aplysia californica, eine Meeresschnecke mit primitivem Hirn und ohne Wirbelsäule, zeigt eine physiologische Verhaltensreaktion, die (mehr oder weniger) das biologische Äquivalent zur Angst beim Menschen ist. Berührt man die Kiemen der Schnecke, rollt sie sich zusammen, der Blutdruck sinkt, und die Herzfrequenz steigt. Ist *das* Angst?

Oder das hier: Sogar einzellige Bakterien ohne Gehirn oder Nerven können eine erlernte Reaktion und ein, wie Psychiater es nennen, Vermeidungsverhalten an den Tag legen. Versetzt man dem in stehenden Gewässern lebenden Pantoffeltierchen mit einem Elektroschocker einen Schlag – einen aversiven Reiz –, zieht es sich zurück und meidet das Elektroschockgerät durch Wegschwimmen. Ist *das* Angst? Manchen Definitionen zufolge schon: Laut des *Diagnostischen und Statistischen Manual* gehört das Vermeiden angsteinflößender Reize zu den Kennzeichen fast sämtlicher Angststörungen.

Andere Experten halten diese angeblichen Parallelen zwischen tierischen und menschlichen Verhaltensreaktionen für lächerlich übertrieben. «Es leuchtet nicht ein, dass die gesteigerte Schreckreaktion einer Ratte … ein nützliches Modell für alle menschlichen Angstzustände [sein soll]», so Jerome Kagan. David Barlow vom Zentrum für Angst und Angststörungen an der Universität von Boston fragt, ob «der offenbar unwillkürlich eintretende Zustand der Lähmung bei einem Angriff» – eine tierische Verhaltensweise, die tatsächlich eine starke evolutionäre und physiologische Parallele im Menschen hat – «wirklich etwas gemeinsam [hat] mit den Sorgen, die sich jemand um das Wohl der Familie, die berufliche Stellung, die Finanzen macht?»

«Wie viele Nilpferde machen sich Sorgen darüber, ob sie im Alter mit ihrer Rente auskommen werden?», fragt Robert Sapolsky, Neurowissenschaftler an der Stanford-Universität, «oder auch, was sie bei einem ersten Rendezvous sagen sollen?»

«Eine Ratte kann keine Angst vor dem Zusammenbruch des Aktienmarkts haben», so Joseph LeDoux. «Wir schon.»

Lässt sich Angst auf einen rein biologischen oder mechanischen Vorgang reduzieren – die instinktive Reaktion einer Ratte oder einer Meeresschnecke, die sich ohne jeden Verstand vor einem Elektroschock zurückzieht, oder des wie ein Pawlow'scher Hund konditionierten Klein Albert, der beim Anblick von Pelztierchen vor Angst zittert? Oder erfordert Angst vielmehr ein Zeitverständnis, ein Bewusstsein möglicher Bedrohung, die Erwartung künftigen Leids – wie die lähmenden «Zukunftsängste», die meinen Urgroßvater und auch mich in die psychiatrische Klinik brachten?

Ist Angst ein tierischer Instinkt, etwas, das wir mit Ratten, Eidechsen und Amöben gemeinsam haben? Ist es ein erlerntes Verhalten, das durch mechanische Konditionierung erworben werden kann? Oder ist es doch eine dem Menschen eigene Erfahrung, die ein Bewusstsein, eine Wahrnehmung des Selbst und eine Vorstellung vom Tod voraussetzt?

*Verschieden wird wohl der Naturforscher und der Dialektiker einen jeden der Affekte definieren, z. B. was der Zorn ist. Der eine nämlich als Streben nach Rache für erlittene Kränkung oder etwas dieser Art, der andere als das Sieden des Blutes und des Warmen rund um das Herz.*
Aristoteles, Über die Seele (4. Jahrhundert v. Chr.)

Nachdem ich mich monatelang mit diesen Fragen herumgeschlagen hatte, sackte ich eines Vormittags auf die Couch meines Therapeuten, zusammengesunken zu einem Häuflein Kummer und Selbstverachtung.

«Was ist denn?», fragt Dr. W.

«Ich will ein Buch über die Angst schreiben, dabei kann ich nicht einmal eine Definition für Angst herausarbeiten. Auf Tausenden von Seiten, die ich gelesen habe, sind mir Hunderte von Definitionen begegnet. Viele sind ähnlich, andere völlig widersprüchlich. Ich weiß nicht, welche ich verwenden soll.»

«Nehmen Sie doch die im *DSM*», schlägt er vor.

«Aber das sind keine Definitionen, das sind nur lange Listen von Symptomen», sage ich.* «Und nicht einmal die sind endgültig, weil das *DSM* gerade revidiert wird!»**

«Ich weiß», sagt Dr. W. seufzend. Ihm missfällt, dass die obersten Vertreter der Psychiatrie offenbar in Erwägung ziehen, im neuen *DSM* die Zwangsstörung aus der Kategorie der Angststörungen herauszunehmen und stattdessen einer neuen Kategorie «impulsive Störungen» zuzuordnen, in der sie dann neben Leiden wie dem Tourette-Syndrom stünden. Er hält das für falsch. «In den Jahrzehnten, die ich nun schon Arzt bin», sagt er, «waren meine Zwangsstörungspatienten *immer* von Angst gequält; ihre Zwänge ängstigen sie.»

Ich erwähne eine Konferenz, die ich ein paar Wochen zuvor besucht habe; dort wurde als Grund für die mögliche Abtrennung der Zwangsstörung von den Angststörungen angeführt, dass sie sich in Hinblick auf Genetik und Gehirnschaltkreise offenbar erheblich von anderen Angststörungen unterscheidet.

«Diese verdammte biomedizinische Psychiatrie!», bricht es aus

---

* So definiert das *DSM-IV* beispielsweise die generalisierte Angststörung: «Übermäßige Angst und Sorge (furchtsame Erwartung) bezüglich mehrerer Ereignissen oder Tätigkeiten (wie etwa Arbeit oder Schulleistungen), die während mindestens 6 Monaten an der Mehrzahl der Tage auftraten. Die Person hat Schwierigkeiten, die Sorgen zu kontrollieren. Die Angst und Sorge sind mit mindestens drei der folgenden 6 Symptome verbunden (wobei zumindest einige der Symptome in den vergangenen 6 Monaten an der Mehrzahl der Tage vorlagen): Ruhelosigkeit oder ständiges ‹auf dem Sprung sein›; leichte Ermüdbarkeit; Konzentrationsschwierigkeiten oder Leere im Kopf; Reizbarkeit; Muskelspannung; Schlafstörungen.» (Das *DSM-IV* liefert allerdings an einer Stelle eine Definition der Angst, die meiner Ansicht nach zwar allgemein gehalten und ziemlich fachsprachlich ist, aber doch recht zutreffend: «Die furchtsame Vorwegnahme künftiger Gefahr oder kommenden Unglücks, verbunden mit einem Unruhegefühl oder einer somatischen Spannung. Der Fokus der erwarteten Gefahr kann innerlich oder äußerlich sein.»)

** Wir führten dieses Gespräch vor der Veröffentlichung des neuen *DSM-V* im Jahr 2013.

Dr. W. heraus. Er ist normalerweise ein sanfter ausgeglichener Mensch und vertritt in der Psychotherapie eine entschieden ökumenische Linie; in seinen Aufsätzen und auch in der klinischen Praxis bemüht er sich stets darum, aus verschiedenen therapeutischen Methoden das Beste in einem, wie er es nennt, «integrativen Ansatz zur Heilung des verwundeten Selbst» zu vereinen. (Und er ist, das sollte ich an dieser Stelle sagen, der Beste Therapeut Aller Zeiten.) Doch Dr. W. ist der festen Überzeugung, dass sich Vertreter der Biomedizin im Allgemeinen und der Neurowissenschaft im Besonderen seit Jahrzehnten immer arroganter gebärden, mit ihren Modellen die komplexe Sachlage immer stärker verkürzen, dass sie andere Forschungsgebiete an den Rand drängen und die psychotherapeutische Praxis verhunzen. Einige Hardliner in der Neurowissenschaft und Psychopharmakologie, so Dr. W., reduzierten sämtliche psychischen Prozesse auf ihre kleinsten molekularen Bestandteile und ließen jegliches Gefühl für die existenzielle Dimension des menschlichen Leids oder die *Bedeutung* von Angst- oder Depressionssymptomen vermissen. Auf Konferenzen zur Angst drängten die Symposien zu pharmakologischen und neurochemischen Themen – überwiegend finanziert von Arzneimittelkonzernen – alles andere zunehmend in den Hintergrund.

Ich erkläre Dr. W., dass ich drauf und dran bin, das Projekt aufzugeben. «Ich habe Ihnen doch gesagt, dass ich ein Versager bin», erkläre ich.

«Schauen Sie mal», sagt er. «Da spricht Ihre Angst. Sie verleitet Sie zu übermäßigem Grübeln, zum Beispiel über die korrekte Angstdefinition. Sie grübeln unablässig über die Zukunft» – ob meine Definition am Ende «falsch» sein wird –, «statt sich auf die Arbeit zu konzentrieren: Sie müssen Ihre Aufmerksamkeit bündeln – bleiben Sie an Ihrer Aufgabe dran!»

«Aber ich weiß immer noch nicht, welche Grunddefinition für Angst ich verwenden soll», sage ich.

«Nehmen Sie meine», sagt er.

*Wer noch nie von anhaltenden Angstanfällen gequält wurde, kann sich kaum vorstellen, wie sehr Angst die Betroffenen lähmen, sie zur Flucht drängen, ihnen jede Freude nehmen und sämtliche Gedanken verdüstern kann. Angst kann unbestreitbar eine furchtbar schmerzhafte Erfahrung sein. Das Erleben chronischer oder intensiver Angst ist in erster Linie eine tiefgreifende und verunsichernde Konfrontation mit dem Schmerz.*

Barry E. Wolfe, *Understanding and Treating Anxiety Disorders* (2005)

Tatsächlich hatte ich mir Dr. W. ein paar Jahre zuvor genau deshalb als Therapeuten ausgesucht, weil mir sein Angstkonzept interessant und sein Behandlungsansatz weniger rigide oder ideologisch erschien als der anderer Therapeuten, mit denen ich schon gearbeitet hatte. (Außerdem sah er auf dem Autorenfoto hinten auf dem Buchumschlag so gütig aus.)

Auf Dr. W.s Arbeit stieß ich, als ich in Miami an einer wissenschaftlichen Konferenz zur Angst teilnahm und auf einem Tisch vor dem Tanzsaal des Hotels zufällig sein Buch sah. Obwohl sich dieses Buch, eine Anleitung für die Behandlung von Angststörungen, an professionelle Psychotherapeuten richtete, sprach mich sein «integrativer» Ansatz gleich an. Ich hatte bereits unzählige Fachbücher über die neurowissenschaftlichen Aspekte der Angst gelesen, in denen Sätze standen wie dieser: «Unter Thetaaktivität versteht man rhythmisch auftretende Neuronenimpulse im Hippocampus und in ähnlichen Strukturen, aus denen, weil sie für eine große Zahl von Zellen synchron verlaufen, häufig ein langsamer, quasi sinusförmiger elektrographischer ‹Thetarhythmus› (rund 5 bis 10 Hz bei einer nicht narkotisierten Ratte) mit hoher Spannung hervorgeht, der bei einer Vielzahl von Verhaltenszuständen in der Hippocampusformation aufgezeichnet werden kann.» Daher fand ich nun Dr. W.s Buch erfrischend klar und verständlich und seinen Ansatz für die Patienten angenehm menschbezogen. In vielen Fallstudien seines Buches erkannte ich meine eigenen Probleme wieder: die Panikattacken, die Abhängigkeitsproblematik, die sublimierte Todesangst, die als Angst vor trivialeren Dingen daherkommt.

Ich war kurz zuvor von Boston nach Washington, D.C., gezogen und hatte deshalb zum ersten Mal seit einem Vierteljahrhundert keinen festen Psychotherapeuten. Als ich in der Kurzbiografie des Verfassers las, dass er eine Praxis in der Nähe von Washington besaß, schickte ich ihm eine E-Mail und fragte ihn, ob er mich als Patienten aufnehmen würde.

Dr. W. hat mich bisher nicht von meiner Angst geheilt. Aber er behauptet immerfort, dass er es tun wird, und in hoffnungsfrohen Momenten glaube ich es sogar selber. Bis es so weit ist, hat er mir nützliche Werkzeuge an die Hand gegeben, um mit der Angst fertig zu werden, hat mir gute und hilfreiche Ratschläge erteilt und, was vielleicht am wichtigsten ist, eine brauchbare Definition der Angst – oder eine Taxonomie von Definitionen.

Dr. W. zufolge lassen sich die widerstreitenden Theorien und Behandlungsansätze zur Angst vier grundlegenden Kategorien zuordnen: der psychoanalytischen, der verhaltenstherapeutischen und kognitiv-verhaltenstherapeutischen, der biomedizinischen und der erfahrungsbezogenen.*

Der psychoanalytische Ansatz – dessen zentrale Elemente die moderne Gesprächstherapie bis heute durchdringen, obwohl der Freudianismus in den meisten wissenschaftlichen Kreisen mittlerweile abgelehnt wird – geht davon aus, dass die Verdrängung psychischer Konflikte oder tabuisierter Gedanken und Vorstellungen (häufig sexueller Natur) Angst auslöst. Bei der Behandlung werden diese verdrängten Konflikte ins Bewusstsein gerückt und mithilfe einer psychodynamischen Psychotherapie bearbeitet; angestrebt wird immer das «Verstehen».

Behavioristen gehen wie John Watson davon aus, dass die Angst eine konditionierte Furchtreaktion ist. Angststörungen treten dem-

---

* Dieser schematische Überblick über die theoretischen Ansätze zur Angst ist notwendigerweise vereinfacht.

nach auf, wenn wir, oft durch unbewusste Konditionierung, lernen, objektiv nicht bedrohliche Dinge zu fürchten oder moderat bedrohliche Dinge übermäßig zu fürchten. Durch diverse Kombinationen aus Exposition (bei der man sich der Angstquelle aussetzt, damit man sich daran gewöhnt und die Angstreaktion zurückgeht) und kognitiver Umstrukturierung (die gedankliche Routinen verändert) werden Denkfehler korrigiert, um Phobien «zu tilgen» und Panikattacken sowie zwanghafte Beunruhigung zu «entkatastrophisieren». Wie zahlreiche Untersuchungen nachweisen, ist die kognitive Verhaltenstherapie bei vielen Formen der Depression und Angststörung die sicherste und wirksamste Behandlungsmethode.

Die biomedizinischen Forschungen (die in den letzten sechzig Jahren explosionsartig zugenommen haben) beschäftigen sich mit den biologischen Mechanismen der Angst, Hirnstrukturen wie Amygdala, Hippocampus, Locus caeruleus, vorderem Gyrus cinguli und Inselrinde, Neurotransmittern wie Serotonin, Noradrenalin, Dopamin, Glutamat, γ-Aminobuttersäure (GABA) und Neuropeptid Y (NPY) sowie der all dem zugrunde liegenden Genetik. Die Behandlung erfolgt oft mit Medikamenten.

Der, wie Dr. W. es nennt, erfahrungsbezogene Ansatz wählt einen stärker existenziellen Blickwinkel, da er davon ausgeht, dass Panikattacken und zwanghaftes Grübeln Mechanismen der Psyche sind, mit denen eine Gefährdung ihrer Integrität oder ihres Selbstwertgefühls bewältigt werden soll. Der erfahrungsbezogene Ansatz konzentriert sich nicht wie die Biomedizin und der Behaviorismus auf die *Mechanismen* der Angst, sondern wie die Psychoanalyse auf *Inhalt* und *Bedeutung* der Angst, die als Schlüssel für verborgene psychische Traumata oder für die subjektiv erlebte Wertlosigkeit der eigenen Existenz verstanden werden. Die Behandlung schließt oft angeleitete Entspannungsübungen ein, die Angstsymptome mindern und die Patienten in die Lage versetzen sollen, sich ihren Ängsten und den zugrunde liegenden existenziellen Fragen zu stellen.

Zwischen diesen unterschiedlichen Ansätzen und auch zwischen Psychiatern (die Mediziner sind) und Psychologen, Befürwortern und

Kritikern von Psychopharmaka, kognitiven Verhaltenstherapeuten und Psychoanalytikern, Freudianern und Jungianern, Neurowissenschaftlern und ganzheitlichen Therapeuten toben zum Teil erbitterte Kämpfe. Es geht um viel: Die künftige Stabilität der psychiatrischen Infrastruktur hängt davon ab, ob die eine oder andere Theorie dominiert. Und der grundlegende Konflikt, ob nämlich Angst eine medizinische Erkrankung oder ein psychisches Problem ist, ob der Körper oder die Seele krank ist, reicht bis zu den Auseinandersetzungen zurück, die sich Hippokrates und Platon beziehungsweise ihre jeweiligen Gefolgsleute lieferten.*

Doch obwohl diese konkurrierenden theoretischen Ansätze miteinander in Konflikt stehen, schließen sie einander nicht völlig aus, sondern überlappen sich häufig. Die kognitive Verhaltenstherapie bedient sich beim biomedizinischen Modell, indem sie zur Unterstützung des Expositionsverfahrens Medikamente einsetzt. (Wie Studien belegen, sorgt das eigentlich als Antibiotikum entwickelte D-Cycloserin für eine bessere Verankerung neuer Erinnerungen im Hippocampus und der Amygdala; das verstärkt die Wirksamkeit der Exposition, und Phobien können getilgt werden, indem neue angstfreie Assozia-

---

* Dank der modernen Wissenschaft neigt sich die Waage aber zugunsten des Hippokrates: Die Psyche entspringt dem physischen Gehirn, ja dem gesamten Körper. Platon spielt für das Studium der Psychologie trotzdem nach wie vor eine wichtige Rolle, auch weil er einen großen Einfluss auf Freud hatte. Im *Phaedrus* beschreibt Platon die Seele als ein Team aus zwei Pferden und einem Wagenlenker: Ein Pferd ist stark, aber gehorsam, das andere ungestüm und unerzogen, und der Wagenlenker hat alle Hände voll zu tun, dass die beiden gemeinsam vorwärtsgehen. Diese Dreiteilung der menschlichen Psyche – ein geistiger, ein triebhafter und ein vernünftiger Teil – nimmt das Freud'sche Modell mit Ich, Es und Über-Ich vorweg. Für Platon noch mehr als für Freud hing das psychische Gleichgewicht davon ab, dass die vernünftige Seele (*logistikon*) die triebhafte Seele (*epithumetikon*) in Zaum hielt. Platon antizipiert in *Der Staat* auf unheimliche Weise Freuds Ödipuskomplex; er spricht von den Begierden, die «im Schlaf zu entstehen pflegen [...], wenn das Übrige in der Seele, was vernünftig und mild ist und über jenes herrscht, im Schlummer liegt, das Tierische und Wilde aber, durch Speisen und Getränke überfüllt, sich bäumt und, den Schlaf abschüttelnd, losbricht, um seiner Sitte zu frönen. Du weißt, wie es dann, als von aller Scham und Vernunft gelöst und entblößt, zu Allem fähig ist. Denn sich mit der Mutter vermischen wollen, macht ihm nicht das mindeste Bedenken [...].» (Als der einflussreiche britische Neurochirurg Wilfred Trotter Anfang des 20. Jahrhunderts diese Passage las, erklärte er: «Diese Bemerkung Platons macht Freud alle Ehre.»)

tionen an die Stelle der angstbesetzten treten.) Immer mehr Vertreter des biomedizinischen Ansatzes erkennen wiederum an, dass beispielsweise Meditation oder traditionelle Gesprächstherapie konkrete strukturelle Veränderungen in der Hirnphysiologie herbeiführen, die ebenso «real» sind wie die durch Tabletten oder eine Elektroschocktherapie induzierten.

Einer 2011 von Forschern des Massachusetts General Hospital veröffentlichten Studie zufolge waren bei Probanden, die über einen Zeitraum von acht Wochen durchschnittlich siebenundzwanzig Minuten am Tag Meditation betrieben, sichtbare Veränderungen in der Hirnstruktur zu beobachten. Die Meditation verringerte die Dichte der Amygdala, eine physische Veränderung, die mit dem von den Probanden angegebenen Stressniveau korrelierte: Sie fühlten sich auch weniger gestresst. Andere Untersuchungen belegen, dass bei buddhistischen Mönchen, die in der Meditation besonders geübt sind, der Frontalkortex eine größere und die Amygdala eine erheblich kleinere Aktivität aufweisen als bei anderen Menschen.* Meditation und Atemübungen wirken aus ähnlichen Gründen wie Psychopharmaka, denn sie beeinflussen nicht nur ein abstraktes Konstrukt, die Psyche, sondern konkret den Körper, das somatische Korrelat unserer Gefühle. Jüngste Forschungen weisen nach, dass sich sogar die gute alte Gesprächstherapie nachweisbar auf das Gehirn auswirkt. Vielleicht täuschte sich Kierkegaard mit der Aussage, der Mensch, der gelernt habe, in Angst zu sein, habe das Wichtigste oder existenziell Bedeutsamste gelernt – vielleicht beherrscht dieser Mensch nur die richtigen Techniken für die Kontrolle seiner überaktiven Amygdala.**

* Durch Meditation scheinen Menschen sogar in der Lage zu sein, ihre Schreckreaktion zu unterdrücken, eine physiologische Reaktion auf Krach oder andere plötzliche Reize, die über die Amygdala läuft. (Es ist nachgewiesen, dass die Stärke der Schreckreaktion – sei es beim Kind oder beim Erwachsenen – eng mit dem Hang zur Entwicklung von Angststörungen und Depression zusammenhängt.)

** Wie Darwin glaubte auch William James, rein physische reflexhafte Vorgänge gingen dem Bewusstsein eines Gefühls, ja der Existenz eines bestimmten Gehirnzustandes *voraus*. In den 1890er Jahren erklärten er und der dänische Arzt Carl Lange, Gefühle würden durch automatische körperliche Reaktionen erzeugt und nicht andersherum. Der James-Lange-Theorie zufolge ziehen vom vegetativen Nervensystem hervorgerufene viszerale Veränderungen, die unterhalb des Bewusstseinsniveaus ablaufen, körperliche Reaktionen nach sich, beispielsweise eine erhöhte Herz- und Atemfrequenz, eine Adrenalinausschüttung und eine Erweiterung der Blutgefäße zur besseren Versorgung der Skelettmuskeln. Nach dem Auftreten dieser rein physischen Reaktionen führt unsere *Interpretation* der körperlichen Phänomene Gefühle wie Freude oder Angst herbei.

Eine Situation, die Angst oder Wut auslöst, bedingt zunächst eine ganze Reihe physiologischer Reaktionen im Körper, die dann vom Bewusstsein wahrgenommen, bewertet und interpretiert werden, sodass Angst oder Wut entstehen. James-Lange zufolge lässt sich eine rein kognitive oder psychische Erfahrung von so etwas wie Wut von den vegetativen Reaktionen trennen. Zuerst kommt die physische Veränderung, dann das Gefühl.

Danach ist Angst in erster Linie ein körperliches Phänomen und erst in zweiter Linie ein psychisches. «Meine Theorie besagt», so James, «dass die körperlichen Veränderungen unmittelbar der Wahrnehmung des Reizes folgen und dass die Emotion eintritt, wenn wir diese Veränderungen spüren. Der gesunde Menschenverstand sagt uns, wir verlieren ein Vermögen, und schon sind wir traurig und weinen. Wir begegnen einem Bären, fürchten uns und laufen davon. Wir werden von einem Rivalen beleidigt, geraten in Wut und schlagen zu. Die hier vorgetragene Hypothese besagt, dass diese Reihenfolge nicht stimmt ... und dass es vernünftigerweise heißen müsste, wir sind traurig, weil wir weinen, wütend, weil wir zuschlagen, ängstlich, weil wir zittern.» Physische Zustände bringen psychische hervor und nicht umgekehrt.

Die James-Lange-Theorie wurde später durch Versuche mit rückenmarksgeschädigten Patienten widerlegt: Diese konnten keinerlei somatische Informationen von ihrem Körper empfangen, buchstäblich eine Muskelanspannung oder ein unangenehmes Gefühl im Magen nicht spüren, waren also im Grunde so etwas wie ein Gehirn ohne Körper; trotzdem berichteten sie von unangenehmen psychischen Empfindungen wie Furcht oder Angst. Das lässt darauf schließen, dass die James-Lange-Theorie, wenn auch nicht völlig falsch, so doch zumindest unvollständig ist. Wenn Patienten, die von ihrem Körper keine Signale erhalten können, trotzdem Angst empfinden, dann ist Angst vielleicht doch in erster Linie ein psychischer Zustand, der auf Informationen des Körpers nicht angewiesen ist.

Doch verschiedene Studien, die seit Beginn der 1960er Jahre durchgeführt wurden, lassen vermuten, dass die James-Lange-Theorie trotzdem nicht hinfällig ist. Als Forscher an der Columbia-Universität Probanden Adrenalin injizierten, erhöhte sich die Herz- und Atemfrequenz aller Probanden, und alle erlebten eine Gefühlsintensivierung – doch die Forscher konnten über eine Beeinflussung des Kontextes manipulieren, welches Gefühl die Probanden verspürten. Probanden, denen ein Grund für positive Gefühle gegeben wurde, waren glücklich, während diejenigen, denen ein Grund für negative Gefühle gegeben wurde, wütend oder ängstlich waren. In jedem Fall spürten sie die jeweilige Emotion (egal, welche) stärker als die Probanden, denen man ein Placebo injiziert hatte. Die Adrenalingabe erhöhte die Intensität des Gefühls, beeinflusste aber nicht die Art des Gefühls, die vom Kontext des Experiments bestimmt wurde. Daraus lässt sich schließen, dass die vegetativen Systeme des Körpers die Mechanik der Emotion liefern, dass aber die Psyche über die Deutung der Umgebung die Bewertung beiträgt.

Andere Forschungen aus jüngerer Zeit bestätigen die Beobachtung James' und Langes, dass physiologische Prozesse im Körper eine entscheidende Rolle für die Steuerung von Gefühlen und ihre Intensität spielen. Eine wachsende Zahl von Studien zeigt beispielsweise auf, dass ein Gesichtsausdruck die damit verbundenen Gefühle *hervorrufen* kann, statt sie lediglich zu spiegeln: Wer lächelt, wird glücklich, wer zittert, so sagte schon James, hat Angst.

73

Darwin beobachtete, dass die Ausstattung, die beim Menschen panische Angst erzeugt, dieselben evolutionären Wurzeln hat wie die Kampf-oder-Flucht-Reaktion einer Ratte oder die Ausweichmanöver einer Meeresschnecke. Angst ist demnach, ungeachtet all unserer philosophischen und psychologischen Überlegungen, eben doch ein biologisches Phänomen, das beim Menschen nicht sehr viel anders abläuft als bei Tieren.

Was geht verloren, wenn die Angst auf ihre physiologischen Komponenten reduziert wird – auf einen Mangel an Serotonin und Dopamin oder eine Überaktivität in der Amygdala und den Basalganglien? Der Theologe Paul Tillich beschrieb 1944 die Angst als natürliche Reaktion des Menschen auf «die Furcht vor dem Tod, Gewissen, Schuld, Verzweiflung, Alltagsleben, Einsamkeit und so weiter». Die zentrale Frage des Lebens lautete für Tillich: Sind wir geborgen in göttlicher Obhut, oder schleppen wir uns sinnlos durch ein kaltes mechanisches und gleichgültiges Universum, unserem Tod entgegen? Finden wir Gelassenheit nur über die Auseinandersetzung mit dieser Frage? Oder geht es, viel prosaischer, um die Regulierung des Serotoninspiegels in den Synapsen? Oder ist das gar ein und dasselbe?

*Der Mensch ist wohl eines der ängstlichsten Lebewesen überhaupt, da zu den Grundängsten vor Raubtieren und feindlichen Artgenossen intellektuell bedingte existenzielle Ängste treten.*
Irenäus Eibl-Eibesfeldt, «Fear, Defence and Aggression in Animals and Man: Some Ethological Perspectives» (1990)

Vor nicht allzu langer Zeit schrieb ich Dr. W., der seit vierzig Jahren auf die Behandlung von Angst spezialisiert ist, eine E-Mail, in der ich ihn bat, seine Definition der Angst auf einen einzigen Satz zu reduzieren.

«Angst», schrieb er, «ist die Sorge um künftiges Leid – die angstvolle Erwartung einer unerträglichen Katastrophe, die sich unmöglich verhindern lässt.» Das entscheidende Charakteristikum der Angst, das sie vom rein tierischen Instinkt abhebt, ist für Dr. W. die Orientierung in die Zukunft. Damit geht Dr. W. mit führenden Theoretikern konform (beispielsweise Robert Plutchik, Arzt und Psychologe, der einer der einflussreichsten Emotionsforscher des 20. Jahrhunderts war und Angst als eine «Kombination aus Erwartung und Furcht» definierte), und er weist darauf hin, dass auch Darwin dies so sah, obwohl er die Verhaltensähnlichkeiten zwischen Tieren und Menschen betonte. («Wenn wir in der Erwartung eines Leidens sind, so sind wir in Sorge», schrieb Darwin in *Der Ausdruck der Gemütsbewegungen bei dem Menschen und den Tieren*; «wenn wir keine Hoffnung auf Erlösung haben, so verzweifeln wir.») Tiere haben weder eine abstrakte Vorstellung von der Zukunft noch eine abstrakte Vorstellung von der Angst, noch besitzen sie die Fähigkeit, sich um ihre Ängste zu sorgen. Ein Tier mag stressbedingt Atemprobleme oder Herzkrämpfe haben, kann sich aber um dieses Symptom nicht *sorgen* oder es sonst wie *interpretieren*. Ein Tier kann kein Hypochonder sein.

Ein Tier kann sich auch nicht vor dem Tod fürchten. Ratten und Meeresschnecken haben kein abstraktes Bewusstsein dafür, dass ein Autounfall, ein Flugzeugunglück, ein Terroranschlag oder die nukleare Zerstörung bevorstehen könnte oder auch soziale Ablehnung, Statusverlust, eine berufliche Niederlage, der Tod eines geliebten Menschen; ebenso wenig sind sie sich der Endlichkeit der körperlichen Existenz bewusst. In Kombination mit unserer Fähigkeit, Furcht bewusst zu empfinden und darüber nachzudenken, verleiht das der menschlichen Angsterfahrung eine existenzielle Dimension, die der «Alarmreaktion» einer Meeresschnecke völlig abgeht. Dr. W. hält diese existenzielle Dimension für entscheidend.

Mit Freud sagt Dr. W., *Furcht* werde von «echten» Bedrohungen aus der Welt hervorgerufen, während *Angst* von Bedrohungen in uns selbst ausgelöst wird. Angst, so Dr. W., ist «ein Signal dafür, dass die normalen Abwehrmechanismen gegen eine unerträglich schmerzvolle Sicht des Selbst nicht greifen». Statt sich der Realität zu stellen, dass die Ehe in die Brüche geht oder die Karriere schiefläuft, dass man alt und gebrechlich wird oder bald sterben wird – harte existenzielle Wahrheiten, auf die der Mensch gefasst sein muss –, erzeugt die Psyche zur Ablenkung und als Schutzmechanismus manchmal Angstsymptome; sie überführt die psychische Not in Panikattacken oder eine frei flottierende allgemeine Angst, oder sie entwickelt Phobien, auf die der innere Aufruhr projiziert werden kann. Interessanterweise haben in jüngster Zeit mehrere Studien dargelegt, dass sich in dem Moment, in dem sich der Angstpatient bewusst mit dem bis dahin verborgenen psychischen Konflikt auseinandersetzt und ihn vom Dunkel des Unbewussten ins Licht des Bewussten hebt, eine Reihe physiologischer Messwerte merklich verändert: Blutdruck und Herzfrequenz sinken, ebenso der Hautleitwert und die Stresshormonwerte im Blut. Chronische körperliche Symptome – Rückenschmerzen, Bauchschmerzen, Kopfschmerzen – lösen sich oft spontan auf, wenn emotionale Probleme, die bis dahin «somatisiert», also in physische Symptome umgewandelt wurden, ins Bewusstsein rücken.*

Doch mit seiner Überzeugung, dass Angststörungen aus dem gescheiterten Bemühen erwachsen, grundlegende existenzielle Dilemmas zu lösen, schwimmt Dr. W., wie wir noch sehen werden, gegen den Strom nicht nur der modernen Psychopharmakologie (die mit dem Hinweis auf sechzig Jahre Arzneimittelstudien erklärt, Angst und Depression gründeten auf «chemischen Ungleichgewichten»), sondern auch der Neurowissenschaft (die nachweist, dass Gehirnaktivitäten eng mit emotionalen Zuständen verknüpft sind und dass in einigen Fällen spezifische strukturelle Anomalien mit psychischen Krankheiten einhergehen), der Temperamentsforschung und der Molekulargenetik (die, durchaus überzeugend, aufzeigt, wie wichtig die Vererbung für das Grundniveau der Angst und die Anfälligkeit für psychiatrische Erkrankungen ist).

Dr. W. bestreitet die Erkenntnisse dieser Forschungsrichtungen nicht. Mit Medikamenten können seiner Ansicht nach Angstsymp-

---

* Sosehr der Freudianismus mittlerweile in Misskredit geraten ist, so werden mittlerweile doch einige Elemente der Freud'schen Theorien durch Forschungsergebnisse wie diese empirisch bestätigt.

tome wirksam behandelt werden. Doch nach dreißig Jahren klinischer Arbeit mit Hunderten von Angstpatienten vertritt er die Ansicht, dass an der Wurzel klinischer Angst fast immer eine existenzielle Krise zu finden ist, die sich um die, wie er es nennt, «ontologischen Tatsachen» rankt: dass wir alt werden, dass wir sterben werden, dass wir Menschen verlieren werden, die wir lieben, dass wir sehr wahrscheinlich berufliche Rückschläge und persönliche Erniedrigungen erfahren werden, die unsere Identität erschüttern, dass wir um Sinn und Ziele unseres Lebens kämpfen müssen und dass wir Kompromisse eingehen müssen zwischen persönlicher Freiheit und emotionaler Sicherheit, ebenso wie zwischen unseren Wünschen und den Einschränkungen durch Beziehungen und Umfeld. So betrachtet, sind Phobien vor Ratten, Schlangen, Käse oder Honig (richtig: Honig – der Schauspieler Richard Burton ertrug es nicht, in einem Raum mit Honig zu sein, auch wenn der Honig im Glas und das Glas in einer Schublade war) ein Ersatz für tiefere existenzielle Fragen, die nach außen projiziert werden.

Als junger Psychiater behandelte Dr. W. einen Collegestudenten im zweiten Studienjahr, der sein Leben darauf ausgerichtet hatte, Konzertpianist zu werden. Als ihm die Professoren mitteilten, er habe nicht genügend Talent, um seinen Traum zu verwirklichen, wurde er von schrecklichen Panikattacken heimgesucht. Dr. W. interpretierte die Panik als Symptom, das der Patient selbst hervorgerufen hatte, weil er die tiefer liegende existenzielle Krise nicht verkraftete: das Ende seiner beruflichen Träume und den Verlust seines Selbstbildes als Konzertpianist. Die Behandlung der Panik erlaubte es dem Studenten, sich seiner Verzweiflung zu stellen und dann mit dem Aufbau einer neuen Identität zu beginnen. Ein anderer Patient, Arzt, 43 Jahre alt, mit einer gut gehenden Praxis, entwickelte eine Panikstörung. Kurz zuvor war sein ältester Sohn aufs College gewechselt, und er selbst hatte sich beim Tennisspielen, seiner Paradesportart, allerlei Verletzungen zugezogen. Die Panik, schloss Dr. W., war eine Folge dieses doppelten Verlustes (der Kindheit seines Sohns und der eigenen sportlichen Vitalität), der für den Mann existenzielle Fragen um Alter und Tod hervorrief. Dr. W. half dem Arzt nicht nur, mit diesen beiden Verlusten umzugehen und die «ontologische» Wirklichkeit seines körperlichen Verfalls und seiner Sterblichkeit zu akzeptieren, sondern auch, sich von Angst und Depression zu befreien.*

Dr. W. zufolge dienen Angst und Paniksymptome als, wie er es nennt, «Schutzschirm» (Freud spricht von «Abwehrneurosen») gegen den brennenden Schmerz, der sich einstellt, wenn der Mensch mit Verlusten, seiner Sterblichkeit oder der Gefährdung des Selbstwertgefühls konfrontiert ist (das in etwa Freuds «Ich» entspricht). In einigen Fällen dienen die intensive Angst oder die Paniksymptome dem Patienten dazu, von einem negativen Selbstbild oder einem Gefühl der Unzulänglichkeit abzulenken oder damit zurechtzukommen – Dr. W. nennt das «Selbstverwundungen».

Ich finde Dr. W.s Ansatz, sich bei der Interpretation von Angstsymptomen auf Sinn- und Existenzfragen zu konzentrieren, interessanter als die vorherrschenden biomedizinischen Deutungen. Die moderne Forschungsliteratur zur Angst, die sich statt mit existenziellen Fragen mit der «neuronalen Impulsrate in der Amygdala und im Locus caeruleus» befasst (in der Sprache der Neurowissenschaftler), mit der «Ankurbelung des serotonergischen Systems» und der «Blockade des Glutamatsystems» (in der Sprache der Pharmakologen), mit der Identifizierung spezifischer «Einzelnukleotid-Polymorphismen auf verschiedenen Genen, die ein ängstliches Temperament prädizieren» (in der Sprache der Verhaltensgenetiker), habe ich dagegen lange Zeit als wissenschaftlicher und daher überzeugender empfunden als Dr. W.s Theorie der Angst. Das sehe ich immer noch so, aber nicht mehr so ausgeprägt wie früher.

Vor nicht allzu langer Zeit wagten wir uns behutsam an eine «imaginale» Exposition.** Dr. W. und ich erstellten eine hierarchische Liste

---

* Ich sollte hier anmerken, dass ich Dr. W.s Schweigepflicht nicht verletze, wenn ich über seine Patienten schreibe. Dr. W. hat in verschiedenen Publikationen (anonymisierte) Fallgeschichten veröffentlicht.

** Diese Therapie leitet sich von der sogenannten systematischen Desensibilisierung ab, die in den 1960er Jahren von Joseph Wolpe entwickelt wurde, einem einflussreichen Verder Angstreize, und ich machte mich an eine «inszenierte Dekonditionierung», bei der ich mir bestimmte quälende Bilder vorstellen und gleichzeitig Entspannungsübungen mit Tiefenatmung machen sollte, um die Angst, die diese Bilder auslösten, zu lindern. Sobald ich ein Bild heraufbeschworen hatte und es im Kopf zu behalten versuchte, ohne in Panik zu geraten, fragte mich Dr. W., wie es mir gehe. Dies fiel mir erstaunlich schwer. Obwohl ich gut behütet in Dr. W.s Sprechzimmer in einem Haus am Stadtrand saß und die Übung jederzeit abbrechen konnte, löste es schon quälende Angst aus, wenn ich mir ein furchteinflößendes Szenario nur vorstellte. Schon bei den einfachsten Bildern – ich sah mich in einem Sessellift oder in einem von Turbulenzen geschüttelten Flugzeug sitzen, oder ich stellte mir den grünen Eimer vor, der immer neben meinem Bett stand, wenn ich mir als Kind den Magen verdorben hatte – brach mir der Schweiß aus, und ich hyperventilierte. Meine Angstreaktion auf diese rein mentalen Bilder war so intensiv, dass ich Dr. W.s Praxis mehrmals verlassen musste, um zur Beruhigung in seinem Garten spazieren zu gehen.

In solchen Dekonditionierungssitzungen lenkt Dr. W. meine Aufmerksamkeit zielstrebig darauf, was genau mir eigentlich Angst macht. Das zu beantworten fällt mir jedoch sehr schwer. Während der imaginalen Exposition kann ich mich auf diese Frage nicht konzentrieren – und erst recht nicht, wenn ich tatsächlich einem «phobischen Reiz» ausgesetzt bin. Ich verspüre eine allumfassende Angst und will nur weg – weg von dem Grauen, dem Bewusstsein, meinem Körper, meinem Leben.*

Nach und nach geschah in diesen Sitzungen etwas Unerwartetes.

haltenspsychologen, der die Ausschaltung der Schreckreaktion zunächst an Katzen erforschte.

* Einmal äußerte ich die Vermutung, wenn ich eine Schusswaffe hätte und zumindest die Möglichkeit, dem phobischen Schrecken zu entfliehen, so würde meine Angst womöglich nachlassen, da die *Möglichkeit* zur Flucht mir das Gefühl vermitteln würde, dass ich die Lage zumindest halbwegs im Griff habe. «Vielleicht», räumte Dr. W. ein. «Aber die Wahrscheinlichkeit, dass Sie sich umbringen, würde steigen.»

Wenn ich mich auf die Phobie einlassen wollte, erfasste mich tiefe Traurigkeit. Ich saß bei Dr. W. auf der Couch, machte meine Atemübungen und versuchte mir ein Szenario von meiner «Dekonditionierungsliste» vorzustellen, doch meine Gedanken drifteten ab.

«Wie fühlen Sie sich?», sagte Dr. W. dann.

«Ein wenig traurig», erwiderte ich.

«Geben Sie dem nach», sagte er.

Und Sekunden später war ich jedes Mal in Tränen aufgelöst.

Diese kleine Geschichte zu erzählen ist mir peinlich. Zum einen gibt es ja wohl nichts Unmännlicheres. Zum anderen glaube ich nicht an den magischen emotionalen Durchbruch oder die kathartische Befreiung. Trotzdem, das muss ich zugeben, verspürte ich eine gewisse Erleichterung, wenn ich da saß und schluchzte.

Diese Traurigkeit stellte sich jedes Mal ein, wenn wir die Übung durchführten.

«Was ist da los?», fragte ich Dr. W. «Was hat das zu bedeuten?»

«Das bedeutet, wir sind auf einer Spur», sagte er und reichte mir ein Papiertaschentuch, damit ich mir die Tränen trocknen konnte.

Ja, ich weiß, alles an dieser Szene mutet peinlich an. Aber als ich dort auf der Couch saß und schluchzte, empfand ich Dr. W.s Aussage als wunderbare Stütze, als authentische Geste, die mich so sehr berührte, dass ich noch mehr weinen musste.

«Sie sind jetzt im Herz der Wunde», sagte er.

Wie Freud glaubt Dr. W., dass Angst die Psyche von einer anderen Quelle der Traurigkeit oder des Schmerzes abschirmen soll. Warum, frage ich ihn, fühlt sich dann Angst häufig viel intensiver an als Traurigkeit? Zwar bringt mich meine angebliche «Wunde» kräftig zum Weinen, doch das Gefühl ist bei weitem nicht so unangenehm wie die panische Angst auf einem turbulenten Flug oder das hilflose Entsetzen, wenn mir speiübel ist, oder die Trennungsangst, unter der ich als Kind litt.

«Das ist oft so», sagt Dr. W.

Ich weiß nicht recht, wie ich daraus schlau werden soll. Warum geht es mir gleich besser – warum bin ich glücklicher und habe, relativ betrachtet, weniger Angst –, wenn ich mich in meiner «Wunde» gesuhlt habe?*

«Wir wissen es noch nicht», sagt Dr. W. «Aber wir sind einen Schritt weiter.»

* Als Sigmund Freud und sein Mentor Josef Breuer in ihrem Frühwerk in den 1890er Jahren gemeinsam psychoanalytische Techniken entwickelten, bezeichneten sie dieses karthatische Ans-Licht-Holen verdrängter Gedanken und Gefühle als «Kaminkehren».

# Teil II

# Die Geschichte meines nervösen Magens

# Kapitel 3
# Ein Grummeln im Bauch

*Ich habe immer wieder den Albtraum, dass ich heirate und mir schlecht
wird und ich aus der Kirche renne und meinen Mann am Altar stehen
lassen muss.*

Emma Pelling, zitiert in dem Artikel «Bride's Vomit Fear
Delays Wedding», in: *United Press International* (5. Juni 2008)

Ich schlage mich mit Emetophobie herum, einer pathologischen
Angst vor dem Erbrechen, obwohl es schon eine Weile her ist, seit ich
mich das letzte Mal übergeben musste. Um genau zu sein, ist es, da ich
dies schreibe, fünfunddreißig Jahre, zwei Monate, vier Tage, zweiundzwanzig Stunden und neunundvierzig Minuten her. Das heißt, seit ich
das letzte Mal erbrochen habe, am frühen Abend des 17. März 1977,
sind 83 Prozent meiner Tage auf Erden verstrichen. Ich habe mich in
den 1980er Jahren nicht übergeben. Ich habe mich in den 1990er Jahren nicht übergeben. Ich habe mich seit dem Jahrtausendwechsel
nicht übergeben. Und es versteht sich von selbst, dass ich es auch
ohne Erbrechen durch den Rest meines Lebens schaffen möchte. (Ich
musste mich überwinden, diesen Absatz zu tippen, besonders den
letzten Satz, da ich einen Fluch fürchte oder eine göttliche Bestrafung;
deshalb klopfe ich auf Holz und bete diverse Gottheiten an, während
ich dies schreibe.)

Ich habe also, grob gerechnet, mindestens 60 Prozent meines
wachen Lebens über etwas nachgegrübelt, mich mit etwas gequält,
mit dem ich in den letzten drei Jahrzehnten 0 Prozent meiner Zeit
verbracht habe.

Das ist unlogisch.

Eine innere Stimme protestiert: *Moment mal, vielleicht ist es ja gar nicht so unlogisch. Was ist, wenn ein Kausalzusammenhang besteht zwischen meiner Angst vor dem Erbrechen und dem Umstand, dass ich mich nicht übergebe? Was ist, wenn mich genau diese ständige Wachsamkeit vor verdorbenen Lebensmitteln und Magen-Darm-Viren schützt – sei es durch Zauberei oder durch eine neurotische Stärkung meines Immunsystems oder einfach nur durch zwanghafte Keimvermeidung?*

Ich habe dieses Argument schon diversen Psychotherapeuten vorgetragen und immer dieselbe Antwort erhalten: «Nehmen wir an, Sie haben recht mit dem Kausalzusammenhang. Ihr Verhalten ist trotzdem unlogisch. Überlegen Sie mal, wie viel Zeit Sie vergeuden und wie Sie Ihre Lebensqualität einschränken, nur weil Sie sich um etwas ängstigen, das zwar unangenehm ist, aber insgesamt selten vorkommt und medizinisch eher ungefährlich ist.» Wenn ich nun meine Wachsamkeit aufgäbe und mich als Preis dafür gelegentlich ein Magen-Darm-Virus oder eine kleine Lebensmittelvergiftung ereilte, wäre es das nicht wert, wo ich doch so viel unbeschwerte Lebenszeit dafür erhielte?

Ein vernünftiger Nichtphobiker würde dem wohl zustimmen. Und er hätte mit Sicherheit recht. Aber für mich lautet die Antwort ausdrücklich Nein.

Ein erstaunlich großer Anteil meines Lebens ist darauf ausgerichtet, Erbrechen zu vermeiden und mich für die Möglichkeit zu wappnen, dass es dennoch geschieht. Einige Verhaltensweisen erfüllen die Kriterien einer Keimphobie: Ich meide Krankenhäuser und öffentliche Toiletten, mache einen großen Bogen um kranke Menschen, wasche mir zwanghaft die Hände und achte sehr genau auf die Herkunft meiner Nahrung.

Andere Verhaltensweisen sind schon extremer, wenn man die geringe statistische Wahrscheinlichkeit berücksichtigt, dass ich mich übergeben muss. Zu Hause, im Büro, im Auto, einfach überall horte ich Spuckbeutel, die ich auf Flügen habe mitgehen lassen, nur für den

Fall, dass mich plötzlich der Brechreiz überkommt. Ich habe immer Diphenhydramin und andere Mittel gegen Brechreiz bei mir. Wie ein General, der das Näherrücken des Feindes beobachtet, kartiere ich detailliert die Verbreitung von Noroviren (den häufigsten Magen-Darm-Viren, die mit Erbrechen einhergehen) und anderen Formen des Brechdurchfalls, indem ich im Internet verfolge, wo in den USA und rund um die Welt diese Krankheiten gerade grassieren. Der Zwang ist so stark, dass ich jederzeit genau sagen kann, welches Pflegeheim in Neuseeland, welches Kreuzfahrtschiff im Mittelmeer und welche Grundschule in Virginia gerade von einem Virus befallen sind. Als ich mich einmal bei meinem Vater beklagte, dass es für Norovirus-Vorkommen keine zentrale Meldestelle wie etwa für Grippe gibt, warf meine Frau ein: «Doch, gibt es.» Wir sahen sie fragend an. «Dich», sagte sie und lag damit nicht völlig daneben.

Die Emetophobie beherrscht seit etwa fünfunddreißig Jahren mit einem schwankenden Maß an Tyrannei mein Leben. Nichts hat sie vertreiben können, nicht die Tausenden von Sitzungen beim Psychotherapeuten, nicht die Dutzende von Medikamenten, die ich genommen habe, nicht die Hypnose, der ich mich mit achtzehn Jahren unterzogen habe, nicht die Magen-Darm-Viren, die ich mir eingefangen und ohne Erbrechen durchgestanden habe.

Mehrere Jahre lang war ich in Behandlung von Dr. M., einer jungen Psychologin, die am Zentrum für Angst und Angststörungen der Universität von Boston praktizierte. Zwar hatte ich sie eigentlich wegen meiner Angst vor öffentlichen Vorträgen aufgesucht, doch nach mehreren Monaten schlug Dr. M. vor, mit den Prinzipien der sogenannten Exposition auch gleich meine Emetophobie zu beseitigen.

So fand ich mich vor nicht allzu langer Zeit unvermittelt in folgendem absurden Szenario wieder.

Ich halte einen Vortrag über die Gründung des Friedenskorps. Die Umstände muten von vornherein ein wenig inszeniert und daher unangenehm an, weil der Veranstaltungsort ein kleiner Konferenzraum in einem Gang des Zentrums für Angst und Angststörungen ist und mein Publikum aus Dr. M. und drei Doktoranden besteht, die sie kurzfristig dazugebeten hat. In einer Ecke des Raums läuft derweil auf einem großen Fernseher eine Endlosvideoschleife, die Menschen beim Erbrechen zeigt.

«Präsident Kennedy hatte ursprünglich geplant, das Friedenskorps der Behörde für internationale Entwicklung unterzuordnen», sage ich, während ein Mann auf dem Bildschirm zu meiner Rechten lautstark kotzt. «Doch Kennedys Schwager Sargent Shriver überzeugte später Lyndon Johnson davon, dass es der Effektivität des Friedenskorps schaden und schließlich sein Ende bedeuten könnte, wenn man es in eine bestehende staatliche Behörde eingliederte.» Auf dem Bildschirm spritzt Erbrochenes auf den Boden. Ein Instrument an meinem Finger misst die Herzfrequenz und den Sauerstoffgehalt des Blutes. Alle paar Minuten unterbricht Dr. M. meine Rede und sagt: «Bewerten Sie bitte Ihre Angst.» Und ich ordne die Angst, die ich in diesem Moment verspüre, auf einer Skala von 1 bis 10 ein, wobei 1 völlige Gelassenheit und 10 blankes Entsetzen ist. «Etwa 6», sage ich wahrheitsgemäß. Ich bin weniger ängstlich als peinlich berührt und angewidert.

«Fahren Sie fort», sagt sie, und ich nehme meinen Vortrag wieder auf, begleitet von der Kotzkakophonie auf dem Bildschirm. Die Doktoranden, zwei junge Frauen und ein junger Mann, bemühen sich offenbar nach Kräften, meinen Worten aufmerksam zu folgen, doch die unappetitlichen Geräusche im Hintergrund lenken sie sichtbar ab. Der junge Mann ist grünlich im Gesicht, sein Adamsapfel zuckt. Er kämpft wohl gegen den Brechreiz.

Ich habe ein wenig Angst, ja, aber vor allem komme ich mir ziemlich lächerlich vor. Soll mich eine gestellte Rede vor einem gestellten Publikum, begleitet von einem Schwall von Kotzbildern, etwa von meiner Phobie vor öffentlichen Reden oder vor dem Erbrechen heilen?

So bizarr dieses Szenario anmutete, so sind die zugrunde liegenden therapeutischen Prinzipien fest etabliert. Die Expositionsmethode, bei der sich der Patient dem Auslöser seiner pathologischen Angst aussetzt – seien es nun Ratten, Schlangen, Flugzeuge, große

Höhen oder Erbrechen –, ist in der Behandlung von Phobien seit Jahrzehnten Standard und gilt heute als wichtiger Bestandteil der kognitiven Verhaltenstherapie. Nach der Logik dieses Ansatzes, der erst kürzlich von der wissenschaftlichen Forschung bestätigt wurde, mindert die intensive Exposition, bei der man sich dem Objekt der Furcht unter Anleitung eines Therapeuten aussetzt, die Angst vor dem Objekt. Jemand, der Höhenangst hat, geht, begleitet von seinem Therapeuten, zum Beispiel auf einen Balkon, immer weiter hinaus und in immer höhere Stockwerke. Jemand, der eine Siderodromophobie hat (eine Eisenbahnphobie), absolviert zunächst eine kurze Fahrt mit der U-Bahn und dehnt dann die Fahrten immer weiter aus, bis die Angst nachlässt und mit der Zeit völlig verschwindet. Eine aggressivere Form dieser Therapie, die Reizüberflutung (*Flooding*), beinhaltet eine intensivere Exposition. Um, sagen wir, Flugangst zu behandeln, beginnt bei der Standardtherapie der Patient mit einem Besuch auf dem Flughafen, wo er den Flugzeugen bei Start und Landung zusieht, bis sein Angstniveau sinkt. Danach betritt er ein Flugzeug, und wenn die Intensität der körperlichen Reaktionen und Angstgefühle einen Scheitelpunkt erreicht haben, lassen sie schließlich nach. Anschließend absolviert der Betroffene in Begleitung des Therapeuten einen kurzen Flug, und am Ende bewältigt er auch längere Flüge allein. Bei der Reizüberflutung dagegen beginnt der Patient beispielsweise mit einem Flug in einer winzigen zweimotorigen Maschine, die ihn mit aeronautischen Kunststücken durch die Luft wirbelt. Der Theorie zufolge nimmt die Angst des Patienten anfangs zunächst extrem zu, lässt dann aber rasch nach; so lernt er, dass er das Fliegen und seine eigene Angst überstehen kann. Einige Therapeuten bieten diese Art der Therapie in enger Zusammenarbeit mit einem Piloten an. (Auch Dr. M. schlug sie mir vor, doch ich lehnte dankend ab.)

Dem ehemaligen Chef des Zentrums für Angst und Angststörungen David Barlow zufolge soll die Reizüberflutung «dem Patienten einen Mordsschrecken einjagen», damit er lernt, dass er seine Angst in den Griff bekommen kann. Barlows Methoden muten auf den ersten Blick grausam und eigenwillig an, doch eigenen Angaben zufolge

hat er eine Heilungsrate von bis zu 85 Prozent (oft innerhalb weniger als einer Woche); eine Vielzahl von Studien bestätigt diese Behauptung.*
Hinter Dr. M.s. Ansatz, mich nicht nur öffentlichen Auftritten, sondern gleichzeitig auch dem Erbrechen auszusetzen, stand die Absicht, meine Angst so zu verstärken, dass ich mich ihr und dem, wovor ich mich ängstigte, besser «exponieren» und so eine «Extinktion» meiner Ängste einleiten konnte. Das Problem lag darin, dass die Simulation zu künstlich war, als dass sie mir das erforderliche Maß an Angst eingejagt hätte. Der Vortrag vor ein paar Doktoranden in Dr. M.s Büro machte mich nervös und unsicher, rief aber nicht das allumfassende Grauen eines echten öffentlichen Auftritts hervor – zumal ich wusste, dass die Doktoranden Angststörungen erforschten. Weil Dr. M.s Kollegen Bescheid wussten, musste ich nicht wie sonst in wachsender Panik alles in Bewegung setzen, um meine Angst zu verbergen. Während mich schon kleine Arbeitsbesprechungen in eine Agonie der Panik stürzen konnten und es mir vor großen öffentlichen Auftritten schon Monate im Voraus graute, empfand ich daher die inszenierten Vorträge bei Dr. M. lediglich als schwachen Abklatsch der Realität. Unangenehm und unerfreulich, ja, aber nicht beängstigend genug für eine wirksame Exposition.

Auch die Kotzvideos wirkten auf mich zwar beunruhigend und widerwärtig, erzeugten aber auch nicht annähernd das markerschütternde, zutiefst verstörende Entsetzen, das mit dem Gefühl einhergeht, kurz vor dem Erbrechen zu stehen. Ich wusste, dass die Bilder mich nicht anstecken konnten; wurde die Angst unerträglich, konnte ich jederzeit einfach wegsehen oder sie abstellen. Vor allem aber – und das ist der Tod jeder Exposition – konnte ich jederzeit fliehen.**

---

* Andererseits gibt es zahlreiche Belege dafür, dass eine phobische Angst erheblich leichter entsteht als verschwindet. Barlow selbst hat Höhenangst, von der er sich, wie er einräumt, noch nicht heilen konnte.

** Dass es solche Videos überhaupt gibt, belegt, wie verbreitet die Emetophobie ist. Der Einsatz der Filme ist in der Behandlung von Betroffenen mittlerweile üblich. Einige Therapeuten versuchen ihre emetophischen Patienten auch durch die Konfrontation mit falschem Erbrochenem zu dekonditionieren. (Falls es Sie interessiert, hier ein Rezept, das mir von

Da Dr. M. wie mehrere Therapeuten vor ihr und auch nach ihr zu dem Schluss gekommen war, dass meine Angst vor dem Erbrechen der Kern meiner anderen Ängste ist (so hatte ich auch deshalb Angst vor dem Fliegen, weil ich fürchtete, flugkrank zu werden), schlug Dr. M. mir vor, dass wir uns darauf konzentrierten.

«Leuchtet mir ein», sagte ich.

«Es gibt nur eine gute Methode», sagte sie. «Sie müssen sich der Phobie frontal stellen und sich dem aussetzen, was Sie am meisten fürchten.»

«Oh-oh.»

«Wir müssen Sie dazu bringen, sich zu übergeben.»

«Nein. Keine Chance. Niemals.»

Ein Kollege, erklärte sie, habe gerade eine emetophobe Patientin erfolgreich behandelt, indem er ihr Brechwurzelsirup verabreicht habe. Die Patientin, eine Managerin, sei zur Behandlung aus New York eingeflogen und habe eine Woche im Zentrum für Angst und Angststörungen verbracht. Einmal täglich habe ihr eine Krankenschwester den Brechwurzelsirup eingeflößt, sie habe sich übergeben und die Erfahrung dann mit ihrem Therapeuten durchgesprochen – «Entkatastrophisieren» nennt man das in der kognitiven Verhaltenstherapie. Nach einer Woche, so Dr. M., sei sie geheilt nach New York zurückgeflogen.

Ich war weiter skeptisch. Dr. M. gab mir einen Artikel aus einer wissenschaftlichen Zeitschrift über einen klinischen Fall von Emetophobie, der erfolgreich mit der Brechwurzelmethode behandelt worden war.

«Das ist ein Einzelfall», sagte ich. «Aus dem Jahr 1979.»

«Seither gab es viele weitere», erwiderte sie und rief mir die Patientin ihres Kollegen in Erinnerung.

«Ich kann das nicht.»

zwei Psychologen der Emory-Universität auf einer Konferenz im Jahr 2008 empfohlen wurde: eine Dose Gulaschsuppe und eine Dose Champignoncremesuppe vermischen, etwas Relish und Essig hinzufügen, in ein Schraubdeckelglas füllen, verschließen und eine Woche auf dem Fensterbrett stehen lassen.)

«Sie müssen nichts tun, was Sie nicht wollen», sagte Dr. M. «Ich werde Sie zu nichts zwingen. Aber diese Phobie können Sie nur besiegen, wenn Sie sich damit konfrontieren. Und konfrontieren können Sie sich nur, wenn Sie sich übergeben.»

Dieses Gespräch führten wir über mehrere Monate so oder ähnlich immer wieder. Trotz der bislang fruchtlosen Expositionen, die sie sich für mich ausgedacht hatte, vertraute ich Dr. M. (Sie war freundlich, hübsch und klug.) Deshalb überraschte ich sie an einem Herbsttag mit der Ankündigung, ich wolle darüber nachdenken. Sanft und beruhigend erklärte sie mir den genauen Ablauf. Sie und die Krankenschwester würden oben ein Labor reservieren, damit meine Privatsphäre gewahrt sei, und die ganze Zeit bei mir bleiben. Ich würde etwas essen, Brechwurzel einnehmen und mich wenig später übergeben (und nicht dabei sterben, wie sie mir versicherte). Dann würden wir eine «kognitive Umdeutung» erarbeiten, ich würde lernen, dass ich keine Angst vor dem Erbrechen haben muss, und wäre befreit.

Sie brachte mich nach oben und stellte mir die Krankenschwester vor. Schwester R. zeigte mir das Labor und erklärte, die Einnahme von Brechwurzel sei eine Standardform der Expositionstherapie. Sie selbst habe schon mit mehreren Emetophobie-Patienten eine solche Exposition durchgeführt. «Erst neulich hatten wir einen hier», sagte sie. «Der war sehr nervös, aber es hat gut funktioniert.»

Wir gingen wieder nach unten in Dr. M.s Büro.

«Also gut», sagte ich. «Ich mache es. Vielleicht.»

In den folgenden Wochen machten wir mehrmals einen Termin aus, doch jedes Mal, wenn ich im Zentrum ankam, schaffte ich es einfach nicht, es durchzuziehen. Das wiederholte ich so oft, dass ich Dr. M. an einem ungewöhnlich milden Donnerstag Anfang Dezember richtiggehend erschreckte, als ich zu meiner üblichen Sitzung bei ihr auftauchte und erklärte: «Also gut. Ich bin bereit.»

Die Unternehmung stand von Anfang an unter keinem guten Stern. Schwester R. hatte keinen Brechwurzelsaft mehr und musste erst in die Apotheke, während ich eine Stunde in Dr. M.s Büro wartete. Dann stellte sich heraus, dass das Labor oben besetzt war und die

Exposition daher in einer kleinen Patiententoilette im Keller stattfinden musste. Ich war drauf und dran, einen Rückzieher zu machen. Wahrscheinlich ließ ich das nur deshalb sein, weil ich wusste, dass ich es hätte tun können.

Die folgende Darstellung ist ein bearbeiteter Auszug aus einem Bericht, den ich danach auf Dr. M.s Rat hin so leidenschaftslos wie nur möglich verfasste. (Das Schreiben eines emotional neutralen Berichts soll im Anschluss an eine traumatische Erfahrung eine posttraumatische Belastungsstörung verhindern.) Wenn Sie unter Emetophobie leiden oder auch nur etwas empfindlich sind, überspringen Sie den Bericht vielleicht besser.

Wir trafen uns mit Schwester R. in der Toilette im Untergeschoss. Nachdem wir ein wenig hin und her diskutiert hatten, nahm ich den Brechwurzelsaft ein.

Da die Sache nun nicht mehr rückgängig zu machen war, spürte ich einen erheblichen Angstschub. Ein leichtes Zittern überkam mich. Dennoch hatte ich die Hoffnung, das Erbrechen wäre bald vorüber, und ich würde feststellen, dass es nicht so schlimm war wie befürchtet.

Dr. M. hatte mir ein Messgerät für Puls und Sauerstoffgehalt an den Finger geklemmt. Während wir auf den Brechreiz warteten, fragte sie mich nach der Stärke meiner Angst auf einer Skala von 1 bis 10. «Etwa 9», sagte ich.

Nun spürte ich eine leichte Übelkeit. Plötzlich kam der Brechreiz, und ich beugte mich über die Toilette. Ich würgte zweimal, doch es fühlte sich nicht so an, als käme wirklich etwas hoch. Ich kniete auf dem Boden und wartete, noch immer in der Hoffnung, dass es schnell gehen würde. Das Messgerät an meinem Finger behinderte mich, daher entfernte ich es.

Nach einer Weile würgte ich wieder, das Zwerchfell verkrampfte sich. Schwester R. erklärte, das trockene Würgen gehe dem echten Erbrechen immer voraus. Ich wünschte mir nun verzweifelt, dass es bald vorüber sein möge.

Die Übelkeit kam in intensiven Wellen, die über mich hereinbrachen und sich dann zurückzogen. Immer wieder hatte ich das Gefühl, ich müsste mich übergeben, doch dann würgte ich wieder nur lautstark, ohne dass etwas hochkam. Mehrmals spürte ich, wie sich mein Magen verkrampfte. Doch wenn ich würgte, geschah … nichts.

An dieser Stelle verschwimmt mein Zeitgefühl. Während der Würganfälle schwitzte ich intensiv, und wenn die Übelkeit vorüberging, war ich schweißgebadet. Ich war geschwächt und fürchtete, ohnmächtig zu werden, zu brechen und an Erbrochenem zu ersticken. Als ich erwähnte, dass mir schwindlig sei, erwiderte Schwester R., meine Gesichtsfarbe sei normal. Doch sie und Dr. M. kamen mir leicht beunruhigt vor. Das steigerte meine Angst noch, denn ich dachte, wenn *sie* besorgt waren, müsste ich es erst recht mit der Angst bekommen. (Andererseits *wünschte* ich mir irgendwann sogar, ohnmächtig zu werden, selbst wenn das meinen Tod bedeutet hätte.)

Nach etwa vierzig Minuten und mehreren Würganfällen schlugen Dr. M. und Schwester R. vor, ich möge noch einmal Brechwurzel nehmen. Doch ich fürchtete, eine zweite Dosis würde mir eine noch schlimmere und anhaltendere Übelkeit bescheren. Ich hatte Angst davor, noch Stunden oder Tage zu würgen, ohne dass etwas käme. Ich erreichte einen Punkt, an dem meine Hoffnung, bald zu erbrechen und die Tortur hinter mir zu haben, der Überlegung wich, dass ich gegen die Brechwurzel ankämpfen und einfach abwarten könnte, bis die Übelkeit nachließ. Ich war erschöpft, mir war speiübel und sterbenselend. Zwischen den Würganfällen lag ich zitternd auf dem Fliesenboden.

Eine lange Zeit verging. Schwester R. und Dr. M. versuchten mich weiter davon zu überzeugen, noch einmal Brechwurzelsaft einzunehmen, doch mittlerweile wollte ich auf keinen Fall mehr erbrechen. Ich hatte eine Weile nicht mehr würgen müssen und war daher überrascht, als mich wieder ein heftiger Brechreiz erfasste. Ich spürte, wie sich mir der Magen umdrehte, und ich dachte, dass diesmal sicher etwas käme. Es geschah nichts. Ein paar leichtere Wellen schluckte ich hinunter, dann ließ die Übelkeit spürbar nach, und ich hoffte, dass ich die Tortur ohne Erbrechen überstehen würde. Schwester R. schien verärgert zu sein. «Mann, Sie haben sich besser im Griff als jeder, den ich bisher erlebt habe», sagte sie. (Einmal fragte sie gereizt, ob ich so heftig Widerstand leistete, weil ich noch nicht bereit sei, die Behandlung zu beenden. Dr. M. entgegnete, das sei sicher nicht der Fall – immerhin hätte ich Brechwurzel genommen, Herrgott noch mal!) Schließlich – seit der Einnahme der Brechwurzel waren mehrere Stunden vergangen – verließ Schwester R. den Raum mit den Worten, sie habe noch nie erlebt, dass jemand Brechwurzel nimmt und sich nicht übergibt.*

Nachdem mich Dr. M. noch mehrfach dazu ermuntert hatte, die Exposition doch «zu vollenden», beschlossen wir, «den Versuch abzubrechen». Mir war noch übel, allerdings nicht mehr so schlimm wie zuvor. Wir unterhielten uns noch kurz in ihrem Büro, dann ging ich nach Hause.

Unterwegs überkam mich eine extreme Angst, zu erbrechen und einen Unfall zu bauen. Wenn eine Ampel rot war, wartete ich in panischer Angst.

Zu Hause angekommen, kroch ich ins Bett und schlief mehrere Stunden lang. Als ich aufwachte, ging es mir besser, die Übelkeit war verflogen. Doch in dieser Nacht hatte ich wiederkehrende Albträume von meinen Würganfällen in der Toilette im Untergeschoss des Angstzentrums.

Am nächsten Morgen schleppte ich mich in eine Konferenz, musste jedoch wegen einer Panikattacke nach Hause gehen. An den folgenden Tagen konnte ich vor lauter Angst das Haus nicht verlassen.

---

* Mittlerweile habe ich gelesen, dass 15 Prozent der Menschen – ein unverhältnismäßig hoher Anteil davon Emetophobie-Patienten – nach einer Einzeldosis Brechwurzel nicht erbrechen.

Dr. M. rief mich am nächsten Tag an, um sich nach meinem Befinden zu erkundigen. Sie hatte offensichtlich ein schlechtes Gewissen, weil sie mir ein so elendes Erlebnis beschert hatte. Obwohl ich nach der Episode traumatisiert war, tat sie mir schon wieder leid. Der Bericht, den ich auf ihre Bitte hin verfasste, war überwiegend ehrlich, doch in meiner abschließenden Beurteilung verschwieg ich, was ich wirklich davon hielt (dass die Exposition eine jämmerliche Katastrophe und Schwester R. eine blöde Kuh war), und schlug stattdessen einen aseptisch klinischen Ton an. «Wenn man meine Geschichte berücksichtigt, war es mutig von mir, den Brechwurzelsirup einzunehmen», schrieb ich. «Ich wünschte, ich hätte rasch erbrochen. Doch die Erfahrung war traumatisch, und meine allgemeine Angst – wie auch meine Brechphobie – sind nun intensiver als vor der Exposition. Angesichts meines Widerstands gegen die Wirkung der Brechwurzel gebe ich allerdings zu, dass ich offenbar eine sehr ausgeprägte Fähigkeit habe, mich gegen jeglichen Brechreiz zur Wehr zu setzen.»

Ausgeprägter jedenfalls als Dr. M. Sie erzählte mir, sie habe an jenem Tag der Exposition alle Nachmittagstermine absagen müssen, denn bei meiner Würgerei und meinem Kampf gegen die Brechwurzel sei ihr so schlecht geworden, dass sie sich zu Hause den ganzen Nachmittag habe übergeben müssen. Dass die Brechwurzel, die *ich* einnahm, *jemand anderes* zum Erbrechen brachte, bereitete mir zugegebenermaßen eine diebische Freude, doch es überwog das Gefühl der Traumatisierung und der intensiven Angst. Zwar gelingt es mir nicht sonderlich gut, meine Phobien zu überwinden, dafür schaffe ich es, dass auch noch dem letzten Therapeuten schlecht wird.

Ein paar Monate ging ich noch zu Dr. M. – wir «verarbeiteten» die verpfuschte Exposition und wandten uns dann, um das Ganze zu vergessen, diversen anderen Phobien und Neurosen zu –, doch die Sitzungen hatten etwas Elegisches, Flüchtiges. Wir wussten beide, dass es vorbei war.*

* Dr. M. zog dann weg, weil sie an eine Universität im Südwesten wechselte. Auf wissenschaftlichen Konferenzen zu Angststörungen laufe ich ihr hin und wieder über den Weg.

*Die Organe, die zur Entladung des Bauches dienen, erweitern sich und ziehen sich zusammen nach eigenem Gutdünken, ohne und wider unsere Vorschrift [...].*

Michel de Montaigne, «Von der Macht der Phantasie» (1574)

Der Geist ist, in der Sprache der Neurophilosophen, vollständig verkörpert. Affekte sind nach Aristoteles «Begriffe, die sich auf Stoffliches beziehen». Die klischeehaften Körpermetaphern für nervöse Erregung («Schmetterlinge im Bauch», «eine Scheißangst haben») oder für nervöse Erwartung («ein ungutes Gefühl in der Magengrube») sind in Wahrheit gar keine Klischees oder auch nur Metaphern, sondern Gemeinplätze, eine zutreffende Beschreibung körperlicher Entsprechungen des Angstgefühls. Ärzte und Philosophen beobachten seit Jahrtausenden die Macht der «Gehirn-Darm-Achse», wie es heute in medizinischen Fachzeitschriften heißt. «Es könnte sogar eine Beziehung zwischen einer Phobie und einem Rindersteak geben, so eng hängen Magen und Hirn zusammen», schrieb Wilfrid Northfield 1934.

Ein nervöser Magen ist der Fluch der modernen Existenz. Einem Bericht der Harvard Medical School zufolge finden nicht weniger als zwölf Prozent sämtlicher Arztbesuche in Allgemeinpraxen der USA wegen eines Reizdarmsyndroms (RDS) statt, einer Erkrankung, die mit Bauchschmerzen und abwechselnden Schüben von Verstopfung und Durchfall einhergeht und die den meisten Fachleuten zufolge gänzlich oder zum Teil auf Stress oder Angst zurückgeht. Das Reizdarmsyndrom, das der britische Arzt John Howship 1830 erstmals beschrieb, wurde seither unter anderem als «spastischer Kolon», «spastischer Darm», «Kolitis» und «funktionelle Darmerkrankung» bezeichnet. (Ärzte des Mittelalters und der Renaissance sprachen von

---

Trotz allem mag ich sie. Aber ich frage mich immer, ob sie es nicht seltsam findet, sich mit einem ehemaligen Patienten zu unterhalten, der als Journalist und gebildeter Laie in Sachen Angst mit dem Notizbuch in der Hand auf solchen Konferenzen herumrennt. Wahrscheinlich denkt sie jedes Mal: *Mensch, dem habe ich doch damals Brechwurzel gegeben und stundenlang beim Würgen, Weinen und Schlottern zugeguckt!*

«blähender Melancholie» und «hypochondrischer Blähsucht».) Weil bisher keine definitive organische Ursache für das Reizdarmsyndrom gefunden werden konnte, führen die meisten Ärzte sein Auftreten auf Stress, emotionale Konflikte oder andere psychische Ursachen zurück. In Ermangelung einer nachweisbaren Fehlfunktion in den Nerven und Muskeln des Darms gehen die Ärzte meist von einer Fehlfunktion im Gehirn aus – etwa einer hypersensitiven Wahrnehmung von Empfindungen im Darm. In einem bekannten Experiment blies man bei RDS-Patienten und einer Kontrollgruppe aus gesunden Probanden im Dickdarm einen Ballon auf. Die Reizdarmpatienten hatten eine deutlich niedrigere Schmerzschwelle, was darauf hindeutet, dass die Verbindung zwischen inneren Organen und Gehirn bei Patienten mit Reizdarm empfindlicher sein könnte.

Das deckt sich mit Erkenntnissen zur sogenannten Angstsensitivität, die, wie Forscher nachgewiesen haben, eng mit der Panikstörung zusammenhängt. Betroffene, die auf dem Angstsensitivitätsindex (ASI) einen hohen Wert erreichen, haben ein hohes Maß an interozeptivem Bewusstsein, das heißt, sie sind stark auf die Vorgänge in ihrem Körper ausgerichtet, auf das Gackern und Meckern, das Zucken und Beben ihrer Physiologie. Sie sind sich ihrer Herzfrequenz, des Blutdrucks, der Körpertemperatur, der Atemfrequenz, der Verdauung und so weiter stärker bewusst als andere Menschen. Diese übermäßige Wahrnehmung physiologischer Aktivität macht sie auch stärker anfällig für eine «innerlich ausgelöste Panikattacke»: Ein Mensch mit einem hohen ASI nimmt schon eine geringfügige Erhöhung der Herzfrequenz, einen leichten Schwindel, ein vages, nicht identifizierbares Flattern in der Brust wahr. Diese Wahrnehmung erzeugt eine bewusste Angst *(Habe ich einen Herzinfarkt?)*, die wiederum die Empfindungen intensiviert. Der oder die Betroffene nimmt diese Intensivierung sofort wahr – und gleich entsteht mehr Angst und daraufhin eine Intensivierung der Empfindungen –, und schon bald steckt deroder diejenige mitten in einer Panik. Mehrere jüngst im *Journal of Psychosomatic Research* und anderen Zeitschriften veröffentlichte Studien konstatieren eine starke wechselseitige Beziehung zwischen

Angstsensitivität, Reizdarmsyndrom, Beunruhigung und einem Persönlichkeitsmerkmal, das als Neurotizismus bekannt ist: die Neigung, sich auf Negatives zu konzentrieren und schon auf geringsten Stress zu reagieren, sowie die starke Anfälligkeit für exzessive Angst, Schuldgefühle und Depressionen. So überrascht es nicht, dass Menschen, die bei kognitiven Neurotizismusmessungen eine hohe Punktzahl erreichen, überproportional anfällig sind für Phobien, Panikstörung und Depression. (Menschen mit einem niedrigen Wert auf der Neurotizismusskala sind überproportional resistent gegen diese Störungen.)

Vieles deutet darauf hin, dass Menschen mit Reizdarmsyndrom körperlich stärker auf Stress reagieren. Kürzlich stieß ich auf einen Artikel in der medizinischen Fachzeitschrift *Gut*, in dem der Kreislauf zwischen Kognition (bewussten Gedanken) und physiologischen Korrelaten (den körperlichen Reaktionen auf diese Gedanken) erklärt wird: Bei weniger ängstlichen Menschen neigt weder die Psyche bei Stress zum Überreagieren, noch neigt der Körper bei von der Psyche erlebtem Stress dazu. Klinisch ängstliche Menschen dagegen haben meist eine sensible Psyche in einem sensiblen Körper: Sie sind schon bei geringfügigem Stress beunruhigt, und geringfügige Beunruhigung löst bereits körperliche Fehlfunktionen aus. Menschen mit einem nervösen Magen klagen auch häufiger über Kopfschmerzen, Herzrasen, Atemnot und allgemeine Erschöpfung als Menschen mit unempfindlichem Magen. Studien haben zudem ergeben, dass Menschen mit Reizdarmsyndrom schmerzempfindlicher sind, sich eher über leichtere Erkrankungen wie eine Erkältung beschweren und sich auch häufiger als krank einstufen als andere Menschen.

In den meisten Fällen, so der Physiologe Walter Cannon schon im Jahr 1909, habe eine Magenverstimmung eine «nervöse Ursache». In seinem Aufsatz «The Influence of Emotional States on the Functions of the Alimentary Canal» (Der Einfluss emotionaler Zustände auf die Funktion des Verdauungstrakts) kam Cannon zu dem Schluss, dass sich ängstliche Gedanken – über die Nerven des Sympathikus – unmittelbar auf die Peristaltik (also die Darmbewegungen, mit denen die Nahrung durch den Verdauungstrakt geführt wird) und auf die

Magensekrete auswirken. Cannons Theorie wurde von modernen Studien, die in Hausarztpraxen durchgeführt wurden, bestätigt; sie wiesen nach, dass die meisten Magenprobleme von psychischem Stress herrühren: 42 bis 61 Prozent aller Patienten mit funktionellen Darmstörungen haben auch eine offizielle psychiatrische Diagnose, meist Angst oder Depression. Eine Untersuchung stellte bei Patienten mit Panikstörung und funktioneller Verdauungsstörung eine Überschneidung von 40 Prozent fest.*

Laut Aristoteles löst Furcht Durchfall aus, weil die Erregung den Bauch erwärmt. Hippokrates schrieb Darmprobleme und Angst (neben Hämorrhoiden und Akne) einem Überschuss an schwarzer Galle zu. Der in Rom tätige Arzt Galen machte gelbe Galle verantwortlich, die ein Unwohlsein im Bauch hervorrufe; dieses und die psychische Not hörten laut Galen erst auf, wenn der Mensch die gelbe Galle erbreche.

Doch erst im Jahr 1833 markierte die Publikation von *Experiments and Observations on the Gastric Juice and the Physiology of Digestion* die wissenschaftlich präzise Erforschung der Beziehung zwischen emotionalen Zuständen und der Verdauung. Am 6. Juni 1822 wurde Alexis St. Martin, ein bei der American Fur Company, der einflussreichsten

---

* Ein weiterer Beleg dafür, dass Magenprobleme ihren Ursprung sehr häufig nicht im Verdauungstrakt, sondern im Gehirn haben, besteht darin, dass bislang für kein Medikament eine verlässliche Wirkung gegen die Symptome des Reizdarmsyndroms nachgewiesen werden konnte. Allerdings scheinen bestimmte Antidepressiva durchaus zu wirken. (Vor den 1960er Jahren wurde gegen das Reizdarmsyndrom meist ein Cocktail aus Morphin und Barbituraten verschrieben.) In einer jüngeren Studie berichten Patienten, denen das SSRI-Antidepressivum Citalopram injiziert wurde, von einer Minderung der «viszeralen Hypersensitivität».
Laut Michael Gershon, Professor für Pathologie und Zellbiologie an der Columbia-Universität, wirken Antidepressiva bei RDS-Symptomen, weil sie nicht etwa die Neurotransmitter im Hirn, sondern die Neurotransmitter im Magen beeinflussen. Rund 95 Prozent des Serotonins in unserem Körper befindet sich im Magen-Darm-Trakt. (Als Serotonin in den 1930er Jahren entdeckt wurde, erhielt es wegen seiner hohen Konzentration im Darm ursprünglich den Namen Enteramin, von «enteral», «den Darm betreffend».) Gershon, der den Magen als «zweites Gehirn» bezeichnet, erklärt, es sei ebenso wahrscheinlich, dass Magenprobleme Angst hervorrufen wie andersherum. «Das Gehirn im Magen-Darm-Trakt muss richtig funktionieren, sonst ist Denken reiner Luxus», sagt er. «Niemand kann klar denken, wenn er sich andauernd auf die Toilette konzentriert.»

amerikanischen Pelzhandelsgesellschaft, angestellter Jäger, auf kurze Entfernung mit einer Ladung Entenschrot versehentlich in den Magen geschossen. Man erwartete seinen Tod, doch dank der Behandlung William Beaumonts, eines Arztes im Norden des Bundesstaats New York, überlebte er, wenn auch mit einer ungewöhnlichen Begleiterscheinung: einer Fistel, einem nicht verheilten Loch in der Magenwand. Beaumont erkannte, dass die Fistel eine einmalige Gelegenheit für wissenschaftliche Beobachtung bot, denn er konnte buchstäblich in St. Martins Magen hineinsehen. Ein Jahrzehnt lang führte Beaumont zahlreiche Experimente durch, indem er die Fistel des Jägers als Fenster in sein Verdauungssystem nutzte.

Beaumont fiel auf, dass sich St. Martins Gefühlslage stark auf den Magen auswirkte, zum Teil sogar für das bloße Auge erkennbar: Die Magenschleimhaut veränderte je nach emotionalem Zustand dramatisch die Farbe. Manchmal war sie leuchtend rot, doch wenn St. Martin beispielsweise Angst hatte, wurde sie blass.

«Ich habe mir einen Umstand zunutze gemacht, der sich durch einen Zufall ergab und wahrscheinlich nie wieder eintreten wird», schrieb Beaumont. Doch da täuschte er sich. Die medizinische Literatur berichtete im Verlauf des folgenden Jahrhunderts von mindestens zwei weiteren Fällen, in denen Patienten mit einem Loch im Magen erforscht wurden. Dann entdeckten Stewart Wolf und Harold Wolff, Ärzte am New Yorker Hospital in Manhattan, im Jahr 1941 Tom.

Im Jahr 1904, als Tom neun Jahre alt war, hatte er eines Tages einen kräftigen Schluck aus dem Bierkübel seines Vaters genommen, jedoch statt Bier kochende Muschelsuppe erwischt. Die Suppe verbrannte ihm den oberen Verdauungstrakt, und er verlor das Bewusstsein. Als er von seiner Mutter ins Krankenhaus eingeliefert wurde, hatte sich seine Speiseröhre bereits verschlossen. Den Rest seines Lebens konnte er Nahrung nur durch eine operativ hergestellte Fistel in der Magenwand aufnehmen. Das Loch war außen mit einem Stück Magenschleimhaut umgeben. Wenn Tom etwas zu sich nahm, kaute er das Essen und gab es dann direkt durch einen Trichter und die Fistel in den Magen.

Die Doktores Wolf und Wolff wurden 1941 auf ihn aufmerksam,

als Tom, der als Kanalarbeiter tätig war, sie um medizinische Hilfe ersuchte, weil sich die Fistel entzündet hatte. Die Ärzte erkannten auf Anhieb, welch ungewöhnliche Forschungsmöglichkeit ihnen Toms Zustand eröffnete, stellten ihn als Laborassistenten ein und führten in den folgenden sieben Monaten zahlreiche Versuche an ihm durch. Die Ergebnisse veröffentlichten sie 1943 in dem Buch *Human Gastric Function*, einem Meilenstein für die psychosomatische Forschung.

Auf Beaumonts Erkenntnissen aufbauend, beobachteten die Ärzte, dass sich Toms Magenschleimhaut je nach Aktivität farblich stark veränderte – von «einem schwach gelblichen Rot bis zu einem tiefen scharlachroten Ton». Intensive Verdauungsaktivität korrelierte mit dunkleren Rottönen (ein Zeichen für eine stärkere Durchblutung des Magens), während eine geringere Aktivität, auch wenn sie von Angst herbeigeführt wurde, mit blassen Farbtönen einherging (ein Zeichen dafür, dass Blut vom Magen abfloss).

Die Ärzte konnten Korrelationen aufzeichnen, die lange vermutet, aber nie wissenschaftlich bewiesen worden waren. Eines Nachmittags riss ein anderer Arzt auf der Suche nach Unterlagen, die er verlegt hatte, fluchend verschiedene Schubladen im Labor auf. Tom, in dessen Verantwortung es lag, das Labor in Ordnung zu halten, war beunruhigt, weil er um seinen Job fürchtete. Seine Magenschleimhaut wurde umgehend blass, eine Veränderung auf der Farbskala von einer «90-prozentigen Röte» auf 20 Prozent. Die Magensäuresekretion kam fast völlig zum Erliegen. Als der Arzt ein paar Minuten später die fehlenden Unterlagen gefunden hatte, lief die Magensäuresekretion wieder an, und Toms Magenschleimhaut gewann allmählich an Farbe.

Das alles ist im Grunde nicht weiter überraschend. Jeder weiß, dass Angst Magen-Darm-Beschwerden auslösen kann. (Meiner Freundin Anne zufolge ist die wirkungsvollste Diät, die sie je gemacht hat, die Scheidungsstressdiät.) Doch in *Human Gastric Function* wurde diese Beziehung zum ersten Mal präzise, systematisch und detailliert dargestellt. Das Verhältnis zwischen Toms psychischer Befindlichkeit und seinem Verdauungstrakt war alles andere als vage oder diffus; vielmehr spiegelte sein Magen konkret und unmittelbar seine psychische Verfassung wider. Wolf und Wolff kamen zu dem Schluss, dass es eine starke reziproke Korrelation zwischen, wie sie es nannten, «emotionaler Sicherheit» und Magenbeschwerden gebe. Das trifft in meinem Fall ganz sicher zu. Wenn ich Angst habe, tut mir der Magen weh, und der Darm dreht durch. Schmerzt der Magen und drückt der Darm, wächst meine Angst, was dazu führt, dass die Magenschmerzen zunehmen und der Darm weiter durchdreht. Auf so gut wie jeder Reise, die ein wenig weiter von zu Hause wegführt, renne ich daher wie irre von Toilette zu Toilette, bis ich auch die letzte der örtlichen Latrinen von innen besichtigt habe. So fehlen mir zwar eindrückliche Erinnerungen an den Vatikan, das Kolosseum oder das italienische Eisenbahnsystem, dafür sind mir die öffentlichen Toiletten im Vatikan, im Kolosseum und in diversen italienischen Bahnhöfen lebhaft im Gedächtnis. Einmal besuchten wir den Trevi-Brunnen, oder besser gesagt, meine Frau und ihre Familie besuchten den Trevi-Brunnen, während ich in der Toilette einer nahe gelegenen Eisdiele biwakierte, belagert von Italienern, die ungeduldig gegen die Tür hämmerten. Als die Familie am nächsten Tag nach Pompeji fuhr, blieb ich resigniert im Bett, von dem aus ich es nicht weit zur Toilette hatte.

Einige Jahre zuvor war ich nach dem Fall der Berliner Mauer und der Auflösung des Ostblocks nach Polen gereist, wo meine damalige Freundin Ann schon seit sechs Monaten studierte. Ich hatte die Reise mehrmals geplant und (aus Angst) abgesagt, doch die Sorge, dass sich Ann von mir trennen würde, wenn ich sie nicht besuchte, zwang mich dazu, mich dem entsetzlichen Horror eines Transatlantikflugs zu stellen. Fast bis zur Bewusstlosigkeit mit Medikamenten ruhiggestellt, flog ich von Boston nach London und dann weiter nach Warschau. Unter dem Einfluss der Beruhigungstabletten, der Antibrechmittel und des Jetlags stolperte ich durch die ersten eineinhalb Tage, die wir zusammen verbrachten, wie durch dichten Nebel. Als die Wirkung von Dimenhydrinat und Alprazolam nachließ, erwachten meine Gedärme etwa gleichzeitig mit dem Rest von mir zum Leben. Schon bald klapperte ich eine osteuropäische Toilette nach der anderen ab. Das war frustrierend für Ann und quälend für mich, denn viele öffentliche WCs waren damals noch recht primitiv. Oft zahlte man der Toilettenfrau jedes Blatt des groben und rissigen Klopapiers vorab. Irgendwann gab ich auf, und am Ende unserer Reise besichtigte Ann die Sehenswürdigkeiten, während ich in unserem Hotelzimmer ausharrte, wo ich wenigstens nicht im Voraus abschätzen musste, wie viel Klopapier ich brauchte.

Ann reagierte verständlicherweise gereizt. Nachdem wir Franz Kafkas Geburtshaus besucht hatten (der übrigens an einer chronischen Darmerkrankung litt), schlenderten wir in Prag über den Wenzelsplatz. Ich hielt mir meinen schmerzenden Bauch, und Ann konnte ihre Verärgerung nicht länger zurückhalten. «Vielleicht solltest du eine Dissertation über deinen Magen schreiben», kommentierte sie meine Fixierung auf meine Gedärme – eine Fixierung, die ich, wie Sie vielleicht bemerkt haben, bis heute nicht überwunden habe.

Doch wenn der Darm das Leben bestimmt, bleibt einem kaum etwas anderes übrig, als sich damit zu beschäftigen. Nach ein paar unerquicklichen Erfahrungen – wenn, sagen wir, im Flugzeug oder bei einem Date etwas in die Hose geht – richtet man seine ganze Aufmerksamkeit auf diesen Teil des Körpers. Ich verwende viel Mühe und Planung darauf, mich von meinem Darm nicht unterkriegen zu lassen, weil er mir eben gern einen Strich durch die Rechnung macht.

Ein Beispiel: Vor fünfzehn Jahren, als ich für mein erstes Buch recherchierte, verbrachte ich den Sommer bei der Familie Kennedy auf Cape Cod. An einem Wochenende kam der damalige Präsident Bill Clinton, der gerade Urlaub auf Martha's Vineyard machte, im Nantucket Sound vorbei, um mit Ted Kennedy segeln zu gehen. In Hyannis Port, wo die Kennedys ihre Ferienhäuser haben, wimmelte es von Präsidentenberatern und Geheimdienstleuten. Eines Tages hatte ich vor dem Abendessen noch Zeit und beschloss, einen Spaziergang durch die Stadt zu unternehmen.

Wie so häufig beim Reizdarmsyndrom wartete mein verstopftes Rohrsystem genau den Moment ab, in dem ich garantiert keine Toilette in der Nähe hatte, und löste sämtliche Pfropfen. Während ich mit zusammengebissenen Zähnen und triefend vor Schweiß zu dem Haus zurückrannte, in dem ich untergebracht war, überprüfte ich im Vorbeilaufen diverse Büsche und Vorratsschuppen auf ihre Eignung als Notklohäuschen. Die Vorstellung, was passieren würde, wenn mich ein Geheimdienstmitarbeiter im Gebüsch hocken sah, steigerte meine Selbstbeherrschung ins geradezu Übermenschliche.

Kurz vor dem Eingang rief ich mir innerlich den Grundriss des Hauses ins Gedächtnis. *Welche der vielen Toiletten ist am nächsten zur Eingangstür? Komme ich noch bis nach oben in mein Zimmer?* Innerlich betete ich, es möge mir bitte kein streunender Kennedy oder Promi auflauern (Arnold Schwarzenegger, Liza Minnelli und der Marineminister waren an diesem Wochenende zu Besuch).

Zum Glück schaffte ich es unbehelligt ins Haus. Nun überlegte ich fieberhaft: *Schaffe ich es den weiten Weg die Treppe hoch und den Gang entlang in meine Suite? Oder nehme ich schnell das WC in der Eingangshalle?* Als ich von oben Schritte hörte, entschied ich mich aus Furcht vor einem zeitraubenden Smalltalk für letztere Möglichkeit und schlüpfte in die Toilette, die durch einen Vorraum und zwei Türen von der Eingangshalle getrennt war. Ich flitzte durch den Vorraum und stürzte mich aufs Klo.

Meine Erleichterung war grenzenlos, ja beinahe metaphysisch. Doch als ich spülte … geschah etwas. Meine Füße wurden nass. Beim Blick auf den Boden musste ich zu meinem Entsetzen feststellen, dass unten aus der Toilettenschüssel Wasser drang. Da war etwas kaputt. Meine Schuhe, die Hose und die Unterwäsche schwammen im Abwasser. Der Wasserspiegel stieg.

Entsetzt stand ich auf und drehte mich um. Wie sollte ich diese Überflutung nur in den Griff bekommen? Ich entfernte den Keramikdeckel des Spülkastens, nicht ohne das Potpourri mit den Duftblüten zu Boden zu werfen, und hantierte panisch an der Mechanik. Planlos fischte ich im Wasser, senkte diesen Hebel und hob jenen, zog hier und drehte da, um der anschwellenden Flut Herr zu werden.

Irgendwie, sei es von allein oder infolge meiner hektischen Fummelei, kam erst weniger Wasser und dann gar keines mehr. Ich begutachtete den Schaden. Meine Kleider waren pitschnass und verdreckt, ebenso wie der Badvorleger. Ohne weiter nachzudenken, schlüpfte ich aus meiner Hose und den Boxershorts, rollte sie in den nassen Vorleger und stopfte den ganzen Schlamassel in den Mülleimer, den ich in den Schrank unter dem Waschbecken rammte. *Darum muss ich mich später kümmern,* dachte ich.

Genau in diesem unpassenden Augenblick rief die Dinnerglocke die Gäste des Hauses zum Cocktail ins Wohnzimmer.

Und das befand sich auf der anderen Seite der Eingangshalle, genau gegenüber der Toilette.

Wo ich knöcheltief im Abwasser stand.

In dem verzweifelten Versuch, das Wasser zu beseitigen, riss ich sämtliche Handtücher von den Haken, warf sie auf den Boden, wickelte eine ganze Rolle Toilettenpapier auf und wischte, auf Knien rutschend, panisch die Brühe auf. Es war, als wollte ich mit einem Küchenschwamm einen See trockenlegen.

Was ich in diesem Moment verspürte, war genau genommen keine Angst. Vielmehr beherrschte mich das resignierte Gefühl, dass das Spiel aus war – meine Demütigung würde allumfassend und vernichtend sein. Die Hosen waren verdreckt, das Abwassersystem des Anwesens war ruiniert, und ich stand womöglich gleich halb nackt vor Gott weiß wie vielen Promis aus Politik und Film.

In der Ferne hörte ich Stimmen näher kommen. Ich hatte zwei Möglichkeiten. Entweder, ich versteckte mich in der Toilette, wartete, bis die Cocktailparty und das Dinner vorbei waren – unter dem Risiko, dass jemand an die Tür hämmerte und ich ihn wieder verscheuchen musste –, machte in dieser Zeit die Schweinerei sauber und schlich mich, wenn alle ins Bett gegangen waren, in mein Zimmer. Oder ich unternahm einen Ausbruchsversuch.

Ich stopfte die dreckigen Handtücher und das nasse Toilettenpapier in den Schrank und bereitete meine Flucht vor. Das am wenigsten verschmutzte Handtuch (das dennoch verschmiert und durchweicht war) schlang ich mir vorsichtig um die Taille. Dann schlich ich zur Tür, horchte auf Stimmen und Schritte und versuchte, Entfernung und Geschwindigkeit der Gäste abzuschätzen. Da ich wusste, dass mir wenig Zeit blieb, bis sich alle Gäste im Mittelpunkt des Hauses versammelten, schlüpfte ich durch die Toilettentür und den Vorraum, ging mit riesigen Schritten durch die Halle und flitzte die Treppe hoch. Am ersten Absatz nahm ich die Haarnadelkurve und raste die Treppe zum zweiten Stock hinauf – wo ich fast mit John F. Kennedy Jr. und einem weiteren Mann zusammenstieß.

«Hi, Scott», sagte Kennedy.*

«Äh, hi.» Ich zermarterte mir das Gehirn, wie ich plausibel erklären sollte, dass ich zur Cocktailstunde ohne Hosen, schweißgebadet und nur dürftig verhüllt mit einem dreckigen und stinkenden Handtuch durch das Haus rannte. Doch Kennedy und sein Freund schienen nicht weiter erstaunt zu sein – gerade so, als wären mit Exkrementen beschmierte Hausgäste an der Tagesordnung – und spazierten die Treppe hinunter.

Ich hastete durch den Gang zu meinem Zimmer, wo ich ausgiebig duschte und mich ankleidete. Wegen der Angst, der Anstrengung und der Sommerschwüle lief der Schweiß immer weiter, und in Nullkommanichts war mein Blazer durchnässt.

Wenn auf der Cocktailparty an jenem Abend jemand Bilder gemacht hätte, wäre Folgendes zu sehen gewesen: diverse Stars, Politiker und Priester, die sich auf der Veranda mit Blick auf den Atlantik liebenswürdig, gelassen und jovial in Grüppchen unterhalten, während etwas abseits ein verschwitzter junger Autor steht, der unbeholfen und verlegen einen Gin Tonic nach dem anderen hinunterstürzt. Er überlegt, wie wenig er zu dieser illustren Schar passt, denn er ist weder reich noch berühmt, noch begabt, noch besonders gut aussehend, und da er nicht einmal seinen Magen-Darm-Trakt im Griff hat, wäre

---

* Ich hatte ihn erst am Tag zuvor kennengelernt. «Ich bin John Kennedy», hatte er mit ausgestreckter Hand gesagt. *Ich weiß*, hatte ich gedacht, während ich ihm die Hand schüttelte. Es war schon komisch, dass er aus Höflichkeit so tun musste, als würden die Leute seinen Namen nicht kennen. Dabei hätte nur ein Einsiedler oder ein Marsianer nicht gewusst, wer er war, so oft prangte sein Konterfei auf den Zeitschriften an der Supermarktkasse.

er im Stall oder im Kindergarten wohl besser aufgehoben als in einer Abendgesellschaft, zumal wenn sie so glamourös ist wie diese.

Beklommen fragte sich der verschwitzte junge Autor außerdem, was wohl passierte, wenn jemand die Toilette in der Eingangshalle benutzen würde.

Spät in jener Nacht, nachdem alle zu Bett gegangen waren, stahl ich mich, bewaffnet mit einem Müllbeutel, Papiertüchern und einem Reinigungsmittel, die ich aus der Besenkammer entwendet hatte, noch einmal in die Toilette. Ich verdrängte den Gedanken, ob nach mir noch jemand dort gewesen war, und steckte den verdreckten Vorleger, die Handtücher, die Kleider und das Toilettenpapier, die ich im Waschbeckenunterschrank verstaut hatte, in den Müllsack. Dann putzte ich mit den Papiertüchern den Boden und warf auch die in den Müllbeutel.

Vor der Küche, zwischen dem Haupthaus und einem Nebengebäude, stand ein Müllcontainer. Mein Plan war, dort alles zu entsorgen. Natürlich hatte ich schreckliche Angst, dabei erwischt zu werden. Was kann ein Hausgast mitten in der Nacht mit einem großen Müllsack schon im Sinn haben? (Womöglich waren Geheimdienstleute da, die mich erschossen, ehe ich die, wie es für sie aussehen mochte, Bombe oder Leiche im Container versenken konnte.) Aber was hatte ich schon für eine Wahl? Ich schlich hinaus und entsorgte den Sack. Dann kehrte ich in mein Bett zurück.

Von der kaputten Toilette, dem Fehlen des Vorlegers und der Handtücher habe ich nie wieder etwas gehört. Doch den Rest des Wochenendes und auch bei späteren Besuchen im Hause Kennedy meinte ich die angeekelten Blicke der Bediensteten auf mir zu spüren; wahrscheinlich tuschelten sie hinter vorgehaltener Hand: «Das ist der, der das Klo kaputt gemacht und die Handtücher geklaut hat. Der hat ja nicht mal seine Körperfunktionen im Griff.»*

---

* Sosehr mich mein agoraphobischer Magen manchmal quält, erleben andere Menschen noch Schlimmeres. Eine der erschreckendsten Fallstudien, die mir in die Hände fiel, beschrieb einen 45 Jahre alten Mann, der in Kalamazoo, Michigan, im Jahr 2007 in einer psychiatrischen Klinik vorstellig wurde. Er litt schon zwanzig Jahre an akuter Reiseangst, seit er

*Die meisten Menschen mit Darmproblemen sind vom Temperament
her angespannt, sensibel und nervös. Nach außen mögen sie ruhig erscheinen, doch in ihnen brodelt es.*

Walter C. Alvarez, *Nervousness, Indigestion, and Pain* (1943)

Natürlich muss man sich einer offiziell anerkannten Krankheit nicht
schämen. Das Reizdarmsyndrom ist eine verbreitete Magen-Darm-Er-
krankung, die, wie es schon seit der Antike beobachtet wird, häufig
mit affektiven Störungen und Angst einhergeht. Im Jahr 1943 erklärte
der anerkannte Gastroenterologe Walter Alvarez in seinem Buch mit
dem Titel *Nervousness, Indigestion, and Pain* (Nervosität, Magenverstimmung und Schmerz), ein Mensch mit einem nervösen Magen
habe nicht mehr Anlass zur Scham als jemand, der bei einem Kompli-
ment errötet oder bei einem traurigen Theaterstück weint. Nervosität
und Überempfindlichkeit, die solche körperlichen Reaktionen her-
vorriefen, so Alvarez, gingen mit Persönlichkeitsmerkmalen einher,
die «richtig eingesetzt und kontrolliert ... sehr zum Erfolg eines Menschen beitragen» könnten.[*]

auf Reisen bei einer Panikattacke erbrochen und die Kontrolle über seinen Darm verloren
hatte. Seither wurde der Mann, sobald er sich mehr als fünfzehn Kilometer von zu Hause
entfernte, von unkontrollierbarem Brechdurchfall heimgesucht. Die Ärzte kartierten anhand der Symptome den Radius, in dem es ihm noch gut ging. Je weiter er sich von zu
Hause entfernte, desto dramatischer wurden seine Anfälle. Die Magen-Darm-Reaktionen
waren so heftig, dass er mehrmals in die Notaufnahme eingeliefert werden musste, weil er
Blut spuckte. Nachdem die Ärzte ein Magengeschwür und Krebs ausgeschlossen hatten,
wurde er in eine psychiatrische Klinik überwiesen. Wie mir sein Therapeut erzählte, den ich
2008 auf einer Konferenz kennenlernte, wurde er mit einer Kombination aus Expositions-
verfahren und kognitiver Verhaltenstherapie erfolgreich behandelt.

[*] Alvarez zufolge waren am chronischen Magenleiden seiner Patienten besonders häufig
die «Anforderungen des modernen Lebens» schuld: «Der Magenspezialist muss gewissermaßen Psychiater sein», schrieb er. «Viele Stunden in der Woche verbringt er damit, neurotischen Menschen eine vernünftigere Lebensweise nahezubringen.»
Eine junge Frau wurde an Alvarez überwiesen, nachdem sie «eine Woche lang Tag und
Nacht» erbrochen hatte. Als er erfuhr, dass sie kurz zuvor einen Mahnbrief von der Steuer-
behörde erhalten hatte, bestand seine Therapie in der Begleichung ihrer Steuerschuld – es
waren nur 3,85 Dollar. Sie war sofort geheilt. Ein anderer Patient, den Alvarez als «hektischen Vertriebsleiter, Bluthochdrucktyp» beschrieb, kam zu ihm, weil er für sein Leben

Ein nervöser Magen ist schlimm genug – am meisten aber behindert mich, dass mein nervöser Magen mich nervös macht. Das ist das Infernalische an der Emetophobie: Die Magenschmerzen sind oft die schlimmste Quelle der Angst. Jedes Mal, wenn der Magen schmerzt, fürchtet man, sich zu übergeben. Diese Angst verstärkt die Magenschmerzen, die Magenschmerzen steigern die Angst, die wiederum die Magenschmerzen verschlimmern, wodurch die Angst wächst und so weiter – ein Teufelskreis, der sich rasch zur Panik auswächst. Das Leben von Emetophoben kreist überwiegend um ihre Phobie. Einige können wegen ihrer Ängste seit Jahren nicht arbeiten, sind ans Haus gefesselt, ja sie ertragen es nicht einmal, das Wort «erbrechen» oder ähnliche Wörter zu schreiben. (In Internetforen für Emetophobie gilt meist die Regel, dass nur Anfangsbuchstaben mit Sternchenplatzhaltern verwendet werden.)

Bis vor wenigen Jahren tauchte die Emetophobie nur selten in der klinischen Literatur auf. Doch dank des Internets fanden Betroffene, die geglaubt hatten, sie seien mit ihrem Problem allein, plötzlich Leidensgenossen.* Internetforen und Selbsthilfegruppen schossen wie Pilze aus dem Boden. Dass sich zum Teil sehr große Gruppen bildeten (das Forum der International Emetophobia Society hat einer Schätzung zufolge fünfmal so viele Mitglieder wie das größte Forum für

gern pokerte, aber stets verlor: Sobald er eine gute Hand hatte, wurde ihm «schlecht und kalt», und sein Gesicht lief rot an. Bluffen war völlig unmöglich, denn jedes Mal, wenn er ein Full House oder andere gute Karten hatte, musste er den Raum verlassen und sich übergeben. «Der grausamste Streich der Natur», den Alvarez erlebte, war jedoch die Zerstörung des Liebeslebens angstgeplagter Menschen durch ihren nervösen Magen. So behandelte er eine Frau, die immer, wenn ein Mann sie berührte, Magenkrämpfe bekam und die Toilette aufsuchen musste. Eine andere rülpste unkontrolliert, wenn ein Tête-à-Tête intim wurde, und viele weitere ließen in romantischen Momenten einen fahren oder übergaben sich. (In seinen Memoiren berichtete der legendäre Liebhaber Casanova von seinen Eskapaden mit einer Frau, die bei sexueller Erregung große Mengen Wind absonderte.) Alvarez behandelte zudem «zahlreiche Männer, deren erboste Frauen sich hatten scheiden lassen, weil sie, sobald sie sexuell erregt waren, zur Toilette rennen mussten».

* Unter den Prominenten, die sich als Betroffene zu erkennen gegeben haben, sind die Schauspielerin Nicole Kidman, die Musikerin Joan Baez und der *Today*-Moderator Matt Lauer.

Flugangstbetroffene), fiel auch den Angstforschern auf, die diese Phobie seither systematischer untersuchen.

Wie alle Angststörungen geht die Emetophobie mit einer erhöhten physiologischen Aktivierung einher, einem Vermeidungsverhalten, einem, wie Fachleute es nennen, Absicherungs- oder Neutralisierungsverhalten (das heißt, die Betroffenen führen wie ich für den Notfall immer Magen-Darm- und Angstmedikamente mit sich), einer gestörten Aufmerksamkeit (das heißt, wir können uns angesichts eines Phobiereizes, etwa wenn ein Virus im Büro oder in der Familie herumgeht, kaum auf etwas anderes konzentrieren) und meist auch einem gestörten Selbstwertgefühl und Selbstvertrauen. Wir Emetophoben haben oft keine hohe Meinung von uns, weil wir in unseren Augen nicht sonderlich gut mit der Welt zurechtkommen, besonders mit einem so katastrophalen Ereignis wie dem Erbrechen.*

Wie schon erwähnt, ist sowohl für Patienten mit Panikstörung als auch für solche mit Reizdarmsyndrom (sehr häufig sind es *dieselben* Patienten) eine, wie es in der Fachliteratur heißt, «hohe Anfälligkeit für Somatisierung» (also der Hang, emotionale Not in körperliche Symptome zu überführen) charakteristisch sowie eine «kognitive Einseitigkeit in der Differenzierung und Interpretation körperlicher Symptome» (das heißt, sie sind sich auch geringfügiger Veränderungen im Körper intensiv bewusst und neigen dazu, diese Symptome im Sinne eines Katastrophenszenarios zu interpretieren). Doch während die meisten Panikpatienten fürchten, dass ihre körperlichen Angstsymptome einen Herzinfarkt, Ersticken, Wahnsinn oder Tod verheißen, fürchten Emetophoben, dass die Symptome (neben Wahnsinn und Tod) ein baldiges Erbrechen ankündigen. Abgesehen von den seltenen Fällen eines angstinduzierten plötzlichen Herztodes ist es extrem unwahrscheinlich, dass die Ängste eines Panikpatienten wahr werden, wohingegen der Emetophobe durchaus in der Lage ist, über seine Angstsymptome genau das herbeizuführen, was er am meisten fürch-

* Neuesten Forschungen zufolge neigen emetophobe Menschen auch zu einer erhöhten Sensibilität gegenüber den Ansichten anderer.

tet. Und das ist natürlich noch ein Grund mehr dafür, ständig Angst vor ständiger Angst zu haben. Ist es da ein Wunder, dass ich manchmal meine, mein Gehirn löse sich auf?

Psychologen haben mehrere standardisierte Messskalen für Kontrollfreaks entwickelt, beispielsweise Rotter's Locus of Control Scale oder Health Locus of Control Scale. Dass Angst und Depression mit Fragen nicht nur des Selbstwertgefühls, sondern auch der Kontrollüberzeugung verknüpft sind (Angstpatienten meinen oft, ihr Leben nicht gut im Griff zu haben, und fürchten gleichzeitig, die Kontrolle über Körper und Psyche zu verlieren), haben Generationen von Forschern gründlich nachgewiesen. Das scheint bei emetophoben Menschen besonders ausgeprägt zu sein. In einer im *Journal of Clinical Psychology* erschienenen Studie heißt es, die Betroffenen seien offenbar «nicht in der Lage, ihrem unersättlichen Kontrollzwang zu widerstehen».[*]

---

[*] Ich ging einmal mit einer Frau aus, deren Tante jahrzehntelang eine ausgewachsene Bulimie gehabt hatte. Vom Teenageralter an bis Mitte dreißig hatte sie sich nach so gut wie jeder Mahlzeit übergeben. Für mich war das so faszinierend wie unfassbar. *Jemand bringt sich freiwillig und absichtlich zum Erbrechen?* Ich wusste schon in der Junior High über Magersucht und Bulimie Bescheid, da ich im Fernsehen *Afterschool Specials*, also Filme für junge Leute, darüber gesehen hatte, doch bis dahin hatte ich nie jemanden kennengelernt, der sich freiwillig und regelmäßig übergab. Mein ganzes Leben war darauf ausgerichtet, *nicht* zu erbrechen, und die Frau übergab sich dauernd, und zwar *freiwillig!* Natürlich war diese Person psychisch krank, nach dem *DSM* leicht zu diagnostizieren: Bulimia nervosa: «Verzehr einer Nahrungsmenge in einem bestimmten Zeitraum, wobei diese Nahrungsmenge erheblich größer ist als die Menge, die die meisten Menschen in einem vergleichbaren Zeitraum und unter vergleichbaren Bedingungen essen würden, [kombiniert mit der] wiederholten Anwendung von unangemessenen, einer Gewichtszunahme gegensteuernden Maßnahmen, wie z. B. selbstinduziertem Erbrechen.» Aber war ich, derselben Quelle zufolge, nicht auch krank? Spezifische Phobie: «A. Ausgeprägte und anhaltende Angst, die übertrieben oder unbegründet ist und die durch das Vorhandensein oder die Erwartung eines spezifischen Objekts oder einer spezifischen Situation ausgelöst wird. B. Die Konfrontation mit dem phobischen Reiz ruft fast immer eine unmittelbare Angstreaktion hervor, die das Erscheinungsbild einer situationsgebundenen oder situationsbegünstigten Panikattacke annehmen kann.» Schon damals überlegte ich, dass unsere Störungen sich eigentlich gegenseitig aufheben könnten. Wenn ich mich an die Vorstellung gewöhnen könnte, dass manche Leute freiwillig erbrechen, damit es ihnen *besser* geht, würde ich dann möglicherweise akzeptieren, dass Erbrechen keine Katastrophe ist? Und wenn sich Bulimiekranke meine Abneigung, ja mein Grauen vor dem Erbrechen in gewissem Maß zu eigen machen könnten, würde ihnen das nicht bei der Dekonditionierung helfen?

Dr. W. hat mich auf die seiner Ansicht nach offensichtliche Symbolik meiner Emetophobie hingewiesen: Erbrechen steht für Kontrollverlust, aber auch für die Angst, mein Inneres nach außen zu kehren oder zu offenbaren, was in mir ist. Vor allem aber, so Dr. W., steht es für meine Angst vor dem Tod. Das Erbrechen und mein nervös renitenter Magen sind ein augenfälliger Beweis für meine Körperlichkeit – und folglich für meine Sterblichkeit.*
Irgendwann werde ich erbrechen; irgendwann werde ich sterben. Ist es ein Fehler, dass ich aus Angst vor beidem zittere?

*Die Nudel und der Magen sind, meine ich, widerstreitende Kräfte. Was Denken mit dem Verdauen von Rinderbraten zu tun hat, vermag ich nicht zu sagen, aber sie sind verwandte Fähigkeiten.*

Charles Darwin an seine Schwester Caroline (1838)

Ich versuche mich damit zu trösten, dass ich wohl kaum der Einzige bin, bei dem sich Psyche und Magen so leicht von der Angst aus dem Gleichgewicht bringen lassen. Schon Aristoteles erkannte, dass ner-

---

Ein bescheidener Vorschlag: Warum führt man nicht Bulimiker und Emetophobe in einer Wohngemeinschaft zusammen, damit sie sich gegenseitig ein Vorbild für den Weg aus ihrer jeweiligen Krankheit sein können? Die Emetophoben lernen, wenn sie den Bulimikern beim selbst gewählten Erbrechen zusehen, dass es keine große Sache ist, wenn man sich übergibt. Und die Bulimiker könnten sich über das Entsetzen und den Ekel der Emetophoben das Erbrechen abgewöhnen.
Und überhaupt: Fürchten wir uns nicht alle, Bulimiker und Emetophoben gleichermaßen, vor derselben Sache: Kontrollverlust? Bulimiker ängstigen sich nicht so sehr vor dem Dicksein, sondern vielmehr vor dem Gefühl, sich nicht im Griff zu haben, einem Gefühl, dass sie perverserweise bekämpfen, indem sie sich entleeren. Sie geben sich der Völlerei hin, und da sie den eigenen Appetit nicht unter Kontrolle hatten, versuchen sie ihren Körper durch Erbrechen in den Griff zu bekommen. Doch da sie gefangen sind in diesem Teufelskreis aus Vollstopfen und Entleeren, haben sie ihn eben doch nicht im Griff.

* «Eine todsichere Heilung für … jede wunderliche oder philosophische Haltung zum eigenen Körper … ist das Erbrechen», so der britische Arzt und Philosoph Raymond Tallis. «Der Körper hat uns vollkommen im Griff. … Das Erbrechen hat etwas Grauenhaftes: Es ruft uns unmissverständlich in Erinnerung, dass wir in einem Organismus stecken, der seine eigenen Ziele verfolgt.»

113

vöse Verdauungsstörungen und intellektuelle Leistungen oft Hand in Hand gehen. Sigmund Freuds Reise in die Vereinigten Staaten im Jahr 1909, um dort die Psychoanalyse zu etablieren, wurde von seinem nervösen Magen und Diarrhö begleitet (wie er später häufig beklagte). In ihren Briefen geben William und Henry James, beide Neurotiker erster Güte, einander alle möglichen Tipps zu Heilmitteln gegen ihre Magenprobleme.

Doch was kräftezehrende nervöse Magenbeschwerden angeht, so reicht nichts an die Leiden des armen Charles Darwin heran, der Jahrzehnte seines Lebens von Magen-Darm-Problemen geplagt wurde. Im Jahr 1865 schrieb er einen verzweifelten Brief an einen Arzt namens John Chapman, in dem er die gesamte Palette an Symptomen auflistete, die ihn seit fast dreißig Jahren quälten:

> Alter: 56–57 – Seit 25 Jahren extreme krampfartige Blähungen bei Tag und bei Nacht: gelegentliches Erbrechen, zweimal schon über Monate hinweg. Erbrechen, dem ein Zittern, hysterisches Weinen [,] das Gefühl zu sterben oder in Ohnmacht zu fallen vorausging. & reichlich sehr blasser Urin. Nun Erbrechen und Blähungen, denen jedes Mal ein Klingeln in den Ohren, ein leichtes Hochgefühl und Visionen vorausgingen.... Nervosität, wenn E [mma Darwin, seine Frau] mich verlässt.

Selbst diese Liste ist noch unvollständig. Auf Drängen eines anderen Arztes hatte Darwin vom 1. Juli 1849 bis zum 16. Januar 1855 ein «Gesundheitstagebuch» geführt, das zig Seiten umfasste und Beschwerden wie chronische Erschöpfung, starke Magenschmerzen und Blähungen, häufiges Erbrechen, Schwindel («schwimmender Kopf», wie Darwin es beschrieb), Zittern, Schlaflosigkeit, Hautausschläge, Ekzeme, Beulen, Palpitationen und Melancholie aufzählte.

Darwin war verzweifelt, weil es Dutzenden von Ärzten, angefangen mit seinem eigenen Vater, nicht gelungen war, ihn zu heilen. Als er an Dr. Chapman schrieb, war er schon drei Jahrzehnte wegen allgemeinen Siechtums mehr oder weniger dauerhaft ans Haus gefesselt –

und hatte trotzdem mit geradezu heldenhaftem Einsatz sein Werk *Über die Entstehung der Arten* verfasst. Aus seinen Tagebüchern und Briefen geht hervor, dass er ab dem Alter von 28 Jahren ein volles Drittel des Tages entweder erbrach oder im Bett lag.

Chapman hatte viele bekannte Intellektuelle der viktorianischen Zeit behandelt, die vor Angst zeitweise wie «gerädert» waren. Er war spezialisiert auf, wie er es formulierte, nervöse Neurotiker, «deren Geist hochkultiviert und entwickelt ist und häufig von subtilen psychischen Einflüssen verwirrt, beeinflusst und beherrscht wird, deren Intensität und Bedeutung für die körperliche Krankheit schwer zu fassen sind». Für so gut wie jede Erkrankung nervösen Ursprungs verschrieb Chapman eine Eisanwendung für die Wirbelsäule.

Chapman besuchte Darwin Ende Mai 1865 in seinem Landhaus und packte ihn in den folgenden Monaten mehrere Stunden am Tag in Eis. Wichtige Teile seines Buchs *Das Variieren der Tiere und Pflanzen im Zustande der Domestikation* verfasste der Naturforscher mit Eisbeuteln an der Wirbelsäule.

Die Behandlung zeigte keine Wirkung. Das «unablässige Erbrechen» nahm kein Ende. Obwohl Darwin und seine Familie Chapmans Gesellschaft schätzte («Wir mochten Dr. Chapman sehr, und so tat es uns um seiner willen so leid wie um unserer», schrieb Darwins Frau Emma), brach er im Juli die Behandlung ab und schickte den Arzt zurück nach London.

Chapman war nicht der erste Arzt, der Darwin nicht heilen konnte, und auch nicht der letzte. Wer Darwins Tagebücher und Korrespondenz liest, kann kaum fassen, wie dauerhaft geschwächt er nach seiner Rückkehr von der berühmten Reise auf der *Beagle* im Jahr 1836 war. Die medizinische Debatte darüber, was genau Darwin fehlte, tobt seit 150 Jahren. Die Liste von Diagnosen, die in seiner Lebenszeit und nach seinem Tod gestellt wurden, ist lang: Amöbeninfektion, Blinddarmentzündung, Zweifingerdarmgeschwür, Magengeschwür, Migräne, chronische Gallenblasenentzündung, «schwelende Hepatitis», Malaria, Verdauungsstörungen, Arsenvergiftung, Porphyrie, Schlafkrankheit, «diabetogener Hyperinsulismus», Gicht, «unterdrückte Gicht»*, chronische Brucellose (kommt endemisch in Argentinien vor, wo Darwin mit der *Beagle* gewesen war), die Chagas-Krankheit (möglicherweise übertragen durch einen Wanzenbiss), Taubenallergie, Komplikationen infolge einer verschleppten Seekrankheit auf der *Beagle* sowie «eine Lichtbrechungsanomalie des Auges».

Kürzlich erst habe ich einen Aufsatz mit dem Titel «Darwin's Illness Revealed» (Die Wahrheit über Darwins Krankheit) gelesen, der 2005 in einer britischen Fachzeitschrift erschien und Darwins Leiden einer Laktoseintoleranz zuschreibt.**

Doch eine sorgfältige Betrachtung von Darwins Leben lässt vermuten, dass der entscheidende Faktor für jeden seiner akuten Krankheitsschübe Angst war. Dem Psychiater und Historiker Ralph Colp zufolge, der in den 1970er Jahren alle verfügbaren Tagebücher, Briefe und medizinischen Berichte Darwins durchkämmte, korrelieren die schlimmsten Krankheitsperioden mit Stress, bedingt entweder durch die Arbeit an der Evolutionstheorie oder durch familiäre Angelegenheiten. (Gedanken an die bevorstehende Hochzeit bescherten ihm «schlimme Kopfschmerzen, die zwei Tage und zwei Nächte andauerten, sodass ich schon zweifelte, ob sie die Hochzeit überhaupt zulassen würden».) In ihrem Aufsatz «Charles Darwin and Panic Disorder», der 1997 in *The Journal of the American Medical Association* erschien, legen zwei Ärzte dar, dass Darwins eigene Aussagen über seine Krankheit der *DSM-IV*-Diagnose für Panikstörung mit Agoraphobie entsprechen, da er neun der dreizehn Symptome beschrieb. (Für eine Diagnose sind nur vier Symptome notwendig.)***

---

* «Was zum Teufel ist diese ‹unterdrückte Gicht›, als die die Ärzte jede Krankheit titulieren, die sie nicht benennen können?», schrieb Darwins Freund Joseph Hooker, als er ihm diese Diagnose mitteilte. «Wenn sie *unterdrückt* ist, woher wissen sie dann, dass es Gicht ist? Wenn es sicher Gicht ist, warum zum Teufel bezeichnen sie sie dann als *unterdrückt*?»

** Die Autoren, zwei walisische Biochemiker, nahmen sich Darwins Tagebücher und sein Gesundheitstagebuch vor und stellten Entsprechungen zwischen seiner Ernährung und den Krankheitsschüben fest.

*** Im Jahr 1918 vertrat der amerikanische Psychoanalytiker Edward J. Kempf in der *Psychoanalytic Review* die Ansicht, das Zittern und die Ekzeme an den Händen, die Darwin quälten, seien Ausdruck «neurotischer Hände». Dies führe, so Kempfs Schlussfolgerung, «zu der

Die Reise auf der *Beagle*, die vier Jahre und neun Monate dauerte, war ein Schlüsselerlebnis, die Grundlage, auf der Darwin seine wissenschaftliche Arbeit entwickelte.* Doch die Monate, die er vor dem Auslaufen der *Beagle* im Hafen verbrachte, waren, wie er im Alter schrieb, «die elendsten, die ich je erlebt habe» – und das muss schon etwas heißen angesichts der schrecklichen körperlichen Leiden, denen er später ausgesetzt war.

«Bei dem Gedanken, meine gesamte Familie und all meine Freunde für so lange Zeit zu verlassen, verfiel ich in eine sehr gedrückte Stimmung, und das Wetter schien mir ganz unaussprechlich trübe. Ich wurde auch durch Herzklopfen und Schmerzen in der Herzgegend beunruhigt und war, wie so viele unwissende junge Leute, besonders wie einer mit oberflächlichen medizinischen Kenntnissen, überzeugt, dass ich einen Herzfehler hätte.» Außerdem litt er unter Mattheit und einem Kribbeln in den Fingern. All diese Symptome deuten auf Angst hin, insbesondere Hyperventilation, die mit einer Panikstörung einhergeht.

Darwin zwang sich, seine Niedergeschlagenheit zu überwinden und auf die Reise zu gehen, und obwohl er sowohl unter Klaustrophobie (die ihn in «anhaltende Furcht» versetzte) als auch unter schwerer Seekrankheit litt, war er auf der Reise weitgehend gesund und konnte die Belege sammeln, auf denen er später sein Lebenswerk aufbaute. Doch nachdem die *Beagle* am 2. Oktober 1836 im englischen Falmouth vor Anker gegangen war, verließ Darwin England nie wieder.

starken Vermutung einer autoerotischen Problematik, die nicht vollständig bewältigt worden war». Nicht ganz so abwegige psychologische Erklärungen, die seither vorgebracht wurden, sind Hypochondrie, Depression, verdrängte Schuldgefühle wegen der Abneigung gegen seinen Vater, «eine schwere Angstneurose in einem zwanghaften Charakter, die mit Sicherheit durch sein Genie verstärkt wurde», sowie ein «Verlustsyndrom» nach dem Tod seiner Mutter in sehr jungen Jahren. (Kreationisten stürzen sich mit großem Eifer auf diese Diagnosen, und in einem pseudowissenschaftlichen Aufsatz stolperte ich über die Aussage, Hinweise auf eine psychische Erkrankung deuteten darauf hin, dass Darwin «psychotisch» und seine Evolutionstheorie daher ein Produkt seines Wahns sei.)

* Darwins Erforschung der verschiedenen Finkenarten auf den Galápagosinseln brachte ihn zu der Erkenntnis, dass die Arten nicht für alle Zeiten unverändert sind, sondern sich im Lauf der Zeit verändern; diese Entwicklung bezeichnete er später als Evolution.

Nach der fast fünfjährigen Reise rund um die Welt steckte er nun seinen Aktionsradius eng ab. «Mir graut davor, irgendwo hinzugehen, weil mein Magen so unter der Aufregung leidet», erzählte er seinem Vetter.

Es ist schon bemerkenswert, dass *Die Entstehung der Arten* überhaupt geschrieben wurde. Schon bald nach seiner Hochzeit begann Darwin mit der Arbeit, erlebte aber sogleich die erste von zahlreichen Episoden «periodischen Erbrechens», in denen er sich viele Male am Tag übergeben musste und wochenlang ans Bett gefesselt war – in mehreren Fällen auch jahrelang. Jede Aufregung, jede Begegnung mit Menschen versetzte ihn in große körperliche Unruhe. Nach Festlichkeiten oder Arbeitsgesprächen packte ihn die Angst, die sich in «heftigem Schüttelfrost und Anfällen von Erbrechen» äußerte. («Ich bin daher viele Jahre gezwungen gewesen, alle Mittagsgesellschaften aufzugeben», schrieb er.) Vor dem Fenster seines Arbeitszimmers brachte er einen Spiegel an, damit er ankommende Gäste schon in der Auffahrt sehen konnte und Zeit hatte, sich auf sie einzustellen oder sich zu verkriechen.

Neben Dr. Chapmans Eisbehandlung probierte Darwin die Hydrotherapie des berühmten Dr. James Gully aus (der etwa um diese Zeit auch Alfred Tennyson, Thomas Carlyle und Charles Dickens behandelte) sowie Sport, eine zuckerfreie Ernährung, Weinbrand und «Indian Ale», alle möglichen chemischen Gebräue, Metallplatten, die ihm zur «Galvanisierung» der Organe an den Körper gebunden wurden, «elektrische Ketten» (aus Messing- und Zinkdrähten) zur Elektrifizierung und schließlich das Beträufeln der Haut mit Essig. Dass einige dieser Heilmethoden sogar eine Zeit lang halfen, mag an der Placebowirkung, der Ablenkung oder einer tatsächlichen Wirksamkeit gelegen haben, doch immer kehrte die Krankheit zurück. Eine Tagestour nach London, jede noch so geringfügige Störung seiner wohlgeordneten Routine lösten eine «sehr schlimme Form des Erbrechens» aus, das ihn für Tage oder Wochen ans Bett fesselte. Seine Arbeit, insbesondere an der *Entstehung der Arten* – «mein grässlicher Band», wie Darwin das Werk nannte –, streckte ihn bisweilen monatelang nieder. «Mir ging es schlecht, denn wegen der verfluchten Fahnen musste ich zwei Tage schlimm brechen», schrieb er einem Freund Anfang 1859, als er die Korrekturen des Druckers durchsah. In seinem Arbeitszimmer ließ er hinter einem Vorhang ein spezielles Klosett montieren, in das er erbrechen konnte. Am 1. Oktober 1859 beendete er die Fahnendurchsicht, die immer wieder von Brechanfällen unterbrochen worden war. In den vorangegangenen fünfzehn Monaten hatte er so gut wie nie mehr als zwanzig Minuten am Stück ohne Bauchschmerzen arbeiten können.

Als *Die Entstehung der Arten* nach fast zwanzigjähriger Arbeit im November 1859 endlich veröffentlicht wurde, lag Darwin in einem Heilbad in Yorkshire im Bett, der Magen wie immer in großem Aufruhr, die Haut entzündet. «Mir ging es in letzter Zeit sehr schlecht», schrieb er. «Hatte eine furchtbare ‹Krise› – ein Bein aufgebläht wie bei einer Elephantiasis – die Augen fast zugeschwollen – überzogen mit einem Ausschlag und juckenden Eiterbeulen ... es war wie in der Hölle.»*

Auch nach der Veröffentlichung des Buches besserte sich Darwins Gesundheitszustand nicht. «Wahrscheinlich werde ich noch bis ins Grab hinein grummeln und grollen über meine täglichen, fast stündlichen Beschwerden», schrieb er 1860. Die Vertreter der These, nach der Darwin an einer durch Keime verursachten Krankheit oder einer Strukturerkrankung litt, verweisen auf die Schwere und Dauer seiner Symptome. («Ich muss dir mitteilen, wie krank Charles ist», schrieb seine Frau im Mai 1864 einem Freund der Familie. «Er erbricht seit sechs Monaten fast täglich.») Doch dagegen spricht, dass Darwin, sobald er aufhörte zu arbeiten und stattdessen in den schottischen Highlands oder in Nordwales Ausritte und Spaziergänge unternahm, seine Gesundheit immer wiedererlangte.

---

* Der britische Psychoanalytiker John Bowlby merkte in seiner Biografie Darwins in den 1980er Jahren an, die Hautausschläge und Beulen quälten nach Ansicht von Dermatologen oft Menschen, die «ihre Gefühle zu unterdrücken versuchen und zu einem niedrigen Selbstwertgefühl und Überarbeitung neigen». Wie andere Biografen beobachtete Bowlby zudem, dass jeder Stress und schon die geringste Aufregung bei Darwin körperliche Symptome herbeiführte.

*Charles neigt allzu sehr zur Angst, wie du weißt.*

Emma Darwin an eine Freundin (1851)

Vielleicht verstehen Sie, warum ich mich hier so ausführlich mit Darwins Magen beschäftige. Es ist ebenso passend wie paradox, dass der Mann, der die moderne Angstforschung erst in Gang brachte – und die Angst als Emotion mit konkreten physiologischen Auswirkungen, insbesondere auf den Magen-Darm-Trakt, beschrieb –, selbst so elend unter seinem nervösen Magen litt.

Dazu kommt Darwins übermäßige Abhängigkeit von seiner Frau Emma. «Ohne dich fühle ich mich, wenn ich krank bin, völlig verlassen», schrieb er ihr einmal. «O Mammy, ich sehne mich danach, bei dir & von dir beschützt zu sein, denn dann fühle ich mich sicher», schrieb er ein andermal.

*Mammy?* Kein Wunder, dass manche Freudianer später behaupteten, Darwin habe ein Abhängigkeitsproblem gehabt, ebenso wie einen Ödipuskomplex. An dieser Stelle sollte ich wohl erwähnen, dass Dr. W. aufgrund meiner starken Abhängigkeit von meiner Frau und davor von meinen Eltern bei mir eine dependente Persönlichkeitsstörung diagnostiziert hat, laut *DSM-V* eine übermäßige psychische Abhängigkeit von anderen Personen (meist einem geliebten Menschen oder einem Betreuer), gepaart mit der Überzeugung, inkompetent und hilflos zu sein und daher nicht allein zurechtzukommen.

Und natürlich dürfen wir nicht vergessen, dass Darwin über Jahrzehnte erbrach. Auf einen Emetophoben wie mich übt das eine morbide Faszination aus. Seine Angst ließ ihn erbrechen, doch das Erbrechen erzeugte keine zusätzliche Angst (so scheint es jedenfalls). Und trotz der vielen Jahre, in denen er sich übergeben musste, erreichte Darwin ein für die damalige Zeit hohes Alter von 73 Jahren. Sollte ich aus seinen Leistungen, die er ungeachtet seines lähmenden Magen-Darm-Leidens erbrachte, ableiten können, dass ich, wenn ich nur einmal oder fünfmal oder gar fünfmal an einem Tag erbrechen würde –

oder wie Darwin jahrelang fünfmal am Tag –, das nicht nur überleben, sondern dabei sogar produktiv sein könnte? Wenn Sie keine Emetophobie haben, kommt Ihnen diese Frage wahrscheinlich recht sonderbar vor und beweist einmal mehr die irrationale Zwanghaftigkeit meiner psychischen Krankheit. Doch wenn Sie Emetophobie *haben*, dann wissen Sie genau, was ich meine.

# Kapitel 4
## Leistungsangst

*Die Furcht löst im Menschen viele beklagenswerte Reaktionen aus, wie Erröten und Erblassen, Zittern und Schweißausbrüche. Ihren Opfern wird abwechselnd heiß und kalt, ihr Herz klopft im Halse, oder sie werden ohnmächtig. Oft überfällt sie Menschen, die etwa bei einer Volksversammlung auftreten und eine Rede halten sollen oder die vor bedeutende Persönlichkeiten zitiert worden sind, und selbst Cicero gestand ein, dass er vor Redebeginn immer noch ins Zittern gerate, was übrigens auch für den großen griechischen Redner Demosthenes galt.*

Robert Burton, *Anatomie der Melancholie* (1621)

*Denn je tüchtiger einer im Reden ist, umso mehr befürchtet er die Schwierigkeit des Redens.*

Cicero, *Vom Redner* (1. Jahrhundert v. Chr.)

Für öffentliche Auftritte habe ich mittlerweile einen festen Plan entwickelt, damit mir wochenlanges Elend im Vorfeld erspart bleibt.

Sagen wir, ich halte bei Ihnen auf einer öffentlichen Veranstaltung eine Rede. Folgende Vorbereitungen habe ich getroffen: Vor etwa vier Stunden habe ich meine erste Tablette mit einem halben Milligramm Alprazolam eingenommen. (Wenn ich zu lange mit der Einnahme warte, überdreht mein Sympathikus dermaßen, dass sich das mit Medikamenten nicht mehr rückgängig machen lässt; das weiß ich aus Erfahrung.) Dann, vor etwa einer Stunde, habe ich noch einmal ein halbes Milligramm Alprazolam genommen, eventuell auch zwanzig

Milligramm Propranolol. (Das eine Milligramm Alprazolam schwächt gemeinsam mit dem Propranolol, einem Betablocker und Blutdrucksenker, die Reaktion des vegetativen Nervensystems ab, damit die körperlichen Reaktionen auf den Angstreiz des Auftritts – Schwitzen, Zittern, Übelkeit, Rülpsen, Magenkrämpfe und ein Zusammenziehen von Kehle und Brust – nicht zu stark werden.) Vermutlich habe ich die Pillen mit einem Schuss Scotch oder, das ist wahrscheinlicher, Wodka hinuntergespült. Da auch zwei Alprazolam und das Propranolol nicht völlig verhindern können, dass meine Gedanken rasen und Brust und Kehle eng werden, fällt mir das Sprechen trotzdem schwer. Den Alkohol brauche ich, um ein wenig herunterzukommen und die körperlichen Reaktionen, die von den Medikamenten noch nicht ausreichend eingedämmt wurden, zu beruhigen. Wahrscheinlich habe ich vor einer Viertel- oder halben Stunde sogar einen zweiten Drink zu mir genommen – auch wenn es heller Vormittag ist –, sofern ich es geschafft habe, mich davonzuschleichen, um noch einen zu kippen. Je nachdem, wie sehr mich ein Publikum schon im Voraus einschüchtert, kann dieser zweite Drink auch ein doppelter oder dreifacher sein. Wenn ich dann auf das Podium gehe, habe ich normalerweise Alprazolam in der einen Sakkotasche (falls ich das Gefühl habe, in letzter Minute noch eine einwerfen zu müssen) und ein oder zwei Flachmänner mit Wodka in der anderen. Auf dem Weg zum Podium nehme ich oft noch einen diskreten allerletzten Schluck, denn obwohl ich die Angst, die mich zur Flasche greifen lässt, noch verspüre, haben der Alkohol und die Benzodiazepine, die ich bereits intus habe, meine Hemmungen abgebaut und mein Urteilsvermögen geschmälert. Wenn es mir gelungen ist, die richtige Kombination aus Timing und Dosierung zu erwischen, um die Übererregbarkeit durch die Angst mit der kognitiv und psychomotorisch beruhigenden Wirkung der Medikamente und des Alkohols auszubalancieren, dann geht es mir hier oben wahrscheinlich sogar recht gut. Ich bin nervös, aber nicht todunglücklich, ein wenig benommen, aber durchaus in der Lage, klar zu reden; die angststeigernde Wirkung der Situation (ich vor vielen Menschen) wird von der angstmindernden Wirkung dessen, was ich eingenommen habe, ausgeglichen.* Wenn ich allerdings über das Ziel hinausgeschossen bin – zu viel Alprazolam oder zu viel Alkohol –, wirke ich überdreht, nuschle oder bin auch anderweitig beeinträchtigt. Und wenn ich nicht genug eingenommen habe? Dann geht es mir ziemlich elend: Ich schwitze, spreche mit schwacher zittriger Stimme und kollabiere irgendwann, oder ich bin – und das ist wahrscheinlicher – schon längst vom Podium geflüchtet.

Ich weiß. Mein Umgang mit der Angst vor öffentlichen Auftritten ist nicht gesund. Meine Methode lässt ein Alkoholproblem vermuten und ist gefährlich. Aber sie funktioniert. Nur unter fast vollständiger Betäubung durch Benzodiazepine und Alkohol kann ich einigermaßen selbstbewusst und frei von größeren Qualen in der Öffentlichkeit reden. Wenn ich weiß, dass ich mein Alprazolam und meinen Schnaps dabeihabe, komme ich mit einer moderaten Angst wenige Tage vor einer Rede davon, statt schon Monate vorher von einem schlafraubenden und panischen Entsetzen wie gelähmt zu sein.

Auftrittsangst wird schon seit jeher mit bisweilen gefährlicher Selbstmedikation vertrieben. William Gladstone, langjähriger britischer Premierminister, trank bereits im Alter von dreißig Jahren vor einer Rede im Parlament seinen Kaffee mit Laudanum, in Alkohol gelöstem Opium. (Einmal nahm er versehentlich eine Überdosis, von der er sich in einem Sanatorium erholen musste.) William Wilberforce, der berühmte britische Politiker, der sich im 18. Jahrhundert gegen die Sklaverei einsetzte, nahm vor sämtlichen Reden im Parlament Opium als «Beruhigung für die Nerven». «Ich schulde ihm meinen Erfolg als öffentlicher Redner», sagte er zu seinem Opiumkonsum.**
Laurence Olivier, der stets fürchtete, von seinem Lampenfieber zu

---

* Alkohol und Benzodiazepine verlangsamen die neuronalen Impulse in der Amygdala, erhöhen die Übertragung von Dopamin und γ-Aminobuttersäure, steigern die Ausschüttung von Beta-Endorphinen im Hypothalamus und senken die Übertragung von Acetylcholin.

** Wilberforce verdankte dem Opium noch viel mehr, unter anderem eine schreckliche Depression und eine Vielzahl körperlicher Leiden. Nachdem ihm die Droge zunächst gegen seine Darmprobleme verschrieben worden war, wurde er abhängig und nahm sie fünfundvierzig Jahre lang täglich.

einem «unerklärlichen und skandalös plötzlichen Rückzug» von der Bühne gezwungen zu werden, vertraute seine Not Jahre später der Schauspielerin Dame Sybil Thorndike und ihrem Mann an. «Nimm Medikamente, Liebling», riet ihm Thorndike. «Wir tun es auch.»

Es ist tröstlich, dass auch Gladstone, Olivier und andere erfolgreiche Menschen unter Lampenfieber litten. Demosthenes, ein griechischer Politiker, der berühmt war für seine Redekunst, wurde schon früh wegen seiner furchtsamen und stotternden Darbietung verspottet. Cicero, der große römische Staatsmann und Philosoph, erstarrte einmal während eines wichtigen Prozesses auf dem Forum und lief eilig von der Bühne. « Ich […] mache auch an mir selbst sehr oft die Erfahrung, dass ich im Anfange der Rede erblasse und in meinem ganzen Innern und an allen Gliedern erzittere», schrieb er. Moses soll, so diverse Interpretationen der Worte in 2. Mose, 4,10, Angst vor öffentlichen Reden gehabt oder gestottert haben. Das überwand er und wurde zur Stimme seines Volkes.

Wie es scheint, findet man in jeder historischen Epoche berühmte und begnadete Menschen, denen es gelang – oder auch nicht –, ihre lähmende Angst vor öffentlichen Reden zu überwinden. An dem Morgen, ehe William Cowper, der britische Dichter des 18. Jahrhunderts, vor dem Oberhaus auftreten und seine Eignung für einen Regierungsposten darlegen sollte, versuchte er sich zu erhängen, denn er wollte lieber sterben, als einen öffentlichen Auftritt zu ertragen. (Der Selbstmordversuch scheiterte, und der Termin wurde verschoben.) «Nur Menschen, für die … eine öffentliche Vernehmung zu egal welchem Anlass tödliches Gift ist, können sich ein Bild vom Schrecken meiner Lage machen», schrieb Cowper.

Im Jahr 1889 hatte ein junger indischer Rechtsanwalt anlässlich seines ersten Falls eine Blockade und flüchtete in seiner Schmach aus dem Gerichtssaal. «In meinem Kopf drehte sich alles, und ich hatte das Gefühl, der Saal drehe sich ebenfalls», schrieb der Anwalt später, nachdem er unter dem Namen Mahatma Gandhi berühmt geworden war. «Mir fiel keine einzige Frage ein, die ich hätte stellen können.» Ein andermal erhob sich Gandhi, um vor einer kleinen Versammlung der örtlichen vegetarischen Gesellschaft eine vorbereitete Ansprache zu verlesen, musste aber feststellen, dass er kein Wort herausbrachte. «Mein Blick trübte sich, und ich zitterte, obwohl doch die Rede nicht einmal eine Seite lang war», erinnerte er sich. Die, wie er es nannte, «furchtbaren Strapazen öffentlicher Reden» machten es ihm jahrelang unmöglich, auch nur auf einer Abendgesellschaft unter Freunden das Wort zu ergreifen, und verhinderten beinahe, dass er sich zu der Führungsgestalt entwickelte, die er später war. Auch Thomas Jeffersons juristische Laufbahn wurde von einer Angst vor öffentlichen Reden unterbrochen. Einem seiner Biografen zufolge blieb ihm das Wort «in der Kehle stecken», sobald er laut zu deklamieren versuchte. Bei den Beratungen des Zweiten Kontinentalkongresses ergriff er kein einziges Mal das Wort, und in den Jahren als Präsident hielt er überhaupt nur zwei öffentliche Reden, nämlich jeweils zum Amtsantritt. Psychiater der Duke-Universität stellten dem Politiker nach eingehendem Studium aller Jefferson-Biografien im *Journal of Nervous and Mental Disease* die posthume Diagnose einer sozialen Phobie.

Der Romancier Henry James brach nach einer peinlichen Vorstellung in einem Übungsgerichtsverfahren das Jurastudium ab; er habe, so James, vor Angst geschlottert und kein Wort herausgebracht. Danach mied er öffentliche Auftritte, obwohl er für seinen geistreichen und schlagfertigen Witz auf Abendgesellschaften bekannt war. Vladimir Horowitz, der vielleicht begnadetste Konzertpianist des 20. Jahrhunderts, entwickelte ein so schlimmes Lampenfieber, dass er sich fünfzehn Jahre lang weigerte, öffentlich aufzutreten. Als er schließlich auf die Bühne zurückkehrte, tat er es nur unter der Bedingung, dass er jederzeit freien Blick auf seinen Arzt hatte, der in der ersten Reihe des Publikums saß.

Barbra Streisand entwickelte auf dem Höhepunkt ihrer Karriere eine lähmende Bühnenangst. Siebenundzwanzig Jahre lang weigerte sie sich, gegen Geld aufzutreten, und zeigte sich live nur auf Wohltätigkeitsveranstaltungen, weil sie dort weniger Druck verspürte. Carly

Simon kehrte der Bühne sieben Jahre lang den Rücken, nachdem sie 1981 in Pittsburgh vor 10 000 Menschen einen Nervenzusammenbruch erlitten hatte. Als sie später wieder auftrat, stieß sie sich, ehe sie auf die Bühne ging, manchmal Nadeln in die Haut oder ließ sich von Bandmitgliedern ohrfeigen, um sich von ihrer Angst abzulenken. Der Sänger Donny Osmond absolvierte wegen seiner Panikattacken einige Jahre lang keine Auftritte. (Heute ist er Sprecher der Amerikanischen Gesellschaft für Angst und Depression.) Der Comedian Jay Mohr erzählt, dass er einmal verzweifelt versuchte, während eines Auftrittes in *Saturday Night Live* eine Clonazepam-Tablette zu schlucken (ein Benzodiazepin), um eine, wie er fürchtete, für seine Karriere tödliche Panikattacke abzuwenden. (Gerettet wurde Mohr bei dieser Gelegenheit nicht etwa vom Medikament, sondern von seinem Sketchpartner Chris Farley, der mit seiner enormen Komik von ihm ablenkte.) Vor ein paar Jahren kündigte auch Hugh Grant einen Teilrückzug aus der Schauspielerei an, weil er Panikattacken bekam, sobald die Kameras liefen. Einen Film überlebte er nur, indem er sich mit dem Benzodiazepin «Lorazepam vollstopfte». «Ich hatte eine Panikattacke nach der anderen», sagte er. «Es war schrecklich. Ich erstarre wie ein Kaninchen. Kann nicht sprechen, kann nicht denken, schwitze wie ein Schwein. Wenn ich nach so einem Arbeitstag nach Hause kam, schwor ich mir: ‹Keine Schauspielerei mehr. Schluss mit den Filmen.›» Ricky Williams, der 1998 die Heisman Trophy als bester College-Footballspieler erhielt, zog sich wegen seiner Angst mehrere Jahre lang aus der National Football League zurück; Begegnungen mit anderen machten ihn so nervös, dass er Interviews nur mit dem Footballhelm auf dem Kopf geben konnte.

Die österreichische Schriftstellerin Elfriede Jelinek, die 2004 mit dem Nobelpreis für Literatur ausgezeichnet wurde, konnte den Preis nicht persönlich entgegennehmen, weil ihre ausgeprägte soziale Phobie es ihr unmöglich machte, sich in der Öffentlichkeit zu zeigen.

Cicero, Demosthenes, Gladstone, Olivier, Streisand, Wilberforce, Ärzte, Wissenschaftler, Politiker, Oscar-, Heisman-Trophy-, Nobelpreisträger, Gandhi, Jefferson, Moses. Müsste es mich nicht trösten, dass so viele Menschen, die bedeutender sind als ich, zeitweise vor ihrem Lampenfieber kapitulierten? Und müsste es für mich nicht Hoffnung und Inspiration sein, dass sie trotzdem durchhielten und in einigen Fällen ihre Angst sogar überwanden?

*[Warum sollte] der Gedanke, dass andere etwas von uns denken, unseren kapillaren Kreislauf affizieren [...]?*

Charles Darwin, *Der Ausdruck der Gemütsbewegungen bei dem Menschen und den Tieren* (1872)

*Die Symptome der Leistungsangst nehmen manchmal die Form eines grauenhaften Witzes an, der nur darauf zugeschnitten zu sein scheint, den Betroffenen zu erniedrigen.*

John Marshall, *Social Phobia* (1994)

Das *DSM* unterteilt die soziale Angststörung in zwei Unterarten: die spezifische und die generalisierte. Bei Patienten mit einer spezifischen sozialen Angststörung tritt die Angst unter sehr speziellen Umständen ein, die fast immer im Kontext eines öffentlichen Auftritts stehen. Die häufigste Form der spezifischen sozialen Phobie ist die Angst vor dem öffentlichen Reden, doch es gibt auch die Angst, in der Öffentlichkeit zu essen oder zu schreiben oder in einer öffentlichen Toilette zu urinieren: Erstaunlich viele Menschen achten peinlich darauf, nicht vor anderen Menschen essen zu müssen, sind vor Schreck wie gelähmt, wenn sie im Geschäft einen Scheck unterschreiben müssen, oder leiden unter einer «schüchternen Blase» (Paruresis), wenn sie vor einem Urinal stehen.

Patienten, die am generalisierten Typus der sozialen Angststörung leiden, fühlen sich in jeder sozialen Situation unwohl. Alltägliche Anlässe wie eine Cocktailparty, eine geschäftliche Konferenz, ein Bewerbungsgespräch oder eine Einladung zum Abendessen können schwere emotionale Qualen und körperliche Symptome auslösen. Ist die Krankheit stärker ausgeprägt, kann sie das Leben in eine nicht enden wollende Tortur verwandeln. Schon die einfachsten sozialen Kontakte – der Wortwechsel mit der Verkäuferin im Laden oder auch nur das Kaffeekränzchen bei der Nachbarin – lösen einen wahren Horror aus. Viele Sozialphobiker fristen ihr Leben in privater Einsamkeit und beruflicher Lähmung. Studien weisen eine starke Beziehung zwischen sozialer Phobie, Depression und Selbstmord nach. Die Betroffenen sind zudem, was kaum überrascht, höchst anfällig für Alkohol- und Drogenmissbrauch.*

Dass die Betroffenen ein Offenbarwerden ihrer Angst wohl am meisten fürchten, ist das Paradoxe an der sozialen Phobie, denn genau das bewerkstelligen ja die Symptome dieser Angst. Sozialphobiker fürchten, die Unbeholfenheit im Umgang mit anderen oder die körperlichen Manifestationen ihrer Angst – Erröten, Zittern, Stottern und Schwitzen – könnten ihre Schwäche und Inkompetenz verraten. Daher werden sie nervös, stottern und erröten, was sie wiederum nervös macht, woraufhin sie noch schlimmer stottern und erröten. So geraten sie in einen Teufelskreis wachsender Angst und abnehmender Leistung.

Am teuflischsten ist hierbei das Erröten. Die erste Fallstudie der Erythrophobie (der Angst, in der Öffentlichkeit zu erröten) wurde 1846 von einem deutschen Arzt veröffentlicht. Es handelte sich um den Fall eines 21 Jahre alten Medizinstudenten, der von der Scham über sein unkontrolliertes Erröten in den Selbstmord getrieben wurde. Ein paar Jahre später widmete Darwin ein ganzes Kapitel seines Buches *Der Ausdruck der Gemütsbewegungen bei dem Menschen und den Tieren* seiner Theorie des Errötens. In dem Moment, so Darwin, in dem man seine Angst am stärksten verbergen wolle, werde sie durch das Erröten offenbar. «Es ist nicht der einfache Akt, über unsere eigene Erscheinung nachzudenken, sondern der Gedanke, was andere von uns denken, welcher ein Erröten hervorruft», so Darwin. «Es ist bekannt, dass nichts eine schüchterne Person so stark zum Erröten

---

* Sigmund Freud nahm zu Beginn seiner Laufbahn vor Abendgesellschaften bei sich zu Hause und bei einem seiner Mentoren Kokain gegen seine soziale Angst.

bringt wie irgendeine, wenn auch noch so unbedeutende Bemerkung über ihre persönliche Erscheinung.»

Darwin hatte recht: Ich habe Kollegen, die zu nervösem Erröten neigen, und besonders rot werden sie, wenn das jemand kommentiert. Eine Kollegin probierte vor ihrer Hochzeit diverse Medikamentenkombinationen aus und zog sogar eine Operation in Erwägung, weil sie sich eine in ihren Augen unerträgliche Demütigung ersparen wollte. (Tausende Betroffener unterziehen sich jedes Jahr einer endoskopischen transthorakalen Sympathektomie, bei der Nervenganglien des Sympathikus im Brustraum durchtrennt werden.) Da das Erröten zum Glück nicht zu meinen nervösen Symptomen zählt, dachte ich, als ich das hörte, wie albern es doch von dieser Kollegin sei, ein Erröten auf ihrer Hochzeit als demütigend zu empfinden, doch dann fiel mir ein, wie ich bei auf meiner eigenen Vermählung für meine Schweißausbrüche und meine schlotternden Beine schämte. Ich bin wohl mindestens so albern wie sie.

Am wirksamsten ist in diesem Zusammenhang wohl die Scham, der emotionale Motor, der sowohl die Angst als auch das Erröten antreibt. Im Jahr 1839 erklärte der britische Arzt Thomas Burgess in seinem Buch *The Physiology or Mechanism of Blushing*, Gott habe das Erröten erfunden, damit «die Seele die unabhängige Kraft hat, die vielfältigen inneren Gefühle moralischer Empfindungen in den Wangen zu offenbaren». Erröten, so schrieb er, könne «uns als Kontrolle dienen und anderen als Zeichen dafür, dass [wir] Regeln verletzen, die heiliggehalten werden sollten». Für Burgess wie für Darwin ist das Erröten ein physiologischer Hinweis auf unser Selbstbewusstsein und unsere Soziabilität, illustriert also, dass wir uns nicht nur selbst als Persönlichkeit wahrnehmen, sondern auch sensibel darauf reagieren, wie andere uns sehen.

Späteren Arbeiten Darwins und auch modernen Evolutionsbiologen zufolge signalisiert der Körper über das Erröten nicht nur den Betroffenen, dass sie eine soziale Grenze überschreiten (man spürt ja selbst, wenn man errötet, weil sich die Haut erwärmt), sondern er signalisiert darüber hinaus anderen Menschen Bescheidenheit und

Verlegenheit. Durch Erröten erweisen wir ranghöheren Artgenossen Ehrerbietung und mäßigen, wie Burgess es darstellte, antisoziale Impulse, damit wir nicht von den herrschenden sozialen Normen abweichen. Soziale Angst und das von ihr hervorgerufene Erröten können somit Folge einer evolutionären Anpassung sein, denn mit dem so beförderten Verhalten werden die sozialen Umgangsformen gewahrt, und es wird verhindert, dass wir aus der Sippe verbannt werden.

Zwar ist die soziale Angststörung als offizielle Diagnose in der Geschichte der Psychiatrie relativ neu – sie wurde 1980 in der dritten Auflage des *DSM* als eine der neuen Angststörungen aus den alten Freud'schen Neurosen abgeleitet –, doch das Syndrom ist uralt, und die Symptome haben sich im Lauf der Geschichte nicht verändert.\* Der französische Romancier und Psychiater Paul Hartenberg beschrieb 1901 ein Leiden, das in seiner Kombination aus körperlichen und emotionalen Symptomen auffallend der Definition der sozialen Angststörung im *DSM-IV* gleicht. Der Sozialphobiker *(timide)* fürchte andere Menschen, habe wenig Selbstvertrauen und scheue soziale Kontakte, so Hartenberg in *Les timides et la timidité*. In Erwartung sozialer Begegnungen erfassen Hartenbergs Sozialphobiker körperliche Symptome wie Herzrasen, Schüttelfrost, Hyperventilation, Schwitzen, Übelkeit, Erbrechen, Durchfall, Zittern, Sprechschwierigkeiten, Würgen und Atemnot, darüber hinaus eine Trübung der Sinne und «geistige Verwirrung» sowie ein ständiges Schamgefühl. Hartenberg nimmt sogar die moderne Unterscheidung zwischen Menschen vorweg, die in allen sozialen Situationen Angst haben, und solchen, die nur öffentliche Auftritte scheuen – eine spezielle emotionale Erfahrung, die er als «*trac*» bezeichnet (Lampenfieber) und die seiner Darstellung nach viele Wissenschaftler, Musiker und Schauspieler vor einem Vortrag oder Auftritt heimsucht. (Es sei damit, so Hartenberg, wie mit der Höhenangst oder der Seekrankheit: Sie kommt plötzlich und ohne Vorwarnung.)

---

\* Der Begriff tauchte erstmals 1903 auf, als der einflussreiche französische Psychiater Pierre Janet, ein Zeitgenosse und Rivale Freuds, in seiner Klassifizierung der psychischen Krankheiten die Erythrophobie unter den sogenannten *phobies sociales* oder *phobies de la société* auflistete.

Trotz der über die Jahrtausende übereinstimmenden Beschreibung sozialer Angst ist die Diagnose einer solchen Angststörung bis heute umstritten. Auch nachdem das Syndrom 1980 offiziell ins *DSM* aufgenommen worden war, wurde in den folgenden Jahren nur selten die Diagnose einer sozialen Phobie gestellt. In den westlichen Ländern neigten die Psychotherapeuten zu der Ansicht, es handle sich in erster Linie um eine «asiatische Störung», eine Erkrankung, die in den «Schamkulturen» (wie viele Anthropologen sie nennen) Japan und Südkorea häufig vorkomme, wo ein korrektes Sozialverhalten einen hohen Stellenwert habe. (In der japanischen Psychiatrie war eine Erkrankung namens *Taijin-Kyofusho*, die in etwa mit dem vergleichbar ist, was wir als soziale Angststörung bezeichnen, lange Zeit die häufigste Diagnose.) Eine kulturvergleichende Studie erklärte 1994 die relative Häufigkeit von Symptomen sozialer Phobie in Japan mit der «gesellschaftlich geforderten Zurschaustellung von Scham im japanischen Volk». Die japanische Gesellschaft, so der Studienleiter, könne selbst als «pseudosoziophob» bezeichnet werden, weil Gefühle und Verhaltensweisen, die im Westen als psychiatrische Symptome gelten – übermäßige Scham, Vermeiden von Augenkontakt, umfängliches Bezeugen der Ehrerbietung –, in Japan kulturelle Norm seien.[*]

Ein früher Verfechter der sozialen Angststörung war in den USA Michael Liebowitz, Psychiater an der Columbia-Universität; er wirkte in dem Unterausschuss des *DSM* mit, der der Krankheit zu ihrer offiziellen Existenz verhalf. Im Jahr 1985 veröffentlichte Liebowitz einen Aufsatz in den *Archives of General Psychiatry* unter dem Titel «Social Anxiety: The Neglected Disorder», in dem er beklagte, die Krankheit werde viel zu selten diagnostiziert und behandelt.[**] Doch auch nach Erscheinen des Artikels nahm die Erforschung der sozialen Phobie nur langsam Fahrt auf. Bis 1994 tauchte der Begriff «soziale Angststö-

---

[*] Das illustriert recht gut die komplexe Interaktion von Kultur und Medizin: Was in der einen Kultur normal ist oder gar besonders geschätzt wird, gilt in einer anderen als pathologisch.

[**] Liebowitz entwickelte auch die psychologische Bewertungsskala für die Schwere der sozialen Angst, die sich später allgemein durchsetzte.

rung» nur insgesamt fünfzigmal in der Massenpresse auf. Fünf Jahre später waren es jedoch schon Hunderttausende von Erwähnungen. Was löste die plötzliche Faszination für diese Störung aus? Im Grunde war es ein einziges Ereignis, nämlich die Zulassung von Paroxetin (US-Handelsname: Paxil) für die Behandlung der sozialen Angststörung im Jahr 1999 durch die US-Arzneimittelbehörde Food and Drug Administration.* Der Pharmakonzern SmithKline Beecham brachte rasch eine viele Millionen Dollar teure Werbekampagne auf den Weg, die sich an Psychiater wie auch an die Öffentlichkeit wandte. «Stellen Sie sich vor, Sie reagieren allergisch auf Menschen», hieß es in einer oft gezeigten Paxil-Werbung. «Sie erröten, schwitzen, zittern – sogar das Atmen fällt Ihnen schwer. So fühlt sich die soziale Angststörung an.» Befördert durch das plötzliche Bekanntwerden der Krankheit in der Gesellschaft – in derselben Anzeige hieß es, «über 10 Millionen Amerikaner» litten an einer sozialen Angststörung –, nahmen die Paxil-Verschreibungen explosionsartig zu. Das Medikament überholte Prozac (Wirkstoff Fluoxetin) und Zoloft (Wirkstoff Sertralin) und wurde zum meistverkauften SSRI-Antidepressivum der USA.

Vor 1980 war noch kein einziges Mal eine «soziale Angststörung» diagnostiziert worden. Zwanzig Jahre später kamen Schätzungen zufolge 10 bis 20 Millionen Amerikaner für eine Diagnose infrage. Heute heißt es in der offiziellen Statistik des National Institute of Mental Health, dass mehr als zehn Prozent der Amerikaner irgendwann in ihrem Leben an einer sozialen Angststörung leiden, 30 Prozent von ihnen an einer akuten Form. (Studien in angesehenen medizinischen Fachzeitschriften präsentieren ähnliche Zahlen.)

Kein Wunder, dass diese Zahlen umstritten sind: ein Anstieg von 0 auf 10 Millionen Patienten in nicht einmal zwanzig Jahren. Es fällt nicht weiter schwer, dahinter eine zynische Verschwörung zu vermuten: Eine schwammige neue psychiatrische Diagnose wird erfun-

---

* Paroxetin war zuvor schon für die Behandlung von Depression, Zwangsstörung und generalisierter Angststörung zugelassen worden.

den, und zunächst heißt es, nur wenige Patienten seien daran erkrankt. Dann wird ein Medikament für die Behandlung zugelassen – und plötzlich steigt die Zahl der Diagnosen ins Unermessliche. Die Pharmaindustrie fährt Milliardengewinne ein.

Außerdem, so Kritiker, gibt es für das Syndrom, unter dem die Betroffenen angeblich leiden, durchaus auch einen anderen Namen: Schüchternheit, eine verbreitete Veranlagung, die wohl kaum als psychische Krankheit gelten kann. Im Jahr 2007 argumentierte Christopher Lane, Englischprofessor an der Northwestern-Universität, in seinem Buch *How Normal Behavior Became a Sickness* (Wie normales Verhalten zu einer Krankheit wurde) in diese Richtung: Psychiater pathologisierten gemeinsam mit der Pharmaindustrie eine normale Charaktereigenschaft, so Lane.*

Einerseits spricht der plötzliche und rasante Anstieg der Diagnose «soziale Angststörung» zweifellos für den Erfolg der Marketinganstrengungen auf Seiten der Pharmaindustrie, die Nachfrage für ein Produkt anzukurbeln. Ein gewisser Grad an Nervosität im sozialen Umgang ist ja völlig normal. Wer fühlt sich *nicht* unsicher bei der Aussicht, auf einer Party mit fremden Menschen Smalltalk zu betreiben? Wer hat *gar* keine Angst davor, öffentlich aufzutreten und sich dem Urteil des Publikums auszuliefern? Eine solche Angst ist gesund, ja sie ist ein Ausdruck der Anpassung. Wer dieses Unbehagen als Krankheit bezeichnet, die mit Tabletten behandelt werden muss, medikalisiert eine völlig menschliche Eigenschaft. All das spricht dafür, dass die soziale Angststörung nur eine Erfindung der profitgierigen Pharmaindustrie ist.

Andererseits kann ich nach intensiver Recherche und auch aus eigener Erfahrung sagen, dass ungeachtet der überzeugenden Argumentation Lanes und anderer Pharmakritiker die Verzweiflung mancher Sozialphobiker echt und intensiv ist. Ob es «normal» schüchterne

---

* Lanes Buch reiht sich in die wachsende pharmakritische Literatur ein, die der Arzneimittelindustrie die Erfindung neuer Krankheitskategorien zum Zwecke der Profitmaximierung vorwirft. Darauf gehe ich in Teil 3 näher ein.

Menschen gibt, die nicht psychisch krank sind und keine psychiatrische Behandlung brauchen, die aber von der nach den Gewinnvorgaben der Pharmakonzerne aufgeblähten diagnostischen Kategorie der sozialen Angststörung einfach aufgesaugt werden? Bestimmt. Aber gibt es auch Menschen mit sozialer Angst, die von Medikamenten und anderen Formen der psychiatrischen Behandlung profitieren können, in einigen Fällen von den Arzneimitteln sogar vor Alkoholismus, Verzweiflung und Selbstmord bewahrt werden? Ich glaube schon.

Vor ein paar Jahren erschien in der Zeitschrift, für die ich arbeite, ein Essay über die Probleme, mit denen introvertierte Menschen zu kämpfen haben. Kurze Zeit später landete folgender Brief in meinem Büro:

Ich habe gerade Ihren Artikel über Introvertiertheit gelesen. Vor einem Jahr klagte mein 26 Jahre alter Sohn, er sei introvertiert. Ich versicherte ihm, das sei in Ordnung, da wir in unserer Familie alle still und introvertiert seien. Vor drei Monaten hinterließ er uns einen Brief, kaufte sich ein Gewehr und brachte sich um. In seinem Brief schrieb er, er ticke nicht richtig.... Er sei in Gesellschaft anderer Leute ängstlich und unsicher, und er könne so nicht weitermachen.... Er war klug, freundlich und sehr gebildet. Er hatte gerade ein Praktikum begonnen, in dem er mit Kunden zu tun hatte, und ich glaube, das gab ihm den Rest. Ich wünschte, er hätte etwas gesagt, ehe er sich das Gewehr kaufte. Für ihn scheint es die einzige Möglichkeit gewesen zu sein. Er gehörte zu den Menschen, die schon vor dem Blutabnehmen nervös werden. Sie können sich nicht vorstellen, wie schrecklich das alles ist.

Eine Studie wies nach, dass bis zu 23 Prozent der Patienten, bei denen eine soziale Angststörung diagnostiziert wird, irgendwann einen Selbstmordversuch unternehmen. Wer will da behaupten, diese Menschen seien eben schüchtern, und ein Medikament, das ihr Leid mildern könnte, diene doch nur der Profitgier der Konzerne?

*Keine Leidenschaft beraubt das Gemüt so durchgreifend aller seiner*
*Kraft, zu handeln und zu räsonieren, wie die Furcht.*

Edmund Burke, *Vom Erhabenen und Schönen* (1756)

Meiner Erinnerung nach begann meine Auftrittsangst im Alter von
elf Jahren. Bis dahin hatte ich bei Auftritten in der Klasse und bei
schulischen Veranstaltungen nur eine nervöse Erregung verspürt. Deshalb traf es mich völlig unvorbereitet, als ich im Zuge der Weihnachts-
aufführung von *Der heilige Georg und der Drache* in der sechsten
Klasse auf der Bühne stand und keinen Ton herausbrachte. Es war ein Abend Mitte Dezember, und das Auditorium war mit
ein paar Dutzend Eltern, Geschwistern und Lehrern besetzt. Ich weiß
noch, dass ich hinter der Bühne stand und etwas nervös auf mein
Stichwort wartete. Obwohl ich es mir heute schwer vorstellen kann,
war ich, glaube ich, sogar recht vergnügt und freute mich auf die Aufmerksamkeit, die ich als Star des Stücks erhalten würde. Doch als ich
auf die Bühne ging, ins Publikum blickte und aller Augen auf mir ruh-
ten, zog sich mir unvermittelt der Brustkorb zusammen.* Ein paar
Sekunden später war ich schon fest im Griff körperlicher und emotionaler Panik und konnte kaum sprechen. Mit immer schwächer wer-
dender Stimme presste ich zitternd ein paar Zeilen heraus, kam aber
bald an den Punkt, an dem ich völlig verstummte. Ich hielt mitten im
Satz inne und meinte mich übergeben zu müssen. Quälende Sekunden
der Stille vergingen, bis mein Freund Peter, der meinen Diener spielte,
mir aus der Patsche half, indem er einfach seinen Text sprach.** Für das

---

* Forschungen haben ergeben, dass es höchste emotionale und körperliche Erregung auslöst, wenn man von anderen direkt angesehen wird. Will man die Neuronen in der Amygdala einer menschlichen Testperson in Aktion versetzen, so braucht man nur jemanden den
Probanden anstarren zu lassen. Viele Studien weisen außerdem nach, dass bei Patienten mit
sozialer Angststörung die Amygdala tendenziell stärker auf den Blick eines Menschen reagiert als bei gesunden Kontrollpersonen.

** Ich nehme einmal an, dass Peter keine Angst hatte. Er gehörte später als Minister Barack
Obamas erstem Kabinett an.

Publikum muss die Szene ziemlich unlogisch gewesen sein, doch ich konnte dank Peters Hilfe von der Bühne. Bis zur nächsten Szene hatten sich die körperlichen Symptome meiner Angst ein wenig gelegt, und am Ende des Stückes erschlug ich wie geplant den Drachen. Zuschauer erklärten später, die Kampfszene habe ihnen gefallen, erwähnten aber (sicherlich aus Höflichkeit) mit keinem Wort die erste Szene, in der ich gewirkt haben muss, als hätte ich meinen Text vergessen. An jenem Abend öffnete sich ein Abgrund unter mir. Auftritte vor Publikum waren danach nie mehr dasselbe. Damals trat ich gerade einem Knabenchor bei, der in ganz Neuengland in Kirchen und Hallen auftrat. Die Konzerte waren die reinste Folter. Da ich nicht zu den besseren Sängern gehörte, hatte ich nie ein Solo zu bewältigen, sondern war nur einer von vierundzwanzig vorpubertären Jungs, die anonym auf der Bühne standen. Trotzdem fühlte ich mich jede Sekunde elend, hielt mir die Partitur vors Gesicht, damit das Publikum mich nicht sehen konnte, und bewegte lautlos die Lippen. Ich hatte das Gefühl zu ersticken, mein Magen schmerzte, und ich fürchtete, ich würde mich übergeben, wenn ich auch nur einen Ton von mir gab.*

Aus dem Chor trat ich aus, doch öffentliche Auftritte konnte ich nicht völlig vermeiden, zumal meine Angst wuchs und meine Definition dessen, was öffentlich war, sich ausweitete. Im nächsten Jahr, in der siebten Klasse, hielt ich in Mr Hunts Biologieunterricht ein Referat. Im Einklang mit meinen Phobien hatte ich mir als Thema die Nahrungsmittelvergiftung ausgesucht. Als ich vor der Klasse stand, wurde mir schwindlig und übel. Ich schaffte nur ein paar stockende Sätze, ehe ich innehalten musste und dann klagend piepste: «Mir ist schlecht.» Mr Hunt forderte mich auf, mich zu setzen. «Vielleicht hat er ja eine Lebensmittelvergiftung!», witzelte ein Klassenkamerad. Die Klasse lachte, während ich vor Scham rot anlief.

* Es war auch keine Hilfe, dass der Chorleiter ein schwieriger und tyrannischer Mensch war, der bei seinen Eltern wohnte und schrecklich stotterte. Jedes Mal, wenn er uns in den Chorproben anschrie, blieb er hängen, sein Gesicht verzerrte sich in einem Anfall aus Wut und Frustration, und wir mussten mehrere Sekunden warten, bis er das Schimpfwort, dass er gerade loswerden wollte, ausspuckte.

Ein paar Jahre später gewann ich im örtlichen Tennisclub ein Juniorenturnier. Anschließend wurden die Trophäen verliehen. Von mir wurde lediglich erwartet, dass ich, wenn mein Name aufgerufen wurde, aufs Podium ging, dem Turnierleiter die Hand gab, in die Kamera lächelte und das Podium wieder verließ. Ich musste nicht einmal etwas sagen. Doch während die Organisatoren die verschiedenen Altersgruppen ehrten, begann ich zu zittern und zu schwitzen. Mir graute davor, dass aller Augen auf mir ruhen würden, und ich war mir sicher, dass ich mich auf die eine oder andere Art blamieren würde. Mehrere Minuten ehe mein Name aufgerufen wurde, verließ ich den Raum durch die Hintertür und versteckte mich in der Toilette im Untergeschoss, die ich erst mehrere Stunden später wieder verließ, als ich mir sicher war, dass die Veranstaltung vorüber war. (Dieses extreme Vermeidungsverhalten ist unter Sozialphobikern recht verbreitet. In der klinischen Literatur fand ich den Fallbericht einer Frau, die Krankheit vorschützte, um nicht an einer Festveranstaltung ihrer Firma teilnehmen zu müssen, auf der sie für herausragende Leistungen ausgezeichnet werden sollte – so nervös machte sie die Vorstellung, im Mittelpunkt der Aufmerksamkeit zu stehen. Nachdem sie die Veranstaltung verpasst hatte, planten Kollegen einen kleineren Empfang zu ihren Ehren, doch sie kündigte lieber ihre Anstellung, als daran teilzunehmen.)

Im College bewarb ich mich einmal um ein Stipendium und musste zu einem Gespräch vor einem halben Dutzend Fakultätsmitgliedern erscheinen, zu denen ich überwiegend ein freundschaftliches Verhältnis hatte. Vor dem offiziellen Prozedere unterhielten wir uns zwanglos, doch als das Bewerbungsgespräch begann und mir die ersten Fragen gestellt wurden, zog sich mein Brustkorb zusammen, und ich konnte nicht einen Ton durch die Luftröhre pressen. Ich saß hilflos da, öffnete und schloss den Mund wie ein Fisch an Land. Als ich endlich meine Stimme wiederfand, entschuldigte ich mich hastig und verließ fluchtartig den Raum, die verwirrten Blicke der Ausschussmitglieder konnte ich geradezu spüren. Das Stipendium hatte sich erledigt.

Dieses Problem hat sich leider im Erwachsenenalter fortgesetzt. Ich erlebte erniedrigende Niederlagen (wenn ich bei einem öffentlichen Auftritt mitten im Satz abbrechen und die Bühne verlassen musste) und eine Vielzahl von Beinahe-Desastern (wenn sich in einer Fernsehsendung mein Brustkorb schon zusammenzog oder wenn bei Vorträgen und Interviews der Raum um mich verschwamm, mir übel und meine Stimme zu einem schwachen Piepsen wurde). Oft schon habe ich mich durch so eine Situation durchgekämpft und die Sache zu Ende gebracht. Doch auch wenn es nach außen hin gut läuft, wähne ich mich stets auf Messers Schneide zwischen Erfolg und Untergang, Triumph und Demütigung – zwischen einer Rechtfertigung meines Daseins und dem Eingeständnis seiner völligen Unwürdigkeit.

*Nicht die Dinge selbst, sondern die Meinungen von den Dingen beunruhigen die Menschen.*
Epiktet, *Das Buch vom geglückten Leben* (1. Jahrhundert n. Chr.)

Warum lässt mich mein Körper in solchen Situationen im Stich?

Auftrittsangst ist kein flüchtiges Gefühl, sondern vielmehr ein extremer psychischer Zustand mit konkreten körperlichen Symptomen, die sich im Labor messen lassen: beschleunigte Herzfrequenz, Palpitationen, ein erhöhter Adrenalin- und Noradrenalinspiegel im Blut, eine verminderte Magenmotilität. Fast jeder Mensch zeigt bei einem öffentlichen Auftritt eine messbare Reaktion des vegetativen Nervensystems: Die meisten Menschen haben zu Beginn eines Vortrags einen zwei- bis dreifach erhöhten Noradrenalinspiegel, einen Adrenalinschub also, der die Leistung verbessern kann. Bei Sozialphobikern jedoch ist diese vegetative Reaktion meistens akuter und äußert sich in lähmenden körperlichen Symptomen und großer emotionaler Not. In Studien an der Universität von Wisconsin wurde bei Menschen mit sozialer Phobie unmittelbar nach einer Rede eine starke Aktivierung der rechten Hirnhälfte nachgewiesen, die die logische Verarbeitung und die verbalen Fähigkeiten stört – eine solche Gehirnlähmung erlebte ja auch der junge Gandhi im Gerichtssaal. Denk- und Sprachprobleme in Momenten sozialer Spannung haben eindeutig biologische Ursachen.

Der kognitiven Verhaltenstherapie zufolge ist die soziale Angststörung eine Folge gestörter Logik oder fehlerhaften Denkens. Durch die Korrektur falscher Annahmen oder schädlicher Haltungen – sogenannter Kognitionen oder Schemata – lässt sich die Angst heilen. Epiktet, griechischer Sklave und Stoiker, der im 1. Jahrhundert n. Chr. in Rom lebte, war der Prototyp eines solchen kognitiven Verhaltenstherapeuten. Der Abschnitt «Über das Ängstlichsein» im zweiten Buch seiner *Unterredungen* ist nicht nur ein früher Selbsthilfetext, sondern setzt auch erstmals die Bühnenangst mit dem in Beziehung, was wir heute als Selbstwertgefühl bezeichnen würden.

»Wenn ich einen Menschen in Angst sehe, so sage ich: Was will dieser nur? Wenn er nicht etwas von dem Nicht-von-ihm-Abhängigen wollte, wie könnte er noch in Angst sein? Darum ist auch der Zithersänger, wenn er allein singt, nicht in Angst; sobald er aber ins Theater tritt (ist er es), wenn er auch eine noch so schöne Stimme hat und noch so schön Zither spielt. Denn er will nicht bloß schön singen, sondern auch Beifall finden; dieses steht aber nicht mehr bei ihm. Übrigens ist dort, wo ihm das Wissen beiwohnt, auch die Zuversicht.» Anders ausgedrückt: Da man es letztendlich nicht im Griff hat, ob das Publikum applaudiert oder nicht, warum sollte man sich den Kopf darüber zerbrechen? Für Epiktet war Angst eine Störung der Wünsche und Emotionen, die mit Logik zu überwinden war. Wer seiner Psyche beibringen kann, ungeachtet dessen, ob er nun allein ist oder beobachtet wird, dieselbe Leistung zu erbringen, wird auch nicht vom Lampenfieber gequält.

Albert Ellis und Aaron Beck, Begründer der rational-emotiven Verhaltenstherapie (REVT) beziehungsweise der kognitiven Therapie (KT), waren einflussreiche Psychotherapeuten des 20. Jahrhunderts. Ihnen zufolge lässt sich die Behandlung einer sozialen Angst auf die Überwindung einer Angst vor Missbilligung reduzieren. Wer soziale Angst besiegen wolle, müsse sich gegen nutzlose Scham abhärten.

Dr. M., die bei meiner Behandlung am Zentrum für Angst und Angststörungen der Universität Boston die Methoden der kognitiven Verhaltenstherapie anwendete, brachte mich zu diesem Zweck gezielt in Verlegenheit. Oft ging sie mit mir in die Unibuchhandlung nebenan und versteckte sich hinter den Regalen, während ich den Buchhändlern absichtlich dumme Fragen stellte oder darum bat, die Toilette aufsuchen zu dürfen, weil ich mich übergeben müsse. Mir waren diese therapeutischen Übungen schrecklich unangenehm und peinlich (das war ja das Ziel), und leider halfen sie mir auch nicht richtig, doch sie entsprachen der üblichen Expositionsmethode für Sozialphobiker, deren Wirksamkeit eine wachsende Zahl kontrollierter Studien untermauert. Ziel der Exposition ist es unter anderem, dem Patienten klarzumachen, dass die Welt nicht untergeht und er nicht zusammenbricht, wenn er Schwächen zeigt oder eine Dummheit begeht.*

Eher psychoanalytisch ausgerichtete Therapeuten konzentrieren sich stärker auf das Selbstbild des Sozialphobikers, der sich als durch und durch unzulänglichen, widerwärtigen und wertlosen Menschen erlebt. Kathryn Zerbe, Psychiaterin in Portland, Oregon, erklärte, der Sozialphobiker fürchte nichts mehr, als dass andere Menschen sein wahres – und mängelbehaftetes – Selbst wahrnähmen. Sozialphobiker versetzt jede Art von Darbietung – musikalisch, sportlich oder in Form einer öffentlichen Rede – in Angst und Schrecken, weil bei einem Scheitern ihre Schwäche und Unzulänglichkeit offenkundig würde. Deshalb gaukeln sie ständig ein subjektiv falsches Bild von sich vor, ein Bild des Selbstvertrauens und der Kompetenz, ja der Perfektion. Dr. W. bezeichnet das als Wirkungsmanagement; dieses könne ein *Symptom* der sozialen Angst sein, häufiger aber noch eine *Ursache*. Wer in die Fortschreibung eines öffentlichen Bildes inves-

---

* Bei diversen Gelegenheiten habe ich erlebt, dass andere Therapeuten des Angstzentrums ihre Patienten in ebendieser Buchhandlung einer ähnlichen Exposition unterzogen, indem sie ihnen auftrugen, abwegige Fragen zu stellen oder offensichtliche und peinliche Fehler zu begehen. Die Buchhändler müssen sich gefragt haben, warum sie es mit so vielen offensichtlich gestörten Kunden zu tun hatten.

tiert, das er oder sie im Kern als unwahr empfindet, sieht sich ständig in Gefahr, als Betrüger entlarvt zu werden: Ein Fehler, ein Hauch von Angst oder Schwäche, und schon wird die Fassade aus Kompetenz und Können als das bloßgestellt, was sie ist: ein Konstrukt, hinter dem sich das verletzliche Selbst versteckt. Damit steigt bei einem Auftritt der Einsatz ins Unermessliche: Nur ein Erfolg kann den äußeren Anschein von Wert und Wertschätzung wahren, ein Scheitern dagegen demaskiert das peinliche Selbst, das man mit aller Macht zu verbergen sucht. Wirkungsmanagement ist anstrengend und belastend, denn, so formuliert es Dr. W., die oder der Betroffene lebt in ständiger Angst, dass das Kartenhaus des projizierten Selbst einstürzt.

*Ein stotternder Mensch ist niemals unwürdig. Warum das so ist, erklärt die Physiologie. Was ihn zum Stottern bringt, ist ein Übermaß an Empfindsamkeit gegenüber der Anwesenheit eines Mitmenschen.*

Thomas Carlyle, aus einem Brief an Ralph Waldo Emerson
(17. November 1843)

Eine der Schlüsselerkenntnisse der modernen Forschung zur sozialen Phobie nahm Paul Hartenberg schon im Jahr 1901 voraus. Zwar achteten Sozialphobiker ungewöhnlich intensiv auf die Gefühle anderer Menschen, so schrieb er in *Les timides et la timidité*, und beobachteten Intonation, Gesichtsausdruck und Körpersignale ihrer Gesprächspartner eingehend, doch seien sie auch über die Maßen überzeugt von den Schlussfolgerungen, die sie auf der Grundlage dieser Beobachtungen zögen, insbesondere den *negativen* Schlussfolgerungen. Das heißt, Sozialphobiker nehmen besser als andere Menschen auch feinste soziale Signale wahr, neigen jedoch dazu, alles überzubewerten, was sich als negative Reaktion deuten ließe. Da sie davon ausgehen, dass andere sie nicht mögen oder ablehnend auf sie reagieren (sie neigen ja zwanghaft zu Gedanken wie *Ich bin langweilig* oder *Ich mache mich bestimmt mit einer dummen Bemerkung lächerlich*), suchen sie ständig nach einer Bestätigung dieser Überzeugung, indem sie, sagen wir, ein unterdrücktes Gähnen oder ein leichtes Zucken des Mundwinkels schon als Missbilligung interpretieren. «Stark verunsicherte Menschen lesen einen Gesichtsausdruck schneller als weniger ängstliche», so R. Chris Fraley, Psychologieprofessor an der Universität von Illinois, Urbana-Champaign, «aber sie deuten sie auch leichter falsch.» Alexander Bystritsky, Direktor des Anxiety Disorders Program an der Universität von Kalifornien, Los Angeles, erklärt, angstgeplagte Menschen hätten zwar «ein empfindliches emotionales Barometer», das es ihnen erlaube, schon kleinste Gefühlsveränderungen aufzuspüren, doch «aufgrund dieses Barometers lesen sie bisweilen zu viel in einen Gesichtsausdruck hinein».

Zumindest in dieser Hinsicht sind Sozialphobiker begabt: Mit ihren sozialen Antennen, die so sensibel sind, dass sie Signale empfangen, die «normale» Menschen gar nicht wahrnehmen, schnappen sie aus dem Verhalten anderer Menschen schneller und besser Signale auf. Andersherum ausgedrückt: Die Wahrnehmung gesunder Menschen ist womöglich aus Anpassungsgründen abgestumpft, und sie nehmen viele vorhandene negative Signale nicht wahr – ein gelangweiltes Gähnen etwa oder ein missbilligendes Stirnrunzeln.

Arne Öhman, schwedischer Wissenschaftler an der Universität Uppsala, der ausgiebig über die Evolutionsbiologie phobischen Verhaltens geforscht und geschrieben hat, meint, das überempfindliche emotionale Barometer sei bei Sozialphobikern genetisch angelegt und veranlasse sie dazu, im Umgang mit anderen besonders stark auf den sozialen Status zu achten. Sehen wir uns einmal den Fall des sechsundfünfzig Jahre alten Zahnarztes Ned an, der seit dreißig Jahren praktiziert. Allem Anschein nach war Ned erfolgreich. Doch als er in der Praxis eines Psychiaters vorstellig wurde, klagte Ned, die Angst, «eine Dummheit zu begehen», belaste seine berufliche Tätigkeit. Die Sorge, sich durch Fehlverhalten sozial zu blamieren, ist recht verbreitet. Doch Neds Angst war interessanterweise sehr spezifisch: Seine Leistungsangst wurde nur dann akut, wenn er Patienten behandelte, die seiner Wahrnehmung nach einen höheren sozialen Status hatten als er – er beurteilte das nach ihrer Versicherung. Behandelte er Geringverdiener, die über Medicaid* oder auch gar nicht versichert waren, war seine Angst unerheblich. Doch bei Patienten mit einer teuren Versicherung, die auf eine hohe berufliche Position schließen ließ, befürchtete Ned, ein Zittern seiner Hände oder ein übermäßiges Schwitzen könnte seine Angst verraten. Diese Patienten waren, wie er glaubte, gegen eine solche Angst immun, weil sie, so seine Worte, «in der Welt wie zu Hause» waren; daher fürchtete er, sie würden seine Schwäche verurteilen oder sich gar darüber lustig machen.

Symptome einer solchen statusorientierten sozialen Angst und insbesondere der Angst, von Gleichrangigen als «schwach» entlarvt zu werden, tauchen in der psychiatrischen Literatur der letzten hundert Jahre immer wieder auf. Und zahlreiche Belege stützen Öhmans These, nach der Menschen wie Ned eine allzu feine Antenne für den sozialen Rang und soziale Geringschätzung haben. Eine im Jahr 2008 veröffentlichte Studie des National Institute of Mental Health zeigte auf, dass das Gehirn von Patienten mit einer generalisierten sozialen Phobie anders auf Kritik reagierte als das anderer Menschen. Gab man Sozialphobikern und gesunden Kontrollprobanden neutrale Aussagen über sich selbst zu lesen, unterschied sich ihre Gehirnaktivität nicht. Waren die Aussagen jedoch *negativ*, waren bei Patienten mit einer sozialen Angststörung die Amygdala und der mediale präfrontale Kortex deutlich stärker durchblutet. Das Gehirn von Sozialphobikern scheint eine physiologisch angelegte Tendenz für eine übermäßige Reaktion auf negative Aussagen zu haben.

Dieser Befund passt zu den zahlreichen Studien, die bei Sozialphobikern eine Überreaktion der Amygdala auf negative Gesichtsausdrücke nachweisen. Konfrontiert man Sozialphobiker mit wütenden, ängstlichen oder missbilligenden Gesichtern, sind die Impulse in der Amygdala schneller und intensiver als bei gesunden Kontrollpersonen. «Eine mit der generalisierten sozialen Phobie einhergehende Fehlfunktion könnte zumindest teilweise eine negative Haltung ge-

---

* Medical Assistance: Gesundheitsfürsorgeprogramm für Personenkreise mit geringem Einkommen, Kinder, ältere Menschen und Menschen mit Behinderungen in den USA.

genüber dem Selbst reflektieren, insbesondere in Reaktion auf soziale Reize, wie sie im medialen präfrontalen Kortex instanziiert werden», so die NIHM-Forscher. Vereinfacht ausgedrückt, bedeutet das: Scham und ein geringes Selbstwertgefühl haben eine biologische Adresse, nämlich in den Verbindungen zwischen der Amygdala und dem medialen präfrontalen Kortex.

Mittlerweile gibt es eine eigene Untergruppe von fMRT-Studien, die nachweisen, dass die Amygdala stark auf nicht bewusst wahrgenommene soziale Reize reagiert. Zeigt man Probanden im Magnetresonanztomographen Bilder von Gesichtern, die Angst oder Wut ausdrücken, so leuchtet die Amygdala vor Aktivität. Das ist nicht weiter erstaunlich, wissen wir doch, dass sich dort der Sitz der Angstreaktion befindet. Daher ist es nur folgerichtig, dass die Neuronen in der Amygdala diagnostizierter Sozialphobiker in Reaktion auf ängstliche oder wütende Gesichter aktiver sind als bei anderen Menschen. Was aber doch überrascht, ist, dass alle Menschen, Sozialphobiker wie gesunde Kontrollprobanden, auch dann eine ausgeprägte Amygdala-Reaktion aufweisen, wenn sie die Fotos gar nicht bewusst wahrnehmen. Baut man in eine Diashow mit harmlosen Blumenbildern Fotos ängstlicher oder wütender Gesichter ein, und zwar so kurz, dass sie nicht bewusst wahrgenommen werden, leuchtet die Amygdala nach dem Aufblitzen der gefühlsgeladenen Gesichter auf, obwohl der Mensch gar nicht weiß, dass er sie gesehen hat. Fragt man die Testpersonen in diesen Experimenten, ob sie die Gesichter gesehen haben, so verneinen sie das, weil die Bilder so schnell wieder weg waren, dass das Gehirn sie nicht bewusst registrieren konnte. Doch da die Amygdala blitzschnell und unterhalb des Bewusstseins auf die beunruhigenden Bilder reagiert, leuchtet sie im fMRT auf. Einige Testpersonen berichten hinterher, dass sie in solchen Momenten Angst verspürten, ohne ihre Quelle zu kennen. Das scheint der neurowissenschaftliche Beweis für das Freud'sche Unbewusste zu sein: Das Gehirn reagiert stark auf Reize, die wir nicht bewusst wahrnehmen.

In Hunderten von Studien wird eine unbewusste neurobiologische Stressreaktion auf soziale Reize nachgewiesen. Um nur einige zu nennen: In einer 2008 im *Journal of Cognitive Neuroscience* erschienenen Untersuchung wurde eine «ausgeprägte» Gehirnreaktion bei Probanden beobachtet, denen drei Millisekunden lang Bilder emotional aufgeladener Gesichter gezeigt wurden, also kürzer, als dass das Bewusstsein sie hätte wahrnehmen können. (Bei den Sozialphobikern war diese Reaktion am stärksten.) Faszinierend auch dies: Versuchspersonen, die beurteilen sollten, ob ein überraschtes Gesichter positiv oder negativ sei, ließen sich in ihrem Urteil stark von unterschwellig wahrgenommenen Bildern beeinflussen, die vor diesem Foto aufgeflackert waren. Blitzte vor dem Foto des überraschten Gesichtes das Bild eines wütenden oder verängstigten Gesichtes auf, so erklärte die Testperson mit größerer Wahrscheinlichkeit, das überraschte Gesicht habe einen negativen Ausdruck, drücke also Angst oder Wut aus. Blitzte davor ein glückliches Gesicht auf, sagte sie eher, dasselbe überraschte Gesicht drücke Freude aus. «Unbewusst wahrgenommene Bedrohungssignale», so einer der Forscher, «beeinflussen soziale Urteile, ohne dass man es merkt.»

Wozu aber dienen solch feine Werkzeuge für die soziale Wahrnehmung? Warum nimmt unser Gehirn Urteile vor, deren wir uns gar nicht bewusst sind?

Einer Theorie zufolge verbesserten solche «schnellen sozialen Beurteilungen» in früheren Zeiten die Überlebenschancen. In einer Pavianhorde oder einer Sippe von Sammlern und Jägern vermeidet der Einzelne soziale Signale, die Gleichrangige zu einem Angriff provozieren oder eine Verbannung aus der Sippe nach sich ziehen. Bei Pavianen bedeutet es für ein Tier oft den Tod, wenn es aus der Horde ausgeschlossen wird; denn wenn eine andere Gruppe auf einen einzelnen Affen stößt, geht sie oft auf ihn los und bringt ihn um. Ein Frühmensch, der aus seiner Sippe verbannt wurde, kam nicht mehr an die gemeinsamen Nahrungsmittelvorräte heran und war Raubtieren schutzlos ausgeliefert. Eine gewisse soziale Sensibilität – die genaue Einhaltung von Gruppennormen, ein Bewusstsein für soziale Gefahren und die Fähigkeit, mittels Unterwerfungssignalen die Maßregelung durch ein höhergestelltes Mitglied der Gruppe oder gar eine

Verbannung zu verhindern – ist mithin ein Ausdruck der Anpassung. (Hier kann auch das Erröten als reflexhaftes Signal der Ehrerbietung gegenüber anderen hilfreich sein.) Wer sich bewusst ist, wie das soziale Verhalten – das «Auftreten» – von anderen wahrgenommen wird, hat daher bessere Überlebenschancen. Wer dagegen die Aufmerksamkeit auf sich zieht und eine negative Beurteilung provoziert, setzt sich dem Risiko aus, von anderen herausgefordert oder aus der Sippe verstoßen zu werden, weil er einen schlechten Eindruck hinterlassen hat.*

Murray Stein, Psychiater an der Universität von Kalifornien, San Diego, hat auffallende Parallelen zwischen der sozialen Unterwürfigkeit bei Pavianen und anderen Primaten und einer sozialen Phobie beim Menschen beobachtet. Der Stress, den Sozialphobiker vor normalen menschlichen Interaktionen und insbesondere vor öffentlichen Auftritten verspüren, so Stein, erzeugt denselben Hypercortisolismus – das Ansteigen des Stresshormonspiegels und die Aktivierung der Hypothalamus-Hypophysen-Achse – wie der untergeordnete soziale Rang bei Pavianen. Dass der Hypercortisolismus wiederum die Amygdala aktiviert, steigert kurzfristig die Angst und bindet langfristig soziale Interaktionen enger an eine Stressreaktion.**

Steins Forschungen knüpfen an Robert Sapolskys Studien an. Der Neurobiologe aus Stanford hat in seinen faszinierenden Arbeiten eine

---

* Manche Sozialphobiker verabscheuen sogar positive Aufmerksamkeit. Denken wir an das kleine Mädchen, das in Tränen ausbricht, wenn die Gäste auf ihrem Kindergeburtstag «Happy Birthday» singen, oder an Elfriede Jelinek, die Angst hatte, den Nobelpreis entgegenzunehmen. Soziale Aufmerksamkeit, auch positive, unterstützende Aufmerksamkeit, aktiviert den Angstschaltkreis. Aus Sicht der Evolution ist das logisch, denn positive Aufmerksamkeit kann Eifersucht auslösen und neue Rivalitäten schaffen.

** Die enge Beziehung zwischen der phobischen Reaktion und den Neuronen der Amygdala und des Hippocampus ist mit ein Grund dafür, warum es so schwer ist, Phobien loszuwerden. Die Angst kann sich auf diese Art verhängnisvoll selbst verstärken: Stress aktiviert die Amygdala, die die Angst vergrößert; größere Angst stimuliert die Hypothalamus-Hypophysen-Achse, woraufhin die Amygdala noch nervöser wird. Diese neuronale Aktivität stärkt die Beziehung zwischen Angst und phobischem Reiz, egal, ob es sich bei diesem nun um soziale Interaktionen oder einen turbulenten Flug handelt. Kurz gesagt: Angst konditioniert die Betroffenen, künftig noch mehr Angst zu haben.

direkte Korrelation zwischen der sozialen Stellung eines Pavians in der Horde und dem Stresshormonspiegel in seinem Blut nachgewiesen. Pavianpopulationen haben eine streng geordnete männliche Hierarchie: Das Alphamännchen ist das größte und stärkste Tier, das privilegierten Zugriff auf Futter und Weibchen hat und dem sich alle anderen männlichen Affen unterordnen. Ihm folgt das zweithöchste Männchen, dem sich sämtliche anderen Affen bis auf das Alphamännchen unterordnen, und so weiter bis zum niedrigsten Männchen am untersten Ende der sozialen Leiter. Bricht zwischen zwei Pavianen ein Streit aus und das ranghöhere Tier gewinnt, wird die soziale Ordnung beibehalten. Gewinnt das rangniedere Tier, wird die Hierarchie neu geordnet, und der siegreiche Pavian rückt auf der sozialen Leiter eine Sprosse nach oben. Durch genaue Beobachtung konnte Sapolskys Team die soziale Hierarchie einzelner Pavianpopulationen bestimmen. Anhand von Blutproben dieser Primaten stellte Sapolsky fest, dass der Testosteronspiegel unmittelbar mit dem sozialen Stand korreliert: Je höher der Platz in der Rangordnung, desto mehr Testosteron hat ein Pavian. Steigt ein Tier in der sozialen Hierarchie auf, nimmt die von ihm produzierte Testosteronmenge zu; steigt er ab, fällt auch der Testosteronspiegel. (Diese Kausalkette scheint in beide Richtungen zu funktionieren: Testosteron bedingt Dominanz, und Dominanz regt die Testosteronproduktion an.)

Während ein höherer Rang mit Testosteron zusammenhängt, geht ein niedrigerer Rang mit Stresshormonen wie Cortisol einher: Je niedriger der Rang eines Pavians in der Hierarchie, desto höher ist die Konzentration von Stresshormonen im Blut. Ein rangniederes Männchen hat es nicht nur schwerer, an Futter und Weibchen zu gelangen, sondern er muss auch sehr vorsichtig sein, um nicht von einem dominanten Tier verdroschen zu werden. Es ist noch unklar, ob ein hoher Cortisolspiegel dafür verantwortlich ist, dass ein Pavian unterwürfig wird, oder ob der Stress des niederen Rangs den Cortisolspiegel ansteigen lässt. Sehr wahrscheinlich trifft beides zu: Infolge des physischen und psychischen Drucks durch die untergeordnete Stellung steigt der Stresshormonspiegel, der wiederum mehr Angst erzeugt, wodurch die Produktion von Stresshormonen angeregt wird, die wiederum eine größere Unterwürfigkeit und einen schlechteren gesundheitlichen Allgemeinzustand nach sich zieht.

Zwar erlauben Erkenntnisse aus der Tierforschung nur indirekt Einsichten in die menschliche Natur (im logischen Denken sind wir anderen Primaten überlegen), doch könnte Neds Angstreaktion bei der Behandlung «höhergestellter» Patienten sehr wohl ihre Wurzeln in dem primitiven Bemühen haben, Stufen in der Ranghierarchie nicht zu überschreiten. Rangniedere Paviane und Orang-Utans, die im Beisein ranghöherer Tiere nicht – um ihre Unterwürfigkeit zu signalisieren – den Blick senken, fordern eine Maßregelung geradezu heraus. Der Rang eines Pavians in der sozialen Hierarchie und sein Geschick, sich diesem Rang, egal, welchem, entsprechend zu verhalten, hat großen Einfluss auf sein körperliches Wohlbefinden.*

Nicht nur rangniedere Paviane, sondern auch Menschen mit sozialer Angststörung ziehen sich oft auf ein unterwürfiges Verhalten zurück. Wie rangniedere Tiere neigen Menschen mit dem allgemeinen Untertypus der sozialen Angststörung dazu, den Blick zu senken, Blickkontakt zu vermeiden, zu erröten und mit ihrem Verhalten Unterwürfigkeit zu signalisieren, indem sie etwa Gleichrangigen und Vorgesetzten bereitwillig zuarbeiten und Konflikten durch eine gezielte Unterordnung aus dem Weg gehen. Bei rangniederen Pavianen resultiert ein solches Verhalten aus einer Schutzanpassung. Auch beim Menschen kann es sich positiv auswirken, doch bei Sozialphobikern ist es meistens kontraproduktiv.

Rangniedere Affen und sozialphobische Menschen weisen oft auffallende Unregelmäßigkeiten in der Produktion bestimmter Neuro-

---

* Interessanterweise haben jüngste Forschungen ergeben, dass die anscheinend glücklichsten und am wenigsten gestressten Affen diejenigen sind, die wir als Betamännchen bezeichnen könnten, die Affen direkt unterhalb der Spitze der Hierarchie also, die oft besonders unbeschwert und sozial gewandt sind. Für das Männchen an der Spitze der sozialen Leiter ist das Leben gesünder und weniger aufreibend als für eines weiter unten, doch ein Männchen mit einem *hohen*, nicht aber dem *höchsten* Rang ist noch gesünder und noch weniger gestresst, weil es nicht ständig eine Palastrevolution befürchten muss, bei der es gestürzt werden könnte.

transmitter auf. Studien haben nachgewiesen, dass Affen mit erhöhter Serotoninfunktion (die also, grob gesagt, mehr Serotonin in den Hirnsynapsen haben) dominanter und freundlicher sind und eher mit Gleichrangigen eine Beziehung aufbauen. Affen mit einem ungewöhnlich niedrigen Serotoninspiegel dagegen legen eher ein Vermeidungsverhalten an den Tag: Sie bleiben für sich und meiden soziale Interaktion. Jüngste Forschungen haben bei Patienten mit sozialer Angststörung in bestimmten Hirnregionen eine veränderte Serotoninfunktion festgestellt. Diese Erkenntnisse bieten eine Erklärung dafür, warum Selektive Serotonin-Wiederaufnahmehemmer wie Fluoxetin und Paroxetin bei der Behandlung sozialer Angst wirken können. (Studien haben zudem ergeben, dass Menschen ohne Angst und Depression nach der Einnahme von SSRIs freundlicher werden.)

Auch Dopamin wirkt sich auf das Sozialverhalten aus. Setzt man Affen, die allein gelebt haben, in eine Gruppe, so haben die Affen, die in der Dominanzhierarchie am höchsten aufsteigen, tendenziell mehr Dopamin im Gehirn als andere – das ist besonders deshalb interessant, weil Studien zufolge Menschen mit einer sozialen Angststörung tendenziell einen *unter*durchschnittlichen Dopaminspiegel aufweisen. Einige Untersuchungen weisen verblüffende Korrelationen zwischen sozialer Angst und der Parkinson-Krankheit nach, einer neurologischen Erkrankung, die mit einem Dopaminmangel im Gehirn einhergeht. In einer Studie aus dem Jahr 2008 erreichte die Hälfte der Parkinson-Patienten auf der Liebowitz Social Anxiety Scale Werte, die für die Diagnose einer sozialen Phobie ausreichten. In zahlreichen Studien wurde jüngst im Gehirn von Betroffenen «eine veränderte Fähigkeit zur Dopaminbindung» nachgewiesen.* Murray Stein und andere vermuten, dass die Unsicherheit und Unbeholfenheit im Umgang mit anderen bei Sozialphobikern unmittelbar mit der mangelhaften Dopaminfunktion zusammenhängen. Die «Verstärkungs- und

---

* Sämtliche Drogen heben den Dopaminspiegel in den Basalganglien, einer Hirnregion, in der bei Sozialphobikern der Dopaminspiegel niedrig ist. Ein chronischer Dopaminmangel könnte erklären, warum an sozialer Phobie leidende Menschen für eine Drogensucht anfälliger sind als andere.

Belohnungspfade» des Dopamin, die bei gesunden Menschen das Sozialverhalten mitsteuern, seien im Gehirn von Sozialphobikern möglicherweise durcheinandergeraten.

Meine Schwester, die seit Jahren unter sozialer Angst leidet, vertritt diese Ansicht mit Nachdruck. Ohne etwas über Neurobiologie zu wissen, behauptet sie schon seit Jahren, dass ihr Gehirn «falsch verdrahtet» ist.

«In sozialen Situationen, die normale Menschen bewältigen, ohne auch nur darüber nachzudenken, macht mein Gehirn dicht», sagt sie. «Ich weiß einfach nie, was ich sagen soll.»

Obwohl ihr Gehirn ansonsten gut funktioniert (sie hat einen Harvard-Abschluss und ist erfolgreiche Cartoonistin, Redakteurin und Kinderbuchautorin), schlägt sie sich seit der Mittelstufe mit einem, wie sie es nennt, «Sprechproblem» herum, das sich durch jahrzehntelange Psychotherapie und Dutzende von Arzneimittelkombinationen nicht gebessert hat. Man hatte bereits das Asperger-Syndrom und andere Störungen im Autismusspektrum in Verdacht, doch anders als Asperger-Patienten fehlt meiner Schwester nicht die Empathie.*

Der Zusammenhang zwischen Dopamin beziehungsweise Serotonin und sozialer Phobie beweist nicht, dass ein Defizit an Neurotransmittern soziale Angst *verursacht*; denn diese Unregelmäßigkeiten könnten auch *Folgen* der sozialen Angst sein, neurochemische «Narben», die auftreten, wenn das Gehirn überlastet ist, weil es in seiner ständigen Wachsamkeit unablässig die Umgebung nach sozialen Gefahren absucht. Doch neueste Forschungen deuten darauf hin, dass genetisch festgelegt ist, wie gut der Transport von Dopamin und Serotonin an den Synapsen funktioniert. Forscher haben entdeckt, dass die Dichte der Serotoninrezeptoren in den Nervenzellen von der Variante des Serotonin-Transporter-Gens abhängt – und dass die rela-

---

* Asperger-Patienten und Sozialphobiker leiden zwar gewissermaßen unter einem vergleichbaren Problem – Schwierigkeiten im sozialen Umgang –, doch kommen sie aus mehr oder weniger entgegengesetzter Richtung: Während sich ein Asperger-Patient nur schlecht vorstellen kann, was in anderen Menschen vorgeht, kann es sich der Sozialphobiker *zu gut* vorstellen.

tive Dichte der Serotoninrezeptoren mit darüber bestimmt, an welcher Stelle des Spektrums zwischen Schüchternheit und Extrovertiertheit der Mensch angesiedelt ist.*

Entsteht in einer Paviangruppe soziale Unsicherheit, hat das interessante Auswirkungen auf die Angst der Tiere. Rangniedere Paviane sind immer gestresst. Doch wenn ein neues Männchen in die Gruppe kommt, steigt laut Robert Sapolsky der Glukokortikoid-Spiegel *aller* Tiere, nicht nur der rangniederen. Mit einem Neuankömmling werden die Regeln für angemessenes Verhalten in der sozialen Hierarchie, etwa wer sich wem unterordnet, unklar; es herrscht allgemeine Unruhe mit mehr Kämpfen. Hat sich ein neuer Pavian in die Gruppe eingegliedert, sinken der Stresspegel und die Glukokortikoid-Konzentration, und das soziale Verhalten normalisiert sich.

Das geschieht auch beim Menschen. Ende der 1990er Jahre bestimmte der deutsche Psychobiologe Dirk Hellhammer (nach anthropologischer Beobachtung) bei dreiundsechzig Bundeswehrrekruten in der Grundausbildung ihre jeweilige Stellung in der sozialen Hierarchie und untersuchte dann wöchentlich den Cortisolspiegel. In stabilen Zeiten hatten die dominanteren Rekruten einen niedrigeren Cortisolwert im Speichel als untergeordnete Rekruten, genau wie bei den Pavianen. In Phasen experimentell erzeugter psychischer und physischer Belastung stieg der Cortisolspiegel bei allen Rekruten an, markant bei den dominanten, leichter bei den untergeordneten Versuchspersonen. Während also rangniedere Mitglieder der Sippe immer unter Stress stehen, sind Störungen der sozialen Ordnung eine Belastung für alle, auch ranghöhere Mitglieder der Gruppe.**

* Das Verhältnis zwischen Genen und Angst behandle ich vertieft in Kapitel 9.

** Eine Besonderheit der Moderne ist die anhaltende Unsicherheit hinsichtlich der sozialen Stellung. Die Gesellschaft der Sammler und Jäger war nicht sehr stark geschichtet: Den größten Teil der Menschheitsgeschichte lebten die Menschen in relativ egalitären Gruppen. Das veränderte sich erst im Mittelalter. Vom 12. Jahrhundert bis zur Amerikanischen Revolution war die Gesellschaft in klare und starre Schichten aufgeteilt: Zwischen den feudalen Ständen gab es kaum Bewegung. Die moderne Gesellschaft ist dagegen stark geschichtet (in vielen Ländern herrscht ein hohes Maß an Ungleichheit), gleichzeitig aber ständig im Fluss. Dass jeder mit Fleiß und ein wenig Glück aus der Armut in die Mittelschicht aufsteigen

152

*Viele von uns streben nach Perfektion, um alles im Griff zu haben ... Es*
*herrscht das tief verwurzelte Gefühl, nicht gut genug zu sein, unzuläng-*
*lich und unvollkommen zu sein, anders zu sein als andere und deshalb*
*nicht von ihnen akzeptiert zu werden. So entstehen Scham und die*
*Angst, blamiert und gedemütigt zu werden, wenn man anderen sein*
*wahres Ich offenbart.*

Janet Esposito, In the Spotlight (2000)

Als ich kürzlich die Unterlagen zu meiner Behandlung bei Dr. M. vor fast einem Jahrzehnt durchsah, fiel mir ein Text in die Hand, den ich auf ihre Bitte hin verfasst hatte. Ich sollte aufschreiben, wie ich mir einen öffentlichen Auftritt im schrecklichsten Katastrophenfall vorstellte. Zweck der Übung war, sich genau auszumalen, was schlimmstenfalls passieren könnte (völliges Versagen, totale Demütigung), und, wenn man wirklich alles bis zu Ende gedacht hat, zu dem Schluss zu kommen, dass erstens das Worst-Case-Szenario unwahrscheinlich ist und zweitens, selbst wenn es eintreten sollte, nicht so katastrophal wäre wie befürchtet. Diese Schlussfolgerung zu ziehen und sich verstandes- und gefühlsmäßig anzueignen sollte den Stellenwert eines öffentlichen Auftritts geraderücken und die Angst mindern.

So zumindest lautet die Theorie. Doch als ich an einem Donnerstag in der Mittagspause zu meinem Termin bei Dr. M. kam, nachdem ich ihr per E-Mail mein Worst-Case-Rede-Szenario hatte zukommen

oder aus der Mittelschicht zu großem Reichtum gelangen kann, prägt unsere Vorstellung von Erfolg. Aber die Mobilität geht nicht nur nach oben. Anders als in einer Gesellschaft, in der die sozioökonomischen Schichten sehr starr sind, ist immer die Furcht vor dem Absturz da, eine Furcht, die in wirtschaftlich schwierigen Zeiten wie diesen besonders ausgeprägt ist. Die vielen Kräfte, die auf amerikanische Arbeitnehmer einwirken – die «schöpferische Zerstörung» im Marktkapitalismus, die Erschütterung der Arbeiterschaft durch neue Technologien, die sich wandelnden und unsicheren Beziehungen zwischen den Geschlechtern und die damit einhergehende Verwirrung über die Geschlechterrollen –, bringen eine dauerhafte Verunsicherung mit sich. Natürlich machen sich die Menschen Sorgen: *Werde ich von anderen, besser Qualifizierten abgehängt? Werde ich meinen Job verlieren und aus der Mittelschicht abrutschen?* Es wurde schon die Vermutung geäußert, dass diese chronische Unsicherheit unser Gehirn physisch auf Angst polen könnte.

lassen (Blamage, körperlicher Zusammenbruch, gefolgt von Arbeitslosigkeit, Scheidung und gesellschaftlicher Ächtung), wirkte sie erschüttert.

«Ihr Szenario», sagte sie, «ist das Negativste, was ich je gelesen habe.» Sie sei so entsetzt gewesen, dass sie meine Schilderung ihrem Supervisor gezeigt habe, um sich von ihm erfahrenen Rat einzuholen. Aus ihrem Blick, der voller Mitleid, Besorgnis, ja Beunruhigung war, schloss ich, dass sie wohl auch die Frage aufgeworfen hatte, ob ich schwer depressiv und womöglich psychotisch sei.

Vielleicht habe ich eine überbordende Phantasie, vielleicht bin ich zu pessimistisch. Doch heute weiß ich, dass mein Pessimismus und mein negatives Selbstbild neben dem verzweifelten Wunsch, dieses negative Selbstbild vor anderen zu verbergen, geradezu lehrbuchmäßige Symptome einer sozialen Phobie sind. In jeder Abhandlung über das Thema, ob sie sich nun an ein Massenpublikum richtet oder an die Fachwelt, findet sich die Aussage, dass eine soziale Angststörung mit einem Minderwertigkeitsgefühl und einer extremen Empfindlichkeit gegenüber jeder Art von Kritik oder negativer Bewertung einhergeht.[*]

Als ich Dr. W. einmal vorjammerte, wie viel von einem anstehenden Vortrag abhänge und dass ich unbedingt hinter einer starken Fassade verbergen müsse, dass ich mir vorkäme wie ein Waschlappen und ein Schwindler, sagte er: «Merken Sie eigentlich gar nicht, wie sehr Ihr Schamgefühl Ihre Angst verstärkt?»

Sowohl Dr. M. als auch Dr. W. – und erst recht Epiktet – sind der Meinung, dass sich diese Art sozialer Angst am besten heilen lässt, in-

---

[*] Nicht einmal Psychotherapeuten sind dagegen immun – oder vielleicht sind sie sogar besonders stark betroffen. Weil Patienten und Kollegen von ihnen erwarten, dass sie ihre Gefühle im Griff haben, setzen sie sich bisweilen unter enormen Druck, nicht ängstlich oder aufgewühlt zu wirken; aufgrund dieses Drucks wachsen oft Angst und das Gefühl, die Kontrolle zu verlieren. In meinem Regal stehen mehrere Bücher von Therapeuten, die ihre eigene Angst zeitweise beeinträchtigte und demütigte. *The Anxiety Expert: A Psychiatrist's Story of Panic* (2004) wurde von der Psychiaterin Marjorie Raskin verfasst, die sich auf Angst spezialisiert hatte und bei öffentlichen Vorträgen von Panikattacken gequält wurde. Sie setzte alles daran, ihre Angst nicht zu zeigen, und nahm wie ich im großen Stil Benzodiazepine. Auch Barbara Markway, Koautorin des Buches *Frei von Angst und Schüchternheit. Soziale Ängste besiegen*, räumt ein, dass sie ihre soziale Angst nie völlig überwunden hat.

dem man die Macht der Schamgefühle bricht. Die peinlichen Situationen, denen mich Dr. M. aussetzte, sollten mich gegen sie abhärten. «Kommen Sie schon, raus damit», sagt Dr. W. und meint damit meine Angst. «Sie werden erstaunt sein, wie die Leute reagieren.» «Kümmern Sie sich nicht darum, was andere Leute denken», wiederholt er einen Ratschlag, der in Hunderten von Selbsthilfebüchern nachzulesen ist.

Wenn es nur so einfach wäre.

*Der Tag, an dem ich nicht nervös bin, wird der Tag sein, an dem ich aufhöre. Für mich ist Nervosität etwas Gutes. Sie bedeutet, dass mir etwas wichtig ist, und mir ist alles wichtig, was ich tue.*

Der Golfer Tiger Woods 2009 auf einer Pressekonferenz
vor dem WGC-Accenture Match Play Championship

*Mir ist es scheißegal, was Sie sagen. Wenn ich da rausgehe und den entscheidenden Korb vermassle und die Leute mosern: «Kobe hat versagt» oder «Kobe taugt nichts, wenn er unter Druck steht», dann scheiß ich drauf. Ich spiele ja nicht wegen ihres beschissenen Beifalls. Ich spiele, weil ich es gern mache. Und damit ich gewinne. Dafür spiele ich. Wenn jemand Druck spürt, hat er meistens Angst davor, was die Leute wohl über ihn sagen. Die Angst habe ich nicht, und deshalb kann ich schlechte Spiele vergessen, wieder auf den Korb werfen und mein Spiel machen.*

Der Basketballer Kobe Bryant in einem Interview nach Spiel 3
des NBA-Western-Conference-Halbfinales 2012

In der dritten Klasse überkommt mich in einem Tennisspiel gegen meinen Klassenkameraden Paul die Angst. Mein Magen bläht sich auf, und ich pupse unkontrolliert. Vor dem Match wollte ich in erster Linie gewinnen. Doch nun, mitten im Spiel – der Magen tut weh, und ich fürchte, dass ich mich übergeben muss –, will ich nur noch schnell vom Platz. Und am schnellsten geht das, wenn ich verliere. Also verschenke ich Punkte. Ich schieße den Ball ins Netz, mache einen Doppelfehler nach dem anderen und verliere 6-1, 6-0. Als ich Paul die Hand gebe und vom Platz flüchte, spüre ich vor allem Erleichterung. Mein Magen beruhigt sich. Die Angst lässt nach. Dann kommt die Selbstverachtung. Denn ich habe gegen den übergewichtigen speckigen Paul verloren, der jetzt stolz wie ein Pfau überall herumerzählt, dass er mich vernichtend geschlagen hat. Es ging nicht um sonderlich viel: Es war ein Spiel um einen der unteren Plätze in der Schulauswahl. Aber für mich ist es geradezu existenziell wichtig. Ich habe gegen Paul verloren, der kein besonders guter Spieler ist – in Sachen Technik, Schnelligkeit und Fitness ist er mir weit unterlegen –, und das Ergebnis steht auf der Liste, die in der Umkleide an der Wand hängt, und ist von Pauls aufgeplustertem Brustkorb abzulesen. Alle können es sehen: Er hat gewonnen, er ist besser als ich. Ich habe verloren und bin ein Loser.

Dass ich absichtlich ein Spiel verlor, um meiner unerträglichen Angst zu entfliehen, wiederholte sich im Verlauf meiner schulischen Sportkarriere Dutzende von Malen. Nicht jedes vermasselte Spiel war so entsetzlich wie das gegen Paul (dessen Namen ich hier übrigens geändert habe), und häufig ging ich auch gegen Spieler baden, die mich wahrscheinlich auch ohne meinen Angstanfall geschlagen hätten. Trotzdem: Meine Trainer waren ratlos. Sie fragten sich natürlich, warum ich im Training so gut spielte, dann aber so selten ein wichtiges Match gewann.

Die Ausnahme von der Regel bildete die zehnte Klasse, in der ich um die Aufnahme in die Squashschulmannschaft spielte und kein Spiel verlor – 17:0 oder so ähnlich. Wie sich das erklären lässt?

Mit Valium.

Bei den Squashpunktspielen und sogar im Training ging es mir so elend, dass der Jugendpsychiater Dr. L., den ich damals aufsuchte, mir eine kleine Dosis Benzodiazepin verschrieb. Während der Squashsaison in jenem Jahr nahm ich jeden Tag heimlich die Tablette mit meinem Erdnussbutterbrot zum Mittagessen. Und ich verlor kein einziges Match. Zwar war ich die gesamte Saison über unglücklich, denn meine Agoraphobie und meine Trennungsangst machten mir die Fahrten zu den Wettkämpfen zur Hölle, und wegen meiner Wettbewerbs-angst hatte ich auch keinen Spaß an den Spielen. Aber das Valium fuhr die körperlichen Symptome meiner Nervosität so weit herunter, dass ich mich auf das Spiel konzentrieren konnte statt darauf, mög-lichst schnell wieder vom Platz zu kommen. Ich war nicht mehr ge-zwungen, absichtlich zu verlieren. Die Medikamente brachten mich in einen Bereich, in dem sich die Angst positiv auswirkt.

Im Jahr 1908 veröffentlichten die beiden Psychologen Robert M. Yerkes und John Dillingham Dodson einen Artikel in *The Journal of Comparative Neurology and Psychology*, in dem sie zeigten, dass dres-sierte Tiere eine etwas bessere Leistung erbrachten, wenn ihnen vor-her «moderate Angst» eingeflößt wurde. Daraus entwickelte sich das sogenannte Yerkes-Dodson-Gesetz, dessen Prinzipien seither bei Tie-ren und beim Menschen viele Male experimentell nachgewiesen wur-den. Es ist ein schmaler Grat: Zu viel Angst, und eine Spitzenleistung ist unmöglich, egal, ob im Labor oder im Squashturnier; zu wenig Angst, und die Leistung ist auch nicht gut. Doch genau das richtige Maß an Angst setzt eine physiologische Aktivierung in Gang und lenkt die Konzentration auf die anstehende Aufgabe, ohne dass die Nervosität wieder davon ablenkt. So steigt die Wahrscheinlichkeit einer Spitzenleistung. Von dem Bereich der Angstkurve, in dem sie zu groß ist, hin zu dem, in dem ich optimale Leistung erbringen kann, komme ich offenbar am besten mit einer kleinen Dosis Valium.[*]

Leider kann ich nicht behaupten, dass meine Angst vor Wett-

---

[*] Das ist auch bei einigen Spitzenathleten der Fall. Reno Bertoia, um nur einen zu nennen, hatte als junger dritter Baseman bei den Detroit Tigers eine strahlende Zukunft in den Spit-zenligen der USA vor sich, als ihn 1957 die Angst überwältigte; nach Aussage des Tigers-Trai-ners konnte er plötzlich «nicht schlagen und verpatzte manchmal einen eigentlich leichten Einsatz». Je nervöser Bertoia wurde, desto schlechter spielte er, und je schlechter er spielte, desto nervöser wurde er – es war der klassische Teufelskreis aus ständig wachsender Angst und ständig nachlassender Leistung. Bald spielte er so schlecht, dass die Tigers-Führung ihn aus dem Team werfen wollte. Verzweifelt und unglücklich griff Bertoia auf Miltown zurück, ein Beruhigungsmittel, das noch vor Valium auf den Markt kam. Die Verwandlung war er-staunlich. Bertoia «ist nicht mehr so zurückhaltend», berichtete der Trainer. «Er ist auf der Bank ein anderer Mensch, redet, macht Witze und ist viel entspannter.» Auf dem Spielfeld er-brachte er fantastische Leistungen und hatte einen Trefferdurchschnitt von hundert Punkten.

bewerben nur eine pubertäre Phase war. Vor zehn Jahren spielte ich im Finale eines Squashturniers gegen meinen Freund Jay, einen netten jungen Arzt. An diesem Abend wurde die Clubmeisterschaft ausgetragen, und ein paar Dutzend Leute waren gekommen, um zuzusehen. Jay und ich waren einfach ein bisschen besser als der Durchschnitt. Es ging um nichts Wichtiges (kein Geld, einen eher unbedeutenden Pokal).

In diesem Turnier gewann das Match, wer von fünf Sätzen die meisten gewonnen hatte, und um einen Satz zu gewinnen, brauchte man neun Punkte. Schon früh im ersten Satz ging ich selbstbewusst in Führung, die ich aber wieder einbüßte. Den zweiten Satz gewann ich, Jay den dritten. Trotz eines Rückstands gewann ich den vierten Satz. Jay hatte einen spürbaren Durchhänger; ich sah, dass er erschöpfter war als ich. Im fünften und entscheidenden Satz zog ich kontinuierlich davon, bis es 7:3 stand und mir nur noch zwei Punkte zum Sieg fehlten. Jay war am Ende. Der Sieg war mein.

Doch so kam es nicht.

Bei der Aussicht auf den bevorstehenden Sieg durchströmten Wellen der Angst meinen Körper. Ich bekam einen trockenen Mund, meine Glieder wurden bleischwer, vor allem aber machte mir der Magen wieder zu schaffen. Überwältigt von Übelkeit und Panik, wurden meine Schläge schwach und verzweifelt. Jay, der noch kurz zuvor am Boden zerstört gewesen war und sich in seine Niederlage ergeben hatte, wachte auf. Ich hatte ihm zu einem Hoffnungsschimmer verholfen, und sein Spiel gewann an Schwung. Meine Angst wuchs, und plötzlich war es wie damals in der siebten Klasse, in dem Tennismatch gegen Paul: Ich wollte nur noch weg. Vor aller Augen brach ich ein und gab absichtlich einen Punkt nach dem anderen ab.

Jay, wie Lazarus aus dem Grab, kam wieder zu Kräften, packte die Gelegenheit beim Schopf und besiegte mich. Nach dem Match bemühte ich mich, meine Niederlage mit Würde zu tragen, doch als ich von allen Seiten darauf angesprochen wurde, wie gigantisch ich den fast sicheren Sieg vergeigt hätte, schob ich meinen Einbruch auf ein Rückenproblem. Tatsächlich tat mir der Rücken weh, doch deshalb hatte ich nicht verloren. Ich hatte den Sieg schon fast in der Tasche gehabt, ihn aber sausen lassen, weil ich Angst davor hatte, mich dem Wettbewerb zu stellen.

Ich hatte versagt.

Das Schlimmste, was einem Sportler passieren kann, ist wohl, unter dem Wettbewerbsdruck einzubrechen – *choke* heißt das im Englischen, «würgen» oder «abwürgen», also genau in dem Moment schlappzumachen, in dem es darauf ankommt.

(Eine Definition liefert Sian Beilock, kognitive Psychologin an der Universität von Chicago, die sich auf das Gebiet spezialisiert hat: «suboptimale Leistung – eine Leistung, die im Vergleich zu dem, was der Betreffende zu leisten vermag und was er in der Vergangenheit geleistet hat, schlechter ist als erwartet».) Der etymologische Stamm des Wortes *Angst* leitet sich aus dem lateinischen *angor* ab, das auch «Würgen, Angst» heißt; das dazugehörige Adjektiv *anxius* bezog sich wahrscheinlich auf ein Zusammenziehen der Brust bei einer Panikattacke. In dem englischen Begriff *to choke* schwingt im Kontext von Sport und Leistung der Aspekt der körperlichen und charakterlichen Schwäche mit. Als Erklärung für ein «Abwürgen», ein Versagen unter Druck, nennen Sportreporter oft «schwache Nerven». Am Versagen ist, anders ausgedrückt, Angst schuld. In der Sportarena ebenso wie auf dem Schlachtfeld oder am Arbeitsplatz ist Angst mithin ein Zeichen von Schwäche.

Seit meinem Einbruch bei der Clubmeisterschaft vor zehn Jahren habe ich die Vorzüge einer Meditation vor dem Spiel und einer feineren Dosierung prophylaktischer Angstmedikamente zu schätzen gelernt. Dass meine Frau seither zwei Kinder auf die Welt brachte, hat zudem die existenzielle Dimension von Hobbywettkämpfen ein wenig zurechtgerückt. Trotzdem ist das Problem nicht aus der Welt.

Vor nicht allzu langer Zeit stand ich im Halbfinale eines anderen Squashturniers.

«Warum nehmen Sie an solchen Turnieren teil, wenn es Ihnen dabei so elend geht?», hatte Dr. W. mich schon Jahre zuvor gefragt. «Wenn Sie es nicht schaffen, es gern zu machen, dann hören Sie doch auf, sich damit zu quälen!»

Deshalb hatte ich eine Weile nicht gespielt. Und als ich doch wieder anfing, achtete ich bewusst darauf, nicht allzu viel Herzblut zu investieren. *Ich mache das nur für die Fitness,* sage ich mir. *Ich freue mich am Spiel, ohne mich wegen des Ergebnisses verrückt zu machen.* Und in den ersten Runden des Turniers gelingt mir das auch. Natürlich gibt es Momente der Spannung. Manchmal, wenn der Druck zunimmt, werde ich müde und spiele schlechter. Aber das ist das normale Auf und Ab in jedem Wettbewerb; das macht mir nichts aus. Ich gewinne ein Spiel nach dem anderen.

Als ich den Squashcourt zum Halbfinale betrete, versichere ich mir innerlich: *Es ist mir immer noch egal.* Wir haben nur fünf Zuschauer. Ich verliere den ersten Satz knapp. Trotzdem macht es Spaß. *Keine große Sache. Ist mir völlig egal. Mein Gegner ist gut. Ich verliere das Spiel sowieso. Keine großen Erwartungen, kein Druck.*

Doch dann gewinne ich den nächsten Satz. *Moment mal,* denke ich. *Ich bin gut. Ich könnte gewinnen.* Doch kaum packt mich der Ehrgeiz, als sich die vertraute Schwere über mich legt und mein Bauch sich mit Luft füllt.

*Komm schon, Scott,* sage ich mir. *Sei locker. Ist doch egal, wer gewinnt.*

Doch das Atmen fällt mir zunehmend schwer, ich komme ins Schwitzen, und als es sich herumspricht, dass es ein knappes Spiel ist, finden sich hinter der Scheibe auch noch mehr Zuschauer ein.

Ich bemühe mich, alles herunterzufahren – meine Atmung, das Tempo meines Spiels. Mit wachsender Angst spiele ich immer schlechter. Aber noch konzentriere ich mich darauf, gut zu spielen und zu gewinnen. Zu meiner Überraschung funktioniert die Verlangsamungsstrategie: Ich hole den Rückstand auf und gewinne den dritten Satz. Noch einen Satz, und ich bin im Finale.

Doch nun hat mich meine Angst dermaßen im Griff, dass ich nicht mehr gut spielen kann. Mein Gegner holt sich rasch den nächsten Satz und gleicht auf 2:2 Sätze aus. Wer den letzten Satz gewinnt, ist im Finale.

In der Zwei-Minuten-Pause zwischen den Sätzen ziehe ich mich auf die Toilette zurück, um mich zu sammeln. Ich bin blass, ich zittere, und – das erschreckt mich am meisten – mir ist übel. Als ich den Squashcourt wieder betrete, fragt mich der Schiedsrichter, ob mir etwas fehle. (Offensichtlich sehe ich so aus.) Ich verneine die Frage. Der fünfte Satz beginnt, und mir ist völlig egal, ob ich gewinne. Wie in meinem Spiel gegen Paul vor dreißig Jahren will ich nur noch vom Court, ohne mich vorher zu übergeben. Wie damals setze ich alles daran, schnellstmöglich zu verlieren: Ich laufe den Bällen nicht mehr hinterher oder schieße sie gegen die Decke. Mein Gegner ist verwirrt. Als ich einen einfachen Stoppball nicht erwische, dreht er sich zu mir um und fragt, ob mit mir alles in Ordnung sei. Beschämt nicke ich.

Aber mit mir ist gar nichts in Ordnung. Ich habe panische Angst, womöglich nicht schnell genug zu verlieren und vom Platz zu kommen, ehe ich kotzen muss und mich schrecklich blamiere. In der siebten Klasse schaffte ich es zumindest, auf dem Platz zu bleiben, bis das Spiel gegen Paul vorbei war. Diesmal ruhen so viele Augen auf mir, dass mir speiübel wird und ich nicht einmal das schaffe. Zwei Punkte später – das Spiel ist immer noch nicht zu Ende – hebe ich die Hand.

«Ich gebe auf», sage ich zu meinem Gegner. «Mir ist nicht gut.» Und ich renne verzweifelt vom Platz.

Ich habe nicht nur verloren, sondern kapituliert. Bin zusammengeklappt wie ein alter Gartenstuhl. Mir ist elend, und ich schäme mich in Grund und Boden.

Freunde unter den Zuschauern wollen mich noch trösten. «Man hat gesehen, dass es dir nicht gut geht», sagen sie. «Da hat was nicht gestimmt.» Ich wimmle sie ab, murmle etwas vom Fisch zum Mittag und ziehe mich in die Umkleide zurück. Kaum habe ich die Anspannung des Wettbewerbs hinter mir und stehe nicht mehr im Mittelpunkt, lässt die Angst wie immer nach.

Aber ich habe wieder mal gegen einen Gegner verloren, den ich leicht hätte schlagen können. Dass ich verloren habe, ist mir eigentlich egal. Mich ärgert vor allem, dass meine Angst mich wieder einmal besiegt hat, mich zu einem Häuflein Elend degradiert und, so kommt es mir jedenfalls vor, vor allen anderen lächerlich gemacht hat.

In Wahrheit kümmert das natürlich niemanden. Was alles noch jämmerlicher macht.

*In meiner Laufbahn hatte ich so etwas noch nie erlebt. Ich hatte mich überhaupt nicht mehr im Griff. Und ich wusste nicht, was los ist.*

Der Golfer Greg Norman im *Golf Magazine* über den Verlust
eines großen Vorsprungs bei den Masters 1996

Die Liste von Spitzensportlern, die unter Druck spektakulär versagt oder eine groteske lähmende Wettbewerbsangst entwickelt haben, ist lang. Der australische Golfer Greg Norman brach bei den Masters 1996 ein und schenkte an den letzten Löchern noch eine scheinbar sichere Führung her. Am Ende lag er schluchzend in den Armen Nick Faldos, der ihn geschlagen hatte. Die erfolgreiche tschechische Tennisspielerin Jana Novotná trennten 1993 nur fünf Punkte vom Wimbledon-Sieg, als sie unter dem Druck zusammenbrach und eine komfortable Führung an Steffi Graf verschenkte; nach dem Spiel ließ er sich von der Herzogin von Kent trösten. Am 25. November 1980 trat Roberto Durán als amtierender Boxweltmeister im Weltergewicht in einem berühmt gewordenen Kampf gegen Sugar Ray Leonard an. In der achten Runde – es waren noch sechzehn Sekunden zu kämpfen, und es standen Millionen von Dollar auf dem Spiel – drehte sich Durán zum Schiedsrichter um, zeigte mit erhobenen Händen seine Kapitulation an und flehte: «*No más, no más* [Nicht mehr, nicht mehr]. Nichts boxen.» Später erklärte er, er habe unter Magenschmerzen gelitten. Bis dahin hatte Durán als unbesiegbar gegolten, als Inbegriff des lateinamerikanischen Machos. Jahrelang lebte er in Schimpf und Schande und galt als einer der größten Schlappschwänze der Sportgeschichte.

Das sind alles Beispiele für den klassischen *choke* – den psychischen und physischen Zusammenbruch unter höchster Angst. Noch abstruser sind die Fälle, in denen Profisportler vor den Augen der

Öffentlichkeit in eine Art chronischen *choke* verfallen. Mitte der 1990er Jahre spielte der Basketballer Nick Anderson in der Deckung der Orlando Magic. Als er 1995 ins NBA-Finale einzog, war er für seine soliden Freiwürfe bekannt; etwa 70 Prozent dieser Würfe hatte er bis dahin verwandelt. 1995 nun hatte Anderson im ersten Meisterschaftsspiel gegen die Houston Rockets viermal hintereinander Gelegenheit, mit einem Freiwurf in den letzten Sekunden der regulären Spielzeit Orlando den Sieg zu sichern – er musste nur einen Treffer erzielen. Doch er warf alle vier Male daneben. Die Orlando Magic verloren in der Verlängerung das Spiel und nach einer Serie von vier Niederlagen auch die Meisterschaft. Bei Anderson ging der Anteil verwandelter Freiwürfe in den Keller, und für den Rest seiner Laufbahn war er an der Freiwurflinie eine Katastrophe. Weil er deshalb Angst vor einem Foul gegen ihn hatte, der ihm einen Freiwurf hätte bescheren können, spielte er auch im Angriff nicht mehr so aggressiv. Die verpatzten Freiwürfe im Meisterschaftsspiel, so erzählte Anderson später, waren «wie ein Lied, das sich in meinem Kopf festsetzte und das immer und immer wieder ablief». Er musste sich vorzeitig aus dem Sport zurückziehen.

Wenn sich Athleten zu stark auf Bewegungsabläufe konzentrieren, bricht die Leistung ein, so die Explicit Monitoring Theory (Theorie der expliziten Überwachung), die sich aus jüngsten Erkenntnissen der kognitiven Psychologie und der Neurowissenschaft ableitet. Wer *zu viel* darüber nachdenkt, was er tut, schmälert seine Leistung. Das scheint der Erkenntnis zu widersprechen, nach der die Qualität der Leistung vom Grad der Konzentration abhängt. Doch spielt offenbar die Art der Konzentration eine Rolle. Sian Beilock erforscht in ihrem Labor an der Universität von Chicago die Psychologie des *choking*. Ihr zufolge ist die Wahrscheinlichkeit, dass ein Sportler etwas vermasselt, umso größer, je mehr er fürchtet, es zu vermasseln. Für eine optimale Leistung – manche Psychologen bezeichnen das als Flow – sollten Teile des Gehirns auf Autopilot geschaltet sein und nicht aktiv darüber nachdenken («explizit überwachen»), was man tut. Beilock kann die Leistung eines Sportlers dramatisch verbessern (zumindest in experimentellen Situationen), indem sie ihn dazu bringt, an etwas anderes zu denken als an die Mechanik des Schlags oder Sprungs. Wer innerlich ein Gedicht rezitiert oder ein Lied singt, die bewusste Konzentration also von der körperlichen Aufgabe ablenkt, kann seine Leistung deutlich verbessern.

Doch ängstliche Menschen kommen aus der Grübelei generell nicht heraus: *Was wäre, wenn dies geschieht? Oder das? Mache ich alles richtig? Wirke ich lächerlich? Was, wenn ich mich blamiere? Was, wenn ich den Ball wieder auf die Tribüne werfe? Laufe ich rot an? Können die Leute sehen, dass ich zittere? Können sie hören, dass meine Stimme bebt? Werde ich auf die Bank geschickt? Werde ich aus dem Team geworfen?*

Auf Hirnscans von Sportlern vor und mitten in einem *choke* ist, so der Sportpsychologe Bradley Hatfield, ein neuronaler «Stau» aus Angst und Selbstüberwachung zu beobachten. Hirnscans nicht betroffener Sportler dagegen zeigen eine «effiziente und zielgerichtete» neuronale Aktivität, die nur die für eine gute Leistung relevanten Teile des Gehirns nutzt.

Sportler, die im entscheidenden Moment versagen, haben ein ähnliches Problem wie Menschen, die sich vor dem Erröten fürchten: Aus Angst, sich in aller Öffentlichkeit zu blamieren, blamieren sie sich in aller Öffentlichkeit. Ihre Angst bewirkt genau das, wovor sie sich am meisten fürchten. Je gehemmter – und je anfälliger für Scham – jemand ist, desto schlechter die Leistung.

*Wenn du ein Mann bist, verbietet es deine Selbstachtung, dass du eine Angstneurose zugibst oder Furcht zeigst.*
Schilder auf Geschützstellungen der Alliierten in Malta<br>im Zweiten Weltkrieg

Im Jahr 1830 begleitete der britische Konsul in Bagdad, Oberst R. Taylor die archäologische Ausgrabung eines assyrischen Palastes, als er ein Tonprisma fand, das auf allen sechs Seiten mit einem Keilschrifttext beschrieben war. Das sogenannte Taylor-Prisma, das heute im Britischen Museum in London steht, erzählt von den Kriegszügen König Sanheribs, der um 700 v. Chr. über Assyrien herrschte. Das Prisma hat für Historiker und Theologen großen Wert, denn es liefert zeitgenössische Berichte von Ereignissen, die im Alten Testament erwähnt werden. Am interessantesten finde ich eine Passage über eine assyrische Schlacht und das Verhalten zweier junger Könige von Elam nach ihrer Niederlage gegen Sanheribs Armee (auf der modernen Karte liegt Elam im Südwestiran). «Um ihr Leben zu retten, trampelten sie über die Leichen ihrer Soldaten hinweg und flüchteten», heißt es. «Sie verloren den Mut wie junge Vögel im Käfig. Sie besudelten ihre Streitwagen mit Urin und ließen ihre Ausscheidungen fallen.»

Hier, in einer der ältesten schriftlichen Überlieferungen, die je entdeckt wurden, haben wir das vernichtende Urteil über den schwachen Magen-Darm-Trakt und die Charakterschwäche des ängstlichen Kriegers.

Viele metaphorische Redewendungen über Heldentum, Mut und Unerschrockenheit im Sport stammen aus dem Krieg. Doch im Sport steht eben auch viel weniger auf dem Spiel als im Krieg, wo es nicht um Erfolg und Misserfolg, sondern um Leben und Tod geht.

Eine Gesellschaft spricht Soldaten (und Sportlern), die unter Druck Stärke beweisen, höchste Anerkennung zu – und bringt jenen, die ins Straucheln geraten, höchste Verachtung entgegen. Der Ängstliche ist wankelmütig und schwach, der Tapfere unerschütterlich und stark. Feiglinge werden von ihren Ängsten beherrscht, Helden lassen sich davon nicht beeindrucken. In seinen *Geschichten* erzählt Herodot von Aristodemos, einem Elitesoldaten der Spartaner. Anders als Eurytos, der sich in die Schlacht stürzte und fiel, rettete Aristodemos in der Schlacht bei den Thermopylen 480 v. Chr. «sein Leben durch die Flucht». Ein Jahr später allerdings tilgte er in der Schlacht bei Plataeae durch seine Tapferkeit «all seine Schuld wieder aus».

Heerführer haben schon immer alle Hebel in Bewegung gesetzt, um ihre Soldaten gegen Angst abzuhärten. Die Wikinger nahmen Stimulanzien aus Hirschurin ein, die sie gegen Furcht resistent machen sollten. Britische Militärkommandeure stärkten ihre Soldaten mit Rum, russische mit Wodka (und mit Baldrian, einem schwachen Beruhigungsmittel). Das Pentagon untersucht seit längerem pharmakologische Wirkstoffe, mit denen sich die Kampf-oder-Flucht-Reaktion ausschalten lässt, um der Angst auf dem Schlachtfeld Herr zu werden. Forscher an der Johns-Hopkins-Universität haben in jüngster Zeit eine Methode entwickelt, mit der Kommandeure das Stressniveau ihrer Soldaten durch eine Messung des Hormons Cortisol in Echtzeit überwachen können. Wenn der Stresshormonspiegel eines Soldaten einen bestimmten Wert überschreitet, so die Idee dahinter, soll er aus dem Kampf genommen werden.

Das Militär verunglimpft ängstliches Verhalten seit jeher, denn Angst kann für den Soldaten und die Armee, in der er kämpft, verheerend sein. Die *Angelsächsische Chronik* erzählt von einer Schlacht zwischen Angelsachsen und Dänen im Jahr 1003, in der der angelsächsische Befehlshaber Ælfric solche Angst bekam, dass er sich übergeben musste. Da er seine Männer nicht mehr befehligen konnte, wurden sie von den Dänen abgeschlachtet.

Da Angst ansteckend sein kann, bemühen sich Befehlshaber mit allen Mitteln, sie einzudämmen. Im Amerikanischen Bürgerkrieg wurden in der Nordstaatenarmee Soldaten, die der Feigheit überführt waren, tätowiert oder gebrandmarkt. Im Ersten Weltkrieg hieß es, jeder britische Soldat, der infolge eines Kriegstraumas eine Neurose entwickelte, sei «bestenfalls von minderwertiger Konstitution, schlimmstenfalls ein Simulant und Feigling». Medizinische Autoren jener Zeit bezeichneten ängstliche Soldaten als «moralische Invaliden». (Progressive Ärzte wie W. H. R. Rivers, der unter anderem den Dichter Siegfried Sassoon behandelte, hielten dagegen, eine Kriegsneurose sei eine Erkrankung und könne auch Soldaten mit strenger Moral befallen; solche Ärzte waren allerdings in der Minderheit.) In einem Beitrag für die *American Review of Reviews* hieß es 1914, «eine Panik darf von den Offizieren eingedämmt werden, indem sie auf ihre eigenen Männer schießen». Bis zum Zweiten Weltkrieg bestrafte die britische Armee Deserteure mit dem Tod.

Im Zweiten Weltkrieg traten erstmals Psychiater in Erscheinung, sowohl bei der Untersuchung der Soldaten im Vorfeld als auch bei der Behandlung psychischer Schäden nach dem Kampfeinsatz. Mehr als eine Million US-Soldaten wurden wegen einer Kriegsneurose zur psychiatrischen Behandlung in eine Klinik eingewiesen. Führende Offiziere befürchteten allerdings negative Auswirkungen dieses humaneren Umgangs mit den Soldaten auf die Kampfmoral der Truppe. US-General George Marshall, später Außenminister, klagte, Soldaten, die an der Front als Feiglinge und Simulanten gälten, würden von Psychiatern als Patienten behandelt. Die «überfürsorgliche Haltung» der Ärzte, so Marshall, werde eine Armee aus verhätschelten Feiglingen hervorbringen. Britische Generäle forderten in angesehenen medizinischen Zeitschriften, Männer, die im Kampf in Panik gerieten, zu sterilisieren, «weil nur durch solch eine Maßnahme zu verhindern sei, dass die Männer ihre Angst zeigten und ihre psychische Schwäche an die nächste Generation vererbten». Hochrangige Offiziere auf beiden Seiten des Atlantiks warnten davor, dass Soldaten mit einer diagnostizierten «Kriegsneurose» den Genpool mit ihrer Feigheit vergifteten. «Es ist an der Zeit, dass unser Land seine weiche Haltung aufgibt», erklärte ein britischer Oberst, «und endlich damit aufhört, Taugenichtse zu verzärteln.» General George Patton von der US-Armee leugnete gar die Existenz von Kriegsneurosen. Er bevorzugte den Begriff «Kampferschöpfung» und erklärte, es handle sich um reine «Willensschwäche». Damit die Kampferschöpfung nicht um sich griff, schlug Patton dem Kommandierenden General Dwight Eisenhower vor, sie mit dem Tode zu bestrafen. (Ein Vorschlag, den Eisenhower allerdings nicht umsetzte.)

Bis heute wissen moderne Armeen nichts mit Soldaten anzufangen, die im Kampf die Nerven verlieren. Während des Irakkriegs berichtete die *New York Times* von einem US-Soldaten, der wegen Feigheit vor dem Feind unehrenhaft entlassen worden war. Der Soldat focht diese Entscheidung an und forderte vor Gericht eine ehrenhafte Entlassung. Er sei kein Feigling, sondern leide an einer psychiatrischen Erkrankung: Der Kriegsstress habe eine Panikstörung in ihm ausgelöst, die mit lähmenden Angstattacken einhergehe. Er sei nicht feige, so seine Anwälte, sondern krank. Das Militär wollte diese Unterscheidung zunächst nicht gelten lassen, milderte aber später den Vorwurf der Feigheit zu Pflichtverletzung ab.

In der Geschichte der Menschheit hat es immer angstgeplagte Soldaten gegeben, die im entscheidenden Moment die Nerven verloren oder von ihrem Körper im Stich gelassen wurden. William Henry, ein junger Unionssoldat in den Sixty-Eighth Pennsylvania Volunteers, wurde nach seiner ersten Schlacht im Jahr 1862 von grauenhaften Magenschmerzen und Durchfall geplagt. Da die Ärzte eine ansonsten gute körperliche Verfassung feststellten, wurde Henry als erstem Menschen die offizielle Diagnose «Soldatenherz» gestellt, also Kriegsneurose, ein Syndrom, das von der Belastung des Kampfeinsatzes ausgelöst werde.* Studien zur «Selbstbeschmutzungsrate» bei US-Soldaten im Zweiten Weltkrieg ergaben, dass 5 bis 6 Prozent die Kontrolle über Magen und Darm verloren, wobei der Anteil in einigen Kampfdivisionen bei über 20 Prozent lag. Vor der Landung auf Iwo Jima im Juni 1945 grassierte unter den US-Soldaten Durchfall. Einige nutzten das als Ausrede, um sich dem Kampfeinsatz zu entziehen. Eine Umfrage in einer US-Kampfdivision in Frankreich ergab 1944, dass mehr als die Hälfte der Soldaten im Kampf Schweißausbrüche, plötzliche Schwäche und den Verlust der Stuhlkontrolle erlebte. In einer anderen Umfrage unter Infanteristen im Zweiten Weltkrieg erklärten nur sieben Prozent der Befragten, nie Furcht zu verspüren, wohingegen 75 Prozent von zittrigen Fingern berichteten, 85 Prozent von verschwitzten Händen, zwölf Prozent von einem Verlust der Stuhlkontrolle und 25 Prozent von einem Verlust der Blasenkontrolle. (Als er hörte, dass ein Viertel der Befragten angegeben hatte, im Kampf ihre

---

* Informell wurde diese Diagnose schon seit der Französischen Revolution Männern gestellt, die im Kampf die Nerven verlieren. Doch erst 1871, als der Arzt Jacob Mendes Da Costa für das *American Journal of the Medical Sciences* eine Fallstudie über Henry verfasste, ging die Erkrankung als «Soldatenherz», «Reizherz» oder Da-Costa-Syndrom offiziell in die wissenschaftliche Literatur ein. Psychiatriehistorikern zufolge wurden in dieser Publikation zum ersten Mal in der medizinischen Literatur Erkrankungen beschrieben, die wir heute als Panikstörung und posttraumatische Belastungsstörung bezeichnen.

Blase nicht mehr im Griff zu haben, sagte ein Oberst: «Teufel noch mal ... das beweist, dass drei von vier verdammte Lügner sind!») Jüngst vom Pentagon veröffentlichte Zahlen belegen, dass ein großer Teil der im Irak stationierten Soldaten vor Angst erbrachen, ehe sie in Kampfgebieten auf Patrouille gingen.

William Manchester, später angesehener amerikanischer Historiker, kämpfte im Zweiten Weltkrieg bei Okinawa. «Ich spürte ein Zucken im Kiefer, das kam und ging wie ein Warnlicht, das eine Störung anzeigt», schrieb er über seine erste unmittelbare Kampferfahrung – er schlich sich an einen japanischen Heckenschützen an, der sich in einer Hütte versteckt hatte. «In meinem Bauch öffneten und schlossen sich diverse Ventile. Mein Mund war trocken, die Beine zitterten, und ich konnte nur verschwommen sehen.» Nachdem Manchester den Heckenschützen mit einem Schuss getötet hatte, erbrach er und urinierte in die Hose. «Soll das etwa ‹hervorragende Tapferkeit› sein?», fragte er sich.

Ich würde behaupten, Manchesters körperliche Angstreaktion hatte eine fast moralische Qualität, Sensibilität für den existenziellen Ernst der Lage. Angst, so wurde seit Augustinus oft angemerkt, verträgt sich gut mit Moral. Menschen, die in einer solchen Situation keine körperliche Reaktion zeigen, sind die sprichwörtlichen kaltblütigen Mörder. Der Autor Christopher Hitchens – wahrlich kein Feigling – formulierte es einmal so: «Wer unter Druck keine Emotionen zeigt, taugt natürlich hervorragend zum Offizier, aber wie bei Offizieren, die keine Kampfneurose oder posttraumatische Belastungsstörung entwickeln, kann sich hinter solchem Gleichmut auch die psychopathische Ruhe eines Menschen verbergen, der den gesamten Zug in einen Graben mit Stacheldraht jagen würde, ohne auch nur mit der Wimper zu zucken.»

Dennoch sind seit der Antike Mut und Männlichkeit kulturell eng miteinander verknüpft, und wer in Extremsituationen seine Körperfunktionen im Griff hat, gilt anerkanntermaßen als moralisch überlegen. Als er für eine gefährliche Mission einen Mann mit «eisernen Nerven» brauchte, soll Napoleon mehrere Freiwillige einer Scheinerschießung ausgesetzt und denjenigen ausgewählt haben, «dessen Gedärme sich nicht rührten».

Mein Kollege Jeff berichtet aus Kriegsgebieten in aller Welt und wurde auch schon von Terroristen gekidnappt. Angehende Kriegskorrespondenten, so Jeff, fragten sich immer, wie sie wohl reagierten, wenn zum ersten Mal auf sie geschossen würde. «Ehe man unter Beschuss gerät, stellt man sich die Frage: Scheiße ich mir in die Hose? Manchen passiert es, manchen nicht. Mir nicht – und da wusste ich, dass ich klarkommen würde. Aber vorher weiß man es einfach nicht.»

Zum Glück wurde auf mich noch nie geschossen. Aber ich ahne, zu welcher Kategorie ich gehören würde.

*Denn dem Zagenden wandelt die Farbe sich, immer verändert;*
*Auch nicht ruhig zu sitzen vergönnt sein wankender Geist ihm,*
*Sondern er hockt unstet, auf wechselnden Knien sich stützend;*
*Und ihm schlägt das Herz voll Ungestüms in dem Busen,*
*Ahnend des Todes Graun, und dem Schaudernden klappern die Zähne:*
*Doch nie wandelt dem Tapfern die Farbe sich, nie auch erfüllt ihn*
*Große Furcht, wenn er einmal zum Hinterhalt sich gelagert;*
*Sondern er wünscht, nur bald den schrecklichen Kampf zu bestehen[.]*

Homer, *Ilias* (ca. 8. Jahrhundert v. Chr.)

Warum sind manche Menschen unter Druck so standhaft, während andere kollabieren? Studien belegen, dass – abgesehen von besonders resilienten Menschen und Soziopathen – fast jeder einen Bruchpunkt hat; wird diese psychische Belastungsschwelle überschritten, erleidet der Mensch einen emotionalen und körperlichen Schaden oder Kollaps. Manche Leute halten allerdings viel Stress aus, ehe sie zusammenbrechen, und erholen sich auch schnell wieder von einer Kampferschöpfung, während andere früher kollabieren und anschließend, wenn überhaupt, nur langsam und unter großen Schwierigkeiten wieder zu Kräften kommen.

Der Anteil dieser Gruppen an der Bevölkerung scheint erstaunlich stabil zu sein: Umfassenden Studien im Zweiten Weltkrieg zufolge erlitt in einer durchschnittlichen Kampfeinheit ein fast gleichbleibender Anteil von Männern schon früh einen emotionalen Zusammenbruch, oft, ehe sie überhaupt auf das Schlachtfeld kamen. Ein ebenfalls relativ fester Anteil (darunter einige Soziopathen) hielt ohne nachteilige Folgen einem enormen Stress stand. Die Mehrheit der Männer befand sich irgendwo zwischen diesen beiden Extremen.

Der britische Psychologe John Leach untersucht kognitive Vorgänge unter Extrembelastung. Ihm zufolge bleiben durchschnittlich zehn bis 20 Prozent der Menschen in Kriegssituationen cool und beherrscht. «Diese Menschen können sich gut konzentrieren», schreibt Leach in der Zeitschrift *Survival Psychology*. «Bei ihnen ist die Wahrnehmung der Lage völlig intakt, die Urteilsfähigkeit und das logische Denkvermögen sind nicht wesentlich beeinträchtigt.» Am anderen Ende der Skala befänden sich die zehn bis 15 Prozent Menschen, die «unkontrolliert weinen, verwirrt sind, kreischen und mit einer lähmenden Angst» reagieren. Die meisten Menschen jedoch, so Leach, nämlich bis zu 80 Prozent, seien in sehr belastenden, lebensbedrohlichen Situationen lethargisch und verwirrt und warteten auf Anweisung. (Das erklärt vielleicht auch, warum sich so viele Menschen in Zeiten großer Belastung oder extremer Umbrüche so bereitwillig einem autoritären System unterwerfen.)

Andererseits beobachteten britische Psychiater im Zweiten Weltkrieg, dass bei den Bombenangriffen der deutschen Luftwaffe auf London bei Zivilisten mit bereits bestehender neurotischer Störung das allgemeine Angstniveau *sank*. «Neurotiker erwiesen sich angesichts der Bedrohung aus dem Himmel als erstaunlich gelassen», so ein Historiker; wahrscheinlich beruhigte es sie, dass «normale» Menschen bei den Luftangriffen so ängstlich waren wie sie. Ein Psychiater stellte die Vermutung an, die Neurotiker habe es beruhigt, dass andere Menschen «so verängstigt aussahen, wie sie sich schon jahrelang gefühlt hatten». Wenn Angst allgemein akzeptiert wird, haben Neurotiker weniger Angst.

Eine faszinierende Studie über Stress in Kriegszeiten wurde von V. A. Kral durchgeführt, einem Arzt, der sich während des Zweiten Weltkriegs im Konzentrationslager Theresienstadt aufhielt. Im Jahr 1951 berichtete er in einem Aufsatz für das *American Journal of Psychiatry*, in Theresienstadt seien zwar fast 33 000 Menschen gestorben – und weitere 87 000 in Vernichtungslager geschickt worden –, es hätten sich dort jedoch keine neuen Fälle von Phobien, Neurosen oder pathologischer Angst entwickelt. Kral, der im Lagerlazarett arbeitete, beobachtete sogar, dass die meisten Insassen zwar depressiv waren, jedoch nur wenige klinische Angst erlebten. Bei denen, die vor dem Krieg unter «schweren und anhaltenden Psychoneurosen wie Phobien und Zwangsneurosen gelitten hatten», klangen die Beschwerden ab. «Die Neurosen [der Patienten] verschwanden in Theresienstadt entweder vollständig, oder sie besserten sich so weit, dass die Patienten arbeiten konnten und keine medizinische Hilfe in Anspruch nehmen mussten.» Interessanterweise fielen die Patienten, die den Krieg überlebten, danach in ihre alten neurotischen Muster zurück. Es war, als hätte die echte Furcht ihre neurotische Angst verdrängt. Als die Furcht nachließ, kehrte die Angst zurück.

Militärpsychologen haben eine Unmenge Daten dazu gesammelt, in welchen Situationen Soldaten am meisten Angst haben. Viele Untersuchungen haben gezeigt, dass der Grad der Angst stark davon abhängig ist, wie sehr der Soldat die Lage im Griff zu haben meint. Wie Roy Grinker und seine Kollegen in *Men under Stress*, der klassischen Studie über Kriegsneurosen im Zweiten Weltkrieg, erstmals aufzeigten, hatten zwar Kampfpiloten enorme Angst vor Flakbeschuss vom Boden, empfanden aber den Kampf gegen feindliche Flugzeuge geradezu als anregend.[*]

---

[*] Die Beziehung zwischen Kontrollmangel und Angst wurde über die Jahre auch für Situationen abseits des Kriegs nachgewiesen. Forscher lösten bei Mäusen allein dadurch Geschwüre aus, dass sie ihnen die Kontrolle über ihre Umgebung raubten, und in einer Vielzahl von Studien wurde nachgewiesen, dass Menschen, die in ihrer beruflichen Position ihrer eigenen Einschätzung nach wenig Einflussmöglichkeiten haben, anfälliger sind für klinische Angst und Depression sowie stressbedingte Erkrankungen wie Geschwüre und Diabetes.

Ein Kriegstrauma richtet enorme psychische Schäden an: Viele Soldaten erleiden im Krieg, noch mehr danach einen emotionalen Zusammenbruch. Der Vietnamkrieg produzierte Tausende traumatisierter Soldaten, von denen viele der Obdachlosigkeit und Drogensucht anheimfielen. Zwischen 1965 und 1975 starben in Vietnam rund 58 000 US-Soldaten im Kampfeinsatz, doch noch mehr begingen seither Selbstmord. Der Suizid greift auch unter Veteranen der jüngsten US-Kriege im Irak und in Afghanistan um sich. Offiziellen Zahlen der US-Armee zufolge stieg die Selbstmordrate unter Soldaten im aktiven Dienst zwischen 2004 und 2008 um 80 Prozent. Eine 2012 erschienene Studie in der Zeitschrift *Injury Prevention* berichtete, die Zahl der Selbstmorde sei «so hoch wie noch nie in der Statistik der US-Army in den letzten dreißig Jahren». Eine im *Journal of the American Medical Association* erschienene Studie zeigt auf, dass mehr als zehn Prozent der Afghanistanveteranen und fast 20 Prozent der Irakveteranen unter Angst oder Depression leiden. In anderen Untersuchungen wurde bei Irakveteranen ein massiver Konsum von Antidepressiva und Beruhigungsmitteln festgestellt, und ABC News berichtete, dass jeder dritte Soldat heute psychiatrische Medikamente einnimmt. Bei Soldaten, die unter der Kampfbelastung einen Zusammenbruch erleiden, ist die Mortalitätsrate erheblich höher als bei solchen, denen das nicht widerfährt: In einer jüngeren in den *Annals of Epidemiology* erschienenen Studie wurde nachgewiesen, dass Armeeveteranen, bei denen eine posttraumatische Belastungsstörung diagnostiziert worden war, doppelt so oft einen frühen Tod fanden wie solche, die davon nicht betroffen waren. Da die Selbstmordrate nach Kriegseinsatz in den jüngsten Jahren stark angestiegen ist, räumt das US-Militär der Prophylaxe für posttraumatische Belastungsstörung hohe Priorität ein. Im Jahr 2012 erreichte die Selbstmordrate ein Zehnjahreshoch: Tag für Tag bringen sich in den USA erschütternde achtzehn aktive und ehemalige Soldaten um, so der ehemalige Generalstabschef Admiral Mike Mullen.

Bis 1980, als die Diagnose neben den anderen Angststörungen ins *DSM-III* aufgenommen wurde, gab es die posttraumatische Belastungsstörung allerdings offiziell gar nicht.* Wie bei der sozialen Angststörung ist bis heute umstritten, ob es so etwas wie eine posttraumatische Belastungsstörung wirklich gibt und, wenn ja, wie sie definiert werden soll. Solche Dispute haben zwangsläufig eine politische Dimension, denn bei der medizinischen Versorgung von Kriegsveteranen und den Einkünften der Pharmafirmen sind Milliarden von Dollar im Spiel. Zudem gehen die Meinungen darüber, was moralische Feigheit und was eine Erkrankung ist, deutlich auseinander. Das US-Militär, für das die PTBS mittlerweile ein echtes und ernst zu nehmendes Problem darstellt, investiert erhebliche Summen in die Erforschung von Ursachen, Behandlung und Prävention. Das Pentagon unterstützt zahlreiche Studien, die bei den Navy SEALs durchgeführt werden, einer Spezialeinheit, deren Soldaten als besonders hart und widerstandsfähig gelten; erforscht wird die Kombination aus Genen, Neurochemie und – vor allem – militärischer Ausbildung, die für die überragenden psychischen Eigenschaften verantwortlich ist. Versuche haben immer wieder gezeigt, dass die SEALs in unübersichtlichen und belastenden Situationen klarer denken und schnellere, bessere Entscheidungen treffen als andere Soldaten.

Jüngste Erkenntnisse in Neurowissenschaft und Genetik deuten darauf hin, dass abgesehen von der Kriegsbelastung womöglich besonders die Persönlichkeit des Soldaten darüber entscheidet, ob er einen Nervenzusammenbruch erleidet. Ob jemand schon unter einer moderaten Belastung kollabiert oder auch unter extremen Kriegsbedingungen unerbittlich weiterkämpft, könnte überwiegend von der Neurochemie abhängen, die er mit in den Kampf bringt, und die ist zumindest teilweise ein Produkt der Gene.

Andy Morgan, Psychiater an der Yale School of Medicine, hat die Rekruten der Special Operation Forces auf Fort Bragg untersucht, die das berühmte SERE-Training durchlaufen («Survival, Evasion, Resistance, Escape» – etwa Überleben, Ausweichen, Widerstand, Flucht).

---

* PTBS ist der Nachfolger von Diagnosen wie Soldatenherz, Granatschock und Kriegsneurose.

Die angehenden Navy SEALs und Green Berets werden drei Wochen lang extremen körperlichen und psychischen Belastungen ausgesetzt, um zu entscheiden, ob sie den Stress einer Kriegsgefangenschaft aushalten würden. Sie müssen Schmerzen, Schlafentzug, Isolation und Verhöre über sich ergehen lassen, inklusive «fortschrittlicher Techniken» wie Waterboarding. Wer für das Programm ausgewählt wurde, wurde bereits mehrere Jahre in speziellen Zentren ausgebildet; physisch und psychisch schwache Aspiranten werden also schon lange vor SERE aussortiert. Doch selbst für Elitesoldaten, die es so weit geschafft haben, kann SERE erstaunlich belastend sein. In einem Aufsatz schrieben Morgan und seine Mitarbeiter 2001, die im SERE-Training gemessenen Veränderungen des Stresshormons Cortisol zählten «zu den größten, die je bei Menschen dokumentiert wurden» – der Anstieg war sogar extremer als bei einer Operation am offenen Herzen.

Erst kürzlich entdeckte Morgan, dass die Rekruten der Spezialeinheiten, die bei SERE am besten abschnitten, einen deutlich, nämlich um ein Drittel, höheren Neuropeptid-Y-Wert aufweisen als schlechtere Rekruten. Neuropeptid-Y (die Forscher nennen es kurz NPY), das 1982 entdeckt wurde, ist das Peptid mit der größten Konzentration im Gehirn und zuständig für die Regulierung des Magen-Darm-Trakts, aber auch für die Stressreaktion. Einige Menschen mit einem hohen NPY-Wert scheinen gegen eine posttraumatische Belastungsstörung *völlig immun* zu sein – keine noch so hohe Belastung kann sie brechen. Die Korrelation zwischen NPY und Stressresistenz ist so eng, dass Morgan mit einem einfachen Bluttest erstaunlich genau vorhersagen kann, wer die Special-Forces-Ausbildung bestehen wird und wer nicht. Rekruten mit einem hohen NPY-Wert schließen das Training ab, solche mit einem niedrigen Wert nicht. Irgendwie verhilft NPY den Betroffenen zu psychischer Widerstandsfähigkeit und Resilienz (Belastbarkeit).[*]

---

[*] Derzeit untersuchen die Forscher, ob eine über ein Nasenspray verabreichte NPY-Gabe die Ausbildung einer posttraumatischen Belastungsstörung verhindern kann.

Möglicherweise haben Mitglieder der Spezialeinheiten, die mit Druck gut zurechtkommen, die Resilienz *erlernt*, und ihr hoher NPY-Wert ist ein Resultat ihrer Ausbildung und Erziehung. Belastbarkeit kann trainiert werden, und das Pentagon gibt Millionen dafür aus, bessere Methoden dafür zu entwickeln. Doch Studien legen die Vermutung nahe, dass schon bei der Geburt relativ feststeht, wie viel NPY ein Mensch abbekommt, dass es also eher der Vererbung als dem Training zu verdanken ist. Forscher der Universität von Michigan haben eine Beziehung nicht nur zwischen der jeweiligen Variante des NPY-Gens und der produzierten Menge des Neurotransmitters festgestellt, sondern auch zwischen der NPY-Menge und der Reaktion auf negative Ereignisse. Menschen mit einem niedrigeren NPY-Wert weisen eine größere Erregbarkeit der sogenannten negativen Emotionsschaltkreise im Gehirn auf (etwa der rechten Amygdala) als Menschen mit einem hohen NPY-Wert. Nach einem belastenden Ereignis kehrt ihr Gehirn viel langsamer in einen Ruhezustand zurück. Darüber hinaus entwickeln sie eher eine Major Depression, und zwar völlig unabhängig vom Serotoninsystem, auf das sich die wissenschaftliche Forschung der letzten Jahrzehnte konzentriert hat. Wer umgekehrt viel NPY produziert, scheint mit Stress gut zurechtzukommen.

Andere Forschungen haben ergeben, dass Soldaten, die körperlich stärker auf Stresshormone reagieren, unter Druck auch eher zusammenbrechen. Einer 2010 in *The American Journal of Psychiatry* veröffentlichten Studie zufolge besteht bei Soldaten, die mehr Glukokortikoid-Rezeptoren in den Blutzellen haben, ein größeres Risiko, nach Kampfeinsätzen eine posttraumatische Belastungsstörung zu entwickeln. Untersuchungen wie diese scheinen zu bestätigen, dass die Wahrscheinlichkeit eines Zusammenbruchs unter Druck überwiegend von der relativen Sensitivität der Hypothalamus-Hypophysen-Nebennierenrinden-Achse abhängt: Wer eine überempfindliche HPA-Achse hat, entwickelt nach einem traumatischen Erlebnis eher eine posttraumatische Belastungsstörung oder eine andere Angststörung; wer eine wenig reaktive HPA-Achse hat, ist widerstandsfähiger, wenn nicht gar immun gegen PTBS. Und die Empfindlichkeit der HPA-

Achse wird zwar von vielen Faktoren beeinflusst – unter anderem der Elternliebe, der Ernährung und der Art des Traumas –, doch die Gene sind von entscheidender Bedeutung. All das lässt auf eine starke Korrelation zwischen der genetisch ererbten Physiologie und der Wahrscheinlichkeit eines stressbedingten Zusammenbruchs schließen.

Doch wenn Heldentum überwiegend von der Menge eines bestimmten Peptids im Gehirn oder von der angeborenen Empfindlichkeit der HPA-Achse abhängt – was ist daran noch heldenhaft?

*Der Held und der Feigling fühlen beide dasselbe, doch der Held nutzt seine Furcht und projiziert sie auf seinen Gegner, während der Feigling davonläuft. Es ist dasselbe, Furcht, aber es kommt darauf an, was man daraus macht.*

Der Boxmanager Cus D'Amato, der Floyd Patterson und
Mike Tyson trainierte

Sind also diejenigen unter uns, die eine überempfindliche HPA-Achse haben und deren Körper darauf programmiert ist, schon bei der geringsten Aufregung wie Espenlaub zu zittern, dazu verdammt, in entscheidenden Situationen schwach zu werden? Sind Schande und Erniedrigung unser Los, so wie für Aristodemos und Roberto Durán? Sind wir unserem unruhigen Körper und unseren renitenten Gefühlen auf alle Zeit schutzlos ausgeliefert?

Nicht unbedingt. Denn bei genauerer Betrachtung ist das Verhältnis zwischen Angst und Leistung, Heldentum und Mut viel komplizierter, als es zunächst den Anschein haben mag. Der Mensch kann womöglich ängstlich *und* leistungsfähig, feige *und* stark, verschüchtert *und* heldenhaft sein.

Der Basketballspieler Bill Russell, eingegangen in die Hall of Fame, nachdem er mit den Boston Celtics elf Meisterschaften gewonnen hatte (mehr als sonst je ein Athlet in einer wichtigen amerikanischen Sportart erreichte), spielte zwölfmal im NBA-All-Star-Team und wurde fünfmal zum Most Valuable Player der Liga gewählt. Er gilt als einer der besten Verteidiger und als erfolgreichster Spieler seiner Ära, wenn nicht aller Zeiten. Russell ist der einzige Athlet der Sportgeschichte, der eine US-College-Meisterschaft, eine olympische Goldmedaille und eine Profimeisterschaft errungen hat. Russells Talent, seine sportlichen Fähigkeiten oder sein Mut stehen völlig außer Frage. Wie überrascht war ich daher, als ich erfuhr, dass sich dieser Mann vor so gut wie jedem Spiel vor Angst erbrach. Einer Aufstellung zufolge übergab sich Russell zwischen 1956 und 1969 vor 1128 Spielen, was ihn schon fast in die Nähe eines Charles Darwin rückt. «[Russell] kotzte immer vor dem Spiel oder in der Halbzeit», sagte sein Teamkollege John Havlicek dem Autor George Plimpton 1968. «Das ist für uns ein angenehmes Geräusch, weil es heißt, dass er gut auf das Spiel eingestellt ist, und in der Umkleide grinsen wir und sagen: ‹Mann, heute Abend wird alles gut.›»

Wie jemand, der eine Angststörung hat, schlug sich Russell mit einer Nervosität herum, die seinen Magen völlig durcheinanderbrachte. Doch der entscheidende Unterschied zwischen Russell und dem typischen Angstpatienten lag (einmal abgesehen von Russells außergewöhnlichen sportlichen Qualitäten natürlich) in der positiven Korrelation zwischen seiner Angst und seiner Leistung und damit auch zwischen seiner Magenverstimmung und seiner Leistung. Einmal, im Jahr 1960, als der Trainer der Celtics besorgt feststellte, dass Russell noch *nicht* erbrochen hatte, schob er das Aufwärmtraining vor dem Spiel so lange auf, bis sich Russell übergeben konnte. Gegen Ende der Saison 1963 erbrach Russell eine Zeit lang gar nicht; das war eine der schlimmsten Krisen seiner Karriere. Als er in diesem Jahr zu Beginn der Play-offs vor dem Eröffnungsspiel die Zuschauer ins Stadion strömen sah, überfiel ihn wieder die alte Nervosität, und er musste sich übergeben. Anschließend ging er aufs Spielfeld und lieferte die beste Leistung der Saison ab. Für Russell war der nervöse Magen Voraussetzung für eine gute, ja eine bessere Leistung.

Auch Feigheit ist nicht unbedingt ein Hinderungsgrund für sportliche Größe. Im Jahr 1956 war der Boxer Floyd Patterson im Alter von

21 Jahren der bis dahin jüngste Schwergewichtsweltmeister. In einer Reihe klassischer Kämpfe gegen Ingemar Johansson war er anschließend 1959 bis 1961 der erste Boxer, der seinen Titel erst verlor und dann wiedereroberte. Gegen Sonny Liston verlor Patterson 1962 seinen Titel endgültig, doch er bestritt noch ein Jahrzehnt lang Kämpfe unter anderem gegen Liston, Jimmy Ellis und Muhammad Ali.

Patterson war zäh, stürmisch und stark, und jahrelang zählte er als Schwergewichtsweltmeister wohl zu den zähsten, stürmischsten und stärksten Männern der Welt. Dennoch war er nach eigenem Bekunden ein Feigling. Nach seiner ersten Niederlage gegen Liston machte er es sich zur Gewohnheit, in Maskierung zum Kampf zu gehen – sei es mit einem falschen Bart, einem Schnurrbart oder einem Hut –, nur für den Fall, dass er die Nerven verlor und vor dem Kampf aus der Garderobe schlüpfen oder sich nach einer Niederlage verkriechen wollte. Im Jahr 1964 fragte ihn der Autor Gay Talese, der für den *Esquire* ein Porträt Pattersons schrieb, nach dieser Maskerade.

«‹Sie fragen sich bestimmt›, sagte er, ‹was einen Mann zu solchen Dingen treibt. Tja, genau das frage ich mich auch. Und die Antwort lautet: Ich weiß es nicht ... aber ich denke, dass jeder Mensch tief in seinem Innern mit einer bestimmten Schwäche zu kämpfen hat. Und wenn man allein ist, wird einem diese Schwäche nur noch mehr bewusst. Jedenfalls bin ich zu dem Schluss gekommen, dass der Grund dafür, dass ich mein Leben so und nicht anders führe und nie wirklich mit mir ins Reine gekommen bin, darin liegt ... dass ich ... dass ich ein Feigling bin.›»

Pattersons Definition von Feigheit ist ungewöhnlich und wahrscheinlich anders als Ihre oder meine.* Doch sie illustriert, dass innere Angst mit dem äußeren Anschein körperlichen Mutes einhergehen kann, dass Schwäche nicht unvereinbar ist mit Stärke.

---

* Talese fragte Patterson, wann er das erste Mal gedacht habe, er sei ein Feigling. Patterson antwortete: «Das war nach dem ersten Fight gegen Ingemar. ... Erst in der Niederlage zeigt sich das wahre Gesicht eines Menschen. Wenn ich verliere, kann ich niemandem in die Augen sehen. Ich bringe es einfach nicht über mich, öffentlich zu sagen: ‹Ich habe mein Bestes getan, es tut mir leid› – was auch immer.»

In seltenen Momenten kann Angst auch eine Quelle für Heldenmut sein. In den 1940er Jahren führte Giuseppe Pardo Roques die jüdische Gemeinde im italienischen Pisa. Als geistiger Führer genoss er große Anerkennung, doch er litt auch unter einer lähmenden Angst, insbesondere einer quälenden Tierphobie. Roques versuchte alles, um seine Angst loszuwerden: Beruhigungsmittel, «Tonika» (Neurophosphate für die Stärkung des Nervensystems), Psychoanalyse bei einem Protegé Freuds und – in einem Impuls, den ich gut nachvollziehen kann – die Lektüre sämtlicher Texte zur Theorie und Wissenschaft von Phobien, deren er habhaft werden konnte, von Hippokrates bis Freud. Wegen seiner irrationalen Angst vor Hundeattacken konnte er nicht reisen, ja kaum das Haus verlassen. Wenn er all seinen Mut zusammennahm und auf die Straße ging, wedelte er wild mit seinem Spazierstock, um Tiere zu verscheuchen. Als Nachbarn sich einen Haushund anschafften, sorgte er dafür, dass ihnen die Wohnung gekündigt wurde, weil er die Nähe des Tiers nicht ertrug. Viele Stunden täglich vergewisserte er sich mit komplizierten Ritualen, dass wirklich keine Tiere im Haus waren. (Heute würde die Diagnose Zwangsstörung lauten.)

Roques wusste um die Irrationalität seiner Angst, konnte sie aber einfach nicht abschütteln. «Ihre Intensität ist nicht minder groß als ihre Absurdität», sagte er einmal. «Ich bin verloren. Mein Herz rast, mein Gesicht verändert zweifellos seinen Ausdruck. Ich bin nicht mehr ich. Die Panik nimmt zu, und die Angst vor der Angst vergrößert die Angst. Ein Crescendo des Leids erfasst mich. Ich bezweifle, dass ich dem standhalten kann. Ich suche nach Hilfe, doch ich weiß nicht, wo ich sie finden soll. Ich geniere mich, um Hilfe zu bitten, doch ich fürchte, die Angst wird mir den Tod bringen. Ich sterbe schon, wie ein Feigling, tausend Tode.»

Silvano Arieti, ein junger Mann aus der Gemeinde, war von Roques fasziniert. Wie kam es, fragte sich Arieti, dass sich ein so genialer und weiser Mann wie Roques von so einer irrationalen Angst dermaßen lähmen ließ? Roques fürchtete sich vor Reisen – er hatte sich in seinen sechzig Lebensjahren nie aus Pisa entfernt –, und es gab

Tage, an denen die Angst so schlimm war, dass er nicht einmal das Schlafzimmer verlassen konnte. Und doch – und das war für Arieti das Faszinierende – erwies sich Roques in anderer Hinsicht als ein «gänzlich furchtloser Mann, der mutig für die Benachteiligten, die Unterdrückten, die Notleidenden eintrat. ... Seine fast ständige Angst ging mit einem stets verfügbaren Mut einher.» Mit «echter» Furcht konnte er gut umgehen, konnte anderen, die von ihr heimgesucht wurden, völlig unerschrocken helfen. Doch seinen eigenen Phobien «in ihrer vollen tragischen Intensität» war er hilflos ausgeliefert. Gab es, fragte sich Arieti, einen Zusammenhang zwischen Roques' moralischer Stärke und seiner psychischen Krankheit?

Viele Jahre später – Arieti war mittlerweile nach Amerika ausgewandert und ein weltweit anerkannter Forscher psychischer Krankheiten – veröffentlichte er das Buch *The Parnas: A Scene from the Holocaust* (1979), in dem er berichtet, was in Pisa geschah, nachdem die Deutschen einen Teil Italiens besetzt hatten. In den Jahren 1943 und 1944, als erst die italienischen Faschisten und dann die Nationalsozialisten die jüdische Gemeinde von Pisa terrorisierten, flohen die meisten Juden aus der Stadt. Roques, den seine Angst am Reisen hinderte, blieb in Pisa. «Bei der Vorstellung, weit weg von zu Hause in eine andere Stadt oder ein anderes Land zu gehen, wächst sich meine Angst zur Panik aus», erklärte Roques sechs Freunden, die sich aus verschiedenen Gründen dafür entschieden, mit ihm in der Stadt zu bleiben. «Ich weiß, dass diese Ängste absurd sind, ja ans Lächerliche grenzen, aber es ist sinnlos, darüber nachzudenken. Ich kann sie nicht überwinden.» Als seine Gefolgsleute Roques' Bereitschaft, es mit Bomben und Nazis aufzunehmen, seinem Mut und seiner geistigen Größe zuschrieben, widersprach Roques. Seine Krankheit, sagte er, «schränkt mein Leben enorm ein, von dem Klatsch und dem Spott einmal ganz zu schweigen, und wirft einen Schatten über meine gesamte Existenz. Ich lebe, zitternd, mit einer völlig irrationalen Angst vor Tieren, insbesondere vor Hunden. Und außerdem habe ich Angst vor der Angst. ... Hätte mich diese krankhafte Angst nicht ständig begleitet, wäre ich nicht hier, sondern weit weg. Was ihr eine besondere

Gabe nennt, ist eine Krankheit.» Dennoch wirkte er mutig, war doch seine Angst vor Hunden größer als seine Furcht vor Bomben und Nazis.

Am frühen Morgen des 1. August 1944 kamen deutsche Soldaten zu Roques ins Haus und forderten ihn auf, seine Gäste auszuliefern. Er weigerte sich. «Hast du denn keine Angst zu sterben?», fragten die Deutschen. «Wir bringen dich um, du dreckiger Jude.» «Ich habe keine Angst», erwiderte er.

Nach Aussage der Überlebenden, die später von Arieti befragt wurden, hatte Roques offenbar tatsächlich keine Angst, obwohl er wusste, dass die Deutschen ihn ermorden würden. Im Angesicht echter Gefahr schien er völlig frei von Furcht zu sein.*

Giuseppe Pardo Roques war nicht der einzige Bewohner Pisas,

---

* In seinem Buch entwickelt Arieti eine Theorie dazu, warum das so war. Seiner Ansicht nach waren Roques' Phobie und Abneigung gegen Tiere eine Affektverschiebung seiner Abneigung gegen das Böse im Menschen. Als kleiner Junge war Roques ein glückliches und optimistisches Kind gewesen. Doch als er älter wurde, las er sich Wissen über die Kreuzzüge, die Inquisition und die vielen anderen Gräueltaten an, die der Mensch im Verlauf der Geschichte dem Menschen angetan hatte. Das konnte er nicht ertragen. Um sich eine freundliche Sicht der Menschheit und der Welt zu bewahren, so Arietis Theorie, projizierte Roques das Böse im Menschen auf Tiere und fürchtete sich lieber vor Tieren, als seine Sicht der Menschheit als grundlegend gut aufzugeben. Als er dann mit dem Bösen in Form des Nationalsozialismus konfrontiert wurde, verschwand auch seine Tierphobie. Laut Arieti hatte Roques' phobische Angst eine fast spirituelle Dimension, da er mit ihrer Hilfe seine Abscheu und Angst auf unempfindliche Kreaturen übertrug, um sich seine Liebe zur Menschheit zu bewahren.
«Diese unerfreulichen Erkenntnisse [über das Böse im Menschen, die Gefahr und die Mühsal des Daseins]», schreibt Arieti, «machen es dem sensiblen Jugendlichen schwer, sich dem Leben zu stellen. Wie kann er vertrauen, wie kann er lieben oder sich eine liebevolle Haltung gegenüber seinen Mitmenschen bewahren? Er könnte nun misstrauisch und paranoid werden, er könnte sich zurückziehen, unfähig zu lieben. Aber das ist beim Phobiker nicht der Fall. Der Phobiker ist ein Mensch, der sich seine Fähigkeit zu lieben erhält. In meiner langen psychiatrischen Laufbahn bin ich tatsächlich nie einer phobischen Person begegnet, die nicht liebevoll gewesen wäre.» Wie es scheint, kommen wir mit einer Rousseau'schen Unschuld zur Welt, doch je genauer wir das Leben und die menschliche Natur beobachten, desto stärker ist unsere Hobbes'sche Abwehrhaltung gegen die Verheerungen des Lebens. Mit Phobien sublimieren wir den Hobbes'schen Horror in neurotischen und irrationalen Ängsten, so Arieti, damit wir uns eine unschuldigere und liebevollere Haltung zur Welt bewahren können.

den im Krieg die Angst an der Flucht hinderte. Als die ersten Bomben fielen und die Stadt in Schutt und Asche legten, verließen die meisten Menschen die Stadt. Doch Pietro, ein junger Mann, der in der Nähe von Roques wohnte, konnte sich wegen einer Agoraphobie nicht weiter als eine Seitenstraße von seinem Haus entfernen und blieb deshalb zu Hause. Pietro hätte lieber eine Bombe auf den Kopf bekommen, als sich dem Grauen auszusetzen, das ihn erfasste, wenn er sich zu weit von seinem Haus fortbewegte. «Diese von der Neurose verursachte Angst war stärker als die Angst vor den Gefahren des Krieges», so Arieti.

Pietro überlebte den Krieg und wurde für seinen Mut sogar als Held ausgezeichnet: Nach jeder Bombardierung war er in die Ruinen gelaufen (sofern sie nicht weiter als eine Seitenstraße von seinem Haus weg waren) und hatte Menschen aus den Trümmern befreit. So rettete er vielen Menschen das Leben. Weil er von seiner Phobie ans Haus gefesselt wurde, konnte er den Bombenopfern helfen. «Seine Krankheit machte ihn zum Helden», so Arieti.

Für Menschen, die unter Angst leiden, sind Geschichten wie die von Roques und Pietro, von Bill Russell und Floyd Patterson ein echter Trost. Ihre Angst hat nicht nur etwas Erlösendes, sie war auch eine Quelle moralischen Heldentums, womöglich sogar einer eigenartigen Form des Muts.

# Teil III

# Medikamente

# Kapitel 5
## «Ein Sack voller Enzyme»

*Seit Menschengedenken verhelfen Drogen zu einem gewissen Maß an Selbsttranszendenz und einer vorübergehenden Befreiung von der Anspannung.*

Aldous Huxley in einer Rede vor der New York Academy
of Science (9. Mai 1957)

*Ängstlichkeit, Gähnen und Schauder werden beseitigt durch Genuss des mit gleichen Teilen Wassers gemischten Weins.*

Hippokrates, *Aphorismen* (4. Jahrhundert v. Chr.)

Im Vorfeld der Veröffentlichung meines ersten Buches im Frühjahr 2004 arrangierte mein Verlag eine kleine Werbetour, zu der Auftritte im landesweiten Fernsehen und im Radio ebenso gehörten wie Vorträge und Lesungen in Buchhandlungen. Ich hätte mich darauf freuen müssen, erhielt ich doch die Gelegenheit, für mein Buch zu werben, auf anderer Leute Kosten zu reisen, Lesern zu begegnen und zumindest vorübergehend eine bescheidene Bekanntheit zu erlangen. Aber ich kann kaum beschreiben, mit welchem Grauen mich diese Lesereise erfüllte.

Verzweifelt suchte ich bei verschiedenen Stellen Hilfe. Zuerst ging ich zu einem der führenden Psychopharmakologen an der Universität Harvard, den mir mein Psychiater im Jahr zuvor empfohlen hatte. «Sie haben eine Angststörung», erklärte mir der Psychopharmakologe, nachdem er bei unserem ersten Termin meine Fallgeschichte aufgenommen hatte. «Zum Glück lässt sich das hervorragend behandeln. Wir müssen Sie nur medikamentös einstellen.» Als ich ihm meine Standardeinwände gegen Medikamente nannte (Bedenken wegen Nebenwirkungen und Medikamentenabhängigkeit, Unbehagen bei dem Gedanken, Tabletten einzunehmen, die meine Psyche beeinflussen und mich verändern könnten), griff er auf das formelhafte, aber durchaus wirksame Diabetesargument zurück: «Ihre Angst hat biologische, physiologische und genetische Ursachen. Es ist eine medizinische Erkrankung, genau wie Diabetes. Wenn Sie Diabetiker wären, hätten Sie doch keine Bedenken, Insulin zu nehmen, oder? Und Sie würden in Ihrem Diabetes auch kein moralisches Versagen sehen?» In abgewandelter Form hatte ich diese Argumentation über die Jahre schon von diversen Psychiatern gehört. Immer wenn ein neues Medikament auf den Markt kam, widerstand ich ihm, weil ich Abstinenz für nobel und tugendhaft hielt. Der Griff nach Medikamenten künde von Charakterschwäche, meinte ich, meine Angst sei ein integraler, ein wertvoller Bestandteil meiner selbst, und mein Leid habe etwas Erlösendes – bis kam, was kommen musste: Die Angst wurde so akut, dass ich bereit war, alles auszuprobieren, einschließlich des neuen Medikaments. Wie immer gab ich daher auch diesmal nach, und als die Lesereise unmittelbar bevorstand, nahm ich wieder Benzodiazepine (Alprazolam am Tag, Clonazepam in der Nacht) und erhöhte zudem die Citalopram-Dosis, ein SSRI-Antidepressivum, das ich bereits einnahm.

Doch auch zugedröhnt bis obenhin hatte ich eine Mordsangst vor der anstehenden Lesereise. Deshalb suchte ich eine junge, aber höchst angesehene Psychologin auf, die ihre Ausbildung in Stanford gemacht und sich auf kognitive Verhaltenstherapie spezialisiert hatte. «Als Allererstes», sagte sie in einer der ersten Sitzungen, «müssen wir Sie von den Medikamenten wegbringen.» Ein paar Termine später bot sie mir an, mein Alprazolam in ihrem Schreibtisch aufzubewahren. Sie öffnete eine Schublade, zeigte mir die Fläschchen anderer Patienten, nahm eines in die Hand und schüttelte es demonstrativ. Die Medikamente, sagte sie, seien eine Krücke, die verhindere, dass ich meine Angst wahrhaftig erfahre und mich ihr stelle. Wenn ich mich der rohen Angst nicht aussetzte, würde ich nie lernen, dagegen anzukommen.

Sie hatte recht, das wusste ich. Bei der Expositionstherapie geht es darum, die Angst in ihrer Gänze zu erfahren, und das ist schwierig, wenn man Medikamente gegen die Angst einnimmt. Doch angesichts der Lesereise fürchtete ich, dass ich eben *nicht* dagegen ankommen würde.

Ich ging noch einmal zu dem Psychopharmakologen aus Harvard (nennen wir ihn Dr. Harvard) und erklärte ihm, was die Psychologin aus Stanford (nennen wir sie Dr. Stanford) vorgeschlagen hatte. «Das müssen Sie entscheiden», sagte er. «Sie können es natürlich ohne Medikamente versuchen. Aber Ihre Angst ist so tief in Ihrer Biologie verwurzelt, dass sie schon bei geringstem Stress zum Tragen kommt. Die biologische Reaktion können nur Medikamente eindämmen. Ihre Angst ist möglicherweise sogar dermaßen akut, dass eine Verhaltenstherapie nur greifen kann, wenn Sie den körperlichen Symptomen mit Medikamenten die Spitze nehmen.»

«Und wenn ich von dem Alprazolam abhängig werde und es mein Leben lang nehmen muss?», fragte ich. Benzodiazepine sind bekannt dafür, dass sie abhängig machen. Ein abruptes Absetzen kann zudem grauenhafte Nebenwirkungen haben.

«Und wenn?», sagte er. «Heute Nachmittag kommt eine Patientin zu mir, die es seit zwanzig Jahren nimmt. Sie könnte ohne gar nicht leben.»

Bei meiner nächsten Sitzung bei Dr. Stanford erklärte ich ihr, ich hätte Angst, mein Alprazolam abzusetzen, und erzählte ihr von Dr. Harvards Einschätzung. Sie sah mich an, als hätte ich sie hintergangen, und war den Tränen nahe. Danach erzählte ich ihr nicht mehr von meinen Besuchen bei Dr. Harvard. Ich kam mir vor wie ein Verbrecher, weil ich ihn weiter konsultierte.

Dr. Stanford war netter und als Gesprächspartnerin angenehmer als Dr. Harvard. Sie bemühte sich nachzuvollziehen, was bei mir Angst auslöste, und schien mich als Persönlichkeit ernst zu nehmen. Dr. Harvard dagegen sah in mir offenbar den typischen Angstpatienten, dem mit einer Einheitsbehandlung zu helfen war: Medikamenten. Eines Tages las ich in der Zeitung, dass er auch einen depressiven Gorilla im örtlichen Zoo behandelte. Welche Behandlung Dr. Harvard bei dem Gorilla einsetzte? Citalopram, dasselbe SSRI, das er auch mir verschrieb. Ich weiß nicht genau, ob das Medikament bei dem Gorilla wirkte. Angeblich schon. Aber einen eindeutigeren Beweis für Dr. Harvards biologischen Behandlungsansatz konnte es wohl nicht geben. Für ihn zählte nicht die Art eines psychischen Leidens – geschweige denn seine Bedeutung –, sondern nur der Umstand, dass es da war: Ein solches Leiden war für ihn, egal, ob bei einem Menschen oder einem anderen Primaten, eine medizinisch-biologische Fehlfunktion, die sich mit Medikamenten beheben ließ.

Was sollte ich tun? Dr. Harvard zufolge hatte ich wie der Gorilla ein medizinisches Problem, das eine pharmazeutische Intervention nötig machte. Für Dr. Stanford dagegen war mein Problem nicht in erster Linie biologischer, sondern kognitiver Natur: Wenn ich Fehlfunktionen in meinem Denken korrigierte (durch Willenskraft, kognitive Umstrukturierung und die direkte Konfrontation mit meinen größten Ängsten), würde meine Angst nachlassen. Die Medikamente, die ich einnahm, so Dr. Stanford, verhinderten allerdings ein wirkungsvolles Vorgehen gegen diese Fehlfunktionen.*

Immer wieder versuchte ich zugunsten einer kognitiven Umstrukturierung auf Clonazepam und Alprazolam zu verzichten, und manchmal gelangen mir auch erste Schritte, doch jedes Mal wurde ich wieder von der Angst überwältigt und suchte mit zittrigen Händen nach meinem Alprazolam. Sosehr ich es mir wünschte, geheilt zu werden, indem ich mein Denken veränderte, spirituelle Ruhe erlangte

---

* Dr. Stanford räumte eine starke biologische Komponente meiner Angst durchaus ein. Ihrer Ansicht nach kann die Biologie durch kognitive Therapie überwunden werden. In der Tat deuten Forschungen darauf hin, dass kognitive Umstrukturierung ebenso wie andere Formen der Gesprächstherapie die Biologie genauso verändern können wie Medikamente, manchmal sogar tief greifender und dauerhafter – buchstäblich ein Sieg des Geistes über die Materie.

oder einfach nur lernte, mich damit zu arrangieren, ging es mir am Ende doch immer wie dem depressiven Gorilla: Ich brauchte eine künstliche Korrektur meiner Neurotransmitter, eine Reparatur meines angsterfüllten, kaputten Gehirns.

*Tranquilizer schwächen den zerstörerischen Einfluss der Angst auf die Psyche ab und eröffnen so die Möglichkeit, vorhandene Begabungen besser und koordinierter zu nutzen. So tragen sie zu Glück, Erfolg und Menschenwürde bei.*

Frank Berger, «Anxiety and the Discovery of Tranquilizers», in: *Discoveries Biological Psychiatry* (1970)

*Inwieweit würde der verbreitete Konsum von Beruhigungsmitteln die westliche Kultur verändern? Würde der Yankee-Elan verschwinden? Ist das chemische Abtöten von Angst schädlich?*

Stanley Yolles, Leiter des National Institute of Mental Health in einer Aussage vor dem nichtständigen Ausschuss für mittelständische Unternehmen des US-Senats (Mai 1967)

Sigmund Freud, der Vater der Psychoanalyse, stützte sich bei der Behandlung seiner Angst stark auf Medikamente. Sechs seiner frühen wissenschaftlichen Aufsätze handelten von den Vorzügen des Kokains, das er ab den 1880er Jahren mindestens ein Jahrzehnt lang regelmäßig konsumierte. «In meiner letzten schweren Verstimmung habe ich wieder Coca genommen», schrieb er seiner Frau 1884, «und mich mit einer Kleinigkeit wunderbar auf die Höhe gehoben. Ich bin eben beschäftigt, für das Loblied auf dieses Zaubermittel Literatur zu sammeln.» Mit seinen Forschungen über die medizinischen Eigenschaften des Mittels hoffte Freud berühmt zu werden. Da er davon ausging, dass es nicht mehr abhängig mache als Kaffee, verschrieb er es sich selbst und anderen Menschen gegen alles Mögliche, von nervöser Spannung und Melancholie bis hin zu Verdauungsstörungen und Morphiumabhängigkeit. «[Ich] nehme es regelmäßig gegen Verstimmungen und gegen Druck im Magen mit dem glänzendsten Erfolg in sehr kleinen Dosen.» Und er nahm es gegen seine soziale Angst vor Abendgesellschaften, die im Pariser Haus seines Mentors Jean-Martin Charcot stattfanden.* Erst als er das Kokain einem guten Freund verschrieb und dieser eine verhängnisvolle Abhängigkeit entwickelte, schwand seine Begeisterung. Doch mittlerweile war er aufgrund seiner eigenen Erfahrungen mit dem Kokain überzeugt, dass manche psychischen Krankheiten eine physische Ursache im Gehirn haben. Es ist eine Ironie der Medizingeschichte, dass Freud mit seinen späteren Arbeiten zwar zum Stammvater der modernen psychodynamischen Psychotherapie wurde, nach der psychische Krankheiten grundsätzlich von unbewussten psychischen Konflikten herrühren, dass ihn seine Aufsätze zu Kokain jedoch auch zu einem Vordenker der biologischen Psychiatrie machen, nach der psychische Leiden zumindest teilweise von physischen oder chemischen Fehlfunktionen verursacht werden und mit Medikamenten behandelt werden können.

Die Geschichte der modernen Psychopharmakologie verläuft in weiten Teilen ähnlich wechselhaft wie Freuds Kokainexperimente. Jede der kommerziell wichtigen Medikamentenklassen für Angst und Depression wurde in den letzten Jahrzehnten zufällig entdeckt oder war ursprünglich für etwas völlig anderes entwickelt worden: für Tuberkulose, postoperativen Schock, Allergien, als Insektizid, Konservierungsmittel für Penicillin, Industriefarbstoff, Desinfektionsmittel oder Raketentreibstoff.

Trotz dieser Zufälle hat die jüngere Geschichte der Psychopharmakologie unsere moderne Sicht psychischer Krankheiten geprägt. Erinnern wir uns, dass es noch vor einem halben Jahrhundert weder «Angst» noch «Depression» als klinische Kategorien gab – zwei Begriffe, die heute ein fester Bestandteil des medizinischen und populä-

---

* Freud war nach eigenem Bekunden auch nikotinabhängig; fast sein Leben lang rauchte er zwanzig Zigarren am Tag, eine Gewohnheit, durch die er sich mit Mitte sechzig Gaumenkrebs einhandelte.

ren Wortschatzes sind. Bis 1920 war nie die Diagnose Depression gestellt worden, und bis 1950 wurde bei kaum einem Patienten Angst diagnostiziert.

Was hat sich also verändert? Zum einen haben die Pharmakonzerne diese Kategorien faktisch *erfunden*. Ein Leiden, das zunächst nur Kern einer Marketingkampagne war, etablierte sich als Krankheit.

Damit will ich nicht behaupten, dass vor den 1950er Jahren die Menschen keine «Angst» oder «Depression» im heutigen Wortsinn hatten. Schon immer gab es Menschen, die zeitweise pathologisch unglücklich und ängstlich waren, und zwar schon Jahrtausende bevor mit den Begriffen «Angst» und «Depression» emotionale Zustände und klinische Störungen bezeichnet wurden. (Um mit Samuel Beckett zu sprechen: «Die Tränen der Welt sind unvergänglich.») Aber erst Mitte des vergangenen Jahrhunderts, als neue Medikamente zur Linderung dieser emotionalen Zustände entwickelt wurden, definierte man diese als die «Krankheiten», die wir heute kennen.

Im Jahr 1906 verpflichtete die neu gegründete US-Arzneimittelbehörde Food and Drug Administration die Medikamentenhersteller, die Inhaltsstoffe ihrer Produkte zu nennen. Bis dahin waren sich die Patienten nicht bewusst, dass sie mit den damals bekanntesten Mitteln gegen Angst – in den USA waren das beispielsweise Neurosine oder Dr. Miles's Nervine (das als «wissenschaftliches Heilmittel für nervöse Störungen» beworben wurde), Wheeler's Nerve Vitalizers oder Rexall Americanitis Elixir – auch Alkohol, Marihuana oder Opium zu sich nahmen.* Im Jahr 1897 begann der Deutsche Medikamentenhersteller Bayer mit der Vermarktung von Diacetylmorphin, einer Substanz, die auf den Schlachtfeldern des Amerikanischen Bür-

---

* Manche Ärzte verschrieben auch einfach nur Alkohol. In den 1890er Jahren empfahl Adolphus Bridger, einflussreicher Londoner Arzt und Verfasser so beliebter medizinischer Bücher wie *The Demon of Dyspepsia* (Der Dämon des nervösen Magens) oder *Man and His Maladies*, seinen Patienten, sie mögen gegen Spannung und Melancholie Portwein und Branntwein trinken. «Eine passende Form von Alkohol», so Bridger – insbesondere «vollmundiger Burgunder, erstklassiger Claret, Portwein, die besseren französischen, deutschen und italienischen Weißweine, Starkbier oder guter Branntwein» – tue «mehr für die Wiederherstellung der Nervengesundheit» als jede andere Medizin.

gerkriegs und des Deutsch-Französischen Kriegs als Schmerz- und Hustenmittel zum Einsatz gekommen war. Dieses neue Medikament war in amerikanischen Apotheken bis 1914 unter dem Handelsnamen Heroin rezeptfrei erhältlich.* In der Ausgabe des *Merck Manual* von 1899, damals wie heute ein angesehenes Kompendium aktueller medizinischer Informationen, wurde Opium als Standardtherapie für Angst empfohlen.

Die unbeschwerte Zuversicht, mit der das *Merck Manual* – ebenso wie Ärzte und Apotheker jener Zeit – Mittel empfahlen, von denen wir heute wissen, dass sie abhängig machen, gesundheitsschädigend oder nutzlos sind, wirft die Frage auf, ob wir heute einer ähnlich unbeschwerten Zuversicht auf Seiten von Ärzten und Handbüchern großes Vertrauen entgegenbringen sollten. Natürlich stützen sich Forscher und Kliniker heutzutage auf Daten aus kontrollierten Studien, Erkenntnisse aus bildgebenden Verfahren und Befunde aus Blutanalysen. Unterstützt – oder gebremst, je nach Sichtweise – werden sie von einer vorsichtigen Arzneimittelbehörde, die aufwändige und langwierige Tierversuche und klinische Studien fordert, ehe sie ein Medikament für den Verkauf zulässt. Doch in hundert Jahren werden Medizinhistoriker vielleicht wieder über die abhängig machenden, gesundheitsschädlichen oder nutzlosen Substanzen den Kopf schütteln, die wir in großen Mengen konsumieren.

In der ersten Hälfte des 20. Jahrhunderts waren Barbiturate die beliebtesten Mittel gegen strapazierte Nerven. Für die von einem deutschen Chemiker 1864 erstmals synthetisierte Barbitursäure, die er aus kondensiertem Harnstoff (aus Tierurin) und Diethyl-Malonsäure (aus Apfelsäure) herstellte, gab es zunächst kein Einsatzgebiet. Doch als Forscher bei Bayer im Jahr 1903 ein Barbitursäurederivat an Hunde

---

* Zwei Jahre später brachte Bayer das Schmerzmittel Acetylsalicylsäure unter dem Handelsnamen Aspirin auf den Markt. Mit der Zeit waren Heroin und Aspirin so gängig, dass sie nicht mehr als Markennamen, sondern als Gattungsbezeichnungen genutzt wurden. Die Ärzte in Amerika und England wussten um die Jahrhundertwende noch nicht sehr viel über diese beiden Medikamente und verabreichten ihren Patienten Heroin gegen Schmerzen (was, das muss man sagen, durchaus half) und Aspirin gegen «Nervosität» (was weniger sinnvoll war).

verabreichten, schliefen diese ein. Innerhalb weniger Monate brachte Bayer mit Barbital das erste kommerziell verfügbare Barbiturat auf den Markt. (Bayer nannte das Mittel Veronal, weil einer der beteiligten Wissenschaftler das italienische Verona als friedlichste Stadt auf Erden bezeichnete.) Im Jahr 1911 brachte die Firma das Phenobarbital Luminal auf den Markt, ein länger wirkendes Barbiturat, das sich zum beliebtesten Medikament seiner Kategorie entwickelte. In den 1930er Jahren hatten die Barbiturate ihre Vorgänger der Jahrhundertwende – Chloralhydrat, Bromide und Opium – in der Behandlung von «Nervenproblemen» fast vollständig ersetzt.*

Schon im Jahr 1906 nahmen so viele Amerikaner Veronal ein – und nicht selten eine Überdosis –, dass die New York Times in einem Leitartikel gegen die allzu bereitwillige Verschreibung des «Wunderheilmittels» ins Feld zog, wenn auch ohne große Wirkung: In den 1930er Jahren empfahl das Merck Manual Veronal noch immer für die Behandlung «extremer Nervosität, Neurasthenie, Hypochondrie, Melancholie» und anderer «Angsterkrankungen». Veronal und Luminal, die als «Aspirin für die Psyche» beworben wurden, beherrschten jahrzehntelang den, wie man heute sagen würde, Markt für Angstpräparate. Im Jahr 1947 gab es schon dreißig verschiedene Barbiturate, die in den USA unter verschiedenen Handelsnamen vertrieben wurden; die drei beliebtesten waren Amytal (Wirkstoff Amobarbital), Nembutal (Pentobarbital), und Seconal (Secobarbital). Da es «Angst» und

---

* Kaliumbromid, ein auf einer britischen Medizinkonferenz 1857 vorgestellter Wirkstoff, wurde zunächst in der Behandlung von Krampfanfällen eingesetzt und war Ende des 19. und Anfang des 20. Jahrhunderts ein beliebtes Sedativum. Aufgrund der Giftigkeit und der Nebenwirkungen von Bromiden – von einem bitteren Nachgeschmack über Akne und Schwindel bis hin zu schwerer Übelkeit und Erbrechen – verzichtete man dann aber auf diese Mittel (heute werden sie fast ausschließlich in der Veterinärmedizin für Hunde und Katzen mit Epilepsie eingesetzt). Immerhin waren sie aber so lange verbreitet, dass das englische Wort bromide bis heute auch Langweiler bezeichnet. Chloralhydrat, das 1832 erstmals synthetisiert wurde, gelangte 1869 in die Apotheke der Ärzte, nachdem Oskar Liebreich, Pharmakologieprofessor in Berlin, die Substanz melancholischen Patienten verabreicht und eine Linderung der Schlaflosigkeit beobachtet hatte. Hundert Jahre später erhielt mein Urgroßvater Chloralhydrat gegen Spannung und Schlaflosigkeit. Chloralhydrat war zudem neben Alkohol einer der Wirkstoffe im «Mickey Finn», einem Getränk, das in Groschenromanen der amerikanischen Depressionszeit oft vorkommt.

«Depression» offiziell noch nicht gab, wurden die Barbiturate meist gegen «schwache Nerven» (oder «Nervenleiden»), «Spannung» und Schlaflosigkeit verschrieben.

Doch die Barbiturate hatten zwei große Nachteile: Sie machten hochgradig abhängig und wurden gern überdosiert, oft mit tödlichen Folgen. Im Jahr 1950 nahmen mindestens tausend Amerikaner eine tödliche Überdosis Barbiturate. (In den 1960er Jahren ereilte dieses Schicksal unter anderem meine Urgroßmutter und Marilyn Monroe.) Im Jahr 1951 bezeichnete die *New York Times* Barbiturate als eine «Gefahr für die Gesellschaft, die größer ist als Heroin oder Morphium». Weiter hieß es: «Die ältere Dame, die meint, eine rosa Pille gehöre zum Schlafengehen wie das Zähneputzen, der nervöse Geschäftsmann, der seine weiße Kapsel schluckt, um vor einer wichtigen Konferenz seine Nerven zu beruhigen, der Collegestudent, der einen gelben ‹Goofy› einwirft, um locker durch eine Prüfung zu kommen, und der Schauspieler, der für das Selbstbewusstsein seinen ‹Blauen Engel› braucht – sie alle sind sich dessen bewusst, dass die unmäßige Einnahme von Barbituraten ‹nicht gut für das System› ist, wissen aber nicht um das Ausmaß der Gefahr.»

Man sollte doch meinen, dieser hohe Barbituratkonsum hätte die Pharmafirmen zur Entwicklung neuer und besserer Mittel veranlassen müssen. Doch als Frank Berger, der in der Forschung der Wallace Laboratories, eines Tochterunternehmens von Carter Products, tätig war, die Führung seiner Firma für ein neues Angstmedikament interessieren wollte, das er Ende der 1940er Jahre synthetisiert hatte, war die Reaktion mehr als verhalten. Zum einen, so hieß es, müsse sich eine Angsttherapie auf psychische Fragen oder ungelöste persönliche Probleme konzentrieren, nicht auf die Biologie oder Chemie – eine Unterscheidung, die aus dem Blickwinkel der modernen biologischen Psychiatrie bizarr klingt. Zum anderen lägen psychoaktive Wirkstoffe nicht im Geschäftsbereich der Firma Carter, die sich unter anderem auf Abführmittel (Carter's Little Liver Pills), Deodorants (Arrid) und Enthaarungscreme (Nair) konzentrierte.

Berger war durch Zufall darauf gestoßen, dass seine neue Substanz gegen Angst wirkte. Der 1913 im heutigen Tschechien geborene Berger hatte sich nach dem Medizinstudium an der Universität Prag mit immunologischen Forschungen als Nachwuchswissenschaftler empfohlen. Doch nach dem «Anschluss» Österreichs durch Hitler-Deutschland und angesichts der drohenden Einverleibung der Tschechei floh Berger, der Jude war, nach London.

Da er dort keine Arbeit fand, waren Berger und seine Frau zunächst obdachlos, schliefen auf Parkbänken und aßen in Suppenküchen. Schließlich erhielt er eine Anstellung als Arzt in einem Flüchtlingslager, wo er Englisch lernte. Anschließend arbeitete er in der Antibiotikaforschung beim Public Health Laboratory in der Nähe von Leeds.

Im Jahr 1941 war bereits bekannt, dass sich Bakterieninfektionen gut mit Penicillin behandeln lassen. Doch Penicillin für die Bekämpfung von Infektionen in der alliierten Armee in ausreichenden Mengen herzustellen und haltbar zu machen erwies sich als schwierig. «Der Schimmelpilz ist launisch wie eine Opernsängerin», klagte ein Pharmamanager. Berger machte sich mit Hunderten anderer Wissenschaftler daran, für das revolutionäre Antibiotikum bessere Techniken der Extrahierung und Reinigung zu entwickeln. Besonders erfolgreich war seine Methode für eine längere Haltbarmachung des Schimmelpilzes, dank deren das Penizillin besser vertrieben werden konnte. Nach der Veröffentlichung seiner Forschungen in angesehenen wissenschaftlichen Zeitschriften bot ein britisches Pharmaunternehmen dem einst obdachlosen Chemiker eine hohe Position an.

Einer der Stoffe, die Berger für die Konservierung des Penicillins testete, war Mephenesin, das er aus einem handelsüblichen Desinfektionsmittel entwickelte. Als er das Mephenesin Mäusen injizierte, um es auf Giftigkeit zu testen, beobachtete Berger etwas für ihn völlig Neues: «Die Verbindung hatte eine beruhigende Wirkung auf das Verhalten der Tiere.»

Berger hatte zufällig das erste Präparat einer revolutionär neuen Wirkstoffklasse entdeckt. Als feststand, dass Mephenesin auch auf Menschen eine beruhigende Wirkung hat, begann die Firma Squibb, die das kommerzielle Potenzial des Mittels erkannte, mit dem Vertrieb von Mephenesin als Beruhigungsmittel vor Operationen. Das unter dem Handelsnamen Tolserol verkaufte Medikament zählte 1949 zu den meistverschriebenen Präparaten der Firma.

Doch in Tablettenform war die Wirkung des Mephenesin unbefriedigend und von zu kurzer Dauer. Berger beschloss daher, eine stärkere Variante zu entwickeln. Im Sommer 1949 wurde er Präsident und medizinischer Direktor der Carter's Wallace Labs in New Brunswick, New Jersey. Dort synthetisierten und testeten Berger und sein Team Verbindungen, die stärker sein sollten als Mephenesin. Von etwa fünfhundert Stoffen, die sie synthetisierten, waren etwa ein Dutzend vielversprechend. Nach weiteren Tierversuchen engten sie die Liste auf vier Substanzen ein und entschieden sich schließlich für den Wirkstoff Meprobamat, der im Juli 1950 patentiert wurde. Auf Mäuse wirkte das Meprobamat beruhigend, wie Bergers Team feststellte, doch bei Affen war die Wirkung noch eindeutiger. «Wir hatten etwa zwanzig Rhesus- und Javaaffen», erzählte Berger später der Medizinhistorikerin Andrea Tone. «Die sind bösartig, und man muss dicke Handschuhe und einen Gesichtsschutz tragen, wenn man mit ihnen zu tun hat.» Doch nachdem ihnen Meprobamat injiziert worden war, wurden die Affen «sehr nett, freundlich und munter». Weitere Tests ergaben, dass die Wirkung bei Meprobamat länger anhält als bei Mephenesin und die Toxizität geringer ist als bei Barbituraten.

Unterdessen berichteten zwei neue Aufsätze in führenden medizinischen Fachzeitschriften erstmals von den therapeutischen Wirkungen des Mephenesin, das ja weniger wirksam war als Meprobamat. Einer Studie zufolge, durchgeführt von Ärzten an der Universität von Oregon, berichtete von 124 Patienten, die wegen «Angstzuständen» zum Arzt gegangen waren und denen Mephenesin verabreicht worden war, mehr als die Hälfte von einer deutlichen Reduzierung ihrer Angst; das ging so weit, so die Forscher, dass sie sich nunmehr «angenehm entspannt» fühlten. Andere Berichte aus psychiatrischen Kliniken zeigten eine ähnliche Wirkung. Bald wiesen auch die ersten kleineren Untersuchungen zu Meprobamat nach: Das Medikament minderte die, wie Ärzte es damals nannten, «Spannung» erheblich.

Diese Studien zählten zu den ersten, die überhaupt die Wirkung eines Medikaments auf psychische Zustände beim Menschen systematisch untersuchten. Heute, da Forschungsberichte über randomisierte kontrollierte Studien zur Wirksamkeit diverser Psychopharmaka zuhauf in Zeitungen und medizinischen Fachzeitschriften erscheinen, ist das für uns völlig normal. Doch Mitte des letzten Jahrhunderts war die Vorstellung einer breiten und sicheren Verschreibung psychiatrischer Medikamente – oder gar einer wissenschaftlichen Messbarkeit ihrer Wirkung – völlig neu.

So neu, dass die Carter-Manager nicht an einen Markt für ein solches Medikament glaubten. Sie beauftragten ein Marktforschungsinstitut, zweihundert Hausärzte zu fragen, ob sie bereit seien, eine Tablette zu verschreiben, die ihren Patienten über die Belastungen des Alltags hinweghelfe. Eine große Mehrheit verneinte die Frage. Frustriert machte Berger allein weiter und schickte Meprobamat zur Erprobung an zwei ihm bekannte Psychiater, einen in New Jersey und einen in Florida. Der Psychiater in New Jersey berichtete, das Meprobamat habe 78 Prozent seiner Patienten mit einer, wie wir es heute nennen würden, Angststörung geholfen; sie seien kontaktfreudiger geworden, schliefen besser, und in einigen Fällen seien sie wieder zur Arbeit gegangen, nachdem sie lange Zeit das Haus nicht mehr verlassen hatten. Der Psychiater in Florida, der das Medikament 187 Patienten verabreichte, stellte fest, dass Meprobamat 95 Prozent der unter «Spannung» leidenden Patienten half oder sie gar heilte.

«Als ich zum ersten Mal [in die Praxis] kam, konnte ich nicht einmal Radio hören. Ich dachte, ich werde verrückt», erzählte eine Patientin des Psychiaters in Florida, nachdem sie das Meprobamat einige Monate lang eingenommen hatte. «Heute gehe ich ins Footballstadion, ins Theater und sehe sogar fern. Mein Mann kann es gar nicht fassen, wie entspannt ich bin.»

Als Berger diese Ergebnisse, die im April 1955 im *Journal of the American Medical Association* erschienen, Henry Hoyt präsentierte, dem Präsidenten von Carter Products, gab dieser endlich doch grünes Licht für die Beantragung einer Zulassung bei der Arzneimittelbehörde FDA. Bei Carter war es üblich, neue Präparate nach Orten der Umgebung zu benennen, und so hatte das Meprobamat intern den Namen Milltown erhalten, nach einem verschlafenen Städtchen etwa fünf Kilometer von Bergers Labor entfernt. Da für Ortsnamen aber kein Markenschutz beantragt werden kann, strich Hoyt ein *l*, und das Mittel kam im Mai 1955 unter dem Namen Miltown auf den Markt.

Im Jahr 1955 waren Barbiturate noch die gängigen Medikamente gegen Angst. Sie wurden als Sedativa vermarktet und beherrschten die Regale in den Apotheken schon seit Jahrzehnten. Weil sich Beruhigungsmittel nachgewiesenermaßen gut verkauften, wollte Berger auch Miltown als Sedativ vermarkten. Doch eines Abends beim Essen in Manhattan riet ihm sein Freund Nathan Kline, Forschungsdirektor am Rockland State Hospital, davon ab. «Hast du den Verstand verloren?», sagte Kline. «Die Welt braucht keine neuen Sedativa. Was die Welt wirklich braucht, ist eine Tranquillanzie. Die Welt braucht Gelassenheit. Warum nennst du es nicht Tranquilizer? Davon verkaufst du glatt zehnmal so viel.» Solche Zufälle – die unerwartete Nebenwirkung eines Konservierungsmittels für Penicillin, eine Bemerkung beim Abendessen – sind typisch für die Geschichte der Psychopharmakologie.

Miltown wurde am 9. Mai 1955 still und leise auf den Markt gebracht. In den ersten zwei Monaten verkaufte Carter Products Medikamente im Wert von nur rund 7500 Dollar. Doch der Umsatz mit dem Mittel – dessen Wirkung bei «Angst, Spannung und psychischem Stress» beworben wurde – nahm rasch zu. Im Dezember setzten die Amerikaner bereits eine halbe Million Dollar mit Miltown um, und bald wurden Zigmillionen Dollar im Jahr für Miltown-Verschreibungen ausgegeben.

Im Jahr 1956 entwickelte sich das Medikament zu einem kulturellen Phänomen. Filmstars und andere Berühmtheiten sangen das Hohelied des neuen Tranquilizers. «Wenn das Filmgeschäft etwas gut gebrauchen kann, dann ist es Gelassenheit», erklärte ein Zeitungskolumnist in Los Angeles. «Wer groß genug ist, um in der Filmstadt ‹jemand› zu sein, muss knietief in Spannung, psychischem und emotionalem Stress stecken. Die Sorge darum, ob man es bis ganz nach oben schafft, weicht der Sorge, ob man sich dort halten kann. Große Namen ebenso wie kleine füllen daher ihre geliebten Pillendöschen mit dieser kleinen Wundertablette.» Lucille Balls Assistentin hatte am Set für *I Love Lucy* immer Miltown parat, damit sich die Schauspielerin nach Zankereien mit ihrem Ehemann Desi Arnaz wieder beruhigen konnte. Tennessee Williams erklärte in einem Zeitschrifteninterview, den Stress rund um das Verfassen und die Theaterproduktion von *Die Nacht des Leguan* könne er nur mit «Miltowns, Schnaps [und] Schwimmen» bewältigen. Die Schauspielerin Tallulah Bankhead scherzte, sie müsste wegen ihres hohen Miltown-Konsums eigentlich in New Jersey Steuern zahlen, wo die Wallace Labs ihren Firmensitz hatten. Jimmy Durante und Jerry Lewis lobten das Medikament auf Preisverleihungen, die im Fernsehen übertragen wurden. Der Komiker Milton Berle begann seine Dienstagabend-Sendung immer mit den Worten: «Hi, ich bin Miltown Berle.»

Bei so vielen prominenten Fürsprechern breitete sich Miltown rasch über das ganze Land aus. In Zeitschriften war von den «Glückspillen», dem «Medikament für den inneren Frieden» und «Glück auf Rezept» die Rede. Gala Dalí, die Frau des surrealistischen Malers Salvador Dalí, verehrte Miltown dermaßen, dass sie Carter Products dazu brachte, ihren Mann für 100 000 Dollar mit einer Miltown-Kunstinstallation zu beauftragen.* Aldous Huxley, von dem man angesichts seiner drogenvernebelten Dystopie *Schöne Neue Welt* ein strenges Urteil über solche Dinge erwartet hätte, erklärte pathetisch, die Synthese des Meprobamats sei «wichtiger, wahrlich revolutionärer als die jüngsten Erkenntnisse auf dem Gebiet der Kernphysik».

Achtzehn Monate nach Markteinführung war Miltown das am häufigsten verschriebene und – wohl abgesehen von Aspirin – das am

---

* *Crisalida*, eine geschwungene zweieinhalb Tonnen schwere Röhre, sollte laut Künstler den Übergang zum «Nirwana der menschlichen Seele» symbolisieren, den Miltown ermöglichte. Sie stand auf der Jahrestagung der American Medical Association 1958 in der Halle, sicher eines der avantgardistischsten Ausstellungsstücke, die je auf einer Medizinkonferenz gezeigt wurden.

meisten konsumierte Medikament der Weltgeschichte. Mindestens fünf Prozent der Amerikaner nahmen es ein. «Zum ersten Mal in der Geschichte», schrieb später der Neurologe Richard Restak, «schien die Behandlung von Angst in der breiten Allgemeinbevölkerung möglich zu sein.»

Miltown veränderte die Betrachtung der Angst ungemein. Bis 1955 hatte es so etwas wie einen Tranquilizer, ein Medikament also, das speziell der Behandlung von Angst diente, gar nicht gegeben. (Das englische Wort *tranquilizer* verwendete übrigens erstmals Benjamin Rush, Arzt und Unterzeichner der Unabhängigkeitserklärung; Rush bezeichnete damit einen von ihm erfundenen Stuhl, mit dem psychotische Patienten fixiert werden konnten.) Doch schon wenige Jahre später waren in den amerikanischen Apotheken Dutzende verschiedener Tranquilizer im Angebot, und Pharmakonzerne gaben Hunderte von Millionen Dollar für die Entwicklung weiterer Präparate aus.

Das Vertrauen einiger Psychiater in die neuen Medikamente war grenzenlos. In einer Aussage vor dem Kongress schwärmte Frank Bergers Freund Nathan Kline 1957, die neuen psychiatrischen Medikamente könnten «für die Geschichte der Menschheit von deutlich größerer Tragweite sein als die Atombombe, denn wenn diese Mittel den lange erwarteten Schlüssel zum Rätsel um das Verhältnis zwischen der chemischen Konstitution des Menschen und seinem psychischen Verhalten liefern und wirkungsvolle Maßnahmen für die Korrektur biologischer Probleme bereitstellen, wird es vielleicht gar nicht mehr nötig sein, thermonukleare Energie für zerstörerische Zwecke einzusetzen.» Meprobamat, so Kline gegenüber einem Journalisten der *Business Week*, steigere die wirtschaftliche Produktivität (weil es «Managern ihre volle Leistungsfähigkeit» wiedergebe) und die künstlerische Kreativität (weil sich Schriftsteller und Künstler damit von ihren Neurosen befreien und «psychische Blockaden» überwinden könnten). Diese utopische Vision eines besseren Lebens durch chemische Hilfsmittel mag überzogen gewesen sein, war damals jedoch weit verbreitet. Im Jahr 1960 verschrieben schon 75 Prozent aller US-Ärzte

Miltown. Die Angstbehandlung hatte sich von der Couch des Psychoanalytikers in die Praxis des Allgemeinmediziners verlagert. Bald wurden Versuche, Konflikte zwischen dem Es und dem Über-Ich zu lösen, von einer Feinjustierung der Neurochemie im Gehirn abgelöst.

*Die Mängel unserer Beschreibung würden wahrscheinlich verschwinden, wenn wir anstatt der psychologischen Termini schon die physiologischen und chemischen einsetzen könnten.*

Sigmund Freud, *Jenseits des Lustprinzips* (1920)

*Das Insulin der Nervösen.*

Der französische Psychiater Jean Sigwald über das
neu entdeckte Chlorpromazin (1953)

Unterdessen jedoch wurden in Frankreich unerwartete pharmakologische Entdeckungen gemacht, die sich medizinisch und kulturell als noch folgenreicher erwiesen als Miltown.

Im Jahr 1952 probierte der Pariser Chirurg Henri Laborit an einigen seiner Patienten das Präparat Chlorpromazin aus. Wie so viele Medikamente, die später ihren Weg in die moderne Psychopharmaka-Apotheke fanden, war Chlorpromazin ein Produkt der rasant wachsenden deutschen Textilindustrie Ende des 19. Jahrhunderts und insbesondere der industriellen Farbstoffherstellung nach 1880.*

Französische Forscher synthetisierten 1950 aus einem Phenothiazin das Chlorpromazin, um ein wirksameres Antihistaminikum zu entwickeln. Da Chlorpromazin jedoch nicht besser wirkte als vorhandene Antihistaminika, wurde es rasch aufgegeben. Laborit forderte

---

* Chlorpromazin ist ein Phenothiazinderivat; Phenothiazine wurden als blaue Farbstoffe erstmals in den 1880er Jahren synthetisiert. Im Verlauf der folgenden Jahrzehnte entdeckten die Chemiker unerwartete medizinische Eigenschaften: Die Stoffe wirkten antiseptisch (minderten also das Risiko einer Infektion), töteten Würmer ab, wirkten gegen Malaria und als Antihistaminika (verhinderten also allergische Reaktionen). Der DuPont-Konzern setzte auf die keimtötende Wirkung und verkaufte ein Phenothiazin ab dem Jahr 1935 als Insektizid an Landwirte.

bei dem Chemieunternehmen Rhône-Poulenc Chlorpromazin an, weil er hoffte, die antihistaminischen Eigenschaften würden den postoperativen Schock abmildern, indem sie Entzündungen vermieden und Autoimmunreaktionen des Körpers auf den Operationsstress unterdrückten. Das geschah auch, doch zu Laborits Überraschung wirkte das Medikament darüber hinaus sedierend und entspannte einige seiner Patienten so weit, dass sie, wie er es formulierte, den bevorstehenden chirurgischen Eingriff mit «Desinteresse» hinnahmen. «Ich bat einen Armeepsychiater, mir bei Operationen an einigen meiner stark verkrampften, ängstlichen Patienten über die Schulter zu sehen. Nach den Operationen pflichtete er mir bei, dass die Patienten bemerkenswert ruhig und entspannt waren.»

Die Wirkung sprach sich schnell herum, und ein Kollege Laborits erzählte seinem Schwager, dem Psychiater Pierre Deniker, von der Wirkung des neuen Präparats. Deniker gab das Medikament daraufhin in einer psychiatrischen Klinik in Paris einigen seiner psychotischsten Patienten. Die Ergebnisse waren erstaunlich: Stark erregte Patienten beruhigten sich, verrückte wurden vernünftig. Als ein Kollege Denikers das Mittel einem Patienten verabreichte, der seit Jahren nicht ansprechbar gewesen war, erwachte der Mann aus seinem Stumpfsinn und wollte das Krankenhaus verlassen, um seine Arbeit als Friseur wieder aufzunehmen. Nachdem der Psychiater ihn um eine Rasur gebeten hatte, die der Patient bereitwillig erledigte, entließ er ihn. Nicht jeder Fall verlief so dramatisch, doch die beruhigende Wirkung des Medikaments war evident. Nachbarn berichteten, der Lärm, der aus dem Irrenhaus zu ihnen herüberdrang, habe deutlich nachgelassen. Weitere Versuche im kleinen Maßstab erbrachten ähnlich deutliche Ergebnisse. Im Jahr 1953 verabreichte der Pariser Psychiater Jean Sigwald das Chlorpromazin acht Patienten, die unter «Melancholie mit Angst» litten; fünf von ihnen ging es danach besser. Chlorpromazin sei, so Sigwald, «das Insulin der Nervösen».

Nach Nordamerika gelangte Chlorpromazin, als an einem Sonntagabend im Frühling 1953 Heinz Edgar Lehmann, Psychiater an der McGill-Universität in Montreal, zu Hause in der Badewanne lag und einen Aufsatz über das Mittel las. In diesem Aufsatz wurde von der Wirkung des Chlorpromazins auf französische Psychotiker berichtet. («Das Zeug ist so gut, dass allein schon die Literatur ihn überzeugen wird», hatte der Pharmareferent, der ihm den Aufsatz mitgebracht hatte, zu Lehmanns Sekretärin gesagt.) Lehmann stieg aus der Badewanne, bestellte das Präparat und brachte die erste klinische Chlorpromazin-Studie Nordamerikas auf den Weg, für die er das Präparat siebzig psychisch kranken Patienten des Verdun Protestant Hospital verabreichte, in dem er als klinischer Direktor tätig war. Die Ergebnisse begeisterten ihn: Innerhalb weniger Wochen waren Patienten, die unter anderem unter Schizophrenie, Major Depression und einer, wie wir es heute nennen würden, bipolaren Störung litten, offenbar so gut wie geheilt. Viele waren völlig symptomfrei, und einige, von denen er angenommen hatte, dass sie lebenslang im Irrenhaus bleiben würden, verließen die Klinik. Es war, so Lehmann später, «der dramatischste Durchbruch in der Pharmakologie seit der Einführung der Anästhesie vor mehr als einem Jahrhundert».

Das US-Pharmaunternehmen Smith, Kline & French Laboratories erwarb die Chlorpromazin-Lizenz und brachte das Mittel 1954 unter dem Handelsnamen Thorazine auf den Markt. Das veränderte die Psychiatrie grundlegend. Im Jahr 1955 nahm zum ersten Mal seit einer Generation die Zahl der psychisch Kranken in US-Kliniken ab.[*]

Thorazine und Miltown untermauerten die damals noch neue Vorstellung, dass eine psychische Krankheit nicht durch mangelhafte Erziehung oder ungelöste Ödipuskomplexe hervorgerufen wird, sondern durch biologische Ungleichgewichte, organische Störungen im Gehirn, die durch chemische Intervention korrigiert werden können.

---

[*] Für die Psychiatrie war das wahrlich revolutionär. Vor 1955 wurden sowohl akut psychotische als auch moderat neurotische Patienten überwiegend mit Psychoanalyse oder vergleichbaren Therapien behandelt. Das Herausarbeiten psychischer Probleme oder Kindheitstraumata durch Gesprächstherapie war im Gesundheitswesen der anerkannte Weg. «Niemand, der bei Verstand war, arbeitete in der Psychiatrie mit Medikamenten», beschrieb Heinz Lehmann später die Haltung seines Fachgebiets vor den 1950er Jahren. «Man bediente sich der Elektroschocktherapie oder diverser Psychotherapien.»

*In schaurigem Wachen ging die Nacht für mich langsam hin; Entsetzen*
*und Angst hielten Ohren, Augen und Sinne wach. – Entsetzen und*
*Angst, wie nur Kinder es zu empfinden imstande sind.*

Charlotte Brontë, Jane Eyre (1847)

Meine eigene jahrzehntelange Erfahrung mit chemischen Präparaten begann rund fünfundzwanzig Jahre später mit Chlorpromazin. Gegen Ende meiner Grundschulzeit ließen mich meine Eltern wegen meiner zahlreichen Ticks und Phobien in einer psychiatrischen Klinik untersuchen, wo festgestellt wurde, dass ich intensive psychotherapeutische Begleitung benötigte. In der siebten Klasse wechselte ich die Schule. An einem Montagmorgen im Oktober weigerte ich mich hinzugehen, weil die Vorstellung, mich von meinen Eltern zu trennen und mich Keimen auszusetzen, unerträglich für mich war. Nach einem Telefonat mit Dr. L. (dem Psychiater, der bei den Untersuchungen im McLean Hospital den Rorschach-Test durchgeführt hatte und den ich nun einmal wöchentlich zur Psychotherapie aufsuchte) und mit Mrs P. (die als Sozialarbeiterin meinen Eltern beibringen sollte, mir weniger Angst zu machen) weigerten sich meine Eltern, mir meine Weigerung durchgehen zu lassen. Das führte zu einer melodramatischen Szene, die sich für den Rest des Schuljahrs so gut wie jeden Tag wiederholte.

Morgens beim Aufwachen weinte ich, krallte mich am Laken fest und jammerte, ich hätte Angst, zur Schule zu gehen. Da meine Eltern mich mit Argumenten nicht aus dem Bett brachten, rissen sie das Laken von der Matratze, und es begann ein Ringkampf: Mein Vater hielt mich fest, während meine Mutter mich anzog und ich mich beiden zu entwinden versuchte. Dann schleppten sie mich zum Auto, während ich mich mit Händen und Füßen wehrte. Auf der siebenminütigen Fahrt zur Schule flehte ich meine Eltern schluchzend an, mich nicht zu zwingen.

Wenn wir vor der Schule parkten, musste ich abwägen: Sollten mich meine Eltern mit körperlicher Gewalt aus dem Auto zerren und mich so vor meinen Schulkameraden gnadenlos demütigen? Die Schule war entsetzlich, aber eine solche Erniedrigung wäre noch schrecklicher gewesen. Also wischte ich mir die Tränen ab, stieg aus dem Auto und trat den Gang zum Schafott an – in mein Klassenzimmer. Meine Angst war irrational; es gab überhaupt nichts, wovor ich mich hätte fürchten müssen. Wer die Qualen akuter pathologischer Angst schon selbst erlitten hat, weiß aber, dass ich nicht übertreibe, wenn ich behaupte, es hätte mir wohl nicht viel schlimmer gehen können, wenn es wirklich der Gang zum Schafott gewesen wäre.

Verzweifelt und wie betäubt schluckte ich die Tränen hinunter, kämpfte gegen meine rumorenden Gedärme an, setzte mich stumm an meinen Tisch und bemühte mich nach Kräften, mich nicht auch noch zu blamieren, indem ich die Heulsuse gab.*

Bis zum Januar hatten mich meine Phobien und Trennungsängste dermaßen in Beschlag genommen, dass ich kaum noch mit Gleichaltrigen verkehrte. Da mir die wechselseitigen Sticheleien zwischen Jungs zu stressig geworden waren, zog ich es vor, mittags still neben einem Lehrer zu sitzen. Das brachte es mit sich, dass ich am ersten Tag nach den Ferien zufällig hörte, wie die Spanischlehrerin der Französischlehrerin eine plastische Schilderung ihres Besuchs bei Freunden in Manhattan lieferte, bei dem sie und ihre Freunde sich einen mit reichlich Erbrechen einhergehenden Magen-Darm-Virus eingefangen hatten.**

Das war am ersten Tag nach den Ferien mehr, als ich ertragen konnte. Ich verließ die Schule, ging nach Hause und drehte durch.

An die folgenden Bilder jenes Abends kann ich mich noch erin-

---

* Eine erste Ahnung von einer klinischen Depression bekam ich an einem Freitagnachmittag jenes Jahres. Ich saß noch im Unterricht und war wie immer erleichtert bei der Aussicht auf das Wochenende, als mir der Gedanke kam: *Aber Sonntagabend fängt alles wieder von vorne an.* Die Ausweglosigkeit meiner Zwangslage, der Gedanke, dass der Sonntagabend und der Montagmorgen immer wiederkehren würden und nur der Tod diese Qual beenden konnte, dass es daher letztlich nichts gab, worauf ich mich freuen konnte und das mir über meine Angst hinweghelfen würde, erschütterte mich zutiefst.

** Es spricht für die Intensität meiner Emetophobie, dass ich mich heute, rund dreißig Jahre später, noch fast wörtlich an die Unterhaltung erinnern kann.

nern: Ich werfe Gegenstände durch das Haus, zertrümmere, was mir in die Hände kommt, während mein Vater versucht, mich festzuhalten. Ich liege auf dem Teppich, hämmere mit der Faust auf den Boden, kreische, bis mir der Schaum aus dem Mund tropft, und brülle, dass ich diese Angst nicht mehr aushielte und sterben wolle. Mein Vater fragt am Telefon Dr. L., ob er mich einweisen lassen solle (es fallen auch die Worte «Notarzt» und «Zwangsjacke»). Mein Vater geht zur Drogerie um die Ecke und kommt mit einer Notfalldosis Valium zurück (einem milden Tranquilizer der Benzodiazepinklasse, dazu gleich mehr) sowie flüssigem Thorazine (also Chlorpromazin, damals ein starker Tranquilizer, heute als Neuraleptikum eingestuft).

Das Thorazine schmeckte furchtbar. Aber ich sehnte mich so verzweifelt nach Besserung, dass ich es mit etwas Orangensaft trank. In den folgenden achtzehn Monaten stand ich rund um die Uhr unter Chlorpromazin. Wenige Tage nach meinem Ausbruch kam Imipramin dazu, damals das trizyklische Antidepressivum erster Wahl, ehe Ende der achtziger Jahre Fluoxetin zugelassen wurde.[*]

Zwei Jahre lang legte mir meine Mutter täglich zum Frühstück und zum Abendessen eine große orangefarbene Thorazine-Tablette und ein Sortiment kleinerer grüner und blauer Imipramin-Pillen auf den Rand meines Tellers. Die Medikamente fuhren meine Angst so weit herunter, dass ich nicht ins Krankenhaus musste. Doch sie hatten ihren Preis: Unter Thorazine war ich benebelt und dehydriert und schlurfte emotionslos mit trockenem Mund und zuckenden Fingern durch die Gegend; dies sind häufige Nebenwirkungen des Chlorpromazins, die auch als Spätdyskensien bezeichnet werden. Im Jahr zuvor, als ich noch kein Chlorpromazin und Imipramin eingenommen hatte, war ich in eine Fußballauswahl berufen worden. Als ich nun im Herbst dort auftauchte, benommen vom Chlorpromazin, waren die Trainer ratlos. Was war mit dem Kleinen passiert, der ältere Spieler ausgetrickst hatte, indem er mit dem Ball um sie herumgedribbelt

---

[*] Imipramim steuerte mehr zum modernen Verständnis der Panikstörung bei als jedes andere Medikament. (Mehr dazu im nächsten Kapitel.)

war? Der kleine Junge, den sie nun vor sich hatten, bewegte sich langsam, ermüdete rasch und war in kürzester Zeit völlig ausgetrocknet, die Lippen mit einer Kruste aus getrocknetem klebrig-weißem Schleim überzogen.

Auch unter dem Einfluss starker Medikamente wurde ich meine Angst nicht los. Ich schleppte mich in die Schule, flüchtete aber bald, von der Angst überwältigt, ins Krankenzimmer zur Schulkrankenschwester, die ich anflehte, mich nach Hause gehen zu lassen. Wenn mich im Krankenzimmer die Klaustrophobie überkam, weil ich dort nicht meiner Angewohnheit nachkommen konnte, ständig auf und ab zu wandern, begleitete sie mich freundlicherweise auf einem beruhigenden Spaziergang durch das Schulhaus.*

Meine Schulkameraden, die mich mit der Krankenschwester durch das Schulgelände wandern sahen, fragten sich natürlich, was mit mir nicht stimmte. Die Mutter eines ehemaligen Freundes erkundigte sich einmal bei meiner Mutter, ob ich krank sei. Meine Mutter erfand Ausflüchte und erklärte, mir fehle nichts.

Aber das stimmte nicht. Mir war elend zumute. Auf Fotos jener Zeit lasse ich die Schultern hängen und sehe verhärmt und krank aus, gerade so, als hätte ich mich in ein Schneckenhaus zurückgezogen.

---

* Erschwert wurde die Situation dadurch, dass sich zu meiner Angst vor dem Erbrechen etwa um diese Zeit auch eine Angst vor dem Würgereiz gesellte und ich Schwierigkeiten mit dem Schlucken bekam. (Die Schluckstörung ist seit dem Ende des 19. Jahrhunderts ein anerkanntes Angstsymptom und wird in der Medizin als Dysphagie bezeichnet.) Ich hatte plötzlich Angst zu essen. Meine dünne Teenagerfigur, die durch das nervöse Gezappel noch dürrer wurde, wirkte nun ausgezehrt. Ich aß in der Schule nicht mehr zu Mittag. Je mehr mir das Schlucken Probleme bereitete, desto zwanghafter befasste ich mich mit meiner Schluckstörung und desto schlimmer wurde es. Bald fiel es mir schwer, meinen eigenen Speichel hinunterzuschlucken. So kam es vor, dass ich zum Beispiel im Geschichtsunterricht saß, den Mund voller Spucke, und eine schreckliche Angst hatte, aufgerufen zu werden, weil ich dann meine Spucke womöglich verschluckte oder auf den Tisch spuckte oder beides. Ich gewöhnte mir an, ständig Kleenex-Tücher bei mir zu haben und diskret hineinzuspucken, damit ich nicht schlucken musste. Zur Mittagszeit hatte ich dann die Hosentaschen voller durchweichter Tücher, sodass die Hose ebenfalls nass war und nach Spucke roch. Im Lauf des Tages lösten sich die Tücher auf, und abends kamen sie in lauter kleinen schmierigen Fetzen aus den Hosentaschen.
Überrascht es Sie, dass ich in der Middle School und Highschool nur ein einziges Mal mit einem Mädchen verabredet war?

Ich nahm Neuroleptika, Antidepressiva und Tranquilizer, und statt im Unterricht zu sitzen, ging ich mit der Schulschwester spazieren. Ich weiß nicht, ob ich ohne Chlorpromazin, Imipramin und Valium die siebte Klasse überlebt hätte. Bis Ende der achten Klasse ließ die elende Angst ein wenig nach, und Dr. L. setzte das Chlorpromazin ab. Doch seit jenem Winter vor rund dreißig Jahren nehme ich im Grunde ununterbrochen das eine oder andere Psychopharmakon ein, häufig auch zwei, drei oder mehr Präparate auf einmal. Ich bin ein lebendes Archiv der pharmakologischen Trends in der Angstbehandlung des letzten halben Jahrhunderts.

*Die Entdeckung neuer Medikamente war für das Verständnis psychiatrischer Krankheiten und die Sichtweise vom Wesen des Menschseins unglaublich wichtig: Unsere Persönlichkeit, unser Intellekt, ja unsere Kultur lassen sich vermutlich auf einen Sack voller Enzyme reduzieren.*

Edward Shorter, *Before Prozac* (2009)

In den 1980er Jahren nahm ich eine kurze Zeit lang Phenelzin mit dem Handelsnamen Nardil ein, einen Monoaminooxidase-Hemmer (MAO-Hemmer). Meine Erfahrungen mit MAO-Hemmern waren nicht sonderlich gut. Meine Angst ging nicht etwa zurück, sondern ich grübelte ausgiebig darüber nach, ob ich an den Nebenwirkungen des Medikaments womöglich sterben würde. Das liegt daran, dass MAO-Hemmer gefährliche, ja tödliche Nebenwirkungen haben können, insbesondere, wenn man sie mit den falschen Präparaten kombiniert. Nehmen Patienten neben MAO-Hemmern auch stark tyraminhaltige Nahrungsmittel zu sich – also etwa Wein oder anderen vergorenen Alkohol, lang gereiften Käse, sauer Eingelegtes, bestimmte Bohnensorten und viele frei verkäufliche Medikamente, die das Aminosäurederivat Tyramin enthalten –, kann das schwere gesundheitliche Folgen haben: starke Kopfschmerzen, Gelbsucht, einen plötzlichen Blutdruckanstieg und in einigen Fällen schwere innere Blutungen. Für Menschen wie mich, die auch, wenn es ihnen vergleichsweise gut geht, zu

Hypochondrie und Angst um ihre Gesundheit neigen, sind MAO-Hemmer deshalb nicht sonderlich gut geeignet.

Aus diesem und anderen Gründen sind MAO-Hemmer für einige Patienten mit Depression und Angst zwar die einzige oder wirkungsvollste pharmakologische Therapie, gelten jedoch seit Jahren in der Behandlung affektiver Störungen nicht als Mittel der ersten Wahl.* Obwohl MAO-Hemmer in meiner psychiatrischen Laufbahn nur einen Kurzauftritt hatten, sind sie aus der Wissenschafts- und Kulturgeschichte der Angst nicht wegzudenken, weil sie eng mit einer völlig neuen neurochemischen Theorie psychischer Krankheiten in Zusammenhang stehen. Gegen Mitte des vergangenen Jahrhunderts trugen die MAO-Hemmer gemeinsam mit dem neuen Imipramin und anderen trizyklischen Psychopharmaka (mehr dazu später) erheblich zum modernen wissenschaftlichen Verständnis von Depression und Angst bei.

Die Wurzeln der MAO-Hemmer liegen in den letzten Jahren des Zweiten Weltkriegs, als der deutschen Luftwaffe bei der Bombardierung englischer Städte mit V2-Raketen der konventionelle Treibstoff ausging und sie auf Hydrazin zurückgreifen musste. Hydrazin ist giftig und explosiv, doch die Forscher konnten es so modifizieren, dass es sich medizinisch nutzen ließ. Nach Kriegsende kauften Pharmaunternehmen die Hydrazinrestbestände zu einem Spottpreis auf. Die Investition machte sich bezahlt. Im Jahr 1951 entdeckten Forscher bei Hoffmann-La Roche in Nutley, New Jersey, dass die beiden Hydrazinderivate Isoniazid und Iproniazid gegen Tuberkulose wirken. Es folgten klinische Studien, und im Jahr 1952 kamen Isoniazid und Iproniazid als Tuberkulosemittel auf den Markt.

Doch die Antibiotika hatten eine unerwartete Nebenwirkung. Nach der Einnahme wurden einige Patienten, wie Zeitungen berich-

* Der Romancier David Foster Wallace hatte Elektroschocktherapie und viele andere Heilungsmethoden ausprobiert, ehe er zu dem Schluss gelangte, dass Phenelzin gegen seine Angst und Depression am besten wirkte. Dass er das Mittel wegen einer tyraminbedingten Nebenwirkung absetzen musste, könnte die Abwärtsspirale in den Selbstmord im Jahr 2008 beschleunigt haben.

teten, «leicht euphorisch» und tanzten durch die Gänge der Tuber-kulosestationen. Psychiater, die diese Berichte lasen, fragten sich, ob Isoniazid und Iproniazid mit ihrer stimmungshebenden Wirkung womöglich auch in der Psychiatrie eingesetzt werden könnten. Im Jahr 1956 erhielten Patienten mit diversen psychiatrischen Störungen im Rahmen einer Untersuchung am Rockland State Hospital in New York fünf Wochen lang Iproniazid. Gegen Ende dieser Zeitspanne ging es den depressiven Patienten deutlich besser. Nathan Kline, Forschungsdirektor des Krankenhauses, beobachtete eine, wie er es nannte, «psychisch energetisierende» Wirkung und verschrieb das Iproniazid fortan melancholischen Patienten auch in seiner Praxis. Bei einigen seiner Patienten, so berichtete er, sei ein «vollständiger Rückgang sämtlicher Symptome» zu beobachten. Später erklärte Kline, Iproniazid sei «das erste Mittel in der Psychiatriegeschichte mit einer solchen Wirkung». Im April 1957 begann Hoffmann-La Roche mit der Vermarktung von Iproniazid unter dem Handelsnamen Marsilid, und schon bald schaffte es das Medikament bis auf die Titelseite der *New York Times*. Marsilid war der erste MAO-Hemmer und eines der ersten Medikamente, die als Antidepressiva bekannt wurden.

Die Geschichte der Neurowissenschaft war Mitte des vergangenen Jahrhunderts noch jung. Man wusste nur wenig über die Funktionsweise des Gehirns. Es tobte eine Debatte zwischen «Funken» und «Suppen»: Die einen Wissenschaftler gingen davon aus, dass die Übermittlung von Impulsen zwischen Neuronen elektrisch vor sich ging, während andere von einer chemischen Übertragung überzeugt waren. «Als ich noch in Cambridge studierte», so der in Oxford lehrende Pharmakologieprofessor Leslie Iversen über den Forschungsstand der 1950er Jahre, «lernten wir ..., dass im Gehirn keine chemische Übermittlung stattfindet, sondern dass es lediglich eine elektrische Maschine ist.»

Englische Psychologen hatten schon Ende des 19. Jahrhunderts einfache Forschungen zur Gehirnchemie durchgeführt. Doch erst in den 1920er Jahren isolierte Otto Loewi, Professor für Pharmakologie an der Universität Graz, den ersten Neurotransmitter. Im Jahr 1926 legte er in einem Aufsatz dar, dass Acetylcholin für die Übermittlung von Impulsen von einem Nervenende zum nächsten verantwortlich ist.*

Als der Umsatz mit Thorazine und Miltown explodierte, war der Begriff «Neurotransmitter» – ein Stoff, der Impulse zwischen Gehirnzellen überträgt – durchaus noch nicht etabliert.** (Die Psychiater, die diese Mittel verschrieben, und auch die Biochemiker, die sie entwickelten, konnten somit die Wirkung ihrer Medikamente nicht erklären.) Doch mit den Entdeckungen zweier Forscher in Schottland schlug das Pendel stark in Richtung «Suppen» aus. Im Jahr 1954 gelang Marthe Vogt, einer deutschen Wissenschaftlerin an der Universität von Edinburgh, der überzeugende Nachweis des Neurotransmitters Noradrenalin. Noch im selben Jahr fand ihr Kollege John Henry Gaddum in mehreren unkonventionellen Experimenten heraus, dass Serotonin nicht nur, wie damals schon bekannt, im Magen-Darm-Trakt mit der Verdauung zu tun hat, sondern auch als Neurotransmitter wirkt.*** Gaddum nahm LSD, das ihn, wie er berichtete, 48 Stunden

---

* Loewi behauptete, er habe das Experiment, in dem er die Herzfrequenz von Fröschen künstlich hob und senkte, am Ostersonntag des Jahres 1923 im Traum gesehen. Er kritzelte den Versuchsaufbau nachts auf einen Zettel auf seinem Nachtschränkchen, doch als er am nächsten Morgen erwachte, musste er feststellen, dass er sich weder an den Traum erinnern noch seine eigene Handschrift entziffern konnte. Zum Glück wiederholte sich der Traum in der nächsten Nacht, und diesmal blieb er ihm in Erinnerung. Loewi führte das Experiment durch und bewies erstmals die chemische Übertragung von Nervenimpulsen, eine Arbeit, für die er später den Nobelpreis erhielt.

** Otto Loewi und andere hatten Neurotransmitter wie Noradrenalin im Blut nachgewiesen, doch niemand hatte sie bis dahin im Gehirn isoliert.

*** Eine kurze Geschichte der frühen Serotoninforschung: Im Jahr 1933 isolierte der italienische Forscher Vittorio Erspamer eine chemische Verbindung im Magen, die er «Enteramin» nannte, weil sie im Zuge der Verdauung für die Kontraktion der Muskulatur im Magen-Darm-Trakt verantwortlich war. Im Jahr 1947 fanden zwei amerikanische Physiologen, die an der Cleveland Clinic Bluthochdruckforschung betrieben, Enteramin in den Blutplättchen. Da ihnen auffiel, dass Enteramin die Blutgefäße zum Kontrahieren brachte, benannten sie die Verbindung in Serotonin um (sero für «Blut», aus dem lateinischen Wort serum abgeleitet, und tonin für «Muskeltonus», aus dem griechischen tonikos abgeleitet). Als Forscher 1953 erstmals Spuren von Serotonin im Gehirn fanden, nahmen sie zunächst an, es handle sich lediglich um Rückstände, die über die Blutbahnen aus dem Magen dorthin gelangt waren. Erst in den folgenden Jahren wurde die Rolle des Serotonins als Neurotransmitter geklärt.

lang verrückt machte, jedoch Labormessungen zufolge den Spiegel der Serotoninmetaboliten in der Rückenmarksflüssigkeit senkte. Sein weitreichender Schluss: Serotonin trägt zur psychischen Gesundheit bei – und ein Serotoninmangel kann daher psychisch krank machen. So wurde die Neurotransmittertheorie der psychischen Gesundheit geboren. In Wissenschaft und Gesellschaft entstand eine völlig neue Sicht der Angst und der Depression.

*Kannst du kein krankes Hirn behandeln, vom*
*Gedächtnis roden, was an Leid dort wurzelt,*
*Die ins Gemüt gebrannten Qualen löschen*
*Mit Gegengift, das sie vergessen macht,*
*Ihr die gepresste Brust befrein vom Druck,*
*Der ihr das Herz zerquetscht?*

William Shakespeare, *Macbeth* (um 1606)

Bernard «Steve» Brodie erwarb sich mit der Entwicklung von Malariapräparaten im Zweiten Weltkrieg einen guten Ruf als Biochemiker. In den 1950er Jahren, als Thorazine und Miltown auf den US-Markt kamen, betrieb er ein Labor am Herzinstitut der Staatlichen Gesundheitsinstitute in Bethesda, Maryland. Im Verlauf des folgenden Jahrzehnts sollte dieses Labor die Psychiatrie revolutionieren.

Bahnbrechende Experimente machte Brodie zu Reserpin. Das Extrakt aus der Pflanze *Rauwolfia serpentina* (auch Indische Schlangenwurzel genannt, weil die Wurzel wie eine Schlange aussieht) war in Indien schon mehr als tausend Jahre in Gebrauch und wurde dort für alles Mögliche verschrieben, von Bluthochdruck über Schlaflosigkeit bis hin zu Schlangenvergiftungen und Säuglingskolik. Hindu-Überlieferungen zufolge war es, offenbar mit einigem Erfolg, auch für die Behandlung von «Wahnsinn» eingesetzt worden. Im Westen hatte das Präparat nicht sonderlich viel Beachtung gefunden. Doch als mit Chlorpromazin so gute Ergebnisse erzielt wurden, fragten sich die Manager bei Squibb, ob Reserpin es mit dem Mittel aufnehmen könnte. Sie stellten Nathan Kline die finanziellen Mittel zur Verfügung, und er testete das Präparat an einer Gruppe seiner Patienten im Rockland State Hospital. Einige von ihnen machten dramatische Fortschritte. Patienten, die ihrem Fallbericht zufolge wie «gelähmt» vor Angst waren, entspannten sich so weit, dass sie die Klinik verlassen und in ihr Leben zurückkehren konnten.

Nun wurde eine erheblich umfangreichere Studie durchgeführt. Im Jahr 1955 vereinbarte Paul Hoch, Beauftragter für psychische Hygiene im Bundesstaat New York, mit Gouverneur W. Averell Harriman eine Finanzspritze von 1,5 Milliarden Dollar, damit Reserpin jedem der 94 000 Patienten in den staatlichen psychiatrischen Kliniken verabreicht werden konnte. (Heute würden die Regeln der Arzneimittelbehörde FDA eine solche Studie nicht zulassen.) Das Ergebnis: Reserpin wirkte bei einigen Patienten nicht ganz so gut wie Chlorpromazin – und es hatte schwere, manchmal tödliche Nebenwirkungen. Die Mediziner legten es als Psychopharmakon zu den Akten.

Zuvor aber hatten Steve Brodie und seine Kollegen vom NIH mit Reserpin eine Beziehung zwischen Biochemie und Verhalten nachgewiesen. Inspiriert von John Gaddums Erkenntnissen zu LSD und Serotonin, verabreichte Brodie Kaninchen Reserpin und untersuchte, wie das den Serotoninspiegel beeinflusste. Zwei interessante Dinge fand er heraus: Die Reserpingabe senkte bei den Kaninchen den Serotoninspiegel im Gehirn so sehr, dass sie «lethargisch» und «apathisch» wurden, also ein Verhalten an den Tag legten, das wir beim Menschen als depressiv bezeichnen würden. Darüber hinaus stellten Brodie und seine Kollegen fest, dass sie über eine Manipulation des Serotoninspiegels «depressives» Verhalten bei Kaninchen herbeiführen und beenden konnten. Brodie, der seine Erkenntnisse 1955 in der Zeitschrift *Science* darlegte, brachte damit als Erster den Spiegel eines bestimmten Neurotransmitters mit Verhaltensänderungen bei Tieren in Verbindung. Brodie hatte, wie es ein Medizinhistoriker später formulierte, eine Brücke von der Neurochemie zum Verhalten gebaut.

Brodies Reserpinforschung wies faszinierende Überschneidungen mit den Erkenntnissen auf, die Psychiater zu den MAO-Hemmern ge-

wonnen hatten. Etwas vereinfacht ausgedrückt, entdeckten die Hirn-
forscher in den 1950er Jahren, dass Neurotransmitter von Neuronen
«stromaufwärts» in die Synapsen abgegeben werden – die winzigen
Verknüpfungen zwischen den Nervenzellen –, damit die Neuronen
«stromabwärts» Impulse abgeben können. Jeder Neurotransmitter
gelangt rasch von einem Neuron zum nächsten, wo er sich an einen
Rezeptor heftet, der in der Membran der Nervenzelle sein molekula-
res Spiegelbild ist. Jedes Mal, wenn sich ein Neurotransmitter an seinen Rezeptor an der postsynaptischen Nervenzelle heftet (Serotonin
an Serotoninrezeptoren, Noradrenalin an Noradrenalinrezeptoren),
verändert sich die aufnehmende Nervenzelle: Die Membran wird
durchlässig und lässt Ionen von außen in die Nervenzelle hinein, sodass sich die elektrische Spannung in der Nervenzelle verändert. Dies
wiederum veranlasst die aufnehmende Nervenzelle zu «feuern», also
einen Impuls abzugeben, und ihren Vorrat an Neurotransmittern an
die umliegenden Synapsen abzugeben. Die Neurotransmitter docken
dann an den Rezeptoren anderer Neuronen an. Aus dieser Lawine
neuronaler Aktivität in 100 Milliarden Nervenzellen und Billiarden
von Synapsen im Gehirn – Neuronen geben Impulse ab, setzen Neurotransmitter frei, veranlassen andere Neuronen zur Aktivität – entstehen
Gefühle, Wahrnehmungen und Gedanken. Neuronen und Neurotransmitter sind der greifbare Stoff, aus dem unsere Emotionen und Gedanken gemacht sind.

Frühe Forschungen zu Iproniazid hatten ergeben, dass dieses Antibiotikum das Enzym Monoaminooxidase deaktivierte (MAO). Aufgabe der MAO ist es, Serotonin und Noradrenalin, die sich in den
Synapsen ansammeln, abzubauen. Wenn also ein Neurotransmitter in
die Synapsen gelangt ist, wird er von der MAO rasch weggeräumt, um
Platz für die nächste Übertragung zu machen. Die «Hemmung» der
MAO durch Iproniazid erlaubt es dem Neurotransmitter, länger in
den Nervenenden zu verbleiben. Die Anreicherung der Neurotransmitter in den Synapsen, so die Theorie Brodies und seiner Kollegen,
erkläre die antidepressive Wirkung des Iproniazids. Und tatsächlich:
Verabreichte man Kaninchen vor der Reserpin-Gabe Iproniazid, wur-

den sie nicht wie ihre Artgenossen, die nur Reserpin erhielten, lethargisch. Das Iproniazid, so schlossen Brodie und seine Kollegen, verhinderte durch eine Erhöhung des Noradrenalin- und Serotoninspiegels in den Synapsen, dass die Kaninchen «depressiv» wurden.

An diesem Punkt kam der Pharmaindustrie der Gedanke, dass sie mit einer Korrektur «chemischer Ungleichgewichte» oder mit der Behebung eines Mangels an bestimmten Neurotransmittern für Psychopharmaka werben könnte. In einer ihrer ersten Anzeigen für Iproniazid pries die Firma Hoffmann-La Roche 1975 das Medikament als «Monoaminooxidase-Hemmer» an, «der den Abbau von Serotonin, Adrenalin, Noradrenalin und anderen Aminen beeinflusst».

Forschungen zu einem anderen Medikament stützten diese Sicht. Im Jahr 1954 hatte der Schweizer Pharmahersteller Geigy durch die Veränderung der chemischen Struktur von Chlorpromazin den Wirkstoff G22355 gewonnen, dem die Firma den Namen Imipramin gab. Es war das erste trizyklische Antidepressivum; ihre Bezeichnung verdanken Präparate dieser Kategorie ihrer chemischen Grundstruktur aus drei Ringen. Der Schweizer Psychiater Roland Kuhn, der eine bessere Schlaftablette entwickeln wollte, hatte einigen seiner Patienten versuchsweise Imipramin verabreicht. Weil Chlorpromazin und Imipramin chemisch sehr ähnlich sind (sie unterscheiden sich nur in zwei Atomen), vermutete Kuhn, dass Imipramin wie Chlorpromazin eine sedierende Wirkung hatte. Hatte es aber nicht: Statt seine Patienten zum Schlafen zu bringen, erfüllte Imipramin sie mit Energie und hob ihre Stimmung. Im Jahr 1957 berichtete Kuhn, nachdem er 500 Patienten mit Imipramin behandelt hatte, vor dem Internationalen Kongress für Psychiatrie in Zürich, dass sogar bei stark depressiven Patienten nach mehreren Wochen Einnahme eine massive Besserung zu beobachten sei. Kuhn erklärte, ihre Stimmung hebe sich, die «Kranken werden allgemein lebhafter», «hypochondrische […] Klagen treten zurück oder verschwinden ganz», und die «Hemmung im Denken und Handeln schwindet». «Mehrmals», so Kuhn, «sind die Angehörigen in heller Begeisterung in der Sprechstunde des Arztes erschienen und haben erklärt, so gut sei der Kranke seit langer Zeit nie mehr gewesen.» Geigy holte das Imipramin aus der Mottenkiste und brachte es 1958 unter dem Handelsnamen Tofranil auf den europäischen Markt.*

Am 6. September 1959, dem Tag, an dem Imipramin in den USA auf den Markt kam, veröffentlichte die *New York Times* einen Artikel mit der Überschrift «Drugs and Depression», in dem es sowohl um Marsilid ging (den ersten MAO-Hemmer Iproniazid also) als auch um Tofranil (das erste trizyklische Präparat Imipramin). Erstmals in Presse und Populärkultur wurde in dem Artikel für diese Medikamente der Begriff «Antidepressiva» verwendet.

Über 40 Millionen Amerikaner nehmen heute Schätzungen zufolge Antidepressiva ein, doch als Roland Kuhn 1957 seinen Vortrag vor dem Internationalen Kongress für Psychiatrie hielt, gab es so etwas wie Antidepressiva noch gar nicht. Die MAO-Hemmer und die trizyklischen Mittel hatten eine neue Medikamentenklasse geschaffen.

Anfang der 1960er Jahre begann Julius Axelrod, Biochemiker am NIH und altgedienter Mitarbeiter Steve Brodies, die Wirkung von Imipramin auf diverse Stoffe im Gehirn zu identifizieren. Axelrod entdeckte, dass Imipramin die Wiederaufnahme von Noradrenalin in den Synapsen blockiert, und ein paar Jahre später fand er heraus, dass

---

* Auch Imipramin hätte es ohne einen Zufall vielleicht nie in die Apotheken geschafft, und die Geschichte der biologischen Psychiatrie wäre völlig anders verlaufen. Die Präsentation auf dem Internationalen Kongress für Psychiatrie wurde laut Kuhn mit großer Skepsis aufgenommen, weil die medikamentöse Behandlung von Depressionen damals überwiegend abgelehnt wurde. Das Interesse an Medikamenten war so gering, dass überhaupt nur zwölf Gäste Kuhns Vortrag in Zürich zuhörten. (Seine Rede wird seither gern als «Gettysburg Address» der Pharmakologie bezeichnet – zu ihrer Zeit kaum beachtet, wurde sie später zum Klassiker.) Auch bei Geigy zeigte man sich wenig beeindruckt. Das Unternehmen teilte die skeptische Haltung der Psychiatrie gegenüber einem Präparat gegen eine seelische Störung und hatte nicht vor, Imipramin zu vermarkten. Doch eines Tages begegnete Kuhn auf einer Konferenz in Rom zufällig Robert Boehringer, einem einflussreichen Geigy-Aktionär. Als Boehringer einen zutiefst melancholischen Verwandten in Genf erwähnte, händigte ihm Kuhn eine Flasche Imipramin aus. Schon wenige Tage nach Behandlungsbeginn ging es Boehringers Angehörigem wieder gut. «Kuhn hat recht», erklärte Boehringer den Geigy-Managern. «Imipramin ist wirklich ein Antidepressivum.» Die Manager gaben nach und brachten das Medikament auf den Markt.

es auch die Wiederaufnahme von Serotonin hemmt. Axelrod stellte die Theorie auf, dass die Wirkung der Antidepressiva auf die Wiederaufnahme von Noradrenalin für das Anheben der Stimmung und das Nachlassen der Depression verantwortlich sei. Das war eine bahnbrechende Vorstellung: Wenn Imipramin die Wiederaufnahme von Noradrenalin hemmte und wenn es Angst und Depression der Patienten linderte, so legte das eine Korrelation von Noradrenalin und psychischer Gesundheit nahe. Marsilid und Tofranil – übrigens auch Kokain, das eine ähnliche Wirkung hat – schienen Angst und Depression zu heilen, indem sie den Noradrenalinspiegel in den Synapsen erhöhten und die Wiederaufnahme in die Nervenzellen verzögerten.

Joseph Schildkraut, Psychiater am Massachusetts Mental Health Center, ging damals noch davon aus, dass Angst und Psychoneurosen von einem Kindheitstrauma oder ungelösten psychischen Konflikten ausgelöst wurden und daher am besten mit einer Psychotherapie nach Freud zu behandeln seien. Dann gab er einigen seiner Patienten Imipramin. «Das Medikament schien Wunder zu wirken», sagte er später. «Mir wurde bewusst, dass es da draußen eine völlig neue Welt gab, die Welt einer pharmakologisch beeinflussten Psychiatrie.» Im Jahr 1965 veröffentlichte Schildkraut im *American Journal of Psychiatry* seinen Aufsatz «The Catecholamine Hypothesis of Affective Disorders: A Review of the Supporting Evidence» (Die Katecholamin-Hypothese affektiver Störungen. Eine Übersicht über die Beweislage). In Anknüpfung an Steve Brodies und Julius Axelrods Arbeiten vertrat er die Ansicht, dass Depression von einem erhöhten Spiegel von Katecholaminen im Gehirn ausgelöst wird, Kampf-oder-Flucht-Hormonen (etwa Noradrenalin), die bei Stress von den Adrenalindrüsen ausgeschüttet werden. Schildkrauts Aufsatz entwickelte sich zu einem der am häufigsten zitierten Zeitschriftenartikel in der Geschichte der Psychiatrie und verankerte die Theorie vom chemischen Ungleichgewicht als Auslöser für Angst und Depression fest in seinem Fachgebiet.

Die erste Säule der biologischen Psychiatrie war somit errichtet. Nach dem Freud'schen Psychiatriemodell bestand die Behandlung von Angst und Depression darin, unbewusste psychische Konflikte zu lösen. Mit der Entwicklung von Antidepressiva wurden nun psychische Krankheiten und seelische Störungen zunehmend Fehlfunktionen spezifischer Neurotransmitter zugeschrieben: Schizophrenie und Drogenabhängigkeit, so hieß es, rührten von Problemen im Dopaminsystem her, Depression hing mit der Ausschüttung von Stresshormonen durch die Adrenalindrüsen zusammen, und Angst resultierte aus Fehlern im Serotoninsystem. Doch die Entwicklung, mit der die Pharmakologie die Geschichte der Angst am stärksten veränderte, stand noch aus. Sie begann mit Studien zu Imipramin, die das Bild von der Angst im psychiatrischen Establishment revolutionierte.

# Kapitel 6
# Eine kurze Geschichte der Panik oder
# Wie Medikamente eine neue Störung
# hervorbrachten

*Ein solcher Angstanfall besteht entweder einzig aus dem Angstgefühle*
*ohne jede assoziierte Vorstellung oder mit der naheliegenden Deutung*
*der Lebensvernichtung, des «Schlagtreffens», des drohenden Wahnsinns,*
*oder aber dem Angstgefühle ist irgendwelche Parästhesie beigemengt*
*(ähnlich der hysterischen Aura), oder endlich mit der Angstempfindung*
*ist eine Störung irgend einer oder mehrerer Körperfunktionen, der At-*
*mung, Herztätigkeit, der vasomotorischen Innervation, der Drüsentätig-*
*keit verbunden. Aus dieser Kombination hebt der Patient bald das eine,*
*bald das andere Moment besonders hervor, er klagt über «Herzkrampf»,*
*«Atemnot», «Schweißausbrüche», «Heißhunger» und dergleichen.*

Sigmund Freud, «Über die Berechtigung, von der
Neurasthenie einen bestimmten Symptomenkomplex als
‹Angst-Neurose› abzutrennen» (1895)

*Ursache psychischer Krankheiten sind chemische Veränderungen im*
*Gehirn. ... Für die Unterscheidung ... zwischen Geist und Körper oder*
*psychischer und körperlicher Krankheit gibt es keine Rechtfertigung*
*mehr. Psychische Krankheiten sind körperliche Krankheiten.*

David Satcher, Direktor des Öffentlichen
Gesundheitsdienstes der USA

Eines Tages sitze ich in meinem Büro und lese meine E-Mails, als ich
vage und noch eher unbewusst wahrnehme, dass mir warm wird.

*Ist es zu heiß hier drinnen?* Plötzlich rückt die Wahrnehmung meines Körpers in den Mittelpunkt meines Bewusstseins. *Habe ich Fieber? Werde ich krank? Oder ohnmächtig? Muss ich mich übergeben? Kann ich, bevor ich vollends am Ende bin, noch fliehen, Hilfe rufen?* Ich schreibe ein Buch über die Angst. Dafür habe ich mir viel über das Phänomen der Panik angelesen. Über die Neuromechanik einer Panikattacke weiß ich, was man als Laie nur wissen kann. Ich hatte schon unzählige Panikattacken. Man sollte doch annehmen, dass mir mein Wissen und meine Erfahrung eine Hilfe wären. Hin und wieder ist das auch so. Wenn ich die Symptome einer Panikattacke frühzeitig erkenne, kann ich sie manchmal noch abwenden oder zumindest die Symptome lindern. Aber allzu oft läuft mein Zwiegespräch mit mir selbst etwa folgendermaßen ab:

*Du hast gerade eine Panikattacke. Es geht dir gut. Entspann dich.*

*Aber wenn es gar keine Panikattacke ist? Wenn ich diesmal wirklich krank bin? Vielleicht ist es ein Herzinfarkt oder ein Schlaganfall!*

*Es ist immer eine Panikattacke. Mach deine Atemübungen. Bleib ruhig. Es geht dir gut.*

*Und wenn es mir nicht gut geht?*

*Es geht dir gut. Die letzten 782 Mal hast du auch gedacht, es sei keine Panikattacke, und es war doch eine.*

*Gut. Ich entspanne mich. Einatmen, ausatmen. Ich denke an etwas Beruhigendes, wie ich es mit den Meditationskassetten gelernt habe. Aber nur weil es die letzten 782 Mal Panikattacken waren, muss es beim 783. Mal nicht auch eine sein, oder? Mir tut der Bauch weh.*

*Du hast recht. Nichts wie raus hier.*

Während ich also in meinem Büro sitze und mir in etwa diese Gedanken durch den Kopf schießen, ist mir nicht mehr nur ein bisschen warm, sondern richtig heiß. Ich beginne zu schwitzen. In der linken Gesichtsseite setzt ein Kribbeln ein, dann wird sie taub. (*Siehst du,* denke ich, *vielleicht ist es doch ein Schlaganfall!*) Mir wird eng um die Brust. Die Leuchtstoffröhren in meinem Büro flackern schwindelerregend wie ein Stroboskop. Ich verspüre ein schreckliches Rucken, so, als bewegte sich das Mobiliar meines Büros und ich würde gleich nach vorn kippen und zu Boden stürzen. Ich halte mich seitlich an der Sitzfläche meines Stuhls fest. Der Schwindel nimmt zu, das Büro wirbelt um mich herum, und meine Umgebung erscheint mir unwirklich, so, als hätte sich zwischen mir und der Welt eine Art Vorhang gesenkt.

Meine Gedanken rasen, vor allem aber denke ich: *Ich muss mich bestimmt übergeben. Ich sterbe gleich. Ich muss hier raus.*

Schweißtriefend und zitternd stehe ich auf. Ich kann nur noch an Flucht denken: Ich muss aus dem Büro, aus dem Gebäude, aus der Situation. Wenn ich einen Schlaganfall erleide oder kotze oder sterbe, will ich nicht mehr hier sein. Ich werde fliehen.

In der verzweifelten Hoffnung, dass mich auf dem Weg zur Treppe niemand anspricht, öffne ich die Tür und gehe mit großen Schritten zum Fahrstuhl. Ich öffne die Feuertür zum Treppenhaus und mache mich mit einer gewissen Erleichterung, es schon so weit geschafft zu haben, auf den Weg nach unten, sieben Stockwerke weit. Als ich im dritten Stockwerk ankomme, schlottern mir die Beine. Könnte ich klar denken – meine Amygdala beruhigen und den Neokortex vernünftig nutzen –, käme ich zu dem Schluss, dass dieses Schlottern die natürliche Folge einer vegetativen Kampf-oder-Flucht-Reaktion ist (die in den Skelettmuskeln ein Zittern auslöst), verstärkt durch die Auswirkungen der körperlichen Anstrengung. Doch ich bin schon zu tief in die Katastrophenlogik meiner Panik abgetaucht, als dass ich noch Zugriff auf mein rationales Gehirn hätte, und komme stattdessen zu dem Schluss, dass meine schlotternden Beine Ausdruck eines vollständigen körperlichen Zusammenbruchs sind und dass ich sicher bald sterben werde. Auf den letzten beiden Stockwerken überlege ich, ob ich, ehe ich das Bewusstsein verliere und mein Leben aushauche, meine Frau über das Handy anrufen soll, ihr sagen, dass ich sie liebe, sie bitten, mir Hilfe zu schicken.

Die Tür vom Treppenhaus zur Straße ist abgeschlossen. Bewegungsmelder müssten sie, wenn jemand von innen kommt, automatisch öffnen. Vielleicht bin ich zu schnell unterwegs, jedenfalls funktionieren sie diesmal nicht. Ich renne mit Karacho gegen die Tür, pralle zurück und falle rückwärts auf meine vier Buchstaben.

Ich bin mit einer solchen Wucht gegen die Tür gerannt, dass sich der Kunststoffrahmen mit dem rot leuchtenden «Exit»-Schild über mir gelöst hat. Er knallt mir dumpf auf den Kopf und landet dann scheppernd auf dem Boden.

Der für den Eingangsbereich zuständige Sicherheitsmann streckt den Kopf durch die Tür des Treppenhauses, wo er mich benommen auf dem Boden liegen sieht, neben mir das Plastikgehäuse. «Was ist denn los?», fragt er.

«Mir ist nicht gut», erwidere ich, und das kann man ja wohl wirklich sagen.

In der griechischen Mythologie herrschte Pan, der Gott der Natur, über die Schäfer und ihre grasenden Tiere. Pan war alles andere als ein edler Olympier, war klein und hässlich und hatte kurze ziegenartige Beine. Gern gönnte er sich in einer Höhle oder unter einem Busch am Wegesrand ein Nickerchen. Wurde er geweckt, stieß er einen solch markerschütternden Schrei aus, dass in Hörweite einem jeden die Haare zu Berge standen. Wenn Pan schrie, so hieß es, fielen die Menschen vor Angst tot um. Sogar unter seinen Götterkollegen verbreitete Pan Angst und Schrecken. Bei einem Angriff auf den Olymp sollen die Titanen an Pan gescheitert sein, der Angst und Verwirrung in ihren Reihen stiftete. Die Griechen schrieben Pan auch den Sieg bei der Schlacht von Marathon im Jahr 490 v. Chr. zu, wo er die Herzen der feindlichen Perser mit Angst erfüllte. Die Erfahrung des plötzlichen Schreckens – insbesondere in einer großen Menschenmenge – wird daher als «Panik» bezeichnet (vom Griechischen *panikos*, «von Pan»).

Wer schon einmal die Qualen einer Panikattacke erlitten hat, weiß um das Chaos, das sie entfesseln kann, physiologisch wie auch emotional: Herzrasen, Schweißausbrüche, Zittern, Atemnot, Würgereiz, ein Engegefühl in der Brust, Übelkeit, Magen-Darm-Beschwerden, Schwindel, Sehschwäche, Kribbeln in den Gliedmaßen (fachsprachlich «Parästhesie»), Schüttelfrost, Hitzewallungen und nicht zuletzt ein

Weltuntergangsgefühl, das mit einschneidendem existenziellen Entsetzen einhergeht.*

Der Psychiater David Sheehan, der seit vierzig Jahren Angst erforscht und behandelt, illustriert anhand einer Geschichte, wie furchtbar sich Panik anfühlen kann. In den 1980er Jahren kam ein Weltkriegsveteran, der als einer der ersten Infanteristen am D-Day in der Normandie an Land gegangen war, zu Sheehan in die Praxis, weil er seine Panikattacken therapieren lassen wollte. Ob denn, fragte ihn Sheehan, das Erstürmen des Strandes in der Normandie, die Kugeln, die ihm um die Ohren geflogen waren, das Blut und die Leichen überall, verbunden mit der realen, ja hohen Wahrscheinlichkeit, verletzt zu werden oder zu sterben, angsteinflößender und schrecklicher waren als eine Panikattacke am Abendbrottisch, egal, wie sehr ihm der neurotische Schaltkreis in seinem Gehirns auch zusetzte? Überhaupt nicht, antwortete der Mann. «Er sagte, die Angst bei dem militärischen Unternehmen sei gering gewesen im Vergleich zu dem maßlosen Entsetzen bei einer schweren Panikattacke», so Sheehan. «Wenn er zwischen den beiden zu wählen hätte, würde er die Landung in der Normandie vorziehen.»

Panikattacken sind heute ein fester Bestandteil der psychiatrischen Medizin und der Populärkultur. Bei immerhin elf Millionen Amerikanern wird irgendwann in ihrem Leben wie bei mir eine Panikstörung diagnostiziert. Noch 1979 aber gab es offiziell weder die Panikattacke noch die Panikstörung. Wo kommen diese Begriffe her?

Vom Imipramin.

Im Jahr 1958 arbeitete Donald Klein als junger Psychiater am Hillside Hospital in New York. Als Imipramin auf den Markt kam, verabreichten er und ein Kollege es planlos den meisten ihrer zweihundert Psychiatriepatienten. «Wir hofften, es würde wie eine Art Super-

---

* Meine Liste enthält zehn der dreizehn DSM-Kriterien für eine Panikattacke. Die restlichen drei Symptome sind Depersonalisation, die Angst vor Kontrollverlust oder Wahnsinn sowie Todesangst. Treten vier dieser dreizehn Symptome auf, liegt laut *DSM* eine Panikattacke vor.

kokain wirken und die Patienten aus ihrem Trott holen», erzählte Klein später. «Es erstaunte uns dann aber doch, dass die zuvor antriebslosen, appetitlosen und schlaflosen Patienten nun besser schliefen, besser aßen und nach mehreren Wochen … sagten: ‹Der Schleier hat sich gehoben.›»

Besonders interessierte sich Klein für vierzehn dieser Patienten mit periodisch auftretenden akuten Angstepisoden, die mit «beschleunigtem Atem, Herzrasen, Schwäche und einem Todesgefühl» einhergingen (Symptome eines Leidens, das damals in der Freud'schen Tradition als «Angstneurose» bezeichnet wurde). Diese Patienten erfuhren mit Imipramin einen drastischen oder vollständigen Rückgang ihrer Angst. Insbesondere einen Patienten beobachtete Klein genau. Dieser lief oft in Panik ins Schwesternzimmer und jammerte, er werde gleich sterben. Wenn die Schwester seine Hand nahm und beschwichtigend auf ihn einredete, war die Attacke nach wenigen Minuten vorüber. Das geschah alle paar Stunden. Chlorpromazin hatte bei ihm nicht gewirkt. Doch als der Patient ein paar Wochen lang Imipramin eingenommen hatte, fiel den Schwestern auf, dass er seine panischen Besuche bei ihnen einstellte. Zwar berichtete er nach wie vor von einem insgesamt hohen Niveau *chronischer* Angst, doch die *akuten* Anfälle hatten vollständig aufgehört.

Diese Beobachtung gab Klein zu denken. Dass Imipramin Panikanfälle verhindern konnte, ohne die allgemeine Angst oder die chronische Beunruhigung zu lindern, legte die Vermutung nahe, dass mit der vorherrschenden Angsttheorie etwas nicht stimmte.

Als Freud Ende der 1880er Jahre sein Praxisschild als «Nervenarzt» an seine Tür hängte, war die Diagnose, die er und seine Kollegen am häufigsten stellten, Neurasthenie. Dieser Begriff, den der amerikanische Arzt George Miller Beard bekannt gemacht hatte, stand für eine Mischung aus Angst, Sorge und Erschöpfung, nach Beard hervorgerufen durch die Mühsal der industriellen Revolution. Ursache der Neurasthenie sei eine Überstrapazierung der Nerven durch die Belastungen des modernen Lebens. Für die «erschöpften Nerven» wurde eine sogenannte Nervenrevitalisierung verschrieben – etwa durch schwache elektrische Stimulation oder auch Elixiere, die mit Opium, Kokain oder Alkohol versetzt waren. Freud dagegen gelangte zu der Überzeugung, dass Angst und Sorge, die er an seinen neurasthenischen Patienten beobachtete, nicht durch ermüdete Nerven hervorgerufen wurden, sondern dass sie ein Problem der Psyche seien, das sich mittels Psychoanalyse beheben ließ.

Im Jahr 1895 schrieb Freud einen Aufsatz über die Angstneurose, die er von der Neurasthenie absetzte. Die von ihm beschriebenen Symptome ähneln denen der Checkliste für eine Panikattacke im *DSM-IV*: Herzklopfen oder beschleunigter Herzschlag, Gefühl der Kurzatmigkeit oder Atemnot, Hitzewallungen oder Kälteschauer, Zittern oder Beben, Schwindel, Übelkeit oder Magen-Darm-Beschwerden und das Gefühl unmittelbar bevorstehenden Verderbens, das Freud als «ängstliche Erwartung» bezeichnete.

Das alles widersprach durchaus nicht den Erkenntnissen, die Donald Klein später aus seinen Imipramin-Versuchen gewann. Doch das liegt daran, dass Freud 1895 die Angstneurose noch nicht als Produkt «verdrängter» Vorstellungen betrachtete (für ihn später die Ursache fast sämtlicher psychischer Erkrankungen), sondern als Ausdruck einer biologischen Kraft. Die Ursachen der Angstneurose, so Freud in dieser frühen Schrift, lägen entweder in einer «hereditären Belastung» (eine These, die von der modernen Molekulargenetik gestützt wird) oder in «Schädlichkeiten und Einflüssen aus dem Sexualleben».

In seinen nachfolgenden Schriften jedoch (beginnend mit *Studien über Hysterie*, das auch aus dieser Zeit stammt) erklärte Freud, Angstattacken, auch solche, die sich in akuten körperlichen Symptomen äußerten, entsprängen ungelösten und häufig unbewussten inneren psychischen Konflikten. Fast dreißig Jahre lang sprach Freud nicht mehr davon, dass Angstattacken eine biologische Störung sein könnten. Er und seine Anhänger ersetzten die Angstneurose durch die schlichte Neurose, die ihre Ursachen nicht in der Vererbung oder der Biologie, sondern in psychischen Konflikten habe. Mitte des 20. Jahrhunderts herrschte in der Psychiatrie weitgehend Einigkeit darüber, dass Angst aus einem Konflikt zwischen den Wünschen des Es und der Verdrängung durch das Über-Ich erwachse. Angst sei die Grundlage fast aller psychischen Krankheiten, von der Schizophrenie bis zur psychoneurotischen Depression. Die Psychoanalyse und auch die meisten anderen Formen der Gesprächstherapie sollten dem Patienten in erster Linie dabei behilflich sein, sich der tief liegenden Angst, gegen die er seine diversen schädlichen Formen der «Ich-Abwehr» in Stellung gebracht hat, bewusst zu werden und sie zu bekämpfen. «Die dominierende Theorie der amerikanischen Psychiatrie besagte, dass jede psychopathologische Störung ihren Ursprung in der Angst hatte, die wiederum von innerpsychischen Konflikten verursacht wurde», erklärte Klein später.

Doch das passte nicht zu den Erkenntnissen, die Klein mit seinen Imipramin-Studien gewonnen hatte. Wenn Angst die beherrschende Kraft hinter allen psychischen Erkrankungen war und Imipramin Patienten mit einer Angstneurose von der Panik befreite, warum half es dann nicht auch Schizophrenen mit ihrer Psychose? Klein vermutete, dass eben nicht sämtliche psychischen Krankheiten im Angstspektrum angesiedelt sind, wie die Freudianer es darstellten.

Nach dieser Vorstellung wird die Schwere einer psychischen Erkrankung von der Intensität der zugrunde liegenden Angst bestimmt: Schwache Angst zieht eine Psychoneurose und diverse neurotische Verhaltensweisen nach sich, während starke Angst Schizophrenie oder manische Depression auslöst. Viele traditionelle Freudianer wiesen Objekten, die akute Angstattacken auslösen, etwa Brücken, Aufzügen oder Flugzeugen, eine symbolische, häufig sexuelle Bedeutung zu, mit der sich die Angst erklären ließ.

Papperlapapp, sagte Klein: Nicht Kindheitstraumata oder sexuelle Verdrängung lösten Panik aus, sondern biologische Fehlfunktionen.

Die anfallsartig auftretende Angst, die Klein später als Panikattacken bezeichnete, habe ihre Ursache in einer biologischen Störung, die eine «Erstickungsalarmreaktion» auslöste; so nannte er die kaskadenartig anschwellende körperliche Aktivität, die eine spontane Attacke überwältigender Angst mit sich bringt. Wenn jemand zu ersticken droht, erkennt eine Überwachungsinstanz im Körper das Problem, schickt Botschaften ans Gehirn und löst eine intensive Erregung aus: Ringen nach Luft, den Drang zu fliehen – ein evolutionär entwickelter Überlebensmechanismus. Bei einigen Menschen, so Klein in seiner Theorie des falschen Erstickungsalarms, sei jedoch der Überwachungsmechanismus gestört und löse hin und wieder Alarm aus, obwohl die bzw. der Betreffende genug Sauerstoff bekomme. So entstünden die körperlichen Symptome einer Angstattacke. Schuld an der Panik seien nicht psychische Konflikte, sondern verheddert physiologische Leitungen, die das Imipramin irgendwie entwirre. Kleins Daten ließen den Schluss zu, dass Imipramin bei den meisten Patienten spontanen Angstattacken ein Ende setzte.

Als Klein seinen ersten Bericht über Imipramin 1962 im *American Journal of Psychiatry* veröffentlichte, war das, wie er sich erinnerte, der «sprichwörtliche Schuss in den Ofen». Weitere Aufsätze, in denen er in den folgenden Jahren die Panikangst von der chronischen Angst absetzte, wurden ähnlich kühl aufgenommen. Bald wurde er von allen Seiten angegriffen und der Ketzerei beschuldigt. Weil aber Imipramin Panikangst zu heilen schien, ohne einen Einfluss auf allgemeine Ängste und Neurosen zu haben, blieb Klein bei seiner Aussage, dass sich die Symptome und physiologischen Ursachen der Panikangst nicht nur quantitativ, sondern auch qualitativ von anderen Formen der Angst unterschieden.

Ohne dass Klein das vorgehabt hätte, war ihm die erste sogenannte pharmakologische Dissektion gelungen: Ausgehend von der Wirkung einer medikamentösen Behandlung, hatte er eine neue Krankheitskategorie definiert und die Panikangst von der allgemeineren Angst abgegrenzt, die nach Freud sämtlichen Neurosen zugrunde lag.

Kleins Zergliederung der Angst stieß bei seinen Kollegen auf breite Ablehnung. Auf einer Konferenz im Jahr 1980, als mit der Veröffentlichung des *DSM-III* die Panikstörung auch offiziell existierte, folgte unmittelbar auf Kleins Präsentation der Erstickungsalarmreaktion als Ursache für Panikangst ein Vortrag des langjährigen Herausgebers des angesehenen *American Journal of Psychiatry* John Nemiah. Nemiah wies Kleins Argumentation zurück und erklärte, panische Angst habe mit der Erstickungsalarmreaktion oder biologischen Störungen nichts zu tun, sondern sei vielmehr «die Reaktion des Ich auf das Bewusstwerden bedrohlich empfundener unliebsamer, verbotener, unerwünschter und erschreckender Impulse, Gefühle und Gedanken».

Obwohl die amerikanische Psychiatrie Kleins Theorie seit 1980 bis zu einem gewissen Grad offiziell anerkannt hat, ist sie bis heute umstritten. Mein derzeitiger Therapeut Dr. W., promovierter Psychologe, der seine Ausbildung in den 1960er Jahren absolvierte, beklagt, Kleins Arbeit habe eine grundlegend veränderte Sichtweise psychischer Krankheiten mit sich gebracht. Das dimensionale Modell, das bis einschließlich des *DSM-II* vorherrschte, sei mit der Veröffentlichung des *DSM-III* 1980 einem kategorialen Modell gewichen. Dem dimensionalen Modell zufolge liegen Depression, Neurose, Psychoneurose, Panikangst, allgemeine Angst, soziale Angst, Zwangsstörungen und so weiter auf einem Spektrum und haben dieselben Wurzeln, nämlich innerpsychische Konflikte (bei Dr. W. heißen sie «Selbstverwundungen»). Dem kategorialen Modell zufolge, wie es im *DSM* seit der dritten Auflage vorherrscht, werden Depression, Panikangst, allgemeine Angst, soziale Angst, Zwangsstörungen und so weiter einzelnen Kategorien zugeordnet, und zwar basierend auf charakteristischen Symptombündeln, denen verschiedene biophysiologische Mechanismen zugrunde liegen sollen.

Zwischen 1962, als Klein seine erste Imipramin-Studie veröffentlichte, und 1980, als das *DSM-III* herauskam, veränderte sich die Haltung zur Angst in der Psychiatrie (und der Kultur im Allgemeinen) massiv. «Weder als Medizinstudent noch als niedergelassener Psychiater Anfang der 70er Jahre hatte ich Patienten mit ‹panischen Angstzuständen›», so Peter Kramer in seinem 1993 in den USA erschienenen Buch *Listening to Prozac* (dt. *Glück auf Rezept*). Heute ist die Panikstörung eine häufig diagnostizierte Krankheit (etwa 18 Prozent der Amerikaner sollen Schätzungen zufolge darunter leiden), und der Begriff «Panikattacke» hat schon lange den Weg aus den psychiatrischen Kliniken in den allgemeinen Sprachgebrauch gefunden.

Die Panikstörung war die erste psychiatrische Krankheit, für deren Entstehung die Wirkung eines Medikaments entscheidend war: Imipramin heilt Panik, also muss es die Panikstörung geben. Dieses Phänomen – ein Medikament definiert das Syndrom, für das es verschrieben wird – sollte sich schon bald wiederholen.

*Das DSM gibt auch der kleinsten Schrulle einem Namen und eine Nummer. Die Panikstörung zum Beispiel ist Krankheit Nummer 300.21, ein diagnostischer Code. ... Aber ist sie, nur weil sie einen Namen hat, auch wirklich eine Krankheit?*

Daniel Carlat, Unhinged: The Trouble with Psychiatry –
a Doctor's Revelations About a Profession in Crisis (2010)

In der Ankündigung eines öffentlichen Vortrags, den der Miltown-Erfinder Frank Berger im Oktober 1956 halten sollte, hieß es, Tranquilizer wirkten gegen Bluthochdruck, Unruhe, Lampenfieber, «Managermagen» und überstrapazierte Nerven von Chefs und Hausfrauen gleichermaßen. Keines dieser Leiden war damals (oder ist heute) als Krankheit im *Diagnostischen und Statistischen Manual* der Amerikanischen Psychiater-Vereinigung aufgelistet. Das wirft die Frage auf, ob Miltown vielleicht gar nicht auf die Therapie echter psychiatrischer Störungen abzielte, sondern vielmehr auf die Therapie der Zeit, in der wir leben – ob Miltown also die Auswirkungen dessen abmildern sollte, was Berger in seiner Rede als «das heutige Leben unter Druck» bezeichnete.

Sobald eine neue medikamentöse Therapie verfügbar ist, stellt sich die Frage, wie sich Angst als psychiatrische Störung von Angst als normalem Phänomen des Lebens abgrenzen lässt. In der Geschichte der Pharmakologie können wir das immer wieder beobachten: Dem Aufstieg der Tranquilizer folgte ein Anstieg der Angststörungsdiagnosen; dem Aufstieg der Antidepressiva folgte ein Anstieg der Depressionsrate.

Als die APA in der Nachkriegszeit die erste Auflage des *DSM* veröffentlichte, war die Profession noch überwiegend freudianisch ausgerichtet. Das erste *DSM* ordnete alle Störungen auf einem Spektrum der Angst an: «Das Hauptmerkmal [neurotischer] Störungen ist ‹Angst›, die vom Patienten unmittelbar empfunden und ausgedrückt wird oder auch unbewusst und automatisch durch den Einsatz verschiedener Abwehrmechanismen gesteuert wird.» Die 1968 veröffentlichte zweite Auflage war sogar noch stärker psychoanalytisch ausgerichtet. Als die APA in den 1970er Jahren beschloss, eine dritte Auflage zu erarbeiten, richteten sich Freudianer (die in den Arbeitsgruppen für die ersten beiden Auflagen dominiert hatten) und biologisch ausgerichtete Psychiater (denen die jüngsten Erkenntnisse der Pharmakologieforschung Auftrieb gaben) auf eine erbitterte Schlacht ein.

Es ging um viel. Die berufliche Zukunft von Ärzten und Therapeuten verschiedener Schulen hing davon ab, wie weit die Definition der Krankheiten, auf die sie sich spezialisiert hatten, gefasst wurde. Die Gewinne der Pharmakonzerne sprudelten oder brachen ein, je nachdem, für welche Krankheiten neu geschaffener Kategorien sie Präparate anbieten beziehungsweise eine Neuzulassung bei der Arzneimittelbehörde anstreben konnten.

Das *DSM-III* im Jahr 1980 war dann zumindest teilweise als Zurückdrängung Freud'scher Konzepte und als Sieg für die biologische Psychiatrie zu verstehen. (Ein Medizinhistoriker bezeichnete das *DSM-III* gar als «Todesstoß» für die Psychoanalyse.) Die Neurosen verschwanden und wurden durch die Angststörungen ersetzt: die soziale Angststörung, die generalisierte Angststörung, die posttraumatische Belastungsstörung, die Zwangsstörung und die Panikstörung sowohl mit als auch ohne Agoraphobie. Donald Kleins pharmakologische Dissektion der Panik hatte den Sieg davongetragen.[*]

---

[*] Man kann diesen Sieg auch als Sieg der Neo-Kraepelinianer über die Freudianer bezeichnen. Viele Wissenschaftler betrachten Emil Kraepelin und nicht Sigmund Freud als die entscheidende Figur in der Geschichte der Psychiatrie. In ihren Augen ist die Psychoanalyse nicht mehr als eine Episode, denn Kraepelins Klassifizierungssystem psychischer Störungen ging dem Freudianismus nicht nur voraus, sondern überdauerte ihn auch.

Durch die Verlagerung weg von der Freud'schen Psychoanalyse hin zur medizinischen Diagnose im neuen *DSM* wurden viele Menschen, die vorher lediglich als «neurotisch» gegolten hatten, nun als

Als Freud im Jahr 1890 seine Praxis in Wien eröffnete, wurde der Arzt Kraepelin, damals vierunddreißig Jahre alt, Professor für Psychiatrie an der Universität Heidelberg, wo er zu den Symptomen verschiedener psychischer Krankheiten forschte. Er und seine Assistenzärzte verzeichneten für jeden Patienten, der in die Heidelberger Klinik kam, auf einer Karteikarte die Symptome und eine vorläufige Diagnose. Jede Karte wurde in der «Diagnosekartei» abgelegt. Wenn ein neues Symptom auftauchte oder eine Diagnose revidiert wurde, aktualisierte man die Patientenkarte, und wenn ein Patient aus der Klinik entlassen wurde, hielt man seine Verfassung und die Entlassungsdiagnose fest. Über die Jahre sammelte Kraepelin viele Hundert solcher Karteikarten, die er sogar mit nach Hause nahm, um sie zu studieren. So konnte er sich, wie er später erklärte, einen Überblick darüber verschaffen, welche Diagnosen unzutreffend waren und wie man zu den falschen Schlüssen gelangt war.

Diese systematische Verlaufsaufzeichnung von Symptomen und Diagnosen mag heute normal anmuten, doch vor Kraepelin war eine genaue Beobachtung und Klassifizierung psychischer Krankheiten nicht üblich. (Eine Ausnahme bildeten übrigens die Astrologen. In der Aufklärung führten sie akribisch genau Protokoll, glichen Symptome mit astrologischen Gegebenheiten ab und suchten nach Korrelationen, die ihnen bei künftigen Diagnosen und Therapien helfen konnten. Dank dieser genauen Dokumentation konnten Astrologen den Verlauf von Krankheiten womöglich besser voraussagen als Ärzte, die sich eher auf ihre Intuition als auf die systematische Beobachtung verließen. Man könnte also sagen, dass Astrologen damals eher eine evidenzbasierte Medizin betrieben als Ärzte.) Diagnosen waren daher oft zufällig und willkürlich. Kraepelin wollte mit seiner Datensammlung der Natur auf die Spur kommen und jeder psychischen Krankheit die charakteristischen Symptome zuordnen, um ihre Entwicklung über den Verlauf eines Patientenlebens voraussagen zu können. Anders als Freud (der sich nicht klar dazu äußerte, ob ein psychisches Leiden nun eine medizinische Erkrankung oder eine psychosoziale «Anpassungs»-Störung sei) gelangte Kraepelin zu der Überzeugung, dass die Psychiatrie ein Teilgebiet der Medizin sei. Emotionale Störungen seien biologische Phänomene, die sich bestimmen und differenzieren ließen wie Masern und Tuberkulose.

Auf der Basis der Symptombeschreibungen, die er auf seinen Karten angesammelt hatte, erarbeitete Kraepelin sein 1883 erstmals erschienenes Handbuch *Psychiatrie: ein Lehrbuch für Studierende und Ärzte*, das im Lauf der Jahre mehrmals überarbeitet wurde und sich zum einflussreichsten psychiatrischen Handbuch entwickelte, das je veröffentlicht wurde. Mit der sechsten Auflage 1899 war es bereits eine Art Urtext für die psychiatrische Klassifizierung.

Noch Mitte des 20. Jahrhunderts, als Kraepelins biologische Psychiatrie neben der Psychoanalyse ein Schattendasein fristete, gab es die Kraepelin'sche und die Freud'sche Klassifizierung von Krankheiten nebeneinander. In der ersten Auflage des *Diagnostischen und Statistischen Manuals* im Jahr 1952 wurden Krankheiten nach Symptomkomplexen verschiedenen Kategorien zugeordnet, ähnlich wie es Kraepelin im 19. Jahrhundert getan hatte. Die Terminologie, mit der die meisten dieser Krankheiten beschrieben wurden, war allerdings psychoanalytisch. In den ersten beiden *DSM*-Auflagen herrschte somit ein Mischmasch aus medizinischer und psychoanalytischer Nomenklatur.

«gestört» oder «krank» pathologisiert. Das war ein Segen für die Pharmaunternehmen, die nun für mehr «kranke» Menschen Medikamente entwickeln und vermarkten konnten. Aber half es auch den Patienten?

Das ist nicht leicht zu beantworten. Einerseits trug die Medikalisierung der Depression und der Angst dazu bei, Krankheiten, die einst als blamable Charakterschwäche gegolten hatten, zu entstigmatisieren, und verhalf vielen Menschen zu einer (häufig pharmakologisch herbeigeführten) Linderung ihres Elends. Die Zahl derer, die Depression und Angststörungen nicht mehr als Ausdruck persönlicher Schwäche, sondern als Erkrankung betrachteten, nahm zwischen 1980 und 2000 massiv zu, zumal die Erfolge mit Fluoxetin und anderen SSRI als Beleg dafür galten, dass Depression die Folge eines chemischen Ungleichgewichts sei.[*] Andererseits gerieten durch die Ausweitung medizinischer Kategorien zahllose psychisch gesunde Menschen ins Netz der pharmazeutischen Industrie. Vor der Markteinführung der MAO-Hemmer und trizyklischen Antidepressiva Ende der 1950er Jahre wurde eine Depression (oder ein Vorläufer davon) noch selten diagnostiziert: Nur etwa ein Prozent der US-Bevölkerung war betroffen. Heute erhalten offiziellen Schätzungen zufolge bis zu 15 Prozent diese Diagnose. Sind wir 2011 wirklich so viel depressiver als 1960? Oder wurde die Definition für Depression und Angststörungen zugunsten der Pharmakonzerne ausgeweitet, damit wir (und unsere Krankenkassen) Medikamente für die Behandlung von Krankheiten bezahlen, von denen wir früher nicht wussten, dass wir sie hatten, die es vor 1980 noch gar nicht gab?

Mit jedem neuen *DSM* wurde der Eindruck erweckt, der wissenschaftliche Fortschritt finde Eingang in jede Neuauflage. Und tatsächlich waren das *DSM-III*, das *DSM-IV* (erschienen 1994) und das *DSM-V* (erschienen 2013) empirisch besser fundiert als die ersten beiden Auflagen. Sie legten weniger Wert auf die Ätiologie, also die vermuteten Ursachen von Krankheiten, und mehr Wert auf eine einfache

[*] Mehr darüber in Kapitel 7.

Beschreibung der Symptome.* Trotzdem spiegelten sie nicht nur wissenschaftliche Fortschritte wider, sondern auch politische Zielsetzungen, Siege der einen psychiatrischen Schule über die andere und erst recht die beruflichen Interessen der Psychiater. «Es ist Aufgabe der APA» – und damit Aufgabe des *DSM* –, «die Ertragskraft der Psychiater zu sichern», erklärte Paul Fink, Vizepräsident der Amerikanischen Psychiater-Vereinigung im Jahr 1986. Die beiden Sozialarbeiter Stuart Kirk und Herb Kutchins schrieben in ihrem Buch über die Geschichte des *DSM*, die sogenannte Bibel der APA setze sich «aus vorläufigen Vereinbarungen zusammen», die einer «Pathologisierung alltäglicher Verhaltensweisen» Vorschub leisteten.

Bei genauerer Betrachtung seiner Genese wird das *DSM-III* seinem wissenschaftlichen Anspruch nicht gerecht. Zum einen wirken einige der neuen Kategorien erschreckend beliebig. (Warum sind für die Diagnose Panikstörung aus einer Liste von dreizehn Symptomen vier notwendig und nicht drei oder fünf? Warum müssen für eine soziale Angststörung die Symptome sechs Monate anhalten und nicht fünf oder sieben?) Der Leiter der *DSM-III*-Arbeitsgruppe Robert Spitzer gab Jahre später zu, dass viele Entscheidungen willkürlich getroffen wurden. Wenn sich eine Lobbygruppe mit Nachdruck für eine Krankheit einsetzte, wurde diese meistens auch aufgenommen; das erklärt unter anderem, warum zwischen der zweiten und der dritten Auflage des *DSM* die Seitenzahl von 100 auf 494 und die Zahl der Diagnosen von 182 auf 265 stieg.

David Sheehan gehörte der Arbeitsgruppe für das *DSM-III* an. Eines Abends, Mitte der 1970er Jahre, so erinnert sich Sheehan, traf sich eine Untergruppe dieses Gremiums zum Abendessen in Manhattan. «Während der Wein floss», so Sheehan, sprachen die Spezialisten über Donald Kleins Forschungen, denen zufolge Imipramin Angstattacken blockierte. Dies sei der pharmakologische Beweis dafür, dass

---

* Die Unterscheidung zwischen generalisierter Angststörung und Panikstörung beispielsweise gründet sich nicht darauf, wie die Krankheit zustande kam – ob durch Vererbung, ein Kindheitstrauma oder unterdrückte Libido –, sondern darauf, ob eine bestimmte Mindestanzahl von Symptomen einer Checkliste vorhanden ist.

sich die Panikstörung von anderen Angststörungen unterschied. Sheehan formulierte es so:

> Die Panikstörung war geboren. Dann floss noch mehr Wein, und die Psychiater am Tisch kamen auf einen Kollegen zu sprechen, der nicht unter Panikattacken litt, sondern ständig in Unruhe war. Wie sollten wir ihn klassifizieren? Er war sozusagen *generell* ängstlich. Hey, wie wäre es mit «generalisierte Angststörung»? Mit einer neuen Flasche Wein stießen sie auf die Taufe der Krankheit an. Und dann sammelte die Welt dreißig Jahre lang Daten darüber.

Sheehan, ein groß gewachsener Ire, der heute ein psychiatrisches Zentrum in Florida leitet, gilt in seiner Profession als Ketzer. Er gibt unumwunden zu, dass er «die Vorstellung sabotieren» möchte, die Panikstörung sei von der generalisierten Angststörung zu trennen. Seine zynische Geschichte von der Geburt der generalisierten Angststörung darf daher durchaus mit einer Prise Skepsis gelesen werden. Doch Sheehan, der seit Jahrzehnten Angst erforscht und behandelt, hat ein wichtiges Argument auf seiner Seite: Ist eine neue Krankheit erst erschaffen, entwickelt sie ein Eigenleben. Rund um die Erkrankung sammeln sich Studien an, Patienten erhalten die entsprechende Diagnose, und das Bild der Krankheit dringt tief in die Psychiatrie und die Populärkultur ein. Zur generalisierten Angststörung, einer Krankheit, die bei einem feuchtfröhlichen Abendessen erfunden und mit recht willkürlichen Kriterien in das *DSM* aufgenommen wurde, gibt es heute Tausende von Untersuchungen, und die amerikanische Arzneimittelbehörde hat unzählige Medikamente für ihre Behandlung zugelassen. Aber was ist, so Sheehan, wenn es eine generalisierte Angststörung *gar nicht gibt*, zumindest nicht als eigene, von der Panikstörung oder der Major Depression abgesetzte Krankheit?* Wenn Shee-

---

\* Erinnern wir uns an Kapitel 2: Erkenntnissen aus der Genforschung zufolge gibt es keine sinnvolle Unterscheidung zwischen Depression und generalisierter Angststörung.

han recht hat, wurde ein riesiger Popanz aus Diagnose, Verschreibung und wissenschaftlicher Forschung rund um eine Krankheit aufgebaut – generalisierte Angststörung –, die es in Wahrheit wahrscheinlich gar nicht gibt.

*[Bei den derzeitigen Steigerungsraten des Valiumkonsums] dürfte der Anbruch eines neuen Jahrtausends mit der völligen Ruhigstellung Amerikas zusammenfallen.*

«Benzodiazepine: Use, Overuse, Abuse», Leitartikel in
*The Lancet* (19. Mai 1973)

Chlorpromazin leerte Ende der 1950er Jahre zwar die psychiatrischen Anstalten und ließ die Zahl der Antidepressiva-Verschreibungen in die Höhe schießen, doch an den kommerziellen Erfolg von Miltown reichte es nicht heran. So ist auch zu verstehen, dass Leo Sternbach, Chemiker bei Hoffmann-La Roche in New Jersey, von seinen Chefs die Anweisung erhielt: «Erfinden Sie einen neuen Tranquilizer.» Sternbach dachte an die Forschungen, die er in den 1930er Jahren als Postdoktorand in Polen zu Farbstoffen auf Heptoxdiazin-Basis gemacht hatte. Er beschloss, die Verbindungen chemisch leicht zu modifizieren, und testete mehr als vierzig Varianten an Tieren, doch keine schien eine beruhigende Wirkung zu haben. Hoffmann-La Roche gab das Projekt auf, und Sternbach wandte sich wieder der Antibiotikaentwicklung zu.

Doch im April 1957 stieß ein Forschungsassistent beim Reinigen von Sternbachs Labor auf ein Pulver (offizieller Name: Ro-5-090), das ein Jahr zuvor synthetisiert, aber nie getestet worden war. Ohne jede Hoffnung, wie Sternbach später erklärte, schickte er es am 7. Mai, seinem 49. Geburtstag, ins Tierlabor. «Wir dachten, wir würden mit dem zu erwartenden negativen Ergebnis unsere Arbeit mit diesen Präparaten abschließen und zumindest Material für eine Veröffentlichung erhalten. Wir ahnten ja nicht, dass wir ein Programm losgetreten hatten, das uns viele Jahre lang beschäftigen würde.»

Herzlichen Glückwunsch zum Geburtstag. Sternbach hatte, mehr zufällig und schon fast ohne es zu merken, das erste Benzodiazepin erfunden: Chlordiazepoxid, das später den Handelsnamen Librium erhielt (von lateinisch *equilibrium*, «Gleichgewicht») und der Vorläufer von Valium, Lorazepam, Clonazepam und Alprazolam war, den heute wichtigsten Angstpräparaten. Wegen eines Fehlers bei der Synthetisierung hatte Ro-5-090 eine andere Molekularstruktur als die übrigen vierzig Verbindungen. (Es besaß einen Benzolring aus sechs Kohlenstoffatomen, verbunden mit einem Diazepinring aus fünf Kohlenstoff- und zwei Stickstoffatomen, daher «Benzodiazepin».) Der Chef der pharmakologischen Forschung bei Hoffmann-La Roche testete die neue Substanz an Katzen und Mäusen und stellte zu seiner Überraschung fest, dass es zwar zehnmal stärker war als Miltown, die Tiere jedoch in ihrer Motorik nicht sichtbar behinderte. *Time* berichtete, die Wärter im Zoo von San Diego hätten einen wilden Luchs mit Librium gezähmt. Reißerisch hieß es in einer Schlagzeile: «Die Medizin, die Tiger zähmt – Was kann sie wohl für nervöse Frauen tun?»

Den ersten Toxizitätsversuch mit Chlordiazepoxid am Menschen führte Sternbach an sich selbst durch. Er berichtete, ihm sei «etwas weich in den Knien» geworden und er sei einige Stunden ein wenig schläfrig gewesen, ansonsten aber habe er keine negativen Wirkungen verspürt. Als die FDA Librium am 24. Februar 1960 zuließ, war es bereits rund 20 000 Menschen verabreicht worden. Die ersten Berichte in medizinischen Zeitschriften lobten seine Wirksamkeit in den höchsten Tönen. Patienten, die ihre Angst bis dahin nur mit einer Elektroschocktherapie in den Griff bekommen hatten, erklärten, Librium sei genauso wirksam, wenn nicht wirksamer. Einer im Januar 1960 im *Journal of the American Medical Association* erschienenen Studie zufolge erfuhren von 212 ambulant behandelten Patienten in New Jersey, die eine große Bandbreite psychiatrischer Leiden hatten, nach der Einnahme von Librium 88 Prozent derer, die eine «frei flottierende Angst» hatten, eine gewisse Besserung. Die Forscher erklärten außerdem, das Medikament wirke gegen «phobische Reaktionen», «Zwänge» (wir würden heute Zwangsstörung sagen) und «Spannung».

Der Studienleiter einer anderen Untersuchung beurteilte die Entwicklung von Librium als den «bislang wichtigsten Fortschritt in der psychopharmazeutischen Behandlung von Angstzuständen». Im März 1960 wurde das Medikament an die amerikanischen Apotheken ausgeliefert. In der ersten Werbekampagne der Firma Hoffmann-La Roche hieß es, Librium sei für die «Behandlung gewöhnlicher Ängste und Spannung» geeignet. Innerhalb von drei Monaten überholte der Librium-Umsatz den von Miltown, und als sich das Jahrzehnt seinem Ende neigte, war Librium weltweit häufiger verschrieben worden als jedes andere Medikament. Ärzte verordneten es gegen alles Mögliche, vom Kater über Magenverstimmung und Muskelkrämpfe bis hin zu diversen Spielarten von «Spannung», «schwachen Nerven», «Neurose» und «Angst». (Ein Arzt erklärte scherzhaft, Librium habe dieselben Indikationen wie Gin.)

Librium war das meistverschriebene Medikament der USA, bis es 1969 von einem Präparat abgelöst wurde, das auch von Leo Sternbach synthetisiert worden war und den wohlklingenden chemischen Namen «7-Chlor-1-methyl-5-phenyl-1,3-dihydro-1,4-benzodiazepin-2-on» trug. Diesem neuen Medikament fehlte nicht nur der bittere Nachgeschmack des Librium, sondern es war Studien zufolge auch zweieinhalbmal so wirksam. Die Marketingabteilung bei Hoffmann-La Roche gab ihm den Namen «Valium» (vom lateinischen *valere*, «stark sein» oder «gesund sein»). Bis 1982 war Valium das beliebteste Medikament der USA.* Im Jahr 1973 überschritt Valium als erstes Medikament in den USA die Umsatzschwelle von 230 Millionen Dollar (nach heutigem Wert mehr als 1 Milliarde Dollar), obwohl sich auch sein Vorgänger Librium noch unter den fünf am häufigsten verschriebenen Medikamenten befand. Einer Schätzung zufolge hatte 1975 etwa jede fünfte Frau und jeder dreizehnte Mann in Amerika schon einmal Librium, Valium oder ein anderes Benzodiazepin eingenommen. Eine

---

* Sternbach entwickelte außerdem Flurazepam (US-Handelsname Dalmane) und Clonazepam (US-Handelsname Klonopin). Letzteres wird wie Valium noch immer als Langzeit-Benzodiazepin verschrieben.

Studie wies nach, dass 18 Prozent aller amerikanischen *Ärzte* in den 1970er Jahren regelmäßig Tranquilizer nahmen. Werbeanzeigen für diese Medikamente waren in medizinischen Fachzeitschriften ein vertrautes Bild. «Es ist nun zehn Jahre her, seit Librium auf den Markt kam», hieß es in einer typischen Librium-Anzeige aus den 1970er Jahren. «Zehn angstvolle Jahre: wirtschaftliche Flaute und Demonstrationen, Kuba und Vietnam, Attentate und Geldentwertung, Biafra und Tschechoslowakei. Zehn turbulente Jahre, nach denen im weltweiten Klima der Angst und Aggression das Librium mit seiner ausgesprochen beruhigenden Wirkung und seiner hohen Sicherheit für die Menschheit immer wichtiger wird, will sie die Herausforderungen einer Welt im Wandel meistern.»

Am Ende des Jahrzehnts hatten Librium und Valium Hoffmann-La Roche zum größten Pharmakonzern der Welt gemacht. Die Benzodiazepine waren damals der größte kommerzielle Erfolg in der Geschichte verschreibungspflichtiger Medikamente.

Doch mit dem Umsatzwachstum der Benzodiazepine in den 1960er und 1970er Jahren nahm auch die Kritik an den Präparaten zu. Einige Ärzte warnten, die Medikamente würden zu oft verschrieben. Leo Hollister, Psychiater in Stanford, beklagte 1973: «Ob die Steigerung [im Konsum von Angstpräparaten] eine Folge der insgesamt turbulenten Zeiten ist, die im vergangenen Jahrzehnt vorherrschten, ob sie auf die Einführung neuer Medikamente und die intensive Werbung zurückgeht oder ob sie aus einer großzügigen Verschreibungspraxis der Ärzte resultiert, ist ungewiss.» (Wenn 18 Prozent der Ärzte selber Valium einnahmen, könnte das die großzügige Handhabung erklären.)

Mitte der 1970er Jahre hatten sich bei der FDA bereits zahlreiche Berichte über Benzodiazepin-Abhängigkeit angesammelt. Viele Patienten, die über lange Zeitspannen eine hohe Dosis Valium oder Librium eingenommen hatten, schlugen sich mit quälenden körperlichen und psychischen Symptomen herum, wenn sie das Medikament absetzten: Angst, Schlaflosigkeit, Kopfschmerzen, Schüttelfrost, Sehtrübung, Klingeln in den Ohren, das Gefühl, dass Insekten über den ganzen

Körper krabbeln, sowie starke Depression und in einigen Fällen sogar Krampfanfälle, Halluzinationen und paranoide Wahnvorstellungen. Als Ted Kennedy im Jahr 1979 die Senatsanhörungen zu den Gefahren der Benzodiazepine leitete, konnten die Kritiker bereits auf einen reichhaltigen Fundus an Horrorgeschichten zurückgreifen. So wurde Judy Garlands Tod auf eine toxische Kombination aus Benzodiazepinen und Alkohol zurückgeführt. Befürchtungen hinsichtlich der Benzodiazepine wurden von Barbara Gordon bestätigt, einer bekannten Filmemacherin, die an ihrer Valiumsucht fast zugrunde gegangen wäre. Gordon verarbeitete ihre Erfahrungen mit der Benzodiazepin-Abhängigkeit in ihrer Autobiografie *Ich tanze so schnell ich kann* und rief damit ein breites Echo hervor. Das Buch war 1979 ein *New-York-Times*-Bestseller und wurde 1982 mit Jill Clayburgh in der Hauptrolle verfilmt (deutscher Titel: *Die Jagd nach dem Leben*). Im selben Jahr brachten Verbraucherschützer Ralph Nader und seine Gruppe Public Citizen die Schrift *Stopping Valium* heraus, laut der die Benzodiazepin-Abhängigkeit weit verbreitet war.

Sozialkritiker fürchteten, der hohe Valiumkonsum werde die rauen Kanten der Gesellschaft glätten, Radikalismus, Widerspruch und Kreativität wegbehandeln. «Man muss bedenken, was es für eine Kultur bedeutet, wenn mittlerweile Zigmillionen erwachsener Bürger psychoaktive Medikamente einnehmen, mit denen sie so gut wie jede Facette ihres Verhaltens im wachen (und schlafenden) Zustand verändern», warnte 1971 ein Arzt auf einem wissenschaftlichen Kongress zum Medikamentenkonsum. «Was sagt das über den Einfluss der modernen Technik auf unseren Lebensstil aus? Welche Konsequenzen könnte es auf unser Wertesystem haben?»* Marxistische Intellektuelle

---

* Feministinnen äußerten ähnliche Bedenken. Werbeanzeigen, die Roche Anfang der 1970er Jahre schaltete, schienen eine medizinische Behandlung der Ehelosigkeit bei Frauen in Aussicht zu stellen: «35, alleinstehend und psychoneurotisch», begann eine dieser ganzseitigen Anzeigen, die in diesem Fall die traurige Geschichte von Jan erzählte. «Sie erleben wahrscheinlich viele ... Jans in Ihrer Praxis», hieß es weiter. «Unverheiratet und mit einem geringen Selbstwertgefühl. Jan hat nie einen Mann gefunden, der an ihren Vater heranreicht. Nun wird ihr klar, dass sie in der Falle sitzt – und dass sie womöglich *nie* heiraten wird.» Was dagegen hilft? Valium. Betty Friedan hatte das Gefühl der Sinnlosigkeit, das

wie Herbert Marcuse schrieben das allseits beliebte Einwerfen von Pillen der Entfremdung im Kapitalismus zu. Verschwörungstheoretiker behaupteten mit dem Hinweis auf Aldous Huxleys Anti-Utopie *Schöne neue Welt*, der Staat kontrolliere das Volk, indem er es ruhigstelle (was wiederum eine Ironie für sich war, weil sich Huxley leidenschaftlich für Tranquilizer aussprach). In einem Leitartikel in der angesehenen britischen Fachzeitschrift *The Lancet* wurde 1973 die Befürchtung geäußert, angesichts des Valiumkonsums, der damals um sieben Millionen Verschreibungen jährlich zunahm, dürfte «der Anbruch eines neuen Jahrtausends mit der völligen Ruhigstellung Amerikas zusammenfallen».[*]

Das drohende Auslaufen des Patentschutzes für Valium im Jahr 1985 beförderte den Aufstieg von Alprazolam, einem neuen Benzodiazepin, das die Firma Upjohn 1981 in den USA unter dem Handelsnamen Xanax auf den Markt brachte. Dass es kurz nach Erscheinen des *DSM-III* auf den Markt kam, in dem Angststörungen als klinische Kategorie eingeführt wurden, und von der Arzneimittelbehörde FDA als erstes Medikament speziell für die Behandlung der neu geschaffenen Panikstörung zugelassen wurde, verlieh Xanax enormen kommerziellen Auftrieb.[**]

Viele Patienten – einer von ihnen war bald ich – erlebten, dass Alprazolam die Zahl der Panikattacken, körperliche Symptome wie Schwindel, Herzrasen und Magen-Darm-Störungen und auch psychische Symptome wie Überängstlichkeit und Angstgefühle zurückfuhr. (Einer Freundin von mir, die seit 9/11 Angst vor dem Fliegen hatte, er-

---

Hausfrauen der 1960er Jahre überkam, in *Der Weiblichkeitswahn oder die Selbstbefreiung der Frau* beschrieben; Frauen nähmen Tranquilizer, um dieses Gefühl abzutöten.

[*] Später wurde klar, dass der Valiumkonsum 1973 seine Spitze erreicht hatte.

[**] Allerdings wurde die Zulassung durchaus kontrovers diskutiert. Die ersten Studien, die Alprazolam eine gute Wirkung gegen Panik attestierten, erschienen in der Zeitschrift *Archives of General Psychiatry*. Da deren Herausgeber Daniel Freedman aber als Mitglied der Abteilung Division of Medical Affairs auf der Gehaltsliste der Firma Upjohn stand, beklagten Kritiker einen Publikationsbias. Die Studien, so hieß es, hätten nicht veröffentlicht werden dürfen, weil sie schlecht konzipiert gewesen seien und daher die Wirksamkeit des Medikaments in Wahrheit nicht bewiesen.

zählte die Dichterin Marie Howe: «Kennst du die kleine Tür in deinem Gehirn, auf der *Furcht* steht? Xanax schließt sie.») Im Jahr 1986 hatte Xanax Miltown, Librium und Valium bereits hinter sich gelassen und war das meistverkaufte Medikament der Geschichte. Seither beherrscht es den Tranquilizermarkt.*

*Angst und Spannung scheint es in unserer modernen Kultur im Überfluss zu geben, und der aktuelle Trend geht dahin, dass man sich ihren unangenehmen Folgen entzieht. Aber wann war das Leben je ohne Stress? Ist es auf lange Sicht wünschenswert, dass eine Bevölkerung allezeit frei von Spannung ist? Sollte es für jede Stimmung, jede Gelegenheit eine Pille geben?*

Aus einem Bericht der New York Academy
of Medicine (Dezember 1956)

Benzodiazepine sind seit über einem halben Jahrhundert die vorherrschenden Präparate gegen Angst. Doch erst in den 1970er Jahren entdeckte der italienische Wissenschaftler Erminio Costa – ebenfalls ein ehemaliger Mitarbeiter aus Steve Brodies Labor an den Staatlichen Gesundheitsinstituten – ihren charakteristischen chemischen Mechanismus, und zwar die Wirkung auf einen Neurotransmitter namens γ-Aminobuttersäure, kurz GABA, der die Impulsrate der Neuronen hemmt.

Hier die verkürzte und stark vereinfachte neurowissenschaftliche Erklärung: Der Neurotransmitter Glutamat stimuliert Neuronen und sorgt dafür, dass sie in rascher Abfolge Impulse abgeben; GABA dagegen hemmt die Neuronen, verlangsamt die Impulse und beruhigt die Hirnaktivität. (Wenn Glutamat das Gaspedal der Gehirnschaltkreise ist, so ist GABA die Bremse.) Wie Costa entdeckte, binden sich Ben-

---

* Im Jahr 2010 war Xanax in den USA das am zwölfthäufigsten verschriebene Medikament und das am häufigsten verschriebene Psychopharmakon, noch vor Prozac (Fluoxetin) oder jedem anderen Antidepressivum.

zodiazepine an die GABA-Rezeptoren, die sich in jeder Nervenzelle befinden; so verstärken sie die hemmende Wirkung des GABA und fahren die Aktivität des zentralen Nervensystems zurück. Beim Binden an die GABA-Rezeptoren verändern die Benzodiazepine die Molekularstruktur der Rezeptoren so, dass das GABA-Signal länger dauert, was die Nervenzelle wiederum zu einer geringeren Impulsfrequenz veranlasst und die Gehirnaktivität beruhigt.

Dieser oberflächliche neurowissenschaftliche Exkurs gibt mir eine nützliche Metapher an die Hand, die mir begreiflich macht, warum mein Gehirn Angst produziert und wie Alprazolam sie mindert. Wenn meine Angst zunimmt, schaltet das vegetative Nervensystem in den Kampf-oder-Flucht-Modus, meine Gedanken rasen, und ich sehe alle möglichen Katastrophen vor mir. Mein Körper dreht völlig durch. Die Synapsen feuern ihre Impulse immer schneller und schneller wie ein überdrehter Motor. Ich nehme ein Alprazolam, und nach etwa dreißig Minuten kann ich, wenn ich Glück habe, fast spüren, wie das GABA-System die Bremse zieht, die Benzodiazepine sich an die Rezeptoren binden und das neuronale Impulsfeuerwerk dämmen. Alles ... wird ... langsamer.

Diese Metapher ist natürlich sehr verkürzt. Lässt sich meine Angst wirklich darauf reduzieren, wie gut sich der Chloridkanal für die Ionen öffnet oder wie schnell die Nervenzellen in der Amygdala ihre Impulse senden? Gewissermaßen schon. Die Impulsrate der Neuronen in der Amygdala korreliert recht genau mit dem wahrgenommenen Angstniveau. Dennoch: Die Behauptung, dass sich meine Angst auf Ionen im Mandelkern zurückführen lässt, ist ebenso verkürzt wie die Aussage, dass meine Persönlichkeit und Seele auf die Moleküle meiner Gehirnzellen zurückgehen oder auf die Gene, die sie codieren.

Mich beschäftigt ohnehin eine praktischere Frage: Was macht die langfristige Benzodiazepin-Einnahme mit meinem Gehirn? Ich nehme solche Präparate (Valium, Clonazepam, Lorazepam und Alprazolam) mittlerweile seit mehr als dreißig Jahren in unterschiedlicher Dosis und Intensität ein. Mehrere Jahre lang brauchte ich monatelang rund um die Uhr Tranquilizer.

«Valium, Librium und andere Medikamente dieser Klasse schädigen das Gehirn. Ich habe Schäden in der Großhirnrinde gesehen, die ich diesen Medikamenten zuschreibe, und ich frage mich so langsam, ob die Schädigung dauerhaft ist», warnte David Knott, Arzt an der Universität von Tennessee, schon im Jahr 1976. In den drei Jahrzehnten, die seither vergangen sind, wurde in unzähligen wissenschaftlichen Aufsätzen von kognitiven Beeinträchtigungen nach Langzeit-Benzodiazepin-Konsum berichtet. Im Jahr 1984 wies Malcolm Lader in einer Studie nach, dass das Gehirn von Menschen, die über einen langen Zeitraum Tranquilizer einnehmen, physisch schrumpft. (In der Folge ergaben Untersuchungen, dass verschiedene Benzodiazepine das Schrumpfen unterschiedlicher Gehirnteile bewirken.) Erklärt das, warum ich mir im Alter von vierundvierzig Jahren nach Jahrzehnten mehr oder weniger dauerhaften Tranquilizerkonsums dümmer vorkomme als früher?

# Kapitel 7
# Medikamente und die Bedeutung
# der Angst

*Als Valium auf den Markt gekommen war, waren Patienten wie Ärzte*
*sofort bereit gewesen, ihre Probleme dem Begriff Angst zuzuordnen ...*
*Als nun Prozac, ein Medikament gegen Depression, auftauchte, wurden*
*plötzlich überall Anzeichen von Depressionen entdeckt.*

Edward Shorter, *Geschichte der Psychiatrie* (1997)

Es war ein schwieriges Jahr gewesen – die Scheidung meiner Eltern, ein unangenehmer Job, eine unglückliche Romanze –, und nachdem ich einige Monate lang keine psychiatrischen Medikamente eingenommen hatte, verschrieb mir mein Therapeut im Frühjahr 1997 Paxil, ein SSRI mit dem Wirkstoffnamen Paroxetin.

Nach etwa einer Woche erfuhr ich einen Energieschub, der ans Manische grenzte: Ich schlief immer weniger, ohne jedoch am Tag müde zu werden; zum ersten Mal in meinem Leben wachte ich morgens energiegeladen auf. Die schwache Manie ging vorüber, doch meine Stimmung wurde nach und nach immer besser. Nachdem ich es vorher mehrmals erfolglos versucht hatte, beendete ich nach zwei Jahren eine Beziehung, die von einer unguten gegenseitigen Abhängigkeit belastet gewesen war. Bei der kleinen Zeitschrift, für die ich arbeitete, wurde ich befördert. Ich ging wieder aus.

Irgendwann in jenem Herbst wurde mir bewusst, dass ich, seit ich im April mit der Einnahme von Paroxetin begonnen hatte, keine richtige Panikattacke mehr gehabt hatte; das war bei weitem der längste panikfreie Zeitraum seit der Mittelschule. Ich hatte weniger Angst, war bei der Arbeit produktiver und engagierter und pflegte Beziehungen. Mein Magen kam zur Ruhe. Das Paroxetin wirkte Wunder.

Oder? Denn was war hier Ursache, was Wirkung? Die Beförderung im Beruf hatte sich ergeben, weil jemand gekündigt hatte und ich die frei gewordene Position erhielt; das hätte auch ohne Paroxetin geschehen können. Der kleine Karriereschub, mein neues Aufgabengebiet, das interessanter war und in dem ich selbstbestimmter arbeiten konnte – das alles könnte mein Selbstwertgefühl gehoben und mir das Selbstvertrauen gegeben haben, zusätzlich freiberufliche Arbeiten zu übernehmen, was mir wiederum das Gefühl starken beruflichen Engagements vermittelte. Zwar meinte ich, das Paroxetin hätte mir die Kraft gegeben, die störrischen Bande der neurotischen Abhängigkeit, die mich und meine damalige Freundin aneinanderfesselten, endlich zu durchschlagen, aber vielleicht hätte ich das sowieso getan, und es steht außer Frage, dass die Beendigung dieser Beziehung, Paroxetin hin oder her, befreiend wirkte. (Auch für sie, da bin ich mir sicher; wir haben seither allerdings kein Wort mehr miteinander gewechselt.) Vielleicht war es also die besondere Konstellation der Ereignisse in jenem Frühjahr – die Beförderung, die Beendigung der gestörten Beziehung, das Ende eines dunklen Winters in Boston und der Frühlingsbeginn –, die mich aus Angst und Depression führten. Vielleicht hatte das Paroxetin gar nichts damit zu tun.

Trotzdem glaube ich, dass es so war. Schon der kurze manische Schub am Anfang war auf das Paroxetin zurückzuführen, das sagte mir meine Erfahrung, und heute weiß ich, dass der klinische Verlauf (schwache Manie, Stimmungsaufhellung, positive Lebensveränderungen) recht verbreitet ist. Eine andere Möglichkeit ist natürlich, dass sich in jenem Frühling und Sommer in Wahrheit eine Placebowirkung entfaltete und das Paroxetin wirkte, weil ich *glaubte*, dass es wirken würde. (Die Placebowirkung beruht auf der Macht des Glaubens, nicht auf chemischen Inhaltsstoffen eines Medikaments.)

Aber das Paroxetin wirkte keine Wunder – oder zumindest war es mit dem Wunder irgendwann vorbei. Nachdem ich zehn Monate lang in pharmazeutisch induzierter Zufriedenheit fröhlich vor mich hingelebt hatte, fand das Gefühl der Unverwundbarkeit innerhalb von zehn Minuten ein jähes Ende.

In jenen ersten Monaten mit Paroxetin war ich zum ersten Mal seit zwanzig Jahren in der Lage gewesen, ohne allzu große Angst ein Flugzeug zu besteigen. In einem starken Gewitter fuhr ich daher eines Tages sorglos zum Flughafen (wie schön, nicht vor jedem Flug tagelang nervös und unruhig zu sein!), ging an Bord und richtete mich mit meiner Zeitung auf den einstündigen Flug nach Washington, D.C., ein. Ich kann nicht behaupten, dass ich jemals völlig frei von Flugangst war, auch nicht in dieser gloriosen ersten Zeit mit Paroxetin. Aber meine Angst war moderat, verschwitzte Hände, Schmetterlinge im Bauch und ein banges Gefühl, wie es wahrscheinlich viele Menschen beim Start erleben. Als das Flugzeug zur Startbahn rollte und abhob, kam ich mir mit meinen achtundzwanzig Jahren souverän und erwachsen vor. (*Hier sitze ich*, dachte ich, *Chefredakteur einer Zeitschrift auf einem geschäftlichen Flug nach Washington, und lese in Ruhe meine* New York Times). Immerhin hatte ich mit der kleinen rosa Pille, meiner morgendlichen Dosis von zwanzig Milligramm Paroxetin, die mir schon mehrere glückliche Monate lang jegliche Panik vom Hals gehalten hatte, das Grauen einfach ausgeschaltet.

Und da, auf dem Flug durch dunkle Gewitterwolken, aus denen der Regen prasselte, gerieten wir in Turbulenzen.

Es dauerte nur zehn, höchstens fünfzehn Minuten. Doch in dieser Zeit war ich überzeugt, wir würden abstürzen, oder, schlimmer noch, ich würde flugkrank werden und mich übergeben. Mit zitternden Händen stürzte ich zwei Dramamine hinunter (Dimenhydrinat gegen Reisekrankheit). Der Getränkeservice war eingestellt worden, weil die Flugbegleiter angewiesen waren, sitzen zu bleiben, was mich erst recht in Angst und Schrecken versetzte. Doch als ich mich in der Kabine umsah, kam mir keiner der anderen Passagiere übermäßig beunruhigt vor. Zu meiner Linken versuchte ein Mann, seine Zeitung zu lesen, obwohl das Flugzeug immer wieder krachend absackte; zu meiner Rechten auf der anderen Seite des Gangs machte eine Frau ein Nickerchen. Ich hätte unterdessen am liebsten laut geschrien. Ich flehte innerlich, die Turbulenzen mögen aufhören (*Bitte, Gott, mach, dass es jetzt vorbei ist, dann glaube ich auch an dich und werde bis in alle Ewigkeit ein guter und frommer Mensch sein*) und meine Dramamine mögen endlich wirken, und vor allem wünschte ich mir, ich möge in Ohnmacht fallen, damit das Elend ein Ende hätte.

Die Befürchtung, das Flugzeug könnte abstürzen, kann mich nicht völlig in Beschlag genommen haben, denn mich quälte auch in diesem Moment eine andere Sorge: War meine Panik so offensichtlich, dass sie den anderen Passagiere auffiel? Nach den Regeln der Logik hätte die eine Angst die andere aufheben müssen: Wenn wir doch sowieso alle dem Tode, dem ewigen Vergessen geweiht waren, warum machte ich mir dann einen Kopf um eine vergängliche irdische Blamage? Wenn ich nach dem Flug aber blamiert dastand, dann bedeutete das doch auch, dass wir nicht sterben würden, oder? Und in diesem Moment wünschte ich mir doch nichts anderes, als am Boden und nicht tot zu sein, egal, wie sehr ich mich blamierte. Aber in meinem mandelkerngesteuerten Hirn und im Aufruhr meines erregten vegetativen Nervensystems war kein Platz für Logik. Ich konnte nur denken: *Ich werde mich übergeben, ich werde mich blamieren, ich werde sterben, ich habe eine Scheißangst, ich will, dass das vorbei ist, ich will nie wieder ein Flugzeug betreten.*

Dann stieg das Flugzeug über die Wolken, der Himmel war klar, die Sonne schien durch die Fenster, und der restliche Flug war völlig ruhig. Das Zeichen fürs Anschnallen erlosch, der Getränkeservice wurde wieder aufgenommen. Mein Parasympathikus setzte ein, beruhigte die überaktiven Neuronen meiner turboaufgeladenen Amygdala, und ich gab mich erleichtert meiner Dramamine-schweren Erschöpfung hin. Eine halbe Stunde später landeten wir ohne weitere Vorkommnisse in Washington.

Doch das Paroxetin hatte seine Wirkung eingestellt.

Nicht vollständig, zumindest damals noch nicht. Aber die Illusion, von einem für die Angst undurchdringlichen Paroxetin-Kraftfeld umgeben zu sein, war verflogen. Wie ich heute weiß, kommt das häufiger vor. Bestimmte SSRI-Medikamente können die Angst mindern und Panikattacken unterbinden, doch nach dem Diathese-Stress-Modell der Panik sind starke Reize (wie ein turbulenter Flug) durchaus in der Lage, die medikamentös eingestellte Gehirnchemie zu durchbrechen und intensive Angst auszulösen. Und wegen der intensiven Wirkung auf Wahrnehmung und Denken der Betroffenen (ihre «Kognitionen») kommt es ihnen vor, als würde ein Zauber gebrochen. Manchmal stellen die Medikamente ihre Wirkung auch ein, ohne dass Stressoren beteiligt wären; dieses Phänomen wird in den USA als «*Prozac poop-out*» («Fluoxetin-Erschöpfung») bezeichnet. Nach jenem Tag stieg mein allgemeiner Angstpegel wieder an. Die Panikattacken kehrten zurück, erst schwach und selten, dann heftiger und häufiger. Meine Flugangst war wieder da, ich musste vor jedem Flug eine große Dosis Alprazolam, Clonazepam oder Lorazepam nehmen, und manchmal reichte auch die nicht aus. Auf meinem ersten Flug mit Susanna, die später meine Frau wurde, war meine Angst kurz nach dem Start so schlimm, dass ich am ganzen Leib zitterte und verzweifelt nach Luft schnappte; als mich Susanna entsetzt ansah, verkrampfte sich mein Magen, und mein Darm geriet außer Rand und Band. Ich hatte die drei Tage London als romantischen Kurzurlaub geplant, wollte um Susanna werben und sie beeindrucken, doch die Reise fing schon nicht gut an, und der Rest war nicht viel besser: Wenn ich, mit einer hohen Dosis Alprazolam stark sediert, nicht gerade in einer Art Katatonie erstarrte, sah ich schlotternd vor Todesangst dem Rückflug entgegen.

Obwohl das Paroxetin seinen Panikabwehrzauber eingebüßt hatte, nahm ich es noch mehrere Jahre lang weiter ein, aus Trägheit und weil ich mich davor fürchtete, es abzusetzen. Doch im Frühjahr 2003, nach sechs Jahren, stand meine Angst wieder in voller Blüte. Es war höchste Zeit, etwas Neues auszuprobieren.

So sah ich mich veranlasst, den Psychopharmakologen Dr. Harvard zu konsultieren. Bei meinem ersten Termin nahm er meine Fallgeschichte auf, als ich wie zur Demonstration meiner Störung eine Panikattacke bekam, die mir den Atem raubte und die Tränen in die Augen trieb. Ich brachte kein Wort mehr heraus. «Lassen Sie sich

Zeit», sagte Dr. Harvard. «Machen Sie weiter, wenn Sie so weit sind.» Sei es, weil meine Fallgeschichte so ausufernd oder meine Panikattacke so plastisch war – Dr. Harvard schien es jedenfalls zu erstaunen, dass ich in meinem Leben phasenweise völlig ohne Medikamente ausgekommen war. Er wirkte verblüfft. In seinen Augen war ich ein schwerer Fall, der ohne pharmazeutische Hilfe nicht wie ein normaler Mensch funktionieren konnte.

Wir diskutierten die pharmakologischen Möglichkeiten und einigten uns schließlich auf Effexor. Effexor ist der US-Handelsname für Venlafaxin, einen selektiven Serotonin-Noradrenalin-Wiederaufnahmehemmer (SSNRI), der die Wiederaufnahme der beiden Neurotransmitter in die präsynaptischen Zellen hemmt und damit deren Konzentration zwischen den Zellen erhöht. Wir besprachen, dass ich das Paroxetin langsam ausschleichen lassen sollte, was ich unter genauer Befolgung der Anweisung, die Dosis über mehrere Wochen immer weiter zu senken, auch tat.

Im Lauf der Jahre hatte ich immer mal wieder erwogen, die Einnahme von Psychopharmaka völlig einzustellen. *Immerhin*, war meine Überlegung, *habe ich mit Medikamenten ziemlich viel Angst – kann es da ohne so viel schlimmer sein?* Als ich daher das Paroxetin fast abgesetzt hatte, dachte ich: *Warum nicht? Ich versuche es mal eine Weile im Alleinflug – ganz ohne Medikamente.* Nachdem ich also das Paroxetin los war, nahm ich auch kein Venlafaxin ein.

Was man in der Psychopharmakawerbung im Fernsehen und in Zeitschriften nicht zu sehen und in der Fachliteratur nicht in aller Deutlichkeit und erst recht nicht mit einem Mindestmaß an Mitgefühl zu lesen bekommt: Es ist die Hölle, diese Mittel wieder abzusetzen. Ich habe nie Heroin gespritzt und kann daher nicht sagen, ob es stimmt (ich vermute, es stimmt nicht), aber viele Leute behaupten, das Absetzen von Paroxetin sei mit einem Heroinentzug vergleichbar: Kopfschmerzen, Erschöpfung, Übelkeit, Magenkrämpfe, ein grauenhafter Schwindel, ein Schmerz im Gehirn, elektrischen Schlägen nicht unähnlich (ein sonderbares, aber verbreitetes Symptom). Und natürlich steigt auch der Angstpegel: Man wacht morgens mit rasendem

Herzen und einer Höllenangst auf und wird von mehreren Panik-attacken täglich heimgesucht.

Ich hatte partout «ich selbst» sein, zum ersten Mal nach sechs Jahren ohne pharmakologische Hilfe auskommen wollen, doch ich schaffte es nicht. Eine knappe Woche nachdem ich das Paroxetin abgesetzt hatte, nahm ich meine erste Dosis Venlafaxin. Minuten später ging es mir schon besser: Die körperlichen Symptome gingen zurück, mein Gemütszustand beruhigte sich.

Mit der therapeutischen Wirkung des Venlafaxin lässt sich das allerdings nicht erklären, denn bis sich ein SSRI und SSNRI zwischen den Nervenzellen so weit angereichert hat, dass es wirken kann, vergehen meist mehrere Wochen. Viel wahrscheinlicher ist es, dass das Venlafaxin die Auswirkungen des chemischen Paroxetin-Entzugs gemildert hat. Aber was ist hier die Ursache und was die Wirkung? Waren Angst und Elend wirklich eine Folge des chemischen Entzugs? Oder fühlte es sich einfach nur so an, wenn man keine Medikamente nimmt? Immerhin hatte ich schon so lange Psychopharmaka konsumiert, dass ich womöglich vergessen hatte, wie es einem mit nacktem Gehirn so ergeht.

Oder war mein Elend in jenem Frühjahr gar nicht auf mein unseliges Experiment mit dem Medikamentenwechsel zurückzuführen, sondern vielmehr auf den Stress, unter dem ich stand? Am Ende jenes Sommers standen zwei Termine an: Der erste war der Abgabetermin für das Manuskript zu meinem ersten Buch, das damals schon sechs Jahre reifte (etwa so lange, wie ich Paroxetin eingenommen hatte) und eine qualvolle Odyssee hinter sich hatte – die Weitergabe von Lektor zu Lektor und von Verlag zu Verlag, das Abdriften des von mir Porträtierten in die Alzheimerkrankheit und die zunehmend penetranten Einmischungsversuche seiner mächtigen Familie. Der zweite Termin war die Geburt unseres ersten Kindes.* Es ist schwer zu sagen, welche

---

* Die Geburt eines Kindes steht auf der Holmes-Rahe-Skala ziemlich weit oben. Auf dieser Skala wird verschiedenen Stressoren abhängig von ihren Auswirkungen auf die psychische und physische Gesundheit ein Stresswert zugewiesen.

der Schwierigkeiten, die ich in jenem Sommer hatte, auf externe Stressoren und welche auf das Medikament zurückzuführen waren. Und bei den Medikamenten ist schwer zu beurteilen, welche Symptome Entzugserscheinungen des Mittels waren, das ich langsam *absetzte*, und welche Nebenwirkungen des Präparats, das ich neu *einnahm*. Die Werbeaussagen der Pharmaindustrie und die Ergebnisse der klinischen Studien (viele von der Pharmaindustrie finanziert) einerseits und die Erfahrungen, von denen echte Patienten in den gut besuchten Internetforen berichten, andererseits gehen weit auseinander. Ich glaube beiden Seiten, dass ihre Aussagen, so weit das möglich ist, überwiegend ehrlich und zutreffend sind (die Medikamente können einen messbaren therapeutischen Nutzen haben, Nebenwirkungen und Entzugserscheinungen können schrecklich sein), halte aber keine für völlig vertrauenswürdig. Die Arzneimittelhersteller und die Ärzte, die von ihnen finanziell unterstützt werden, wollen Gewinn machen und die Tabletten unters Volk bringen. Die Konsumenten sind schon definitionsgemäß unglückliche und instabile Zeitgenossen, die sich wie ich von körperlichen Symptomen leicht aus dem Gleichgewicht bringen lassen. Studien haben gezeigt, dass Menschen mit einer hohen Angstempfindlichkeit stärker unter den Nebenwirkungen von Medikamenten leiden. (Menschen ohne Angst haben bei der Einnahme eines SSRI tendenziell weniger Nebenwirkungen und beklagen sich daher auch in Onlineforen seltener darüber.) Die Schimpftiraden der Pillenschlucker gegen die Psychopharmaka können deshalb nicht ernster genommen werden als die Beurteilung von Nebenwirkungen und Entzugssymptomen durch die bisweilen einseitige klinische Literatur.

Obwohl Venlafaxin die körperlichen Symptome meines Paroxetinentzugs zu lindern schien, hielten Angst und Panik zunächst an und nahmen sogar noch zu. Als ich Dr. Harvard davon erzählte, reagierte er wie so viele Psychiater und Psychopharmakologen: «Dann müssen wir die Dosis erhöhen.» Die Wirkstoffmenge, die ich einnahm, reiche nicht aus, um das «chemische Ungleichgewicht» in meinem Serotonin- und Noradrenalin-System zu korrigieren. Also verdoppelte ich die Venlafaxin-Dosis von 37,5 auf 75 Milligramm, dreimal täglich.

Doch nun ging mein Angstpegel durch die Decke. Nachts weckte mich immer wieder eine brutale Panikattacke, und blieb sie einmal aus, hatte ich doch ständig das Gefühl, dass mich gleich eine überwältigen würde. Noch nie zuvor war ich innerlich dermaßen chronisch und dauerhaft in Aufruhr gewesen. Ständig war ich in Bewegung, dauernd zuckten die Gliedmaßen – ich fühlte mich in meiner Haut nicht wohl. (Der klinische Begriff dafür ist «Akathisie».) Am Rande meines Bewusstseins flackerten Selbstmordgedanken auf.

Ich rief Dr. Harvard an. «Ich halte das nicht aus», erklärte ich ihm. «Ich glaube, ich muss das Venlafaxin absetzen. Ich werde sonst noch verrückt.»

«Sie müssen dem Mittel noch etwas Zeit geben», erwiderte er. Und er gab mir ein Rezept über Alprazolam, das, wie er sagte, meiner Angst die Spitze nehmen und dem Venlafaxin Gelegenheit geben würde zu wirken.

Das Verordnen eines Benzodiazepins (wie Alprazolam) gegen die Angst, die sich bei Beginn der Einnahme von SSRI- oder SSNRI-Antidepressiva (wie Venlafaxin) einstellt, ist seit Ende der 1990er Jahre Standard. Und in meinem Fall funktionierte es, zumindest eine Zeit lang. Meine Angst zog sich ein wenig zurück, und die Panik ließ nach, allerdings nur, wenn ich mein Alprazolam treu und brav rund um die Uhr einnahm.

Für die Arbeit an meinem Buch hatte ich mir im Norden Bostons ein schäbiges Büro im zweiten Stock eines heruntergekommenen Gebäudes gemietet, und damit ich schneller vorankam, stellte ich als Rechercheassistentin Kathy ein, die mit mir im Büro saß. Kathy war eine hervorragende Rechercheurin und angenehme Gesellschaft, wenn ich nicht gerade eine Panikattacke hatte. Da ich mich meiner Angst schämte, verließ ich das Büro, sobald die Panik einsetzte. Ständig musste ich irgendwelche Besorgungen erfinden.*

---

* Häufig reichte die bloße Flucht aus dem Büro nicht aus, mit der Panik fertig zu werden. Dann marschierte ich mehrere Seitenstraßen weiter bis zur Old North Church, wo im Jahr 1775 der Freiheitskämpfer Paul Revere angeblich mit ein oder zwei Laternen signalisieren ließ, auf welchem Wege die britischen Truppen anrückten – *one if by land, and two if by sea.*

Also rief ich wieder bei Dr. Harvard an. Und wieder sagte er: «Das Venlafaxin hat die therapeutische Wirksamkeit noch nicht erreicht. Erhöhen wir die Dosis.» Ich nahm noch mehr Venlafaxin ein, und ein paar Tage später konnte ich nur noch verschwommen sehen und nicht mehr urinieren. Ich rief Dr. Harvard an, der ausnahmsweise besorgt klang. «Vielleicht sollten wir das Venlafaxin besser absetzen», sagte er. Ich erwiderte, ich sei noch traumatisiert von den Entzugserscheinungen, die ich beim Absetzen von Paroxetin erlebt hatte. (Das Absetzsyndrom ist mittlerweile ein klinisch anerkanntes Phänomen bei Paroxetin.) «Ich gebe Ihnen ein Rezept über Celexa», sagte er; Celexa ist der US-Handelsname für den SSRI Citalopram. «Nehmen Sie es sofort, und nehmen Sie das Alprazolam weiter.»

Ich tat wie geheißen, und nach einem Tag konnte ich wieder sehen und urinieren, was darauf hindeutet, dass es sich um Nebenwirkungen des Venlafaxin gehandelt hatte. Vielleicht war es aber auch nicht so, denn Angstpatienten neigen dazu zu «somatisieren», ihre Neurosen also in körperliche Symptome zu überführen. Deshalb könnten meine Sehtrübung und die renitente Blase einfach körperliche Manifestationen meiner Angst gewesen sein.

Ich setzte mich hinten auf eine der schmucklosen Kirchenbänke und betrachtete das Ölgemälde Jesu Christi, das hinter dem Altar hängt. Jesus sieht freundlich aus auf diesem Bild, aus den Augen spricht Mitgefühl. Ich bin weder ein überzeugter Atheist noch ein gläubiger Christ, sondern eher ein Agnostiker, der sich keinen rechten Reim auf das alles machen kann, ein Skeptiker, der in seiner übervorsichtigen Art die Existenz Gottes lieber nicht offen leugnet, weil er fürchtet, womöglich die Pascal'sche Wette zu verlieren und erst zu spät festzustellen, dass es Gott eben doch gibt. In jenen verzweifelten Wochen im Sommer 2003 saß ich jedoch wiederholt in der Old North Church und betete das Gemälde Jesu an. Ich bat ihn, mir doch bitte Seelenruhe zu schenken oder einen Beweis für die Existenz Gottes, etwas, an dem ich mich im Tumult meiner Nerven festhalten konnte. Auf meiner Suche nach Beistand las ich mich durch die Bibel und die Geschichte des frühen Christentums, um einen vernünftigen Weg zum Glauben und zu der psychischen und existenziellen Abgeklärtheit zu finden, die, wie ich meinte, damit einherging.
Ich fand den Weg nicht. Und obwohl die schnörkellose puritanische Schlichtheit der Kirche beruhigend auf mich wirkte, waren mir meine Besuche keine echte Hilfe, erst recht nicht auf dem Tiefpunkt meiner Venlafaxin-Erfahrung. Ich bemühte mich um eine ruhige Atmung, doch wenn mich Klaustrophobie und Panik übermannten, stürzte ich aus der Kirche und endete oft schlotternd auf einer Parkbank, wo ich für die vorbeikommenden Touristen ausgesehen haben mag wie ein obdachloser Alkoholiker im Delirium tremens.

Der Übergang von Venlafaxin zu Citalopram verlief glatter als der von Paroxetin zu Venlafaxin, vielleicht weil ich das Vorgängermedikament nicht erst ausschleichen musste, ehe ich mit der Einnahme des nächsten beginnen konnte. Trotz chronischer und bisweilen schwerer Angstzustände ist seither kein Tag ohne SSRI-Antidepressivum vergangen, und auch die Dosis habe ich nicht wesentlich verändert, weil ich keinesfalls wollte, dass sich die Erfahrungen mit Paroxetin und Venlafaxin wiederholen. Manchmal denke ich wehmütig an meine frühen Tage mit Paroxetin zurück, als es mir noch wirklich Erleichterung verschaffte; dann frage ich mich, ob ich den Rückwärtsgang einlegen und noch einmal dieses panikfreie Nirwana ansteuern sollte. Aber die klinische Forschung strotzt nur so vor Fallbeispielen von Patienten, die früher eingenommene Medikamente wieder aufgriffen und feststellen mussten, dass sie nicht mehr wirkten.

Die Erfahrung, die ich mit dem Ausschleichen des Paroxetin gemacht habe, will ich wahrlich nicht wiederholen.


*«Na bitte. Jetzt bekomme ich Prozac.»*
Tony Soprano in *Die Sopranos* zu seiner Psychiaterin Dr. Melfi


Am 26. März 1990 trat mit einem Paukenschlag Fluoxetin unter dem US-Handelsnamen Prozac ins nationale Bewusstsein: Auf dem Cover der *Newsweek* prangte ein Bild der grün-weißen Kapsel über der Schlagzeile «Bahnbrechendes Medikament für Depression». Prozac wurde zum Kultantidepressivum des ausgehenden 20. Jahrhunderts, der Marktrenner des Herstellers Eli Lilly. Prozac, der erste Selektive Serotonin-Wiederaufnahmehemmer (SSRI), der in den USA auf den Markt kam, war bald noch vor Alprazolam das meistverkaufte Psychopharmakon der Geschichte und blieb es auch dann noch, als sich konkurrierende SSRI (Sertralin, Paroxetin, Citalopram, Escitalopram und andere) auf den Weg machten, Fluoxetin zu überholen.

SSRI sind, vielleicht einmal abgesehen von Antibiotika, die kommerziell erfolgreichste verschreibungspflichtige Medikamentenklasse der Geschichte. Im Jahr 2002 nahmen einer Schätzung zufolge bereits 25 Millionen Amerikaner, über fünf Prozent aller Männer und elf Prozent aller Frauen, SSRI-Antidepressiva ein. Seither ist die Zahl noch gewachsen; 2007 waren es geschätzte 33 Millionen US-Amerikaner. Diese Medikamente dominieren nicht nur die Klinikpsychiatrie und die Medizinschränke, sondern auch unsere Kultur und Umwelt. Bücher wie *Prozac Nation, Prozac Diary, Listening to Prozac* (deutsch *Glück auf Rezept)* und nicht zu vergessen *Talking Back to Prozac* landeten in den 1990er Jahren auf den Bestsellerlisten, und Witze über Prozac und Lexapro (mit dem Wirkstoff Escitalopram) sind bis heute aus dem Kino und den Karikaturen des *New Yorker* nicht wegzudenken. Spuren von Fluoxetin, Paroxetin, Sertralin und Citalopram wurden in den Ökosystemen amerikanischer Frösche gefunden (bei denen sie Entwicklungsverzögerungen und Anomalien auslösten), wie auch im Gehirn und in der Leber von Fischen in Nordtexas und im Lake Mead, dem größten Trinkwasserreservoir der USA, das die Städte Las Vegas, Los Angeles, San Diego und Phoenix versorgt.

Angesichts dessen, wie tief die SSRI in unsere Kultur und Umwelt eingedrungen sind, erstaunt es, dass der damalige Inhaber des US-Patents Eli Lilly die Entwicklung des Medikaments gleich *siebenmal* wegen nicht überzeugender Studienergebnisse einstellte. Die deutsche Zulassungsbehörde erklärte 1984, nachdem sie die schwachen Studienergebnisse zum Fluoxetin und Beschwerden über Nebenwirkungen geprüft hatte, sie halte das Präparat nach Abwägung von Nutzen und Risiken für völlig ungeeignet für die Behandlung von Depression. Frühe klinische Studien eines anderen SSRI, Paroxetin, erbrachten ebenfalls ungenügende Ergebnisse.[*]

Wie schafften es die SSRI, vom angeblich unwirksamen Präparat

[*] Mehrere Studien gelangten in den 1980er Jahren zu dem Schluss, dass das trizyklische Antidepressivum Imipramin in der Behandlung von Depression und Panikstörung wirksamer sei als Fluoxetin. In zwei Studien, die Anfang der 1980er Jahre an depressiven Patienten durchgeführt wurden, wies Imipramin auch Paroxetin in die Schranken. Im Jahr 1989 kam Paroxetin in mehr als der Hälfte aller Studien nicht gegen ein Placebo an. Doch vier Jahre später wurde Paroxetin von der FDA zugelassen; im Jahr 2000 war es bereits das meistverkaufte Antidepressivum auf dem Markt und ließ auch Fluoxetin und Sertralin hinter sich.

zur meistverkauften Medikamentenklasse aller Zeiten aufzusteigen? An der Antwort auf diese Frage lässt sich ablesen, wie dramatisch sich das Verständnis von Angst und Depression innerhalb kurzer Zeit verändert hat.

Auch diese Geschichte nimmt ihren Anfang in Steve Brodies Labor in den Staatlichen Gesundheitsinstituten. Nachdem Arvid Carlsson 1959 von Brodies Labor an die schwedische Universität in Göteborg gewechselt war, verabreichte er Mäusen mit künstlich gesenktem Serotoninspiegel trizyklische Antidepressiva. Hoben die Antidepressiva den Serotoninspiegel? Ja: Imipramin hemmte die Wiederaufnahme von Serotonin. In den 1960er Jahren machte Carlsson ähnliche Experimente mit Antihistaminika. Hemmten sie die Wiederaufnahme von Serotonin? Auch hier: ja. Carlsson stellte fest, dass das Antihistaminikum Chlorphenamin eine stärkere und präzisere Wirkung auf die Serotoninrezeptoren im Gehirn hatte als Imipramin oder Amitriptylin, die beiden meistverschriebenen trizyklischen Antidepressiva. Carlsson führte diese Erkenntnis als Beweis für seine sogenannte Serotonin-Hypothese der Depression an. Dann ging er auf die Suche nach einem stärkeren Antidepressivum. «Das war die Geburtsstunde der SSRI», so der Medizinhistoriker Edward Shorter.[*]

---

[*] Carlsson wollte mit dem Chlorphenamin eigentlich klinische Studien für Patienten mit Angst und Depression durchführen, tat es aber nie. Seine eigenen Laborforschungen und Beobachtungen ergaben, dass Chlorphenamin ohne jede Modifikation so wirksam sein könnte wie jedes existierende SSRI. Das ist insofern faszinierend, als Chlorphenamin in den USA schon seit 1950 unter dem Handelsnamen Chlor-Trimeton als Medikament gegen Pollenallergie frei in der Apotheke erhältlich ist. (In Deutschland ist der Wirkstoff unter dem Namen «Balkis Schnupfenkapseln Neu» erhältlich.) Der schwedische Forscher Einar Hellbom wies in einer 2006 veröffentlichten Studie nach, dass Patienten mit einer Panikstörung, die Chlorphenamin gegen Heuschnupfen nahmen, in dieser Zeit auch eine Linderung ihrer Paniksymptome erfuhren. Wenn die Patienten das Medikament wieder absetzten, kehrten die Panikattacken zurück, auch wenn sie stattdessen ein anderes Antihistaminikum einnahmen. Hellbom zufolge dürfte somit jede Apotheke ein wirksames nicht verschreibungspflichtiges SSRI-Antidepressivum in dem Fach mit den Heuschnupfenmitteln haben, obwohl sich kaum ein Arzt und erst recht kein Verbraucher dieses Potenzials bewusst ist. «Wenn Chlorphenamin in den 1970er Jahren getestet worden wäre», so Hellbom, «so hätte wahrscheinlich schon fünfzehn Jahre [vor Fluoxetin] ein sicheres günstiges SSRI-Präparat eingesetzt werden können ... Chlorphenamin hätte das erste sichere, nicht kardiotoxische und gut verträgliche Antidepressivum sein können. Milliarden von Dollar für Entwicklung

Carlsson experimentierte anschließend mit einem anderen Antihistaminikum, dem Brompheniramin (dem aktiven Wirkstoff eines
Hustenmittels). Auch dieses Mittel blockierte die Wiederaufnahme
von Serotonin und Noradrenalin zuverlässiger als Imipramin. Durch
Modifikation des Antihistaminikums entwickelte er die Verbindung
H102-09, die nur die Wiederaufnahme von Serotonin blockierte. Mit
einem Forscherteam der schwedischen Pharmafirma Astra beantragte
Carlsson am 28. April 1971 das Patent für H102-09, das nun den Wirkstoffnamen «Zimelidin» trug. Frühe klinische Studien ergaben, dass
Zimelidin in der Linderung von Depression eine gewisse Wirksamkeit hatte, und im Jahr 1982 brachte Astra das Antidepressivum Zelmid in Europa auf den Markt. Die nordamerikanischen Rechte für
Zelmid vergab Astra an die Firma Merck, die umgehend Vorbereitungen für den Marktgang in den USA traf. Dann kam die Tragödie:
Einige Patienten waren nach der Einnahme von Zelmid gelähmt,
einige starben. Zelmid wurde aus den Regalen der europäischen Apotheken zurückgezogen und in Amerika nie vertrieben.

Bei Eli Lilly beobachtete man diese Entwicklungen mit Interesse.
Rund zehn Jahre zuvor hatten Biochemiker der Firma in Indiana
mit chemischen Derivaten eines anderen Antihistaminikums experimentiert, Diphenhydramin (dem aktiven Wirkstoff eines Allergie-
mittels), und eine Verbindung namens LY-82816 hergestellt, die stark
auf das Serotonin wirkte, jedoch nur schwach auf das Noradrenalin.
LY-82816 war von den vielen Verbindungen, die die Forscher testeten, die «sauberste» oder «selektivste».[*] David Wong, Biochemiker

und Vermarktung hätte man sich sparen, das Leid von Millionen von Patienten lindern
können.»
Ich finde das erstaunlich, weil ich Chlor-Trimeton in meiner Kindheit jedes Frühjahr einnahm. Dass Depression und Angst im April und Mai immer besser wurden, schrieb ich den
länger werdenden Tagen und dem nahen Ende des Schuljahres zu. Doch Hellboms Aufsatz
wirft für mich die Frage auf, ob meine verbesserte Stimmung und verringerte Spannung im
Frühling womöglich das Ergebnis des Chlor-Trimeton war, das unbeabsichtigt als SSRI
wirkte.

[*] Die trizyklischen Antidepressiva und die MAO-Hemmer waren dagegen «schmutzig»
oder «unselektiv», da sie nicht nur das Serotonin beeinflussen, sondern auch Noradrenalin,

bei Eli Lilly, wandelte LY-82816 zu LY-110140 ab und schrieb seine Ergebnisse 1974 für die Zeitschrift *Life Sciences* auf. «Damals war die Arbeit an [LY-110140] eine akademische Übung.» Es war unklar, ob es für ein serotoninsteigerndes Psychopharmakon überhaupt einen Markt gab, und da Zelmid in den klinischen Studien und den Vorbereitungen der Vermarktung bereits einen Vorsprung von mehreren Jahren hatte, legte Eli Lilly das LY-110140, das nun Fluoxetin hieß, zur Seite.

Doch als bekannt wurde, dass Zelmid Lähmungen hervorrief, war der Führung von Eli Lilly klar, dass Fluoxetin als erster SSRI auf dem US-Markt eine echte Chance hatte. Das Unternehmen warf die Forschungsmaschinerie wieder an, und obwohl die ersten klinischen Studien nicht sonderlich erfolgreich waren, wurde das Medikament 1986 in Belgien zugelassen und vermarktet. Im Januar 1988 brachte Eli Lilly Fluoxetin als den ersten «hochspezifischen, hochwirksamen Serotonin-Aufnahmehemmer» auf den US-Markt. Das Mittel erhielt den Handelsnamen Prozac, weil das laut Marketingfirma so schön «zackig» klang.

Zwei Jahre später schmückte die Pille das Cover der *Newsweek*. Und weitere drei Jahre später veröffentlichte Peter Kramer, Psychiater an der Brown-Universität, sein Buch *Listening to Prozac* (dt. *Glück auf Rezept*). Als das Buch im Sommer 1993 in Amerika auf den Markt kam, war ich dreiundzwanzig Jahre alt und nahm mein drittes trizyklisches Antidepressivum ein, Desipramin. Ich las das Buch, fasziniert von der tiefgreifenden Wirkung, das Fluoxetin bei Kramers Patienten hatte. Vielen seiner Patienten ging es, wie er es formulierte, «besser als gut»: «Fluctin schien dem, der normalerweise schüchtern war, Selbstbewusstsein zu verleihen, den Sensiblen dreist zu machen und dem Introvertierten die Fähigkeiten und die soziale Kompetenz eines Geschäftsmanns zu geben.» *Hmm*, dachte ich. *Das klingt gut.* Mein langjähriger Psychiater Dr. L. hatte mir seit Monaten Fluoxetin nahege-

Dopamin und andere Neurotransmitter; diesem Umstand schrieb man die zahlreichen unerwünschten Nebenwirkungen zu.

legt. Doch als ich Kramers Buch las, fürchtete ich mich vor dem Teufelspakt, den ich damit womöglich einging, vor dem Verlust meines Selbst, meiner individuellen Persönlichkeit, der eventuell mit der medikamentösen Beseitigung von Nervosität und Melancholie verbunden war. Kramer kam in seinem Buch zu dem klaren Schluss, dass sich dieser Handel für Patienten mit schwerer Angst oder Depression auszahlt. Doch er befürchtete auch die, wie er es nannte, «kosmetische Psychopharmakologie», den Konsum psychiatrischer Medikamente durch «normale» oder «gesunde» Menschen, die damit glücklicher, umgänglicher oder leistungsfähiger werden wollen.

Schon bald machte ich es wie Millionen anderer Amerikaner: Ich nahm SSRI ein, und seit zwanzig Jahren konsumiere ich fast durchgängig das eine oder andere Mittel. Trotzdem kann ich nicht mit letzter Überzeugung behaupten, dass die SSRI wirken oder dass sie auch nur das Geld, die Nebenwirkungen, das Trauma eines Medikamentenwechsels und weiß der Himmel welche Langzeitwirkungen aufs Gehirn wert sind.

Nach der anfänglichen Begeisterung für die SSRI wurden einige der Befürchtungen, die sich in den 1970er Jahren zu den Tranquilizern angesammelt hatten, auch bei den Antidepressiva laut. «Heute ist klar», so David Healy, Psychopharmakologiehistoriker, «dass Entzugsprobleme bei [Paroxetin] häufiger vorkommen als bei sämtlichen anderen Psychopharmaka.»[*]

«Paroxetin macht abhängig», erklärte der Miltown-Erfinder Frank Berger kurz vor seinem Tod im Jahr 2008. «Wenn jemand Paroxetin einnimmt, bringt man ihn nicht so leicht wieder davon weg. ... Bei Librium, Valium und Miltown ist das anders.» Vor ein paar Jahren erzählte mir meine Hausärztin, sie verschreibe Paroxetin nicht mehr,

---

[*] Paradoxerweise war der erste kommerzielle Erfolg der SSRI auch dem öffentlichen Skandal um die Valiumabhängigkeit Anfang der 1970er Jahre zu verdanken, durch den die Benzodiazepine in Ungnade fielen. Als die US-Arzneimittelbehörde FDA die SSRI für die Behandlung von Depression zuließ, schoss die Zahl der entsprechenden Diagnosen durch die Decke, während die Angstdiagnosen zurückgingen. Erst als die FDA die SSRI für die Behandlung von Angst zuließ, stieg auch die Zahl der Angstdiagnosen wieder an.

weil viele ihrer Patienten von schweren Entzugserscheinungen berichtet hätten.

Abgesehen von den Entzugserscheinungen gibt es mittlerweile umfängliche Belege dafür, dass SSRI nicht sonderlich gut wirken – sie stehen in Einklang mit den frühen Studien zur Unwirksamkeit von Fluoxetin und Paroxetin. Im Januar 2010, fast genau zwanzig Jahre nach der Einführung von SSRI in Amerika, wurden in einer Titelgeschichte der Zeitschrift *Newsweek* Studien zitiert, denen zufolge diese Medikamente für die Behandlung von Angst und Depression kaum wirksamer sind als Zuckerpillen. Zwei umfangreiche Untersuchungen aus dem Jahr 2006 wiesen nach, dass die meisten Patienten ohne Antidepressiva besser zurechtkommen; nur ein Drittel der dort getesteten Patienten erfuhr nach einer ersten Untersuchung eine deutliche Besserung. Das *British Medical Journal,* das Dutzende von Studien zur Wirksamkeit von SSRI sichtete, kam zu dem Schluss, dass Fluoxetin, Sertralin, Paroxetin und andere SSRI «keinen klinisch bedeutsamen Vorteil gegenüber dem Placebo haben».[*]

Wie kann das sein? Zig Millionen Amerikaner, mich und viele Menschen, die ich kenne, eingeschlossen, konsumieren jedes Jahr SSRI im Wert von Milliarden von Dollar. Beweist das denn nicht, dass die Medikamente wirken?

Nicht unbedingt. Zumindest ist infolge dieses massiven SSRI-Verbrauchs die Zahl derer, die nach eigener Aussage an Angst und Depression leiden, nicht gesunken, ja die Angst- und Depressionsrate scheint gemeinsam mit dem Pillenkonsum zu steigen.

«Wer um den Ersten Weltkrieg herum geboren wurde, hatte im Lauf seiner Lebenszeit eine Depressionsprävalenz von etwa einem Prozent», so Martin Seligman, Psychologe an der Universität von Pennsylvania. «Wer um den Zweiten Weltkrieg herum geboren wurde, hatte eine Depressionsprävalenz von etwa fünf Prozent. Wer nach 1960 geboren wurde, hat eine Lebenszeitprävalenz von zehn bis 15 Pro-

---

[*] Diese Ergebnisse sind umstritten und werden in Psychiatrie- und Psychologieblogs heftig diskutiert.

zent, und diese Menschen leben noch» – was bedeutet, dass am Ende die tatsächliche Quote noch höher liegen wird. Das heißt, die Zahl der Depressionsdiagnosen hat sich in nur zwei Generationen mindestens verzehnfacht.

Dieser Trend zeigt sich auch in anderen Ländern. In Island hat sich die Depressionshäufigkeit zwischen 1976 (vor der Einführung der SSRI) und 2000 fast verdoppelt. In Großbritannien gab es 1984, vier Jahre vor der Einführung von Fluoxetin, 38 Millionen Krankheitstage wegen Depression und Angststörungen; im Jahr 1999, nach einem Jahrzehnt starken SSRI-Konsums, schrieb man in Großbritannien diesen Erkrankungen 117 Millionen Krankheitstage zu – das ist eine Erhöhung von 300 Prozent. Gesundheitsstudien in den USA zufolge verdreifachte sich in den 1990er Jahren der Anteil der arbeitenden Amerikaner, die von Einschränkungen durch eine Depression berichteten. Die auffälligste Statistik, die ich fand, besagt Folgendes: Vor der Einführung von Antidepressiva galten von 1 Million Menschen 50 bis 100 als depressiv. Heute sollen Schätzungen zufolge von 1 Million Menschen *100 000 bis 200 000* an einer Depression leiden. In einer Zeit, in der im Kampf gegen die Depression mehr biochemische Therapien zur Verfügung stehen denn je, ist die Depressionshäufigkeit somit um 1000 Prozent gestiegen.

In seinem Buch *Anatomy of an Epidemic* sammelte der Journalist Robert Whitaker Belege dafür, dass SSRI Depression und Angst *verursachen*: Der Konsum von Serotonin-Wiederaufnahmehemmern habe in den letzten zwanzig Jahren bei zig Millionen Menschen organische Veränderungen im Gehirn herbeigeführt, die Nervosität und Traurigkeit beförderten. (Zahlen der Weltgesundheitsorganisation, nach denen die Selbstmordrate weltweit im Verlauf der letzten 54 Jahre um *60 Prozent* gestiegen ist, stützen womöglich die Aussage, dass die Menschen mit steigendem SSRI-Konsum unglücklicher geworden sind.) Whitakers Behauptung, die Medikamente seien ursächlich für psychische Krankheiten, ist umstritten; die meisten Fachleute bestreiten das, und bewiesen ist mit Sicherheit nichts. Klar ist allerdings, dass mit der explosionsartigen Zunahme von SSRI-Verschreibungen die *Definition* von Depression und Angststörungen massiv ausgeweitet wurde (und auch die Bereitschaft gestiegen ist, mit Depression und Angst ein Fehlen am Arbeitsplatz zu entschuldigen), womit sich wiederum die Zahl der Menschen erhöhte, die eine entsprechende Diagnose erhielten.

*Wer in 150 Jahren zurückblickt, sieht in den Antidepressiva womöglich ein gefährliches und teuflisches Experiment.*

Joseph Glenmullen, *Prozac Backlash* (2001)

Die Frage, ob und wann für verbreitete neurotische Leiden Medikamente verschrieben werden, hängt in den USA mit zwei widerstreitenden Denktraditionen zusammen: der historisch tief verwurzelten Entsagung und Askese unserer puritanischen Vorfahren einerseits und der seit dem Ende des Babybooms vorherrschenden Überzeugung, dass jeder ein Anrecht auf das in der Gründerurkunde festgeschriebene «Streben nach Glück» habe. In der modernen Psychiatrie äußert sich die Spannung zwischen diesen beiden Traditionen in der Kluft zwischen Peter Kramers «kosmetischer Psychopharmakologie» und dem sogenannten pharmakologischen Calvinismus.

Kritiker der kosmetischen Psychopharmakologie (zu denen ansatzweise auch Kramer selbst gehört) warnen vor der Medikamenteneinnahme durch Millionen leicht neurotischer Patienten, die sich wünschen, dass es ihnen «besser als gut» geht; die Konkurrenz am Arbeitsplatz, so das Argument, werde ein pharmazeutisches Wettrüsten nach sich ziehen. Der Begriff «pharmakologischer Calvinismus» wurde 1971 von Gerald Klerman geprägt, einem nach eigener Aussage «wütenden Psychiater», der sich gegen die damals vorherrschende Meinung wehrte, ein Medikament, das Menschen ein Wohlgefühl vermittle, müsse schlecht sein. Das Leben sei hart, das Leid sei echt, so Klerman und seine Anhänger, warum also sollten sich nervöse und unglückliche Amerikaner auf ihrer Suche nach Seelenfrieden von einem jeder Grundlage entbehrenden Puritanismus einschränken lassen?

Den pharmakologischen Calvinisten zufolge schadet es Selbst und

Seele, wenn sich ein Mensch ohne jede Suche, ohne inneren Kampf dem psychischen Schmerz einfach entzieht; dieses Nehmen ohne jede Gegenleistung sei ein Teufelspakt und mit der protestantischen Ethik unvereinbar. «Psychotherapeutisch betrachtet», schrieb Klerman sarkastisch, «teilt sich die Welt in Bürger erster Klasse, die Seligen, die ihre Heilung oder Erlösung durch Willenskraft, Einsicht, Psychoanalyse oder Verhaltensänderung bewerkstelligen können, und die übrigen Menschen, die wegen ihrer moralischen Schwäche eine Krücke brauchen.» Solchen Vorstellungen widersprach Klerman vehement. Warum, fragte er sich, sollte man aus falsch verstandenem Anstand ängstlichen und depressiven Amerikanern eine Linderung ihres Leids vorenthalten, ihnen die Chance nehmen, höhere und erfüllendere Ziele zu verfolgen? Warum sollte ich im lähmenden Gefängnis meiner Neurosen untergehen, wenn doch eine Pille meine Psyche befreien kann?

Wir Amerikaner haben dazu eine durchaus widersprüchliche Haltung. Wir werfen uns Milliarden von Tranquilizern und Antidepressiva ein, haben aber die Einnahme von Psychopharmaka in der Vergangenheit stets als Zeichen von Schwäche und moralischem Versagen ausgelegt.* Forscher am National Institute of Mental Health kamen in einer Anfang der 1970er Jahre durchgeführten Studie zu dem Schluss, dass «Amerikaner Tranquilizer für wirksam halten, jedoch ernsthafte Zweifel an der moralischen Vertretbarkeit ihrer Einnahme haben».

Diese unlogische und widersprüchliche Position vertrete zufällig auch ich. Ich nehme widerstrebend Tranquilizer und Antidepressiva, von denen ich glaube, dass sie wirken, zumindest ein bisschen und zumindest zeitweise. Laut Diagnose zahlreicher Psychiater und Psychopharmakologen habe ich eine «Erkrankung», die für meine Symptome verantwortlich ist und die Einnahme dieser Medikamente «rechtfertigt». Gleichzeitig betrachte ich meine nervösen Leiden (wie die Gesellschaft insgesamt auch) als Ausdruck einer Charakterschwäche

---

* In den USA ist das viel stärker ausgeprägt als beispielsweise in Frankreich, wo mehr Tranquilizer konsumiert werden, dafür aber schwächer als in Japan, wo der SSRI-Konsum niedriger ist.

oder moralischen Versagens. Da mich meine schwachen Nerven zum Feigling und Waschlappen machen – mit allem Negativen, das diese Begriffen transportieren –, verberge ich seit jeher nach Kräften jeden Hinweis darauf. Dass ich zu Medikamenten greife, um meine Leiden zu lindern, illustriert und intensiviert in meinen Augen nur meine moralische Schwäche.

«Hören Sie auf, sich zu verurteilen!», mahnt Dr. W. «Damit machen Sie Ihre Angst nur schlimmer!»

Er hat recht. Und trotzdem halte ich es mit den 40 Prozent der Teilnehmer an der NIMH-Studie, die der Aussage zustimmten: «Schuld an psychischen Krankheiten ist moralische Schwäche, und die Einnahme von Tranquilizern zur Korrektur oder Linderung des Leidens ist ein weiterer Beweis für diese Schwäche.»

Je mehr wir darüber erfahren, in welchem Ausmaß Gene bestimmte Charakterzüge und persönliche Veranlagungen codieren, desto weniger plausibel wird die Sache mit der schwachen Moral. Wenn mir meine Gene eine ängstliche Physiologie beschert haben, inwieweit bin ich dann dafür verantwortlich, dass ich in furchteinflößenden Situationen schlottere oder unter Stress zusammenbreche? Mit der wachsenden Zahl von Belegen für eine starke genetische Grundlage psychischer Störungen verändert sich auch die Haltung der Amerikaner zu den Psychopharmaka dramatisch. Im Jahr 1996 betrachteten nur 38 Prozent der Amerikaner Depression als Erkrankung, 62 Prozent dagegen als Ausdruck persönlicher Schwäche. Ein Jahrzehnt später hatte sich das Verhältnis umgekehrt: Für 72 Prozent war Depression nun eine Erkrankung und nur für 28 Prozent ein Zeichen für Charakterschwäche.

*Die Serotonin-Hypothese der Depression ist vergleichbar mit der Masturbations-Hypothese des Wahnsinns.*
David Healy in einer Rede 2002 am Institute of Psychiatry in London

Je tiefer man in die Geschichte der Psychopharmakologie vordringt, desto deutlicher wird, dass Angst eine unmittelbare und relativ klar ersichtliche biologische Ursache hat. Wie alle psychischen Zustände ist sie in den Zwischenräumen unserer Neuronen zu Hause, in der Suppe aus Neurotransmittern, die die Synapsen umschwemmt. Linderung der Angst verschafft eine Neueinstellung der nervösen Thermostate, eine Änderung der Suppenrezeptur. Vielleicht wurde ja auch Camus' Fremder – mit seiner Anhedonie, seiner Anomie – lediglich von einer Serotoninstörung geplagt, so jedenfalls Peter Kramers Überlegung in *Glück auf Rezept*.

Doch wenn man noch ein bisschen tiefer gräbt, ist alles plötzlich gar nicht mehr so klar.

Zwar erlauben Fortschritte in der Neurowissenschaft und der Molekulargenetik eine immer genauere Identifizierung der Beziehungen zwischen diesem Protein und jenem Rezeptor, diesem Neurotransmitter und jenem Gefühl, doch einige der neu errichteten Pfeiler der biologischen Psychiatrie bröckeln schon wieder weg.

Die Fluoxetin-Begeisterung vor einem Vierteljahrhundert trat einen Kult des Serotonins als «Glücksneurotransmitter» los. Doch von Anfang an stellten einige Studien keinerlei statistisch signifikanten Unterschied im Serotoninspiegel von depressiven und von nichtdepressiven Menschen fest. Im Jahr 1976 erschien in der Zeitschrift *Science* ein Bericht über eine frühe Studie mit einer Gruppe depressiver Patienten; darin wurde nur für die Hälfte der Patienten ein atypischer Serotoninspiegel nachgewiesen, und wiederum nur bei der Hälfte dieser Patienten war der Wert unterdurchschnittlich. Das heißt, nur bei einem Viertel der Patienten mit Depression konnte man von einem Serotoninmangel sprechen. Ebenso viele Depressive hatten sogar einen *überdurchschnittlichen* Serotoninspiegel. Auch viele nachfolgende Untersuchungen erbrachten Ergebnisse, die einer eindeutigen Beziehung zwischen Serotoninmangel und psychischer Krankheit widersprechen.

Die Korrelation zwischen dem Serotoninspiegel und Angst oder Depression ist mithin offenbar nicht so klar wie angenommen. Kein anderer als der Vater der Serotonin-Hypothese der Depression Arvid Carlsson forderte daher von der Psychiatrie, die Hypothese zu verwerfen. Auf einer Konferenz in Montreal erklärte er im Jahr 2002, man müsse «die vereinfachende Hypothese aufgeben», nach der eine Emotionsstörung Folge «einer anormal hohen oder anormal niedrigen Funktion eines bestimmten Neurotransmitters» sei. Wie einige seiner Kollegen vertrat George Ashcroft, der in den 1960er Jahren in Schottland forschte, zunächst die Hypothese vom chemischen Ungleichgewicht, nahm sie aber wieder zurück, als er sie mit weiteren Forschungen nicht untermauern konnte. Elliot Valenstein, Neurowissenschaftler an der Universität von Michigan, widmete 1998 dem Beweis der Aussage, dass «die Belege keine der biochemischen Theorien psychischer Krankheiten stützen», ein ganzes Buch (*Blaming the Brain*).

«Wir haben Jagd gemacht auf einfache neurochemische Erklärungen für psychische Störungen, doch wir haben sie nicht gefunden», so Kenneth Kendler, Chefredakteur von *Psychological Medicine* und Professor für Psychiatrie an der Virginia-Commonwealth-Universität, im Jahr 2005.

Vielleicht ist der Grund dafür, dass sich nicht genau feststellen lässt, wie Fluoxetin und Citalopram wirken, einfach der, dass sie in Wahrheit gar nicht wirken? «Psychopharmaka schaden mehr, als dass sie nutzen», so Peter Breggin, in Harvard ausgebildeter Psychiater, der in Prozessen gegen Pharmakonzerne oft als Zeuge auftritt. Unterstützt wird er von Studien, die aufzeigen, dass Antidepressiva nur einem Drittel der Patienten helfen.

Die Wirkung anderer Behandlungsformen schnitt in Studien allerdings meistens auch nicht viel besser ab. Und die Psychiater und Psychopharmakologen, die unbeirrt behaupten, dass sie die Wirkung dieser Medikamente immer wieder beobachten konnten, können schließlich auch nicht alle den Werbekampagnen der Pharmaindustrie auf den Leim gegangen sein. Manchmal sagt die Statistik einer randomisierten kontrollierten Doppelblindstudie das eine und die klinische Realität (was Psychiater und Hausärzte an ihren Patienten beobachten und von ihnen erfahren) etwas völlig anderes. Was sollen wir davon halten?

Ich will gern glauben, dass beide Seiten in dieser Diskussion nach bestem Wissen und Gewissen argumentieren. Die Befürworter der Psychopharmaka – die Gerald Klermans, Frank Bergers, Peter Kramers und Dr. Harvards dieser Welt – sind vom barmherzigen hippokratischen Wunsch beseelt, das Leid ihrer Angstpatienten mit Medikamenten zu lindern, und sie bemühen sich ernsthaft darum, Angststörungen und klinische Depression zu entstigmatisieren, indem sie sie als medizinische Erkrankungen einstufen. Ihre Widersacher – die Peter Breggins und Dr. Stanfords dieser Welt – wollen dagegen die Betroffenen und Möchtegernkonsumenten vor der, wie sie es sehen, Profitgier der Pharmakonzerne schützen und den Patienten mit der Kraft ihrer eigenen inneren Ressourcen aus ihrer Angst helfen, statt ihnen Medikamente zu verschreiben, die sie möglicherweise abhängig machen.

Für die Vernünftigeren unter den Pharmakritikern habe ich durchaus Sympathie. Nach Lektüre Tausender von Studien, aber auch aufgrund meiner eigenen gelebten Erfahrung weiß ich, dass sie in einigen Punkten zweifelsohne Recht haben. Das betrifft vor allem die lähmenden Nebenwirkungen, die mögliche Abhängigkeit und die Entzugserscheinungen beim Absetzen der Medikamente, die Zweifel daran, ob die Mittel wirklich so gut wirken, wie in der Werbung dargestellt, und schließlich die befürchteten Langzeitwirkungen in einer Gesellschaft, in der so viele Medikamente konsumiert werden. In anderen Punkten dagegen glaube ich, dass sie sich täuschen. Wie in vielen anderen Studien nachgewiesen, *können* die Medikamente durchaus wirken – allerdings nur eine gewisse Zeit lang, nur bei manchen Patienten, unter bisweilen scheußlichen Nebenwirkungen und mit dem Risiko der Abhängigkeit und schlimmer Entzugserscheinungen. Tatsächlich wissen wir nicht, welche Langzeitschäden sie in unserem Gehirn anrichten. Und es stimmt auch, dass die diagnostischen Kategorien von den Pharmakonzernen und der Versicherungswirtschaft künstlich aufgeblasen oder völlig verzerrt wurden. Trotzdem kann ich mit der unter Schmerzen erworbenen Sachkenntnis des Betroffenen sagen: In einer emotionalen Notlage, die den Menschen völlig außer

Gefecht zu setzen vermag, können diese Medikamente helfen – manchmal nur ein wenig, manchmal dramatisch.

Dr. W. berichtet, dass seine klinische Erfahrung mit dem übereinstimmt, was ich in meinen Nachforschungen herausgefunden habe: Bei unterschiedlichen Patienten liegen die Reaktionen auf verschiedene Medikamente auf einer enormen Bandbreite. Dr. W. behandelte einmal eine Patientin, deren Eltern den Holocaust überlebt hatten. Die Frau hatte eine tiefe Depression. Dr. W. war klar, dass sie als Überlebende Schuldgefühle internalisiert hatte, ein recht verbreitetes Phänomen. Monatelang arbeitete er mit ihr, damit sie das erkannte und ihre Traurigkeit besiegte. Nichts half. Die verheerende Depression hielt sich Woche um Woche. Dann versuchte sie es mit Fluoxetin. Nach ein paar Wochen kam sie zu ihrem Termin und sagte: «Mir geht es fantastisch.» Ein paar Wochen später erklärte sie sich für geheilt und beendete die Behandlung. Ein Punkt für die SSRI.

Doch um dieselbe Zeit hatte Dr. W. einen anderen Patienten, der an einer Zwangsstörung und einer leichten Depression litt. Auch dieser Patient nahm Fluoxetin ein – und landete innerhalb achtundvierzig Stunden mit akuten Selbstmordgedanken im Krankenhaus. Ein Punkt gegen die SSRI.[*]

Dr. W. arbeitet seit Jahren mit einem Kollegen zusammen, einem Psychopharmakologen. Gemeinsam haben sie schon viele Angstpatienten erfolgreich behandelt. Immer wenn es einem ihrer Patienten besser geht, sagt Dr. W. zu dem Psychopharmakologen: «Das waren bestimmt Ihre Medikamente.» Er antwortet: «Nein, das war bestimmt

---

[*] Ein anderer Kollege von Dr. W., nennen wir ihn Dr. G., ein angesehener Psychiater mit Ausbildung zum Psychoanalytiker, verfiel in der Spätphase seiner beruflichen Tätigkeit in eine schwere klinische Depression. Dr. G. ging in die Chestnut Lodge, eine psychoanalytisch ausgerichtete psychiatrische Klinik in Rockville, Maryland. Jahrelang hatte sich Dr. G. in seinem Beruf gegen die biologische Psychiatrie ausgesprochen, weil in seinen Augen die Freud'sche Gesprächstherapie für die Behandlung von Angst und Depression am besten geeignet war. Doch die täglichen Psychoanalysesitzungen brachten Dr. G. keine Linderung seines Leids. Erst als er einwilligte, Antidepressiva einzunehmen, besserte sich sein Zustand. Dr. G.s Depression lichtete sich, doch nun steckte er in einer beruflichen Krise: War die psychoanalytische Therapie, das Fundament, auf dem er seine Laufbahn aufgebaut hatte, nur eine Schimäre? Kurze Zeit später starb er.

Ihre Psychotherapie.» Und dann lachen sie und beglückwünschen sich gegenseitig zu dem erfolgreich abgeschlossenen Fall. Aber in Wahrheit, so Dr. W., wissen sie nicht, warum der betreffende Patient nun eigentlich gesund wurde.

*Es ist viel billiger, verzweifelte Hausfrauen, die isoliert in Wohnblöcken leben, wo ihre Kinder nirgends spielen können, mit Tranquilizern ruhigzustellen, als die Häuser abzureißen und in einem menschenfreundlichen Umfeld wieder aufzubauen oder auch nur Spielmöglichkeiten zu schaffen. Die Pharmaindustrie, der Staat, der Apotheker, der Steuerzahler und der Arzt – sie alle haben ein Eigeninteresse daran, sozial bedingte Stressantworten zu «medikalisieren».*

Malcolm Lader, «Benzodiazepines: Opium of the Masses» (1978)

*Nur weil ich Ihre Depression mit Begriffen wie «Serotonin-Wiederaufnahmehemmung» erklären kann, heißt das nicht, dass Sie keine Probleme mit Ihrer Mutter haben.*

Carl Elliott, *The Last Physician: Walker Percy and the Moral Life of Medicine* (1999)

Vor Donald Kleins Imipramin-Versuchen spielte die Interpretation der Angst eine wichtige Rolle: Was *bedeutet* die Phobie vor Höhen, Ratten oder Zügen? Was will sie uns mitteilen? Imipramin beraubte die Angst ihrer philosophischen Bedeutung. Pharmakologische Entwicklungen schienen zu belegen, dass Angst nicht mehr als ein biologisches Symptom ist, ein physiologisches Phänomen, ein mechanischer Vorgang ohne tieferen Sinn.

Für Philosophen wie Kierkegaard und Sartre dagegen hat Angst durchaus eine Bedeutung. Wie Psychotherapeuten, die den Zustand eines Gehirns nicht auf biologische Faktoren reduzieren mögen, betrachten sie Angst nicht als etwas, das man vermeiden oder medikamentös beseitigen sollte. Vielmehr ist sie der wahrhaft beste Weg zur

Selbsterkenntnis, zur Selbstverwirklichung, wie man in den Sixties gesagt hätte. Auch Dr. W. ist dieser Überzeugung.

«Gehe ins Herz der Gefahr», zitiert er gern ein chinesisches Sprichwort, «denn dort findest du Sicherheit.»

Evolutionsbiologen sehen in der Angst einen psychischen und physischen Zustand, der sich im Lauf der Evolution entwickelte, damit wir uns in Sicherheit bringen und überleben. Angst steigert unsere Wachsamkeit, bereitet uns auf Kampf oder Flucht vor. Wenn wir ängstlich sind, nehmen wir Gefahren von außen besser wahr. Freud zufolge stellt uns Angst nicht nur auf Gefahren der Außenwelt ein, sondern auch auf solche in uns selbst. Angst ist in diesem Sinne ein Zeichen dafür, dass uns die Psyche etwas sagen möchte. Angst medikamentös zu beseitigen, statt ihr zuzuhören – auf Fluoxetin zu hören statt auf die Angst –, ist vielleicht genau das Falsche, wenn wir zu uns selbst finden wollen. Angst kann ein Signal dafür sein, dass sich etwas ändern muss, dass wir unser Leben ändern müssen. Mit der medikamentösen Behandlung blenden wir dieses Signal einfach aus.[*]

In *Glück auf Rezept* führt Peter Kramer den Schriftsteller Walker Percy an, der sich mit der Frage befasste, wie im Zeitalter der biologischen Psychiatrie mit emotionalem Schmerz und spiritueller Sehnsucht umzugehen sei. Was geht verloren, so fragt Percy in seinen Geschichten und Essays, wenn Angst und Anomie medikamentös beseitigt werden?

Percy war durchaus qualifiziert, diese Fragen zu thematisieren. Die Mitglieder seiner Südstaatenfamilie hatten die «hereditäre Belastung» (wie Freud es nannte) der Melancholie im Blut. Sein Großvater, sein Vater und wohl auch seine Mutter (die mit dem Auto von einer Brücke stürzte) begingen Selbstmord; zwei seiner Onkel hatten einen

---

[*] Edward Drummond, Psychiater in Neuengland, verschrieb seinen Patienten regelmäßig Tranquilizer, um ihnen die Angst zu nehmen. Heute ist er der festen Überzeugung, dass die Präparate eine wichtige Ursache chronischer Angst sind. Die Einnahme von Alprazolam oder Lorazepam kann akute Angst vorübergehend lindern, so Drummond, allerdings um den Preis, dass wir einer Auseinandersetzung mit den Problemen, die an der Wurzel der Angst sitzen, aus dem Weg gehen.

Nervenzusammenbruch. Percys Vater LeRoy, von Beruf Anwalt, ertränkte seine Depression in Alkohol und reiste 1925 eigens nach Baltimore, um führende Psychiater an der Johns-Hopkins-Universität zu konsultieren. Doch die modernen Psychopharmaka waren damals noch nicht verfügbar, und im Jahr 1929 gelang LeRoys zweiter Selbstmordversuch: Er schoss sich mit einer Flinte Kaliber 20 in den Kopf.

Walker nahm daraufhin ein Medizinstudium auf. Er wollte Arzt werden, da die Naturwissenschaften seiner Ansicht nach letztlich alles im Kosmos erklärten, auch die Melancholie, die so viele seiner Familienmitglieder das Leben gekostet hatte. Das Studium festigte seinen naturwissenschaftlichen Materialismus. «Wenn sich der Mensch auf die Summe seiner chemischen und biologischen Eigenschaften reduzieren lässt», paraphrasierte einer seiner Biografen Percys Sichtweise als junger Mann, «warum sollen wir uns dann mit Idealen herumschlagen oder dem Fehlen derselben?»

Doch im Jahr 1942 erkrankte Walker Percy an Tuberkulose, musste die Universität verlassen und zog sich in ein Sanatorium in Saranac Lake, New York, zurück. Weil Streptomycin und – man beachte – Isoniazid und Iproniazid erst Jahre später als Tuberkulosemedikamente verfügbar waren, bestand die verordnete Therapie aus Ruhe. Während seines Sanatoriumaufenthalts verfiel Percy in eine Depression und las intensiv: Dostojewski und Thomas Mann, Kierkegaard und Thomas von Aquin. Körperlich und psychisch angeschlagen, geriet er in eine spirituelle Krise und gelangte zu dem Schluss, dass die Naturwissenschaften das Problem des menschlichen Unglücks doch nicht lösen können. Unter Kierkegaards Einfluss entschied er sich für den Sprung in den Glauben und trat in die katholische Kirche ein.*

Wie anders hätten sich Percys Leben und Philosophie entwickeln können, wäre er mit Iproniazid behandelt worden statt mit europäischer Literatur und Existenzphilosophie? Aus Iproniazid wurde kurz darauf der MAO-Hemmer Marsilid, der Percys Tuberkulose wohl

---

* Percys bester Freund, der Romancier und Bürgerkriegschronist Shelby Foote, sagte dazu: «Dein Verstand befindet sich vollständig im intellektuellen Rückzug.»

rasch geheilt und vielleicht auch seine Melancholie vertrieben hätte. Er hätte sein Medizinstudium wieder aufnehmen können und wäre womöglich nie Schriftsteller geworden. Und wahrscheinlich hätte er auch eine bessere Meinung von der biologischen Psychiatrie gehabt.*

Seinen Respekt vor der wissenschaftlichen Methodik büßte Percy nie ein. Allerdings misstraute er der verkürzenden Weltsicht, nach der die Naturwissenschaft die philosophische Grundlage der Ethik und allen menschlichen Wissens sei. Er kam sogar zu der Überzeugung, dass die Häufung von Depression und Selbstmord in der modernen Gesellschaft teilweise dem kulturellen Triumph der naturwissenschaftlichen Weltsicht geschuldet sei, die den Menschen auf eine Ansammlung von Zellen und Enzymen reduziere, ohne eine alternative Sinnquelle bereitzustellen.

Im Jahr 1957 verfasste Percy einen zweiteiligen Beitrag für *America*, eine wöchentlich erscheinende Jesuitenzeitschrift. Aufgrund ihrer Konzentration auf die Biologie, so Percy dort, sei die Psychiatrie «nicht in der Lage, dem Dilemma des modernen Menschen Rechnung zu tragen». Schuldgefühle, Befangenheit, Traurigkeit, Scham, Angst – dies seien wichtige Signale der Welt und unserer Seele. Wenn wir diese Signale als Symptome organischer Krankheiten medikamentös beseitigten, liefen wir Gefahr, uns von uns selbst zu entfremden. «Angst ist im einen Bezugssystem ein Symptom, das es abzustellen gilt», schrieb Percy, «in einem anderen aber könnte es der Ruf zu einer authentischen Existenz sein, den es um jeden Preis zu beachten gilt.»**

---

* In diese Richtung argumentiert Peter Kramer in *Glück auf Rezept*.

** Ängste, nervöse Störungen und existenzielle Angst ziehen sich durch Percys Werk. In *Die Wiederkehr* hat es Barrett, Rechtsanwalt im Ruhestand, mit einem seltsamen Leiden zu tun, das ihn nach dem Tod seiner Frau ereilt: Niedergeschlagenheit, begleitet von einer Störung des Gleichgewichts und des Golfschwungs sowie Petit-mal-Anfällen, so die Diagnose seiner Ärzte. Will führt sein neurotisches Leiden auf die Absurdität der Welt zurück, doch ein Arzt spricht von der «Möglichkeit einer geringfügigen Blutung oder eines Gefäßkrampfs in der Nähe des limbischen Systems». Ist Wills Traurigkeit ein Sinnproblem? Oder eine Marotte der Biologie?
Im Verlauf des Romans verschlimmert sich Wills Krankheit; immer häufiger verliert er das Bewusstsein, und er wird von einer tiefen religiösen Sehnsucht erfasst. Seine Familie liefert ihn schließlich in eine Klinik ein, in der ein Arzt das Hausmann-Syndrom diagnostiziert,

eine (von Percy erfundene) Krankheit, deren Symptome Krampfanfälle sein können, aber auch «unter anderem Depressionen, Fuguen [Poriomanie: zwanghaftes unvermitteltes Weglaufen], gewisse Wahnvorstellungen und sexuelle Probleme …, die von Impotenz zu Satyriasis wechseln können, außerdem Hypertonie und etwas, das er [Dr. Hausmann] *wahnsinnige Sehnsucht* nannte». Die Krankheit wird, wie Wills Ärzte erläutern, durch eine schlichte Veränderung des pH-Wertes ausgelöst und mit einem einfachen Medikament behandelt, einem Wasserstoffion, dem «einzelnen Kern eines Protons». Will wird in ein Pflegeheim überstellt, in dem sein pH-Wert alle paar Stunden überprüft werden kann. «Bemerkenswert, finden Sie nicht auch», sagt sein Arzt, «dass ein paar Protonen weniger oder mehr derart komplizierte Gemütszustände hervorzurufen vermögen. Cithium, das einfachste Metall, bekämpft Depression, Wasserstoff, das einfachste Atom, bekämpft *wahnsinnige Sehnsucht*!» Will verbringt sein weiteres Leben als geheilter Mann im Pflegeheim. «Wie seltsam, dass einen Wasserstoff retten, erlösen und verwandeln konnte! Ein Proton, einfach wie ein Billardball! Lief letzten Endes doch alles auf Chemie hinaus? Hatte er … bloß deshalb in einem Anfall von Sehnsucht … mit der Faust auf den Sand gehämmert, weil sein pH-Wert auf 7,6 gestiegen war?»

Mit dem Roman *Die Wiederkehr*, den Percy Ende der 1970er Jahre verfasste, als die «Katecholamin-Hypothese affektiver Störungen» und die «Noradrenalin-Hypothese der Depression» Fuß fassten, verspottet er die Überheblichkeit der verkürzten biologischen Darstellung. Das Zurückführen von Wills Menschlichkeit – nicht nur seine Depression, sondern auch seine Vorstellungen und Sehnsüchte – auf Wasserstoffmoleküle spiegelt eine moderne Psychopharmakologie wider, die in Percys Augen die Entfremdung pathologisiert.

Sieben Jahre später, kurz bevor Prozac (Fluoxetin) in den USA auf den Markt kam, veröffentlichte Percy eine noch unverblümtere Kritik am biologischen Materialismus. In *Das Thanatos-Syndrom* lässt er den Psychiater Thomas More wieder auftreten, eine Figur aus seinem früheren Roman *Liebe in Ruinen*. Dr. More, der wegen des illegalen Verkaufs des Benzodiazepins Dalmane (Flurazepam) in Fernfahrerkneipen im Gefängnis saß, kehrt nach seiner Haftentlassung in seine Heimatstadt Feliciana, Louisiana, zurück. Dort muss er feststellen, dass sich die Menschen recht merkwürdig verhalten. Die Frauen der Stadt haben die Neigung entwickelt, sich zum Geschlechtsverkehr von hinten anzubieten. Seine eigene Frau hat neben dieser Vorliebe eine roboterhafte Begabung für das Bridgespiel entwickelt, die sie auf landesweiten Turnieren in die oberste Riege befördert hat. More beobachtet, dass ängstliche Frauen Gewicht und Befangenheit verloren, dafür aber Mut, sexuelle Begierde und Gefühlsintensität gewonnen haben. Die «alten Schrecken, Sorgen, Wutgefühle wurden … wie die Schlangenhaut des letzten Jahres abgestreift, und an deren Stelle ist eine sanfte liebevolle Leere getreten, eine Art von unkonzentrierter, animalischer guter Laune».

Es stellt sich heraus, dass arrogante Vertreter der Lokalprominenz, darunter der Direktor der Qualitarianer, einer Bundesbehörde zur Euthanasieüberwachung, schweres Natrium ins Trinkwasser mischen, angeblich im Sinne des Gemeinwohls. Schweres Natrium macht die Menschen gelassener, weniger befangen und zufriedener. Das ist nicht unbedingt etwas Gutes, denn mit dem Verlust ihrer Angst und Befangenheit büßen die Bürger von Feliciana auch ihre Menschlichkeit ein. Die Frauen der Stadt haben unter dem Einfluss des schweren Natriums »keine Schmerzen, sie quälen sich nicht mit derselben alten bohrenden Sache ab, aber es fehlt etwas, nicht lediglich die alten Ängste, sondern … ein Bewusstsein ihres – ihres was? Ihres Selbst?» Dr. More ist skeptisch, doch die Befürworter des schweren Natriums erklären ihm ihre Sichtweise. «Tom, wir können es sehen!», ereifert sich einer. «Auf einem PET-Scaner! Wir können sehen, wie der Glukose-Metabolismus des limbischen Systems in

Häufig bezieht sich Percy in seinen Werken auf Kierkegaard, dem zufolge es schlimmer ist als Verzweiflung, wenn man verzweifelt ist und es nicht merkt – wenn man Angst hat, sein Leben aber völlig darauf ausrichtet, sie nicht zu erfahren. In «The Coming Crisis of Psychiatry» schreibt Percy: «Wir wissen alle sehr genau, dass der Mensch, der sein Leben als Konsument verbringt, als Sexualpartner, als ‹fremdbestimmter› Manager, der Langeweile und Angst meidet, indem er Tonnen von Zeitungen konsumiert, Meilen von Filmband, Jahre an Zeit, dass solch ein Mensch sein Schicksal als menschliches Wesen gewissermaßen verraten hat.»

Wenn angstmindernde Medikamente die Angst verstummen lassen, uns taub für sie machen – wenn sie dafür sorgen, dass wir verzweifelt sind, ohne es zu merken –, stumpft das gleichsam die Seele ab? Percy scheint es so zu sehen.

Ich kann diese Gedanken teilen und mir den philosophischen Standpunkt Walker Percys und Søren Kierkegaards zu eigen machen. Aber ist das besonders glaubhaft? Immerhin nehme ich im dreißigsten Jahr Psychopharmaka ein, und während ich dies schreibe, fließen durch meinen Blutkreislauf Citalopram, Alprazolam und womöglich auch noch etwas von dem Clonazepam, das ich gestern Abend eingenommen habe – das Serotonin- und das GABA-System sind angekurbelt, das Glutamat ist gehemmt. Ich stimme mit Peter Breggin überein, dass Medikamente Gift sind, und mit Walker Percy, dass sie der Seele schaden. Aber ist es nicht schrecklich unglaubwürdig, wenn ausgerechnet ich diese Gedanken referiere?

Dasselbe könnte man allerdings auch über Walker Percy sagen, der gegen seine chronische Schlaflosigkeit Tabletten nahm. (Und das

Aufruhr gerät und dann vom Kortex ausgeschaltet wird. Wir können sehen, wie der Locus ceruleus und der Hypothalamus beispringen, wie die Libido zunimmt – gesunde heterosexuelle Libido – und die Depression abnimmt – das können wir sehen!» Percy nimmt auch hier die Arroganz der biologischen Psychiatrie aufs Korn und warnt davor, dass mit der medikamentösen Beseitigung von Schuldgefühlen, Angst, Befangenheit und Melancholie auch die Seele medikamentös beseitigt wird.

aus gutem Grund: Die erbarmungslose Schlaflosigkeit hatte einen großen Anteil am Selbstmord seines Vaters gehabt.) Psychopharmaka wirken – bei manchen Menschen, in manchen Situationen, manchmal. Dem Schizophrenen die chemische Abhilfe für seine psychotischen Wahnvorstellungen zu versagen, der bipolaren Patientin die pharmakologische Linderung ihrer selbstgefährdenden Manien und erdrückenden Depressionen vorzuenthalten oder, ja auch das, dem von Panik gebeutelten und ans Haus gefesselten Menschen den medizinischen Schutz vor der Angst nicht zu gewähren wäre grausam. Ich finde, man kann den Behauptungen der Pharmaindustrie skeptisch gegenüberstehen, kann sich Gedanken machen über die Zukunft einer Gesellschaft, die so ausgiebig Psychopharmaka konsumiert, kann den existenziellen Tauschhandel zur Kenntnis nehmen, der mit der Einnahme von Psychopharmaka einhergeht – und muss trotzdem den wohlüberlegten Einsatz dieser Medikamente nicht kategorisch ablehnen.

Andererseits würde ich gut daran tun, auf Percy wie auf Edward Drummond, Peter Breggin und andere Pharmakritiker zu hören, denn es ist doch recht paradox, was ich alles einnehmen musste, um diesen Abschnitt über Psychopharmaka überhaupt zu schreiben. Um meine Angst in den Griff zu bekommen, erhöhte ich meine Citalopram-Dosis, wurde abhängig von Alprazolam und Clonazepam und konsumiere Alkohol in aberwitzigen Mengen. Nach vierzig Jahren ohne eine einzige Zigarette (als ich meine Großmutter, damals über sechzig, dazu überredete, mit dem Rauchen aufzuhören, versprach ich ihr, dass ich nie damit anfangen würde), zündete ich mir mit einundvierzig meine erste an. Vierzig Jahre lang hatte ich aus lauter Angst vor Freizeitdrogen nicht einen Zug Marihuana und auch sonst nichts genommen, was mir nicht verschrieben worden war (wahrscheinlich ein Beleg dafür, dass meine angeborene Vorsicht ein Ausdruck der evolutionären Anpassung ist), doch dann suchte ich in meiner Verzweiflung (und nach der Lektüre von Freuds Lobeshymnen) Zuflucht beim Kokain und auch bei Amphetaminen. Oft stärkte ich mich am Abend mit Koffein und Nikotin, die mir aus meiner Erstarrung und

Hoffnungslosigkeit helfen sollten, schoss aber über das Ziel hinaus und endete als schlotterndes Bündel Angst. Mit rasenden Gedanken und zitternden Händen nahm ich eine Dosis Clonazepam und eventuell noch Alprazolam und ließ den Abend mit einem Scotch (und noch einem und noch einem) ausklingen, um wieder zur Ruhe zu kommen. Das ist nicht gesund.

Etwas konstruktiver waren meine Versuche, bei Kierkegaard und Walker Percy Rückhalt und Trost zu finden, und ich habe auch Yoga, Akupunktur und Meditation ausprobiert. Gern würde ich meinen «inneren Medizinschrank» aufschließen, diesen Hort der gesunden natürlichen Hormone und Neurotransmitter, der sich, wie pharmakritische New-Age-Heiler behaupten, mittels Meditation, Biofeedback und einer besseren «inneren Balance» aktivieren lässt – doch trotz intensiver Bemühungen bin ich bis heute auf der Suche nach dem Schlüssel.

# Teil IV

# Umwelt und Veranlagung

# Kapitel 8
# Trennungsangst

*Die große Quelle der kindlichen Angst ist die Einsamkeit.*

William James, *The Principles of Psychology* (1890)

Wann begann meine Angst?

War es, als ich als Kleinkind Tobsuchtsanfälle bekam, schrie wie am Spieß und mit dem Kopf auf den Boden schlug?

Meine Eltern beschäftigte damals eine Reihe von Fragen: Äußerte sich in meinem Verhalten das Trotzalter, stark ausgeprägt zwar, aber doch typisch, oder war es nicht mehr als normal zu bezeichnen? Wie unterscheidet sich kindliche Trennungsangst als normale Entwicklungsphase von Trennungsangst als klinischer oder vorklinischer Erkrankung? Wo verläuft die Grenze zwischen Gehemmtheit als Persönlichkeitsmerkmal und Gehemmtheit als pathologischem Symptom, das beispielsweise auf eine beginnende soziale Angststörung hindeutet?

Da meine Mutter in Hinblick auf meine Tobsuchtsanfälle in Dr. Benjamin Spocks Ratgeber *Säuglings- und Kinderpflege* keine Hilfe fand, brachte sie mich zum Kinderarzt, dem sie mein Verhalten schilderte. «Normal», lautete sein Urteil, und sein Ratschlag entsprach der in den frühen 1970er Jahren üblichen Laisser-faire-Erziehung: Meine Mutter solle mich meine Gefühle «hinausschreien» lassen. Also sahen meine Eltern verzweifelt zu, wenn ich, manchmal stundenlang, kreischend und tobend den Kopf auf den Boden schlug.

Und was sollten sie anschließend von der extremen Schüchternheit halten, die ich im Alter von drei Jahren an den Tag legte? Als meine Mutter mich zum ersten Mal in den Kindergarten brachte, konnte sie nicht gehen (oder sie wollte nicht – Trennungsangst geht bei Kindern und Eltern in beide Richtungen), weil ich mich wimmernd an ihr Bein klammerte. Doch Trennungsangst liegt bei einem Dreijährigen im Verhaltensspektrum der normalen Entwicklung, und bald konnte ich drei Vormittage in der Woche allein im Kindergarten bleiben. Zwar zeigte ich deutliche Anzeichen eines «gehemmten Temperaments» – ich war schüchtern und introvertiert, zog mich aus ungewohnten Situationen zurück (Laboruntersuchungen hätten wahrscheinlich eine ausgeprägte Schreckreaktion und einen hohen Cortisolspiegel im Blut ergeben) –, die jedoch nicht zwingend auf eine beginnende Psychopathologie hindeuteten.

Heute ist unschwer zu erkennen, dass mein gehemmtes Verhalten als Kleinkind ein Vorbote meiner späteren Neurose war, doch das geht nur, wenn man meine Angst im Rückblick unter Entwicklungsgesichtspunkten betrachtet.

Im Alter von sechs Jahren, als ich in der ersten Klasse war, setzten zwei neue Probleme ein. Das erste war eine verstärkte Wiederkehr meiner Trennungsangst (dazu gleich mehr). Das zweite war der Beginn meiner Emetophobie, der Angst vor dem Erbrechen, meine erste, heftigste und hartnäckigste spezifische Phobie.

Der Datensammlung der Harvard Medical School zufolge meldet sich bei 85 Prozent der Erwachsenen mit Angststörungen als erstes Symptom eine spezifische Phobie, die sich schon in der Kindheit entwickelt. Diese Daten, die auf Gesprächen mit einer Viertelmillion Menschen rund um den Erdball basieren, belegen auch, dass sich frühe Angsterfahrungen oft verschlimmern und ausbreiten. Ein Mädchen, das im Alter von sechs Jahren eine spezifische Phobie entwickelt, sagen wir, vor Hunden, bildet im Teenageralter auch eher eine soziale Phobie aus; dieses Mädchen hat gegenüber dem Kind ohne Hundephobie eine 2,2-fach erhöhte Wahrscheinlichkeit, als Erwachsene an einer Major Depression zu erkranken.

«Angststörungen», so Ron Kessler, Leiter der Harvard-Studie, «weisen im Verlauf der Zeit häufig Komorbiditäten auf: Das Einsetzen der ersten Störung prädiziert stark das der zweiten, das wiederum das Einsetzen einer dritten Störung prädiziert und so weiter.» («Komorbidität» ist der medizinische Begriff für das gleichzeitige Auftreten zweier chronischer Erkrankungen bei einem Patienten; Angst und Depression sind häufig komorbid, das heißt, wenn eines von beiden auftritt, so kündigt es das andere oft an oder «prädiziert» es.) «Die Angst vor Hunden im Alter von fünf oder zehn Jahren spielt eine große Rolle, nicht so sehr, weil die Angst vor Hunden die Lebensqualität einschränkt», so Kessler. «Die Angst vor Hunden ist wichtig, weil sie die Wahrscheinlichkeit *vervierfacht*, dass die Betroffene mit fünfundzwanzig eine depressive, drogenabhängige, alleinerziehende Schulabbrecherin ist.»*

Wie die Kindheitsphobie und die psychischen Erkrankungen des Erwachsenen genau zusammenhängen, ist zwar nicht endgültig geklärt, wohl aber, dass es Zusammenhänge gibt; deshalb betont Kessler auch, wie wichtig die frühe Diagnose und Behandlung sind. «Falls sich herausstellt, dass die Hundephobie die psychische Erkrankung des Erwachsenen verursacht, könnte die erfolgreiche Behandlung phobischer Kinder das spätere Auftreten einer Depression um 30 bis 50 Pro-

---

* Die starke prädiktive Beziehung zwischen einer Angst vor Hunden in der Kindheit und einer Störung im Erwachsenenalter könnte bedeuten, dass eine Hundephobie eine spätere soziale Phobie, Depression oder Drogenabhängigkeit *bedingt*. Es könnte aber auch so sein, dass die Angst vor Hunden in der Kindheit und die Depression beim Erwachsenen von denselben Umweltfaktoren herbeigeführt werden – sagen wir, der Kindheit in einem ärmlichen Stadtviertel, in dem gefährliche Pitbulls eine echte Gefahr darstellen und ein frühes Trauma oder ein entbehrungsvolles Leben die neuronalen Grundlagen für eine spätere Depression legen kann. Oder es könnte so sein, dass die Angst vor Hunden und die Depression oder Drogenabhängigkeit im Erwachsenenalter verschiedene Verhaltensmarker einer genetischen Veranlagung sind, das heißt, die genetische Codierung, die das Mädchen anfällig macht für eine Hundephobie, könnte die Frau später anfällig machen für eine Depression. Und schließlich könnte die Angst vor Hunden in der Kindheit auch *dasselbe* sein wie die Panikstörung oder Depression beim Erwachsenen, das heißt, die Kindheitsphobie und die Erwachsenendepression sind womöglich dieselbe Krankheit, die sich im Verlauf des Lebens in mehreren Entwicklungsstufen entfaltet und in jedem Stadium andere Symptome aufweist. Wie schon gesagt, treten spezifische Phobien meistens schon in der Kindheit auf – die Hälfte aller Menschen, die in ihrem Leben jemals eine Phobie entwickeln, tut dies im Alter zwischen sechs und sechzehn Jahren; die Hundephobie wäre dann einfach das erste Symptom einer umfangreicheren Störung, so wie eine Halsentzündung eine Erkältung einleitet.

zent reduzieren. Selbst wenn es nur 15 Prozent sind, ist das schon erheblich.»

Vor dem Hintergrund der Zahlen aus Kesslers Studie hatte das Fortschreiten meiner Angst etwas von einer statistischen Fatalität: von der spezifischen Phobie im Alter von sechs Jahren zur sozialen Phobie, beginnend etwa mit elf Jahren, zur Panikstörung kurz vor dem zwanzigsten Lebensjahr und der Agoraphobie und Depression im jungen Erwachsenenalter. Meine Pathogenese, die Entwicklung meiner Krankheit, verlief geradezu lehrbuchmäßig.

*Nur wenige Fälle der kindlichen Angstäußerung sind uns verständlich; an diese werden wir uns halten müssen. So, wenn das Kind allein, in der Dunkelheit, ist und wenn es eine fremde Person an Stelle der ihm vertrauten (der Mutter) findet. Diese drei Fälle reduzieren sich auf eine einzige Bedingung, das Vermissen der geliebten (ersehnten) Person. Von da an ist aber der Weg zum Verständnis der Angst und zur Vereinigung der Widersprüche, die sich an sie zu knüpfen scheinen, frei.*

Sigmund Freud, *Hemmung, Symptom und Angst* (1926)

Als ich sechs Jahre alt war, nahm meine Mutter ein juristisches Abendstudium auf. Mein Vater sagt, er habe sie dazu ermutigt, weil die Mutter meiner Mutter als Hausfrau ohne berufliche Perspektiven depressiv und alkoholkrank geworden war. Meine Mutter dagegen sagt, sie habe das Jurastudium gegen den Willen meines Vaters begonnen; außerdem sei ihre Mutter weder depressiv noch alkoholkrank gewesen. (Meine Mutter ist in diesem Punkt wahrscheinlich die verlässlichere Quelle, doch wenn man mich fragt, roch meine Großmutter, die ich sehr liebte, doch ziemlich oft nach Gin.)

Mit dem Beginn ihres Abendstudiums kehrte auch meine Trennungsangst mit voller Wucht zurück. In der ersten Klasse wurde ich in einer Fahrgemeinschaft nach Hause gebracht, wo mich eine der zahlreichen Babysitterinnen aus der Nachbarschaft begrüßte. Obwohl die Babysitter alle sehr nett waren, endete ich so gut wie jeden Abend in meinem Zimmer, wo ich, endlos auf und ab wandernd, verzweifelt auf die Rückkehr meines Vaters wartete. Etwa vier Jahre lang ohne Pause und weitere zehn Jahre mit Unterbrechungen war ich der festen Überzeugung, dass meine Eltern nicht zurückkommen würden – dass sie mich verlassen hatten oder gestorben waren und mich zum Waisenkind gemacht hatten, eine Vorstellung, die eine unerträgliche Angst in mir auslöste.

Obwohl mir jeden Abend aufs Neue bewiesen wurde, dass meine Eltern doch nach Hause kamen, ließ ich mich dadurch nicht beruhigen. *Diesmal kommen sie wirklich nicht zurück,* dachte ich am nächsten Abend verzweifelt. Also tigerte ich im Zimmer auf und ab, kniete mich auf den Heizkörper, spähte aus dem Fenster und horchte verzweifelt auf das Schnurren des väterlichen Volkswagens. Da er normalerweise spätestens um achtzehn Uhr dreißig nach Hause kam, setzte für mich, sobald der Zeiger auf achtzehn Uhr fünfzehn sprang, mein abendlicher Anfall von Angst und Verzweiflung ein.

Ich kniete auf dem Heizkörper, die Nase an der Fensterscheibe platt gedrückt, und beschwor seine Rückkehr, führte sie mir innerlich vor Augen: Der VW biegt von der Common Street in die Clark Street ab, fährt den Hügel hinauf, dann links in die Clover und anschließend rechts in unsere Straße, die Blake Street – und den Blick fest auf die Straße gerichtet, lauschte ich auf das Brummen des Motors. Aber … nichts. Ich starrte die Uhr an der Wand an, und mit jeder Sekunde, die sie tickte, stieg meine Aufregung. Stellen Sie sich vor, man hat Ihnen soeben mitgeteilt, dass ein geliebter Mensch bei einem Autounfall ums Leben gekommen ist. Mir bescherte jeder Abend fünfzehn bis dreißig Minuten, in denen ich genau das erwartete: eine halbe Stunde schrecklicher Qual, in der ich felsenfest daran glaubte, dass meine Eltern tot waren oder mich verlassen hatten – und das, obwohl die Babysitterin mit meiner Schwester unten unbeschwert Brettspiele machte. Dann, endlich, meist gegen halb sieben, spätestens um sieben, schnurrte der VW auf unser Haus zu und bog in die Einfahrt ein, und eine von Erleichterung getragene Euphorie durchflutete mich: *Er ist zu Hause! Er lebt! Er hat mich nicht verlassen!*

Und am nächsten Abend durchlebte ich die Tortur erneut.

An den Wochenenden, wenn meine Eltern miteinander ausgingen, war es am schlimmsten. Der Befürchtung, verlassen zu werden, mangelte es an jeder vernünftigen Grundlage, und meist glaubte ich auch, die beiden seien bei einem Autounfall ums Leben gekommen. Manchmal war ich aber auch sicher, dass sie einfach weggegangen waren, weil sie mich nicht mehr liebten oder weil sie in Wahrheit gar nicht meine Eltern waren. (So hielt ich sie unter anderem für Außerirdische oder Roboter, oder ich verdächtigte meine Schwester, in Wahrheit zwergwüchsig zu sein und den Part des fünfjährigen Mädchens nur zu spielen, damit ihre Kollegen, meine Eltern, alle möglichen Experimente mit mir durchführen konnten, ehe sie mich verließen.)

Meine Mutter, die mehr Verständnis für meine Angst aufbrachte als mein Vater, wusste, dass ich mir schon lange vor der vereinbarten Rückkehr Sorgen machte. Wenn die beiden weggingen und ich wie immer fragte: «Wann kommt ihr spätestens zurück?», schob sie daher die geplante Rückkehr immer fünfzehn oder zwanzig Minuten nach hinten. Doch ich bekam dieses Spiel schnell spitz, rechnete die zusätzliche Zeit mit ein und begann schon eine Dreiviertel- oder eine Stunde davor, im Zimmer auf und ab zu tigern. Meine Mutter, der das nicht entging, setzte daraufhin die Rückkehr noch später an, was ich wiederum durchschaute – und so entwickelte sich eine Art Rüstungswettlauf um den Zeitpunkt ihrer Heimkehr. Weil irgendwann jede Angabe, die sie machte, für mich ohne jede Bedeutung war, setzte die Angst schon in dem Moment ein, in dem meine Eltern das Haus verließen.

Auch wenn ich es nicht gern zugebe: Diese Angst verfolgte mich jahrelang jedes Wochenende. Oft rief ich bei Freunden meiner Eltern an, deren Party sie besuchten (oder zwang meine Schwester anzurufen), um mich zu vergewissern, dass sie noch lebten. Mehr als einmal riss ich die Nachbarn aus dem Schlaf (bei einer Gelegenheit auch den Priester der Episkopalkirche um die Ecke), indem ich spätabends gegen ihre Tür hämmerte und klagte, meine Eltern seien noch nicht zu

Hause, und bestimmt seien sie tot, und ob sie bitte die Polizei rufen könnten. Als ich sechs war, war meinen Eltern das peinlich. Als ich dreizehn war, war es nur noch demütigend.

Im Alter von zwölf Jahren empfand ich es bereits als Tortur, nachts allein in meinem Zimmer zu sein – nur eine Tür vom Schlafzimmer meiner Eltern, nicht einmal fünf Meter von ihnen entfernt. «Versprichst du mir, dass nichts passiert?», fragte ich meine Mutter, wenn sie mir Gute Nacht sagte. Da sich meine Emetophobie damals zuspitzte, fürchtete ich, ich würde mich beim Aufwachen übergeben, und war daher beim Zubettgehen ängstlich und unruhig. Als es mir eines Abends wieder einmal so erging, sagte ich zu meiner Mutter: «Mir ist nicht gut. Kannst du heute Abend *besonders* gut aufpassen?» Sie versprach es. Ein paar Abende später muss ich noch nervöser gewesen sein als sonst, denn ich sagte: «Kannst du heute bitte ganz, ganz, *ganz* besonders gut aufpassen?» Ich kann mich noch an den Wortlaut erinnern, weil ich die Frage danach jeden Abend stellte. Mit der Zeit wuchs sich dieses Gespräch zu einem sonderbaren Ritual aus, das wie ein Uhrwerk immer gleich ablief, bis ich ins College ging.

«*Versprichst* du mir, dass nichts passiert?»

«Ich verspreche es dir.»

«Und wirst du ganz, ganz, ganz, ganz, *ganz* besonders gut aufpassen, dreihundertsiebenundfünfzigeinviertelmal so gut?»

«Ja.»

Jahrelang ging das so, jeden Abend, wie ein Psalm, die Betonung immer auf dem fünften «ganz».

Meine Trennungsangst zog im Grunde mein gesamtes Leben in Mitleidenschaft. Ich war als Kind ein ziemlich guter Sportler, aber mein erstes Basketballtraining als Sechsjähriger endete damit, dass ich heulend auf der Bank saß, neben mir ein freundlicher, aber ratloser Trainer. (Ich ging nie wieder hin.)

Meine erste Schwimmstunde mit sieben: Ich weigerte mich schluchzend, mit den anderen Kindern ins Wasser zu gehen.

Mein erstes Fußballtraining mit acht: Ich stand mit der Kinderfrau, die mich gebracht hatte, an der Seitenlinie und widersetzte mich schniefend den freundlichen Aufforderungen, mit den anderen Jungs zu trainieren.

Mein erster Tagesausflug mit fünf: Ich saß schon morgens flennend neben meinem Schrankfach und jammerte, dass ich meine Mami vermisste und nach Hause wolle.

Der erste (und einzige) Abend im Freizeitlager mit sieben: Ich saß heulend in einer Ecke, umringt von einer Schar hilfloser Betreuer, die mich ohne jeden Erfolg zu trösten versuchten.

Die Fahrt ins College mit meinen Eltern: Ich sitze, in Tränen aufgelöst, auf der Rückbank, verzehrt von vorweggenommenem Heimweh und der panischen Angst, dass meine Eltern mich womöglich nicht mehr lieb haben, wenn ich aufs College gehe – das gerade einmal fünf Kilometer vom Haus meiner Eltern entfernt ist.

Warum war ich mir der Liebe meiner Eltern nie sicher? Warum fand ich Dinge, die für andere Kinder selbstverständlich waren, so schwierig? Welches existenzielle Bedürfnis steckte hinter dem allabendlichen Frage-und-Antwort-Spiel mit meiner Mutter?

*Die Angst erscheint so als Reaktion auf das Vermissen des Objekts, und es drängen sich uns die Analogien auf, [...] dass die ursprünglichste Angst (die «Urangst» der Geburt) bei der Trennung von der Mutter entstand.*

Sigmund Freud, *Hemmung, Symptom und Angst* (1926)

Im Jahr 1905 schrieb Sigmund Freud: «Die Angst der Kinder ist ursprünglich nichts anderes als der Ausdruck dafür, dass sie die geliebte Person vermissen.» Seither befassen sich Forscher und Kliniker mit der sogenannten Trennungsangst. Über die Jahrzehnte haben Psychologen, Primatologen, Anthropologen, Endokrinologen, Ethologen und andere mehr in unterschiedlichsten Studien die große Bedeutung der frühen Mutter-Kind-Bindung für das Wohlergehen des Kindes im späteren Leben nachgewiesen. Diese Mutter-Kind-Bindung wird schon in dem Moment geknüpft, in dem der Säugling zur Welt kommt – mit dem «Trauma der Geburt», so die Formulierung des frühen Freud-An-hängers und Psychoanalytikers Otto Rank –, wenn nicht gar früher. Erfahrungen im Mutterleib und im Säuglingsalter können sich massiv und über Jahrzehnte auf das Wohlbefinden eines Kindes auswirken und neuesten Forschungen zufolge sogar auf nachfolgende Genera-tionen übergehen.

Doch trotz seiner Erkenntnisse zum Einfluss früher Kindheits-erfahrungen auf die spätere emotionale Gesundheit eines Menschen war Freud den längsten Teil seiner beruflichen Laufbahn merkwürdig blind dafür, wie sich die frühe Eltern-Kind-Beziehung auf die mensch-liche Psyche auswirkt, besonders die eigene.

Viele Jahre lang litt Freud unter einer lähmenden Angst vor Zug-reisen. Die Eisenbahnphobie äußerte sich nach eigener Darstellung erstmals im Jahr 1859, als er drei Jahre alt war. Der Bankrott des väter-lichen Wollhandels hatte die Freuds gezwungen, von der kleinen österreichisch-ungarischen Stadt Freiberg in Mähren (heute Příbor) zunächst nach Leipzig und später nach Wien zu übersiedeln. Als der Zug auf der Fahrt von Freiberg nach Leipzig in Breslau haltmachte, war der kleine Sigmund von Entsetzen geschüttelt, denn die Gaslam-pen, die den Bahnhof hell erleuchteten, «haben mich an brennende Geister in der Hölle gemahnt». Am Bahnsteig hatte er schreckliche Angst, dass der Zug ohne ihn losfahren, seine Eltern mitnehmen und ihn allein zurücklassen könnte. Noch Jahre später lösten Eisenbahn-reisen Angstattacken in ihm aus.

Freuds Leben wurde von seiner Eisenbahnphobie stark einge-schränkt. So konnte er seiner langjährigen «Romsehnsucht», wie er es nannte, nicht nachgeben. Musste er mit seiner Familie eine Zugreise unternehmen, buchte er ein von Frau und Kindern getrenntes Abteil, weil er sich seiner Angstanfälle schämte. Zwanghaft fuhr er schon Stunden vor der Abfahrt zum Bahnhof, weil er noch die intensive Furcht des Dreijährigen in sich trug, zurückgelassen zu werden.

Ein moderner Therapeut würde Freuds Reisephobie wohl seinen kindlichen Ängsten vor dem Verlassenwerden zuschreiben. Nicht so Freud. Seinem Freund Wilhelm Fließ schrieb er 1897, seiner Ansicht nach rühre seine Angst daher, dass er (diesmal auf der Fahrt von Leipzig nach Wien) seine Mutter nackt im Zugabteil gesehen habe. Dass dies zu einer Zeit geschehen sei, als seine «Libido gegen *matrem*» erwachte, müsse ihn sexuell erregt haben, mutmaßte Freud. Da er schon als Kleinkind gewusst haben müsse, dass solch ein inzestuöses Verlangen ein Tabu sei, habe er es verdrängt. Diese Verdrängung, so Freuds Theorie, habe eine Angst nach sich gezogen, die er neurotisch auf eine Angst vor Zügen übertrug. «Meine Reiseangst hast Du noch selbst in Blüte gesehen», ruft er Fließ in Erinnerung.

Interessanterweise konnte sich Freud gar nicht daran erinnern, seine Mutter nackt im Zug gesehen zu haben, sondern er nahm nur an, dass es so gewesen war und er das Bild anschließend ins Unterbewusstsein verschoben hatte. Von dieser (sehr konstruierten) Annahme ausgehend, verallgemeinerte er, dass alle Eisenbahnphobien von einem verdrängten sexuellen Verlangen herrührten und dass Menschen, die «zu Angstanfällen auf der Fahrt neigen», sich in Wahrheit «durch *Eisenbahnangst* vor der Wiederholung der peinlichen Erfahrung schützen». Auf der Grundlage dieser (sehr wahrscheinlich eingebildeten) Erfahrung entwickelte Freud über die Jahre sein Konzept vom Ödipuskomplex, der «ein allgemeines Ereignis früher Kindheit» sei. Den Ödipuskomplex machte er schließlich zum Zentrum seiner psychoanalytischen Theorie der Neurose.*

War meine Trennungsangst als Junge, waren meine anhaltenden Ängste und Abhängigkeitsprobleme als Erwachsener auf meine verdrängten sexuellen Gelüste gegenüber meiner Mutter zurückzuführen? Ich habe es jedenfalls nie so empfunden. Natürlich empfindet man es nicht so, würde Freud dagegenhalten: Das ist ja genau der Punkt, dass solche Gefühle ins Unterbewusste verdrängt und in Angst umgewandelt werden – vor Eisenbahnen, Höhe, Schlangen oder was

---

* Nach Freud ist die größte Angst des Jungen, dass sein Vater ihn kastriert, um ihn dafür zu bestrafen, dass er seine Mutter sexuell begehrt; die größte Angst des Mädchens entsteht aus ihrem Penisneid. Wie Freud an seinen Freund Wilhelm Fließ schrieb, leitete er dieses Konzept überwiegend aus seiner eigenen Erinnerung an «die Verliebtheit in die Mutter und die Eifersucht gegen den Vater» ab.

auch immer. Und zu Freuds Verteidigung muss ich Folgendes sagen: Meine erste große Liebe in der fünften Klasse hieß Anne; meine erste Freundin nach dem College, mit der ich drei Jahre zusammen war, hieß Ann; das Mädchen, mit dem ich unmittelbar nach Ann fast zwei Jahre befreundet war, hieß Anna; die Frau, derentwegen ich Anna verließ, hieß Anne. Und der Vorname meiner Frau lautet Sus*anna*. Der Name meiner Mutter? Anne natürlich. Immerhin könne ich schon mal keine Namen verwechseln, wenn ich immer mit einer Ann, Anne oder Anna zusammen sei, erklärte ich oft scherzhaft. Doch nach Freud hätte durchaus die Gefahr bestanden, dass ich sie versehentlich Mom nannte, da ich hinter all diesen Anns, Annes und Annas meine Mutter suchte. Schon fast schicksalhaft mutet diese ödipale Neigung an, wenn man berücksichtigt, dass meine Großmutter väterlicherseits auch Anne hieß – was bedeutet, dass schon mein Vater eine Frau heiratete, die den Namen seiner Mutter trug.

Aber für die Beziehung zwischen Freuds frühen Kindheitserfahrungen und seiner lebenslangen Angst und Eisenbahnphobie gibt es natürlich auch eine weniger sexuell ausgerichtete Erklärung.

Freuds erste Lebensjahre waren geprägt von Verlusten und der unzuverlässigen Zuwendung durch seine Mutter Amalia. Kurz nach seiner Geburt im Jahr 1856 wurde Amalia wieder schwanger und brachte einen Sohn zur Welt, Julius. Weniger als ein Jahr später starb Julius an einer Magen-Darm-Infektion. Da die Familie Freud um diese Zeit in einer Einzimmerwohnung lebte, bekam der zweijährige Sigmund den Tod seines Bruders und die Trauer seiner Eltern wahrscheinlich unmittelbar mit. Einige von Freuds Biografen vermuten, dass Amalia nach Julius' Tod in einer Depression versank und daher für den kleinen Sigmund fern und unerreichbar war. (Eine Depression der Mutter kann bei Kleinkindern eine Depression im späteren Leben prädizieren.) Da seine Mutter emotional nicht zur Verfügung stand, wandte sich das Kind einer anderen Mutterfigur zu, der Kinderfrau, einer katholischen Tschechin, die sich in den ersten Jahren seines Lebens um ihn kümmerte. Doch sie wurde wenig später beim Stehlen erwischt und ins Gefängnis gesteckt. Er sah sie nie wieder.

Die logische Folgerung wäre doch, dass Freuds Eisenbahnphobie eine Folge der Verlustangst war, die auf die Ereignisse in seiner Kindheit zurückzuführen ist: den Tod des Bruders, die emotionale Ferne der Mutter und das plötzliche Verschwinden seiner wichtigsten Bezugsperson. Freud aber war völlig auf sexuelle Erklärungen für die Angst und den Ödipuskomplex fixiert. Wer wie Alfred Adler, Carl Jung und Otto Rank deren Bedeutung infrage stellte, den verbannte er aus seinem Umfeld.

> *Der Freud'sche Satz, dass jeder Angstaffekt im Grunde auf die physiologische Geburtsangst [...] zurückgehe, soll uns [...] als Leitlinie dienen.*
>
> Otto Rank, *Das Trauma der Geburt* (1924)

Später, als sich Freud bei den Ursachen für Angst von der verdrängten Libido den innerpsychischen Konflikten zuwandte, ging er auf den Zusammenhang zwischen Eltern-Kind-Beziehungen – «Objektbeziehungen» in der psychoanalytischen Fachsprache – und Angst stärker ein.

Den letzten Änderungen seiner Angsttheorie ging Freuds Ablehnung eines Buches voraus, das sein ergebenster Gefolgsmann verfasst hatte. Otto Rank, Sekretär der Wiener Psychoanalytischen Vereinigung, hatte sein 1924 erschienenes Werk *Das Trauma der Geburt* als Tribut an seinen Mentor verfasst. (Das Buch ist Freud gewidmet, «dem Erforscher des Unbewussten, Schöpfer der Psychoanalyse»). Ranks ausführlicher Darstellung zufolge ist die Geburt, und zwar sowohl der körperliche Akt, das Durchqueren des Gebärmutterkanals, als auch die psychische Dimension, die Trennung von der Mutter, dermaßen traumatisch, dass die Erfahrung zur Schablone für alle künftigen Angsterfahrungen wird. Mit dieser Behauptung bezieht sich Rank durchaus auf Freud. «Der Geburtsakt ist übrigens das erste Angsterlebnis und somit Quelle und Vorbild des Angstaffekts», hatte Freud in einer Fußnote zu seiner zweiten Auflage von *Die Traumdeutung* 1908 geschrieben, eine Aussage, die er in einer Rede vor der Wiener Psychoanalytischen Gesellschaft im folgenden Jahr wiederholte.*

Doch Rank interpretierte Freuds Aussagen in *Das Trauma der Geburt* mit einem solch extravaganten Elan, dass Freud, der durchaus selbst zu extravaganten Interpretationen neigte, befremdet reagierte und ein ganzes Kapitel von *Symptom, Hemmung und Angst* Ranks Widerlegung widmete.** Ranks Argumente zwangen ihn jedoch, sich noch einmal mit der Frage auseinanderzusetzen, welche Relevanz frühe Kindheitserfahrungen für die Angst haben. So kam es, dass er seine eigene Theorie noch einmal revidierte.

Im letzten Kapitel von *Hemmung, Symptom und Angst* widmet sich Freud kurz dem, wie er es nennt, «biologischen» Faktor; damit meint er «die lang hingezogene Hilflosigkeit und Abhängigkeit des kleinen Menschenkindes». Das Kind werde, so Freud, «unfertiger ... in die Welt geschickt» als die meisten Tiere und sei daher stärker von der Mutter abhängig als andere.***

Das Neugeborene kommt mit dem Instinkt zur Welt, dass die Mutter es versorgt und unterstützt, und lernt sehr schnell, dass die Anwesenheit der Mutter mit Sicherheit und Trost verbunden ist, ihre Abwesenheit dagegen mit Gefahr und Unbehagen. Aus dieser Beobachtung leitet Freud ab, dass die früheste menschliche Angst und

---

* Der britische Psychoanalytiker und Übersetzer der Freud'schen Werke James Strachey mutmaßte, Freud habe Anfang der 1880er Jahre im Rahmen seiner Tätigkeit als Arzt erstmals eine Verbindung zwischen Geburt und Angst hergestellt. Damals habe ihm eine Hebamme erklärt, es gebe eine lebenslange Beziehung zwischen Geburt und Ängstlichkeit.

** Rank zufolge erklärt das Geburtstrauma einfach alles, von Gebietseroberungen etwa durch Alexander den Großen («Daher strebt jede mächtige und erfolgreiche Eroberernatur letzten Endes nach dem Alleinbesitz der Mutter») über Revolutionen («die den Sturz der männlichen Herrschaft anstrebt» und zur «Mutterrückkehr [tendiert]») und Tierphobien (als «Rationalisierung für den Wunsch – durch Gefressenwerden – in den tierischen Leib der Mutter zurückzugelangen») bis hin zur Identifizierung der Kranken mit Jesus Christus («weil sie in ihm den Überwinder des Geburtstraumas erblicken konnten»). Einige von Freuds Schülern erklärten später mit einiger Berechtigung Rank für verrückt.

*** Zwar sind die meisten Tiere, wenn sie aus der Gebärmutter kommen oder aus dem Ei schlüpfen, auf die Unterstützung durch die Eltern angewiesen, jedoch sind sie im Vergleich zum Menschenkind weniger abhängig.

somit bis zu einem gewissen Grad die Quelle aller späteren Ängste eine Reaktion auf «den Objektverlust» sei, wobei das Objekt die Mutter sei. «Dies biologische Moment stellt also die ersten Gefahrsituationen her und schafft das Bedürfnis, geliebt zu werden, das den Menschen nicht mehr verlassen wird», so Freud. Die erste Angst ist die vor dem Verlust der mütterlichen Fürsorge, und später «lehrt die Erfahrung», dass der Liebesverlust «von Seiten des Objekts zur neuen, weit beständigeren Gefahr und Angstbedingung» wird.

Auf den letzten Seiten von *Hemmung, Symptom und Angst* beschreibt Freud phobische Ängste bei Erwachsenen als Überbleibsel der evolutionären Anpassung des Menschen: Phobien vor Gewittern, Tieren, Fremden, dem Alleinsein und der Dunkelheit zum Beispiel seien «die verkümmerten Reste einer kongenitalen Vorbereitung auf die Realgefahren, die bei anderen Tieren so deutlich ausgebildet ist». Der frühe Mann und die frühe Frau befanden sich in echter Todesgefahr, wenn sie allein oder im Dunkeln waren oder wenn sie von einer Schlange oder einem Löwen gebissen wurden – und erst recht, wenn sie als Kleinkinder von ihrer Mutter getrennt waren. Mit diesem Gedanken nahm Freud die Arbeit der Biologen und Naturwissenschaftler voraus, die Jahrzehnte später Phobien unter diesem Aspekt erforschten.*

Anders ausgedrückt: Freud näherte sich mit über siebzig Jahren in einem Nachtrag eines Spätwerks dem modernen wissenschaftlichen Verständnis von Angst an, das sich erst viel später entwickeln sollte. Doch da war es schon zu spät. Freuds Anhänger hatten sich auf den «Ödipuskomplex», den «Penisneid» und die «Kastrationsangst» gestürzt, befassten sich mit «Minderwertigkeitskomplexen» (Adler), dem

---

* Freud räumte der Psychoanalyse aber Interpretationsspielraum ein, indem er erklärte, Kindheitsphobien bildeten sich nur dann sehr stark aus oder hielten bis ins Erwachsenenalter an, wenn sie die äußere Furcht repräsentierten (vor Ratten, Höhe, Dunkelheit, Donner, offenen Flächen oder auch vor Mayonnaise, eine Phobie, die in der Literatur beschrieben wird), auf die innere psychische Konflikte projiziert würden. Phobien seien unter diesem Blickwinkel die symbolische Darstellung von Bedrohungen, denen das Ich durch das Es (mit seinen schamlosen Impulsen, die ins Unbewusste verdrängt werden) und durch das Über-Ich (mit seinen strengen Anforderungen an Gewissen und Moral) ausgesetzt sei.

«kollektiven Unbewussten» (Jung), «Todesinstinkten» (Melanie Klein), «oraler und analer Fixierung» (Karl Abraham) und «Phantasien» über «die gute und die böse Brust» (wieder Klein). Während das Fachgebiet in den Jahren vor und nach dem Zweiten Weltkrieg immer weiter wuchs, herrschte eine Generation lang unter Psychoanalytikern die Ansicht vor, Angst werde von aufgestauten sexuellen Trieben verursacht.

*Die hier vertretene Auffassung lautet, dass Eltern zwar eine wesentliche Rolle dabei spielen, wenn ein Kind eine erhöhte Neigung zu Furcht entwickelt, dass ihr Verhalten jedoch nicht im Sinne moralischer Verdammung, sondern als bestimmt durch ihre eigenen Erfahrungen als Kinder gesehen wird.*

John Bowlby, *Trennung: Angst und Zorn* (englische Ausgabe 1973)

Kaum jemand hat so viel zur Lösung der Rätsel rund um die Trennungsangst und zur Verankerung des Angstkonzeptes im Zentrum der modernen Psychiatrie beigetragen wie der britische Psychoanalytiker John Bowlby. Mehr als jeder andere befreite er die Psychoanalyse auch von ihrer furchtbaren theoretischen Überfrachtung. Der von der Freud-Schülerin Melanie Klein in den 1930er Jahren ausgebildete Bowlby entwickelte später die sogenannte Bindungstheorie, nach der das Angstniveau eines Menschen überwiegend von der Qualität der Beziehungen zu frühen Bindungspersonen abhängt, meist der Mutter.

Bowlby wurde 1907 als Sohn eines adligen Chirurgen geboren, der auch den König von England behandelte, ein «sehr stabiles Elternhaus», wie Bowlby später erklärte. Dennoch ist unschwer zu erkennen, dass Bowlbys klinisches und wissenschaftliches Interesse wie schon bei Freud von seiner Kindheit stark beeinflusst wurde. Dem Psychologen Robert Karen zufolge war Bowlbys Mutter eine «kalte, hartherzige und egozentrische Frau, die ihre Kinder nie lobte und ihre emotionalen Bedürfnisse offenbar völlig ignorierte». Bowlbys Vater, meist abwesend, war «ein ziemlich aufgeblasener Tyrann». Die Bowlby-

Kinder aßen getrennt von den Eltern, bis sie zwölf waren, und auch dann durften sie ihren Eltern nur zum Dessert Gesellschaft leisten. In diesem Alter wohnte Bowlby schon vier Jahre nicht mehr zu Hause, sondern in einem Internat. In der Öffentlichkeit betonte er, seine Eltern hätten ihn weggeschickt, weil sie ihn vor der befürchteten Bombardierung Londons im Ersten Weltkrieg schützen wollten. Unter vier Augen gab er allerdings zu, das Internat gehasst zu haben; nicht einmal einen Hund würde er so jung aus dem Haus schicken.*

Vor Bowlby schenkten die Psychoanalytiker dem alltäglichen Verhältnis zwischen Eltern und Kindern keine größere Beachtung. Wenn es sie doch interessierte, konzentrierten sie sich auf das Stillen, die Sauberkeitserziehung und (vor allem) auf Situationen, in denen ein Kind seine Eltern beim Geschlechtsverkehr erlebte. Wer ungebührlich großen Wert auf echtes kindliches Erleben legte – statt auf innere Phantasien –, «galt als bemitleidenswert naiv», so Bowlby später. Als Medizinstudent erlebte er auf einer Konferenz der British Psychoanalytic Society einmal die Präsentation mehrerer Fallstudien, in denen emotionale Störungen der Patienten auf Kindheitsphantasien zurückgeführt wurden. Als er es nicht mehr aushielt, brach es aus ihm heraus: «Aber es *gibt* doch so etwas wie eine schlechte Mutter!» Mit solchen Worten machte er sich beim psychoanalytischen Establishment nicht gerade beliebt.

Im Jahr 1938, als er es sich mit den Granden der Psychoanalyse noch nicht verdorben hatte, wurde ihm als Supervisorin die Doyenne der Freudianer Melanie Klein zugeteilt.**

---

* Robert Karen zufolge kann man fast alles, was Bowlby in seiner langen Laufbahn über die Bedürfnisse kleiner Kinder schrieb, «als Anklage gegen die Erziehung betrachten, der er selbst unterworfen war».

** Die in Wien geborene Klein, die ausgebildete Erzieherin war, unterzog sich nach dem Ende einer unglücklichen Ehe bei Sándor Ferenczi und Karl Abraham, zwei engen Gefolgsleuten Freuds, einer Psychoanalyse und entwickelte sich anschließend zu einer der wichtigsten Anhänger und Interpreten Sigmund Freuds. Im Alter von 44 Jahren zog Klein 1926 nach London, wo sie vom Chef der British Psychoanalytic Society Ernest Jones, einem eifrigen Verfechter des Freudianismus, begeistert aufgenommen wurde. Besonders Kleins Kontroverse mit Freuds Tochter Anna über die Analyse und Behandlung von Kindern spaltete spä-

Bowlby haderte schon bald mit Kleins Ansichten, etwa dass bereits im Baby Hass, Libido, Neid, Sadismus, Todesinstinke und Wut gegen das einschränkende Über-Ich brodelten und dass Neurosen aus Konflikten zwischen der «guten Brust» und der «bösen Brust» erwüchsen. Klein selbst war Berichten zufolge ein unangenehmer Mensch; Bowlby bezeichnete sie später als «schrecklich eitle alte Frau, die andere Menschen manipulierte». Am meisten aber entsetzte ihn, dass Klein die Beziehung zwischen Mutter und Kind völlig ignorierte. Der erste Fall, den er unter Kleins Supervision behandelte, war der eines ängstlichen, hyperaktiven kleinen Jungen. Bowlby fiel sofort auf, dass die Mutter des Jungen «eine extrem ängstliche gequälte Frau war, die ständig die Hände rang und in einem sehr angespannten, unglücklichen Zustand war». Für Bowlby war es offensichtlich, dass die emotionalen Probleme der Mutter die des Jungen mitbedingten und dass eine sensible Behandlung auch die Mutter miteinbeziehen musste. Doch Klein verbot Bowlby, mit der Mutter zu sprechen. Als diese nach einem Nervenzusammenbruch in eine psychiatrische Klinik eingewiesen wurde, ärgerte sich Klein darüber, dass sie nun einen neuen Patienten finden musste, da niemand da war, der den Kleinen zu den Terminen bringen konnte. «Dass diese arme Frau einen Zusammenbruch erlitten hatte, war [für Klein] von keinerlei klinischem Interesse», so Bowlby später. «Das entsetzte mich, um ehrlich zu sein. Und von diesem Moment an widmete ich mich der Aufgabe darzulegen, dass sich Erfahrungen im richtigen Leben entscheidend auf die Entwicklung auswirken.»

Im Jahr 1950 beauftragte Ronald Hargreaves, Chef der Sektion für psychische Gesundheit in der Weltgesundheitsorganisation, Bowlby mit einem Bericht über die psychischen Probleme der Tausenden europäischer Kinder, die durch die Erschütterungen des Zweiten Weltkriegs heimatlos geworden waren. Bowlbys Bericht *Maternal Care and Mental Health* zwang die Staatengemeinschaft anzuerkennen, dass

ter die psychoanalytische Gesellschaft in zwei Lager, die Kleinianer und die Freudianer um Anna Freud, die einander bis nach dem Zweiten Weltkrieg feindlich gegenüberstanden.

mütterliche Liebe für die psychische Gesundheit so wichtig ist «wie Vitamine und Proteine für die körperliche». Heutet mutet es merkwürdig an, doch 1950 befasste sich kaum jemand mit den Auswirkungen der elterlichen Erziehung auf die psychische Entwicklung, erst recht nicht in der Psychiatrie, in der sich die Behandlung noch immer auf die Verarbeitung von Phantasien konzentrierte.*

In seinen frühen Forschungen konzentrierte sich Bowlby auf die Folgen einer Trennung von Mutter und Kind durch Krieg oder Krankheit. Psychoanalytiker und Behavioristen leugneten, dass die Trennung von der Mutter eine Rolle spielte, solange die Grundbedürfnisse des Kindes (Nahrung, Unterkunft) befriedigt würden. Bowlby behauptete das Gegenteil: Wenn kleine Kinder längere Zeit von der Mutter getrennt würden, reagierten sie meist mit akuter Verzweiflung. Bowlby fragte sich, ob eine längere Trennung in der frühen Kindheit später psychische Krankheiten nach sich ziehen könnte. Kinder, die nach Trennung und Wiedervereinigung klammerten, so vermutete Bowlby, würden als Erwachsene hilfsbedürftig und neurotisch werden. Kinder, die abweisend reagierten, würden später Intimität meiden und hätten Schwierigkeiten, eine tiefe Beziehung einzugehen.

In den 1940er und 1950er Jahren begann Bowlby als Chef der Kinderstation einer Londoner Klinik zu erforschen, inwieweit die Art der frühen Beziehung zwischen Mutter und Kind – später bezeichnete er das als Bindungsmuster – das psychische Wohlbefinden des Kindes beeinflusste. Er fand immer wieder dieselben Strukturen. Wenn eine Mutter eine «sichere Bindung» mit ihrem Kind oder Säugling hatte, wenn sie also Gelassenheit ausstrahlte und für das Kind da war, ohne

---

* In seinen frühen Arbeiten zur Hysterie Anfang der 1890er Jahre hatte Sigmund Freud Neurosen bei Erwachsenen als Produkt *echter* Kindheitstraumata, überwiegend sexueller Natur, dargestellt. Doch bis 1897 revidierte er seine Ansicht und entwickelte das Konzept des Ödipuskomplexes: Neurosen bei Erwachsenen seien das Ergebnis verdrängter *Kindheitsphantasien* über den Geschlechtsverkehr mit dem gegengeschlechtlichen und die Ermordung des gleichgeschlechtlichen Elternteils. Wer als Erwachsener nicht neurotisch sei, habe seinen Ödipuskomplex erfolgreich überwunden, wer aber Neurosen habe, dem sei das nicht gelungen.

es mit Überfürsorglichkeit zu erdrücken, waren die Kinder ruhiger, risikofreudiger, glücklicher. Sie fanden ein gesundes Gleichgewicht zwischen der Nähe zur Mutter und der Erforschung ihrer Umgebung.

Kinder mit einer sicheren Bindung konnten ein, wie Bowlby es nannte, «inneres Arbeitsmodell» der mütterlichen Liebe herstellen, das sie mit hinausnahmen in die Welt und ihr Leben lang in sich trugen – ein Gefühl der psychischen Sicherheit, die Gewissheit, geliebt zu werden und in der Welt geborgen zu sein.

Doch wenn die Mutter eine «unsichere» oder «ambivalente» Bindung mit ihrem kleinen Kind hatte, wenn sie also ängstlich und überfürsorglich oder aber emotional kalt und zurückgezogen war, waren die Kinder ängstlicher und nicht so unternehmungslustig. Sie klammerten sich an die Mutter und gerieten bei jeder Trennung außer sich.

Im Verlauf der folgenden vier Jahrzehnte entwickelten Bowlby und seine Kollegen eine Typologie der Bindungsmuster. Eine sichere Bindung in der Kindheit prädizierte ein niedriges Angstniveau und ein gesundes Maß an Intimität in den Beziehungen des Erwachsenen. Eine ambivalente Bindung bestand bei Kindern, die besonders ängstlich klammerten, auf ungewohnte Situationen mit einem hohen Maß an physiologischer Aktivierung reagierten und stets überwachten, wo sich ihre Mutter aufhielt, statt die Welt zu erkunden; eine solche ambivalente Bindung prädizierte ein hohes Angstniveau beim Erwachsenen.[*] Eine vermeidende Bindung lag bei solchen Kindern vor, die sich nach einer Trennung oft von ihrer Mutter zurückzogen; sie prädizierte eine Abneigung gegen Intimität im Erwachsenenalter.[**]

---

[*] Typisch in Liebesbeziehungen im Erwachsenenalter sind bei Menschen mit ambivalenter Bindung oft das Klammern und die Angst vor dem Verlassenwerden.

[**] Erwachsene mit vermeidender Bindung scheuen oft enge Beziehungen und sind auch häufig Workaholics. So, wie sie als Kinder ihr Spielzeug der Mutter vorzogen, ziehen sie als Erwachsene die Arbeit der Familie vor. (Zwar wirken Menschen mit vermeidender Bindung meist weniger ängstlich als solche mit ambivalenter Bindung, doch Bowlby gelangte zu der Überzeugung, dass der Schein trügt. Eine Reihe von Studien seit den 1970er Jahren belegt, dass Kinder mit vermeidender Bindung in einer Trennungsphase Merkmale physiologischer Aktivierung aufweisen – beschleunigter Herzschlag, erhöhte Ausschüttung von Stresshormonen und so weiter –, die auch mit Angst einhergehen. Das Kind scheint eine

Tatkräftige Unterstützung bei der Entwicklung dieser Taxonomie der Bindungsmuster erhielt Bowlby von der Psychologin Mary Ainsworth. Als Studienanfängerin an der Universität von Toronto hatte Ainsworth im Jahr 1929, von Minderwertigkeitsgefühlen geplagt, bei William Blatz studiert. Blatz und seiner Sicherheitstheorie zufolge hängt das Wohlbefinden eines Kleinkinds von der Nähe der Eltern ab. Voraussetzung dafür, dass es gedeiht und sich entwickelt, ist die Konstanz der Verfügbarkeit seiner Eltern. Ainsworth, die sich aufgrund ihrer eigenen Unsicherheit zu Blatz hingezogen fühlte, machte ihren Abschluss in Psychologie und wurde 1939 Dozentin an der Fakultät für Psychologie an der Universität von Toronto. Als ihr Mann in England ein Graduiertenstudium aufnahm, musste sie dort Arbeit finden. Ein Freund machte sie auf eine Anzeige in der *Times* aufmerksam, in der ein Psychoanalytiker einen Assistenten für ein Forschungsprojekt zu den Auswirkungen der frühkindlichen Trennung von der Mutter suchte. Ainsworth, die sich mit ihrer eigenen Beziehung zur sehr distanzierten und mit sich selbst beschäftigen Mutter auseinandersetzte, bewarb sich um die Stelle. John Bowlby stellte sie ein, und so begann eine Zusammenarbeit, die für die Entwicklung der Bindungstheorie besonders wichtig war.

Ainsworth steuerte zwei wichtige Erkenntnisse zu dem neuen Forschungsgebiet bei. Mitte der 1950er Jahre begleitete sie ihren Mann nach Kampala, Uganda. Dort beobachtete Ainsworth achtundzwanzig noch nicht abgestillte Babys in den umliegenden Dörfern, studierte also das Bindungsverhalten in ihrer häuslichen Umgebung. Sie dokumentierte penibel die Schlafsituation, Äußerungen von Wut und Angst, Glück und Traurigkeit sowie den Umgang der Mütter mit ihren Kindern. Es war die bis dahin umfangreichste Beobachtung dieser Art.

Als Ainsworth in Uganda eintraf, vertrat sie die Haltung der Freudianer und Behavioristen, die emotionale Bindung eines Babys mit

körperlich manifestierte Not zu spüren, kann aber – möglicherweise als Folge einer Anpassung – eine sichtbare Äußerung seiner Emotion unterdrücken.)

seiner Mutter sei eine sekundäre Assoziation mit dem Stillen: Wenn eine Mutter dem Baby die Brust und somit ein behagliches Gefühl gibt, assoziiert das Kind dieses Gefühl mit der Mutter. Die Beziehung zur Mutter hat aus dieser Sicht, abgesehen von der Bereitstellung von Nahrung, keinerlei psychologische Signifikanz. Doch im Lauf ihrer sorgfältigen Beobachtungen änderte Ainsworth ihre Meinung und gelangte zu dem Schluss, dass Freudianer und Behavioristen sich täuschten, Bowlby aber recht hatte. Als die Babys zu krabbeln und ihre Welt zu erkunden begannen, kehrten sie immer wieder zur Mutter zurück, entweder körperlich oder mit einem Blick oder einem Lächeln, das sie mit der Mutter wechselten; sie wussten offenbar immer genau, wo sie gerade war. Die Mutter, so Ainsworth, stellte offenbar eine «sichere Basis» zur Verfügung, von der aus die Kinder ohne Angst ihre Exkursionen machen konnten. Diese sichere Basis wurde später zu einem zentralen Element in Bowlbys Bindungstheorie.

Ainsworth fiel außerdem auf, dass sich einige Babys fast ständig an ihre Mutter klammerten und bei einer Trennung von ihr untröstlich waren und weinten, wohingegen andere gleichgültig wirkten und eine Trennung ohne sichtbare Beunruhigung hinnahmen. Liebten die desinteressierten Babys ihre Mutter weniger als die Kinder, die klammerten? War ihre Bindung weniger stark? Oder hatten die klammernden Babys – und das vermutete Ainsworth – in Wahrheit eine *unsicherere* Bindung?

Ainsworth schätzte sieben von den achtundzwanzig ugandischen Babys als «unsicher gebunden» ein. Sie beobachtete sie sehr sorgfältig. Warum waren sie so ängstlich und anhänglich? Die unsicheren Babys schienen dieselbe mütterliche Fürsorge zu erhalten wie die anderen; sie hatten nicht unmäßig viele oder traumatische Trennungen durchgemacht, die ihre Angst erklärt hätten. Doch als Ainsworth genauer hinsah, fiel ihr an den Müttern dieser unsicheren Babys etwas auf: Einige von ihnen waren «hochgradig ängstlich» und stark mit sich selbst beschäftigt; viele waren vom Ehemann verlassen worden oder lebten in ungeordneten Familienverhältnissen. Trotzdem konnte Ainsworth das mütterliche Verhalten, das für die Trennungsangst oder die unsichere Bindung verantwortlich war, nicht genau bestimmen.

Im Jahr 1956 zog Ainsworth in die USA und nahm eine Lehrtätigkeit an der Johns-Hopkins-Universität auf. Da sie in Erfahrung bringen wollte, ob das Bindungsverhalten eine kulturell universelle Erscheinung ist, entwickelte sie einen Versuch.

So wurde das, wie Ainsworth es nannte, «Fremde-Situation-Experiment» geboren, das seither ein fester Bestandteil der Bindungsforschung ist. Der Versuchsablauf war einfach: Eine Mutter und ihr Kind werden in eine ihnen unbekannte Umgebung gebracht – ein Zimmer mit vielen Spielsachen darin –, und das Baby darf diese Umgebung frei erkunden. Dann, während die Mutter noch da ist, betritt ein Fremder das Zimmer. Wie reagiert das Baby? Nun verlässt die Mutter das Zimmer, und das Baby bleibt mit dem Fremden allein. Wie reagiert das Baby darauf? Anschließend kommt die Mutter zurück, und wieder wird die Reaktion des Babys beobachtet. Dieser Ablauf wird wiederholt, diesmal ohne die fremde Person; die Mutter lässt also das Kind allein im Zimmer zurück und kehrt kurze Zeit später wieder. Die Forscher sitzen die ganze Zeit hinter einem Einwegspiegel und beobachten das Kind. Tausende von Wiederholungen dieses Versuchsablaufs produzierten über die Jahrzehnte Berge von Daten.

Ainsworths Versuche brachten interessante Erkenntnisse. In der ersten Phase des Experiments erkundeten die Babys das Zimmer und die Spielsachen, während sie immer wieder nach der Mutter sahen; daraus konnte Ainsworth ableiten, dass das Bedürfnis der Kleinkinder, von einer «sicheren Basis» aus zu operieren, tatsächlich über alle Kulturen hinweg universell ist. Die Trennung von der Mutter zeitigte dann aber eine große Bandbreite von Reaktionen: Etwa die Hälfte der Kinder weinte, wenn die Mutter den Raum verlassen hatte, einige Babys stürzten in tiefe Verzweiflung, von der sie sich nur schwer wieder erholten. Bei ihrer Rückkehr klammerten sich die verzweifelten Kinder an die Mutter und schlugen sie, reagierten also mit Angst und Zorn. Ainsworth bezeichnete diese Kinder als «ambivalent» gebunden. Noch faszinierender aber fand Ainsworth die Babys, die in ihrem

Bindungsmuster «vermeidend» waren: Diesen Kindern schien es völlig egal zu sein, dass ihre Mutter wegging, kaum eines war beunruhigt. Oberflächlich wirkten sie gesund und ausgeglichen. Doch Ainsworth gelangte zu der Überzeugung – und viele nachfolgende Studien stützen diese Ansicht –, dass die Unabhängigkeit und Gleichgültigkeit dieser Babys in Wahrheit einem Schutzmechanismus entsprang, einer emotionalen Betäubung, die dazu diente, die Ablehnung durch die Mutter zu verkraften.

Der aufschlussreichste Sachverhalt in Ainsworths Datensammlung war eine starke Korrelation zwischen dem Erziehungsstil der Mutter und dem allgemeinen Angstniveau ihres Kindes. Die Mütter der Kinder, die von den Forschern als sicher gebunden eingestuft wurden, reagierten schneller auf Notsignale ihrer Kinder, verwendeten mehr Zeit darauf, ihre Kinder im Arm zu halten und zu liebkosen, und hatten wohl auch mehr Gefallen daran als die Mütter der ambivalenten und vermeidenden Kinder. (Die Mütter der sicher gebundenen Kinder kümmerten sich nicht unbedingt *ausgiebiger* um ihre Kinder, sondern *besser*, da sie schneller und liebevoller reagierten.) Die Mütter der vermeidenden Kinder verhielten sich am ehesten abweisend, während die der ambivalenten Kinder nicht nur die größte Angst zeigten, sondern in ihrer Reaktion für die Babys auch am unberechenbarsten waren – manchmal waren sie liebevoll, manchmal ablehnend, manchmal unaufmerksam. Die vorhersagbare mütterliche Reaktion, so Ainsworth, trage erheblich zum Selbstbewusstsein und zur Selbstachtung des Kindes im späteren Leben bei. Diese Mütter, die zuverlässig schnell und herzlich auf Notsignale reagierten, hätten ruhigere, glücklichere Babys, die zu selbstbewussteren und unabhängigeren Kindern heranwüchsen.

In den folgenden Jahrzehnten wurde der Zusammenhang zwischen Bindungsmuster und psychischer Gesundheit von zahllosen Studien bestätigt.[*] Mehrere einflussreiche Langzeitstudien, die von Forschern

---

[*] Dank Bowlby und Ainsworth war in den 1980er Jahren die Bindungsforschung an den Psychologiefakultäten der amerikanischen Universitäten gut vertreten.

der Universität von Minnesota in den 1970ern begonnen wurden, zeigten auf, dass sicher gebundene Kinder glücklicher und begeisterungsfähiger sind, dass sie gestellte Aufgaben ausdauernder und konzentrierter bearbeiten als ambivalent gebundene Kinder und dass sie über eine bessere Impulskontrolle verfügen. In fast jedem Versuch, den die Forscher entwickelten, waren die sicher gebundenen Kinder den ambivalent gebundenen überlegen: Sie hatten eine höhere Selbstachtung, eine stärkere «Ich-Resilienz», weniger Angst und eine größere Unabhängigkeit; sie waren sogar beliebter bei den Lehrern. Außerdem zeigten sie anderen gegenüber mehr Empathie, vielleicht weil ambivalent gebundene Kinder zu sehr mit sich selbst beschäftigt sind, als dass sie sich auf jemand anderen einstellen könnten. Sicher gebundene Kinder hatten einfach mehr Freude am Leben: Keines der ambivalent gebundenen Kinder lächelte, lachte und freute sich so ausgiebig wie die sicher gebundenen. Viele ambivalent gebundene Kinder strauchelten schon bei geringem Stress.

Das hielt Jahre, ja Jahrzehnte an. Teenager, die als Kleinkinder sicher gebunden waren, fanden leichter Freunde, wohingegen ambivalent gebundene Kinder als Halbwüchsige aus Angst, sich in sozialen Gruppen nicht zurechtzufinden, oft einsam und entfremdet waren. Studien wiesen nach, dass Erwachsene, deren Mutter einen ambivalenten Bindungsstil hatte, Aufgaben eher auf die lange Bank schieben, sich schwerer konzentrieren, sich schneller von Problemen im zwischenmenschlichen Bereich ablenken lassen und – vielleicht als Folge daraus – ein geringeres Durchschnittseinkommen erzielen als Menschen, deren Mutter einen sicheren oder vermeidenden Erziehungsstil hatte. Vielen Untersuchungen der letzten dreißig Jahre zufolge prädiziert eine ambivalente Bindung im Baby- und Kleinkindalter in hohem Maße emotionale Schwierigkeiten beim Erwachsenen. Ein zweijähriges Mädchen mit einer ambivalenten Mutterbindung wird als Erwachsene mit einer höheren Wahrscheinlichkeit damit konfrontiert sein, dass ihre Liebesbeziehungen von Eifersucht, Zweifeln und Angst überschattet sind; sie sucht – wahrscheinlich ohne Erfolg – immer die sichere stabile Beziehung, die sie zu ihrer Mutter nicht hatte. Aus der Tochter einer ängstlichen und klammernden Mutter wird später mit großer Wahrscheinlichkeit eine ängstliche und klammernde Mutter.

> *So kann es vorkommen, dass Mütter, die infolge einer schlimmen Kindheit und Jugend eine «unsicher-vermeidende» oder «unsicher-ambivalente» Bindung entwickelt haben, die entbehrte Zuwendung von ihrem Kind fordern, dem sie damit Ängste und Schuldgefühle oder sogar Phobien einflößen [...].*
>
> John Bowlby, Bindung als sichere Basis (1988)

In den Jahrzehnten nach dem Zweiten Weltkrieg wurde durch neurochemische Forschungen nachgewiesen, dass bei Stress eine Vielzahl chemischer Reaktionen im Gehirn Angst oder Verzweiflung hervorruft, beim Erwachsenen wie beim Kind. Die Rückkehr zu einer sicheren Basis (Mutter oder Ehegatte) dagegen setzt körpereigene Opiate frei, sodass sich der oder die Betroffene entspannen und sicher fühlen kann. Warum ist das so?

In den 1930er Jahren entdeckte John Bowlby, damals bereits mit seinen Forschungen zur Mutter-Kind-Bindung befasst, die Arbeit der frühen Verhaltensbiologen. Die Ethologie, also die wissenschaftliche Erforschung von Tierverhalten, legte nicht nur die Vermutung nahe, dass viele der Bindungsverhaltensweisen, die Bowlby am Menschen beobachtet hatte, allen Säugetieren gemeinsam sind, sondern sie erklärte dieses Verhalten auch aus der Evolution heraus.

Der evolutionäre Vorteil frühen Bindungsverhaltens liegt auf der Hand: Hat eine Mutter ihren Nachwuchs nah bei sich, kann sie ihn leichter beschützen, bis er allein zurechtkommt. So, erkannte Bowlby, ließ sich die Trennungsangst fast ausschließlich auf Grundlage der natürlichen Auslese erklären: Psychische Mechanismen, die Mütter und Kinder, egal, welcher Spezies, eng aneinanderbinden, indem sie bei Trennung verzweifelte Reaktionen auslösen, haben einen evolutionären Nutzen, und die Jungtiere mit der stärksten Disposition, sich in Notzeiten an die Mutter zu klammern, haben gegenüber anderen womöglich einen evolutionären Vorteil.

Dass Bowlby die Ursachen der Angst aus dem Reich der Phantasie in die Welt der Verhaltensforschung holte, befremdete seine Psychoanalytikerkollegen.* Als er seine ersten Forschungsergebnisse Anfang der 1950er Jahre präsentierte, wurde er von beiden Seiten angefeindet, von den Psychoanalytikern und den Behavioristen. Für die Behavioristen war die Mutter-Kind-Bindung grundsätzlich ohne Belang; für die Trennungsangst spielte sie lediglich in Form von «Sekundärgewinnen» eine Rolle, also der Bereitstellung von Nahrung und der tröstenden Wirkung der Brust, die das Kind nach und nach mit der Mutter assoziiert. Über spezifische, von der Mutter befriedigte Bedürfnisse hinaus, vor allem nach Nahrung, gab es den Behavioristen zufolge keine Bindung. Bowlby war anderer Ansicht: Unabhängig von der Assoziation zwischen Nahrung und Mutter seien Bindungsverhalten und Trennungsangst in Tieren und Menschen biologisch angelegt. Zur Untermauerung dieser These zitierte Bowlby Konrad Lorenz' einflussreichen Aufsatz aus dem Jahr 1935, «Der Kumpan in der Umwelt des Vogels», in dem Lorenz aufzeigte, dass Gänseküken auch eine Bindung zu Gänsen und manchmal sogar zu Objekten eingehen, die sie *nicht* füttern.**

---

* Zwar behandelte Freud in seinem Spätwerk die evolutionären Wurzeln der phobischen Angst, doch kam dieser Sinneswandel zu spät, um seine Gefolgsleute, die schon die frohe Botschaft der Psychoanalyse rund um den Erdball trugen, noch zu beeinflussen. Zumindest im Zweiten Weltkrieg betrachteten die Theoretiker der Psychoanalyse die Kastrationsangst, die verdrängende Kraft des Über-Ich und sublimierte Todesinstinkte als «Grundpfeiler» – so Bowlby – der Angst. (Hätte Freud Darwins Werk besser gekannt, so vermutete Bowlby, hätte die Psychoanalyse biologische Prinzipien auch überzeugender integriert.)

** Ende der 1950er Jahre versuchte Bowlby mit einer Vortragsreihe unter dem Titel «The Nature of the Child's Tie to His Mother» (Die Natur der Bindung des Kindes an seine Mutter), die er vor Kollegen der British Psychoanalytic Society hielt, sich und seine Arbeit in der Freud'schen Tradition zu verankern. Die Reaktionen waren ablehnend. «Was nützt es schon, eine Gans einer Psychoanalyse zu unterziehen?», machte sich die Psychoanalytikerin Hanna Segal später (in Anlehnung an einen Song von Ogden Nash) über Bowlbys Hinwendung zur Ethologie lustig. «Ein Neugeborenes kann der Mutter nicht hinterherlaufen, es ist eben kein Küken», sagte ein anderer Beobachter abschätzig.

Freudianer bemängelten, Bowlby missachte mit dem Rückgriff auf Tierverhaltensmodelle die innerpsychischen Vorgänge, etwa den Kampf zwischen dem Es und dem Über-Ich, der die menschliche Psyche von der anderer Tiere unterscheide. Als Bowlby vor der British Psychoanalytic Society einen frühen Aufsatz zur Trennungsangst vorstellte, widmete die Gesellschaft gleich mehrere Folgesitzungen den Vorträgen seiner Kritiker, um ihn «abzuwatschen». Forderungen nach einer «Exkommunikation» des Ketzers wurden laut.

Während die Kritik der Psychoanalytiker an Bowlby immer lauter wurde, erhielt er allerdings freundliche Unterstützung aus der Welt der Tierforschung. Im Jahr 1958 veröffentlichte Harry Harlow, Präsident des Amerikanischen Psychologen-Verbandes und Psychologe an der Universität von Wisconsin, im *American Psychologist* einen Artikel unter dem Titel «The Nature of Love». Darin beschrieb Harlow eine Reihe von Versuchen, die heute fester Bestandteil jedes Psychologie-Einführungsseminars sind.

Zu verdanken waren diese Experimente dem Zufall. Nachdem sich viele Rhesusaffen in Harlows Labor eine tödliche Krankheit zugezogen hatten, nahm er sechzig neugeborene Affen ein paar Stunden nach der Geburt ihren Müttern weg, damit sie in einer keimfreien Umgebung aufwachsen konnten. Der Plan ging auf: Die Äffchen steckten sich nicht an, und ihre körperliche Entwicklung schien trotz der Trennung von der Mutter völlig normal zu verlaufen. Doch Harlow beobachtete merkwürdige Verhaltensauffälligkeiten. Zum einen klammerten sich die Tiere an die Mullwindeln, mit denen der Käfigboden ausgelegt war. Die Affen, in deren Drahtkäfig sich keine Windeln befanden, schienen körperlich ums Überleben zu kämpfen, erholten sich aber, wenn man ihnen einen in Frottee eingewickelten Drahtkegel gab.

Das brachte Harlow auf die Idee, eine Hypothese zu überprüfen, die er wie Bowlby immer für fragwürdig gehalten hatte, nämlich die sowohl von Psychoanalytikern als auch von Behavioristen vertretene Behauptung, dass ein Baby nur eine Bindung zur Mutter eingeht, weil sie es füttert. Auch wenn die Assoziierung der Mutter mit Nahrung als «sekundärer Verstärker» wirkte (so die behavioristische Terminologie), bezweifelte Harlow, dass dieses erste Füttern die mütterliche Bindung herstellt – die Liebe und Zuneigung –, die auch Jahrzehnte später noch anhält. Harlow wollte mithilfe der Rhesusäffchen dem Ursprung der kindlichen Mutterliebe auf die Spur kommen. Und so wagte er einen Versuch.

Zunächst trennte Harlow acht Rhesusaffenbabys von ihrer Mutter und setzte jedes in einen eigenen Käfig, gemeinsam mit zwei Gebilden, die er als Ersatzmütter bezeichnete. Eine der beiden Attrappen war aus Maschendraht, die andere aus mit Frottee bespanntem Holz. In vier Käfigen wurde an dem Maschendraht eine Zitze aus Gummi angebracht, aus der die Äffchen Milch saugen konnten; in den anderen vier Käfigen wurde die Zitze an der frotteebespannten Ersatzmutter befestigt. Wenn die Annahme der Behavioristen richtig und eine Bindung lediglich ein Nebenprodukt der Assoziation mit Nahrung war, mussten sich alle Äffchen für die Attrappe mit der Zitze entscheiden.

Doch das geschah nicht. Stattdessen stellten alle acht Affen eine Bindung mit der Frotteemutter her, an die sie sich 16 bis 18 Stunden am Tag klammerten, *auch wenn sich die Zitze zum Saugen an der Drahtmutter befand.* Das war ein verheerender Schlag gegen die behavioristische Theorie der Trennungsangst. Wenn die Affen lieber eine Bindung mit einem weichen und kuscheligen Objekt eingingen, das sie *nicht* fütterte, als mit einem Drahtobjekt, das ihnen Milch gab, dann konnte das Stillen des Hungers nicht, wie von den Behavioristen behauptet, die wirksame Assoziation im Bindungsvorgang sein.*

Bowlby nahm zufällig an der Konferenz des Amerikanischen Psychologen-Verbandes im kalifornischen Monterey teil, auf der Harlow

---

* Zwischen dem Verhalten der Affen und dem von Bowlby beobachteten Verhalten von Menschenbabys gab es noch weitere Parallelen. Als Harlow ein neues Objekt in den Käfig legte, flüchteten sich die kleinen Affen zunächst aufgeregt zur Frotteemutter und rieben sich an ihr, bis sie getröstet waren. Als sie sich beruhigt hatten, begannen sie das Objekt zu untersuchen und damit zu spielen; die Frotteemutter diente ihnen dabei als «sichere Basis», um den Ausdruck zu benutzen, den Bowlby und Ainsworth bald darauf prägten.

seinen Aufsatz «Nature of Love» präsentierte. Er erkannte auf Anhieb, wie wichtig Harlows Arbeit für seine eigene war, und die beiden Männer taten sich zusammen. In den folgenden Jahren untermauerten weitere Studien Harlows Befunde. Für Bowlby war das eine Bestätigung seiner Arbeit und ein Schutzschild gegen die Angriffe von Seiten der Freudianer und der Behavioristen. Diese Erkenntnisse, so Bowlby später, «entkräfteten die gegnerischen Vorwürfe, sodass unsere Hypothesen nicht mehr als unplausibel abgetan oder zumindest konstruktiver aufgenommen wurden».

Die Harlow-Studie war für Bowlbys Thesen zu Bindungsverhältnissen sogar noch relevanter, als die beiden Forscher damals wussten. Die Affen aus Harlows erster Studie litten später dauerhaft unter den Folgen des Trennungsexperiments. Zwar waren sie als Neugeborene eine intensive Bindung mit einer unbelebten Stoffmutter eingegangen, doch ein Ersatz für eine echte Mutter-Kind-Beziehung war das offensichtlich nicht. Für den Rest ihres Lebens hatten diese Affen Probleme im Umgang mit Artgenossen und legten ein abnormales Sozial- und Sexualverhalten an den Tag. Als Eltern waren sie gewalttätig bis hin zum Kindsmord. Konfrontiert mit einer neuen Situation oder Stress, wurden sie ängstlich, gehemmt und erregt – genau das hatte Bowlby bei Menschen beobachtet, die eine Trennung von der Mutter oder eine schwierige Beziehung zu ihr hinter sich hatten. Diese Beobachtungen bestätigten somit nachdrücklich die Langzeitwirkung frühkindlicher Erfahrungen mit Trennung und Bindung.*

In den folgenden Jahrzehnten stützten Hunderte weiterer Experimente Harlows Befunde. Robert Hinde, Ethologe in Cambridge, wies nach, dass Affen, die nach der Geburt nur ein paar Tage lang von der Mutter getrennt und fünf Monate später mit einer ihnen neuen Situation konfrontiert wurden, immer noch ängstlicher waren als Affen einer Kontrollgruppe. Harry Harlow wies in einem späteren Aufsatz

---

* Wie so oft in der Geschichte der Psychologie konnte Harlow seine Erkenntnisse aus der Forschung zur Eltern-Kind-Bindung nicht auf sein eigenes Leben übertragen: Er starb alkoholkrank und depressiv, mit seinen Kindern zerstritten.

nach, dass ein bestimmter Umgangsstil der Mutter, etwa die «fast vollständige Akzeptanz des Neugeborenen (das Neugeborene kann nichts
falsch machen)» oder die gewissenhafte Beaufsichtigung der «ersten
Ausflüge außerhalb ihrer Reichweite», die Entwicklung zu einem aus-
geglichenen ausgewachsenen Affen prädizierte. Neuere Forschungen
an Rhesusaffen zeigen auf, dass die «Herbeiführung von Ventralkontakt» (oder einfacher ausgedrückt, ein Umarmen) die Erregung des
vegetativen Nervensystems senkt; Affen, die von ihrer Mutter weniger
umarmt werden, erkunden ihre Umgebung nicht so ausgiebig und
legen als Erwachsene häufiger ängstliches oder depressives Verhalten
an den Tag. Das heißt, wenn Affenmütter ihre Babys umhegen und
beschützen, sind diese Babys später gesund und glücklich – genau das
stellte schon Mary Ainsworth bei ihren sorgfältigen Langzeitbeobach-
tungen von Mutter-Kind-Beziehungen beim Menschen fest.

*Wollen Sie sich [...] also immer wieder klarmachen, wenn Sie versucht*
*sind, Ihr Kind zu verwöhnen, dass Mutterliebe ein gefährliches Ding ist.*
John Watson, *Psychologische Erziehung im frühen Kindesalter* (1928)

Die Experimente, die Harlow, Hinde und ihre Zeitgenossen durchführten, waren noch recht primitiv. Die Trennung, die sie erzwangen,
war drastisch, und die Situationen, die sie herbeiführten, lebensfern.
Doch im Jahr 1984 entwickelte eine Forschergruppe an der Columbia-
Universität eine Methode, mit der sie sich dem Trennungs- und Bindungsverhalten in freier Wildbahn besser annähern konnte.

Hinter dem Variable Foraging Demand (VFD), wie die Forscher es
nannten (Variable Notwendigkeit der Nahrungssuche), steckte die
Idee, dass eine Veränderung der Verfügbarkeit von Nahrung einen
veränderten Umgang der Mutter mit dem Nachwuchs nach sich zieht.
(Das wussten Primatologen bereits aus umfangreichen Beobachtungen in freier Wildbahn.) In sogenannten VFD-Versuchen nehmen die
Forscher Einfluss darauf, wie leicht oder schwer es für die Affenmut-
ter ist, Nahrung zu beschaffen: Ist die Nahrung überall im Primaten-

gehege frei zugänglich, herrscht eine geringe Notwendigkeit der Nahrungssuche, wohingegen die Tiere intensive Nahrungssuche betreiben müssen, wenn das Futter in groben Spänen oder unter Sägemehl verborgen wird. In einem klassischen VDF-Experiment folgt einer zweiwöchigen Periode, in der die Nahrung leicht zu finden ist, eine zweiwöchige Periode, in der sie schwer zu finden ist.

Wie nicht anders zu erwarten, sind die Mütter in Zeiten intensiver Nahrungssuche gestresster und für ihren Nachwuchs weniger verfügbar als in Zeiten geringer Nahrungssuche. Indische Hutaffen, deren Mütter über längere Zeitspannen intensive Nahrungssuche betreiben müssen, haben in ihrer Entwicklung durchschnittlich mehr soziale und körperliche Probleme. Doch noch belastender als ausgedehnte Zeiten intensiver Nahrungssuche ist offenbar eine *variable* Nahrungsversorgung, das heißt, die Mütter sind bei einer unberechenbaren Versorgungslage gestresster, als wenn sie dauerhaft intensiv suchen müssen.

Jeremy Coplan, Direktor der Fakultät für Neuropsychopharmaka am Downstate Medical Center der State University of New York, führt seit fünfzehn Jahren VDF-Versuche durch, die, so Coplan, eine «funktionale emotionale Trennung» von Mutter und Kind herbeiführen. Die gestresste Mutter ist für ihr Kind «psychisch nicht verfügbar», ähnlich wie eine gestresste menschliche Mutter (etwa Amalia Freud) unaufmerksam ist und ihre Kinder vernachlässigt.

So gering die Verhaltensänderungen auch sein mögen – gestresste Mütter reagieren auf ihre Babys, tun dies aber meist zögerlicher und weniger effektiv als ungestresste Mütter –, sind die Folgen doch oft immens. In einer Versuchsreihe stellten Coplan und seine Kollegen fest, dass der Stresshormonspiegel im Blut bei den Jungen von VFD-Müttern höher ist als bei den Jungtieren unbelasteter Mütter – ein Hinweis darauf, dass die Angst der Mutter auf das Kind übertragen wird. Bemerkenswert ist die Dauer der Korrelation zwischen der Angst der Mutter und den Stresshormonen des Jungtiers: Als Coplan die einstigen VFD-Jungtiere zehn Jahre nach dem ersten Experiment noch einmal untersuchte, war ihr Stresshormonpegel immer noch höher als bei denen einer Kontrollgruppe. Injizierte man diesen Tieren angststeigernde Präparate, zeigten sie im Vergleich zu anderen Affen eine deutliche Hyperreaktivität. Offenbar waren die VFD-Affen dauerhaft ängstlicher geworden: Sie waren weniger umgänglich, zogen sich mehr zurück und ordneten sich eher unter; außerdem wiesen sie eine erhöhte Aktivität des vegetativen Nervensystems und eine eingeschränkte Immunreaktion auf. Das war ein starker physiologischer Beleg für das, was Bowlby ein halbes Jahrhundert zuvor behauptet hatte: Erfahrungen in der frühen Kindheit, und zwar nicht nur offensichtlich traumatische, sondern auch eher unspektakuläre, wirken sich bis ins Erwachsenenalter hinein psychisch und körperlich auf das Wohlbefinden aus. Coplans Team wies nach, dass schon kurze Störungen der Mutter-Kind-Beziehung die Entwicklung neuronaler Systeme verändern, «die für die Expression von Angststörungen beim Erwachsenen von zentraler Bedeutung» sind.*

Varianten dieses Versuchs, die in den vergangenen zwanzig Jahren zahlreich durchgeführt wurden, kamen stets zu ähnlichen Ergebnissen: Kurze Stressepisoden in der Kindheit und schon geringe Belas-

---

* Ähnliche Forschungen an Nagetieren kamen zu demselben Ergebnis: Wie ausgiebig eine Rattenmutter ihre Jungen leckt und putzt, wirkt sich stark auf die lebenslange Stresstoleranz der Jungtiere aus: Je mehr eine Ratte als Jungtier geleckt und geputzt wird, desto stressresistenter ist sie später als ausgewachsenes Tier. Ratten, die mehr Zuwendung von der Mutter erfahren, haben eine verminderte Aktivität des vegetativen Nervensystems – das heißt in der Hypothalamus-Hypophysen-Nebennierenrinden-Achse – und damit einhergehend eine erhöhte Stresstoleranz. Diese Ratten verfügen, so die Forscher, über einen «vergrößerten «Aus-Schalter» für die Stressreaktion. Nach nur vier Tagen zusätzlicher Fellpflege durch die Mutter ist bei ihnen bereits eine verminderte Aktivität in der Amygdala zu beobachten. Ratten, denen die Mutter eine geringere Fellpflege angedeihen ließ, legen dagegen eine übermäßige Stressreaktion an den Tag.
So negativ diese Auswirkungen anmuten, können sie durchaus dem Überleben dienlich sein. Ratten, die als Jungtiere weniger geleckt und geputzt wurden, sind ängstlicher und lernen schneller, Gefahren zu meiden – eine durchaus nützliche Anpassung an eine unwirtliche und gefährliche Umgebung. Diese Umgebung könnte in der Natur sogar an dem geringen Maß an Fellpflege schuld sein, da die Mutter womöglich damit beschäftigt ist, Nahrung zu finden oder Gefahren abzuwenden, und daher ihrem Nachwuchs weniger Zuwendung geben kann. Ratten, die viel mütterliche Zuwendung erfahren, haben weniger Angst, sind abenteuerlustiger und lernen langsamer, Gefahren zu umgehen – eine nützliche Anpassung an eine stabile, dafür aber riskant in einer gefährlichen Umgebung.

tungen der Mutter-Kind-Beziehung können sich anhaltend auf die Neurochemie eines Primaten auswirken.* Es wurde sogar nachgewiesen, dass die *Enkel* der VFD-Mütter von Geburt an einen erhöhten Cortisolspiegel haben, die Auswirkungen dieser wenigen Wochen gemäßigten Stresses also von Generation zu Generation weitergereicht werden.

Vergleichbares haben Forscher bei den Nachkommen von Traumaopfern festgestellt: Bei Kindern und sogar Enkeln von Holocaust-Überlebenden lässt sich eine stärkere psychophysiologische Stress- und Angsterregung messen – etwa in Form eines erhöhten Wertes verschiedener Stresshormone – als bei Menschen ethnisch ähnlicher Gruppen, deren Eltern und Großeltern dem Holocaust nicht ausgesetzt waren. Zeigt man den Betroffenen belastende Bilder, die in keiner direkten Verbindung mit dem Holocaust stehen, beispielsweise von Gewalt in Somalia, so reagieren sie extremer als die Kontrollgruppe, sowohl im Verhalten als auch körperlich. Der Psychiater John Livingston, der sich auf die Behandlung von Traumaopfern spezialisiert hat, sagte mir einmal: «Es ist, als klebten sich die traumatischen Erfahrungen ins Körpergewebe und gingen an die nächste Generation über.»

Mittlerweile stützt eine Vielzahl von Untersuchungen die Vorstellung, dass sich Quantität und Qualität der mütterlichen Zuneigung zu ihrem Kind stark auf das Angstniveau auswirkt, das dieses Kind später im Leben hat. Eine Studie, die im *Journal of Epidemiology and Community Health* erschien, begleitete 462 Babys von ihrer Geburt Anfang der 1960er Jahre in Providence, Rhode Island, bis sie Mitte dreißig waren. Bei den Neugeborenen beobachteten die Forscher die

---

* Die neurowissenschaftliche Forschung hat bereits erste Hinweise auf die spezifischen Mechanismen gefunden, die Stress in der Kindheit in eine spätere psychische Krankheit verwandeln. Vereinfacht ausgedrückt, wirkt sich ein erhöhter Stresshormonpegel in der Kindheit ungünstig auf das Serotonin- und Dopamin-System im Gehirn aus, die für klinische Angst und Depression eine wichtige Rolle spielen. In Neuroimaging-Studien wurde zudem nachgewiesen, dass lang anhaltender Stress in der Kindheit oft neuropathologische Folgen hat: So schrumpft der Hippocampus, ein Bereich des Gehirns, der wichtig für die Ausbildung neuer Erinnerungen ist.

Interaktion mit der Mutter und bewerteten das Niveau der mütterlichen Zuwendung auf einer Skala von «negativ» bis «außergewöhnlich». (Die meisten Mütter, nämlich 85 Prozent, wurden als «herzlich» bewertet, also normal.) Als Psychologen die Studienteilnehmer fünfunddreißig Jahre später befragten, war bei denen, die eine «außergewöhnliche» oder «zärtliche» (die zweithöchste Stufe) Zuwendung genossen hatten, die Wahrscheinlichkeit, eine Angsterkrankung oder psychosomatische Symptome zu entwickeln, geringer als bei den anderen.

All das lässt doch stark vermuten, dass John Bowlby recht hatte: Wer möchte, dass Kinder ausgeglichen und angstfrei sind, folgt *nicht* den Ratschlägen des Urbehavioristen John Watson zum Umgang mit Kindern, der befand: «Wollen Sie sich [...] also immer wieder klarmachen, wenn Sie versucht sind, Ihr Kind zu verwöhnen, dass Mutterliebe ein gefährliches Ding ist.» In seinem berühmten Buch *Psychologische Erziehung im frühen Kindesalter* (1928) warnte Watson vor den schädlichen Auswirkungen mütterlicher Zuneigung auf die Charakterentwicklung des Kindes. «Herzen und küssen Sie die Kinder nie; nehmen Sie sie nie auf den Schoß. Wenn es gar nicht anders geht, geben Sie ihnen beim Gutenachtsagen einen Kuss auf die Stirn. Geben Sie ihnen morgens die Hand. Streicheln Sie ihnen über den Kopf, wenn sie eine schwierige Aufgabe besonders gut erledigt haben.» Watson wollte, anders ausgedrückt, dass man Kinder behandelte wie kleine Erwachsene. Bowlby, der genau das als Junge erlebt hatte, war mehr oder weniger vom Gegenteil überzeugt: Wer einem Kind eine sichere Basis geben, wer es resistent gegen Angst und Depression machen will, gehe großzügig mit Liebe und Zuwendung um.

Als Bowlby 1973 seinen Klassiker *Trennung: Psychische Schäden als Folge der Trennung von Mutter und Kind* veröffentlichte, führte er so gut wie alle Formen klinischer Angst bei Erwachsenen[*] auf schwierige

---

[*] Eine Ausnahme bildeten spezifische Tierphobien, die Bowlby wie Freud einer fehlgeleiteten evolutionären Anpassung zuschrieb.

frühkindliche Erfahrungen mit der primären Bindungsfigur – fast immer die Mutter – zurück. Auch jüngste Studien bestätigen die bereits zuhauf vorliegenden Belege dafür. Im Jahr 2006 erbrachten neue Ergebnisse aus einer auf vierzig Jahre angelegten Langzeitstudie, dass Neugeborene mit einer unsicheren Bindung eine deutlich höhere Wahrscheinlichkeit haben, als Erwachsene eine Angststörung zu entwickeln, als Kinder mit einer sicheren oder vermeidenden Bindung. Ist die Bindung im Säuglingsalter unsicher, sind beim Erwachsenen Ängste vor dem Verlassenwerden und die Bewältigungsstrategie einer «chronischen Wachsamkeit» zu beobachten: Menschen, die als Baby ihre Umgebung ängstlich beobachten und ihre unzuverlässig verfügbare Mutter überwachen, suchen auch als Erwachsene ihre Umgebung ständig nach möglichen Bedrohungen ab.

Bowlbys Bindungstheorie ist von eleganter Einfachheit und plausibel und nachvollziehbar in der Evolutionstheorie verankert. Hat der Säugling eine sichere Basis bei seinen Eltern und kann dies auch verinnerlichen, so steigt die Wahrscheinlichkeit, dass er oder sie später mit einem Gefühl der Sicherheit und Geborgenheit durchs Leben geht. Gelingt es den Eltern nicht, eine Basis zu schaffen, oder wird diese durch Trauma oder Trennung gestört, steigt die Wahrscheinlichkeit, dass der Mensch sein Leben lang ängstlich und unzufrieden ist.

*They fuck you up, your mum and dad.*
*They may not mean to, but they do.*

*Sie versauen dich, deine Mama und dein Papa.*
*Sie wollen es vielleicht nicht, aber sie tun es.*

Aus: Philip Larkin, «This be the Verse» (1971)

Kürzlich fiel mir ein Tagebuch in die Hände, das ich im Sommer 1981 mit elf Jahren geführt hatte. Ich ging damals seit einigen Monaten zu Dr. L., einem ausgebildeten Freudianer und Jugendpsychiater, der mich danach noch fünfundzwanzig Jahre lang behandelte. Auf seine

Veranlassung hin ließ ich in meinem Tagebuch meinen Gedanken freien Lauf, um der eigentlichen Ursache meiner emotionalen Probleme auf die Spur zu kommen. Ehrlich gesagt, fand ich es als Mann im mittleren Alter schon recht frustrierend, lesen zu müssen, wie ängstlich und mit sich selbst beschäftigt mein elfjähriges Alter Ego war. Das Tagebuch drehte sich unter anderem um die Frage, wer wohl die größte Schuld an meiner anhaltenden Angst und Unzufriedenheit trug: War es der tyrannische Erzieher im Tagescamp, der mich, als ich sechs war, angeschrien und als einziges der vielen glücklichen Kinder zum Planschbecken geschickt hatte, weil ich aus Angst vor dem großen Schwimmbecken geschlottert und geflennt hatte? Oder war es die Nachbarin, die mir, als ich vier war, vor den Augen der anderen Kindergartenkinder eine geklebt hatte, nachdem ich auf der Geburtstagsfeier für ihren Sohn Gilbert in hysterisches Schluchzen ausgebrochen und geplärrt hatte, ich wolle heim zu meiner Mami?

Mein Narzissmus und meine Suche nach Selbsterkenntnis sind offenbar ein ständig wiederkehrendes Phänomen: Da grabe ich im Alter von dreiundvierzig Jahren nach den Wurzeln meiner Angst und entdecke ... mich selbst, wie ich im Alter von elf Jahren nach den Wurzeln meiner Angst grabe.

Wir waren gerade von einem Familienurlaub zurückgekehrt, und das Tagebuch enthält eine lange Liste von Befürchtungen und angeblichen Ungerechtigkeiten, die ich auf der Reise erlebt hatte.

1. Angst vor Reisekrankheit im Flugzeug.
2. In der ersten Nacht Heimweh, kann nicht schlafen.
3. Essen schmeckt mir nicht.
4. Restaurant: Mami wird sauer und redet nicht mehr mit mir, weil ich gesagt habe, dass ich nach Hause will.
5. Mache mir Sorgen wegen mangelnder Hygiene.
6. Hoffentlich wird mir in der dünnen Luft in den Bergen nicht schlecht.
7. Daddy zwingt mich zu essen. Wird sauer, wenn ich esse, und lässt mich nicht essen, wenn ich mich beklage ...

8. Daddy hat mir nicht zugehört und mir eine geklebt, als ich noch mal gefragt habe.
9. Bin furchtbar erschrocken, als ich unten auf dem Läufer etwas sah, das nach Kotze aussah. Schreckliches Gefühl, hatte Angst.
10. Auf dem Rückflug kotzt jemand. Habe schreckliche Angst. Bin traurig, deprimiert und erschrocken.

Das Reisetagebuch endet mit den Worten: «Ich wünschte, meine Mami und mein Papi würden mich in den Arm nehmen und drücken und lieb haben, aber sie haben gar kein Mitleid mit mir wegen meiner Angst und so.»

Vor nicht allzu langer Zeit schickte ich meiner Mutter eine Abschrift des Tagebuchs per E-Mail. Anschließend rief ich sie an und fragte sie, ob sie meiner Schwester und mir wohl mehr oder eher weniger Zuwendung gegeben habe als andere Mütter ihren Kindern.

«Etwa dieselbe», sagte sie. Dann dachte sie kurz nach. «Nein, ich habe mich mit Zuwendung bewusst zurückgehalten», sagte sie.

Erstaunt fragte ich sie nach dem Grund.

«Ich dachte, es sei zu deinem Besten», erwiderte sie und erklärte mir die Hintergründe.

Ihre Mutter, meine Großmutter Elaine Hanford, hatte meiner Mutter und ihrer Schwester reichlich Liebe geschenkt und war immer für sie da gewesen, körperlich und auch sonst. Elaines Lebensinhalt war es, die Bedürfnisse ihrer Töchter zu befriedigen. Wenn meine Mutter mittags aus der Schule kam, machte Elaine ihr immer etwas zu essen. Meine Mutter fühlte sich geliebt, umsorgt – und verhätschelt. Als sie sich als junge Erwachsene mit Panikattacken, Agoraphobie, Emetophobie und anderen Phobien herumschlug, fragte sie sich, ob sie solche Angst hatte, weil sie von ihrer fürsorglichen Mutter *zu* viel Liebe und Sicherheit bekommen hatte. In dem Bemühen, meiner Schwester und mir diese Angst zu ersparen, versagte sie uns die Bekundung bedingungsloser Liebe, die sie als Kind erfahren hatte.

John Watson hätte das für gut befunden.

Meine Mutter ersparte uns zwar die Zuwendung, nicht aber die

Überbehütung. Überfürsorglichkeit und das Vorenthalten von Zuwendung – das kann eine schlimme Kombination sein. Das Kind fühlt sich nicht nur ungeliebt (weil es keine Zuneigung erfährt), sondern auch unfähig und hilflos (weil ihm ja ständig alles abgenommen wird – aus eigener Unfähigkeit, wie es vermuten muss.)

Meine Mutter kleidete mich an, bis ich neun oder zehn Jahre alt war. Danach legte sie mir jeden Abend die Kleider zurecht, bis ich fünfzehn war. Sie ließ mir ein Bad ein, bis ich in die Highschool wechselte. Schon in der Mittelschule fuhren viele meiner Freunde mit öffentlichen Verkehrsmitteln nach Boston, waren in den Schulferien, während die Eltern arbeiteten, allein zu Hause und suchten sich später auch selber ein Motorrad aus (das sie kauften und fuhren). Selbst wenn ich hätte mit der U-Bahn nach Boston oder Motorrad fahren wollen – und glauben Sie mir, das wollte ich nicht –, hätte meine Mutter es mir verboten: Ich durfte mich nicht mehr als zwei Blocks von unserem Haus entfernen, weil einige Straßen ihrer Ansicht nach zu befahren, einige Straßenzüge schlichtweg zu gefährlich waren. (Wir wohnten in einer Schlafstadt, in der alle Jahrzehnte mal ein Gewaltverbrechen vorkam.) Wenn meine Schwester und ich zu Hause waren, meine Eltern aber arbeiten mussten, waren wir immer in Gesellschaft eines Babysitters. Als ich älter wurde, nahm das bizarre Züge an: Eines Tages stellte ich zu unser beider Unbehagen fest, dass die Babysitterin so alt war wie ich (dreizehn).

Meine Mutter handelte aus echter Sorge heraus. Und mir war das Übermaß an Fürsorglichkeit nur recht, bettete es mich doch in eine bequeme Abhängigkeit. So peinlich es war, mir von meinen Altersgenossen vorhalten zu lassen, dass ich nicht mit in die Stadt durfte – es sei denn, meine Mutter käme mit –, blieb ich doch gern in ihrer beschützenden Umarmung zurück. Zu so einem Gespann gehören zwei, Mutter *und* Kind. Ich sehnte mich danach, über die Maßen behütet zu werden, und sie tat es. Da ich in unserer Beziehung aber keine Selbstständigkeit, keine Selbstwirksamkeit entwickeln konnte, war ich erst ein anhänglicher und abhängiger Grundschüler, dann ein anhänglicher und abhängiger Teenager, und als ich älter wurde, ein abhängiger und ängstlicher Erwachsener – meine Frau kann das aus leidvoller Erfahrung bestätigen. «Erwachsene mit Agoraphobie schreiben ihren Eltern oft eine geringe Zuneigung und eine starke Überbehütung zu.» (Das stammt aus einem Aufsatz aus dem Jahr 2008, «Attachment and Psychopathology in Adulthood».) «Erwachsene mit Agoraphobie berichten häufiger von Trennungsangst in der Kindheit als eine Kontrollgruppe.» (So eine 1992 erschienene Studie). «[Bei Säuglingen mit unsicherer] Bindung [ist] eine spätere Angststörungsdiagnose erheblich wahrscheinlicher als bei Säuglingen mit sicherer Bindung.» (So eine Studie aus dem Jahr 1997, publiziert im *Journal of the American Academy of Child & Adolescent Psychiatry*.) «Deine Eltern – ängstliche, überfürsorgliche Mutter und alkoholkranker, emotional abwesender Vater – waren die klassische Kombination für die Ausbildung einer Angststörung.» (Das stammt von meinem ersten Psychiater Dr. L., den ich kürzlich wieder aufgespürt und befragt habe, fast dreißig Jahre nach meiner ersten Sitzung bei ihm.) Dazu kommen die neurobiologischen Belege: «Erwachsene Menschen, die von einem extrem schlechten Verhältnis zu ihren Eltern berichteten, wiesen unter Stress eine deutlich stärkere Dopaminausschüttung im ventralen Striatum [ein Teil der Basalganglien unterhalb der Großhirnrinde] und einen höheren Anstieg im Speichelcortisol [ein Stresshormon] auf als Personen, die von einem ausgeprägt guten Verhältnis zu den Eltern berichteten. Das legt die Vermutung nahe, dass die frühe menschliche Fürsorge auch die Entwicklung von Systemen beeinflusst, die der Stressreaktivität zugrunde liegen.» (So eine 2006 in der Zeitschrift *Psychological Science* erschienene Untersuchung.) Während ich dies schreibe, habe ich in meinem Büro einen Stapel mit Aufsätzen liegen, fast einen halben Meter hoch, die diese und ähnliche Erkenntnisse stützen. Was beweist, dass sich meine Angst in erster Linie aus dem Verhältnis zu meiner Mutter erklärt.

Nur dass es natürlich nichts dergleichen beweist.

# Kapitel 9
## Kämpfer und Hasenfüße:
## Die Genetik der Angst

*Das Temperament des Vaters, so argumentiert [Fernelius], ist auch das des Sohnes, und ebendie Krankheit, an der der Vater bei der Zeugung litt, wird später auch dem Sohn zu schaffen machen, denn er erbt die väterlichen Gebrechen ebenso wie seine Ländereien. [...] Für mich besteht folglich kein Zweifel, dass die Melancholie eine Erbkrankheit darstellt.*

Robert Burton, *Anatomie der Melancholie* (1621)

*Daddy, ich hab Angst.*

Meine Tochter im Alter von acht Jahren

Ich könnte meine Angst ungeniert dem Verhalten meiner Eltern anhängen – der Trinkerei meines Vaters, der Überfürsorglichkeit und den Phobien meiner Mutter, ihrer unglücklichen Ehe und schließlich der Scheidung –, gäbe es nicht folgenden ungelegenen Umstand: Meine Kinder, heute neun und sechs Jahre alt, haben in jüngster Zeit eine Angst entwickelt, die meiner in erschreckendem Ausmaß ähnelt.

Meine Tochter Maren hatte immer wie ich ein eher gehemmtes Temperament: Sie ist in für sie ungewohnten Situationen schüchtern und zurückhaltend, risikoscheu in ihrer Haltung zur Welt und reagiert stark auf Stress und alles Neuartige. Noch auffallender ist, dass sie in der ersten Klasse eine zwanghafte Phobie vor dem Erbrechen entwickelte. Als sich eine Klassenkameradin in der Mathematikstunde übergeben musste, bekam sie das Bild nicht mehr aus dem Kopf. «Ich denke dauernd schlimme Gedanken», sagte sie. Mir brach es das Herz.

Habe ich – obwohl ich jahrzehntelang Therapien gemacht, mir mühsam all das Wissen angeeignet, mich mit meiner Frau darum bemüht habe, die Kinder immun zu machen – Maren meine Störung etwa vererbt, wie meine Mutter sie mir vererbte? Anders als meine Mutter mir habe ich meiner Tochter meine Emetophobie nie gezeigt, ehe sie selbst eine entwickelte. Ich bemühte mich, alle Anzeichen meiner Angst vor Maren zu verbergen, weil sie sie andernfalls über das Imitationsverhalten, wie Psychologen das nennen, übernommen hätte. Meine Frau ist kein ängstlicher Mensch und hat auch nicht den Hang zur nervösen Überbehütung, die meine Mutter so viele Jahre lang an den Tag legte und die, wie ich dachte, meine Schwester und mich in einen Zustand der neurotischen Abhängigkeit versetzte. Außerdem sind wir beide, meine Frau und ich, liebevoll und fürsorglich und bemühen uns, für unsere Kinder emotional da zu sein, wie es meine Eltern manchmal nicht waren. Das reden wir uns jedenfalls ein.

Trotzdem treten bei meiner Tochter Symptome auf, die den meinen sehr ähnlich sind, und zwar fast genau in dem Alter, in dem ich sie entwickelte. Obwohl wir alles daransetzten, Maren eine Prophylaxe gegen die Angst zu bieten, scheint sie nicht nur mein nervöses Temperament geerbt zu haben, sondern auch meine Phobien. Die ich, wie es der Zufall so will, auch mit meiner Mutter gemeinsam habe.

Ist es möglich, fragt meine Frau, dass so etwas Spezifisches wie eine Phobie genetisch vererbt wird?

Man sollte es nicht annehmen. Und doch liegt hier ein und dieselbe Phobie in drei Generationen mütterlicherseits vor. Und wenn Maren nicht unterschwellige oder unbewusste Signale aufgenommen hat (was, wie ich einräume, möglich ist), kann sie die Phobie nicht über eine Art Verhaltenskonditionierung von mir «erlernt» haben wie ich von meiner Mutter (davon war ich jedenfalls immer ausgegangen).

Zwar wird schon seit Hippokrates die Ansicht geäußert, dass das Temperament erblich sei, und mit der modernen Genetik lässt sich mit zunehmender Präzision bis hin zum einzelnen Nukleotid das Verhältnis zwischen den Molekülen, die wir erben, und den Gefühlen, für die wir disponiert sind, nachweisen. Trotzdem hat bisher noch niemand das Gen oder die Gene für Emetophobie gefunden. Und es hat auch noch niemand Angst oder andere Verhaltensmerkmale ausschließlich auf die Genetik zurückgeführt. Allerdings weisen Tausende von Studien, die in den vergangenen Jahren durchgeführt wurden, genetische Grundlagen für die klinische Angst in ihren verschiedenen Ausprägungen nach.

Einige der frühsten Forschungen zur Genetik der Angst wurden an Zwillingen vorgenommen. In einfachen Untersuchungen verglichen die Wissenschaftler zunächst die Häufigkeit von Angststörungen bei eineiigen und zweieiigen Zwillingen. Wenn eine Panikstörung ausschließlich genetisch angelegt wäre, würden bei eineiigen Zwillingen – die genetisch identisch sind – immer beide die Krankheit haben. Dem ist aber nicht so. Leidet ein Zwilling unter der Störung, so ist die Wahrscheinlichkeit, dass der andere sie auch hat, größer als bei einer willkürlich aus der Population gepickten Person – doch er *muss* sie nicht haben. Das lässt vermuten, dass die Panikstörung zwar wie Größe oder Augenfarbe eine starke genetische Komponente hat, aber nicht ausschließlich genetisch bedingt ist.

Im Jahr 2001 verglich Kenneth Kendler, Psychiater an der Virginia-Commonwealth-Universität, die Häufigkeit phobischer Störungen bei 1200 eineiigen und zweieiigen Zwillingspaaren und stellte fest, dass die individuellen Unterschiede in der Anfälligkeit für Angststörungen etwa zu 30 Prozent auf die Gene zurückzuführen sind. Spätere Studien stützten Kendlers Ergebnisse. Metaanalysen zu Genstudien zeigen auf, dass bei einem Menschen, der keinen nahen Verwandten mit generalisierter Angststörung hat, die Wahrscheinlichkeit, eine zu entwickeln, bei weniger als 1:25 liegt – doch schon ein einziger Verwandter mit einer Erkrankung hebt die Wahrscheinlichkeit auf 1:5.

Moment mal, wenden Sie vielleicht ein, das ist doch kein Beweis für eine genetische Ursache. Könnte die höhere Wahrscheinlichkeit einer psychischen Erkrankung bei Mitgliedern derselben Familie nicht auch eine Folge der pathogenen Umwelt sein, die Angst oder Depression fördert? Wenn Zwillinge eine gemeinsame traumatische Kindheit haben, macht sie das nicht anfälliger für psychische Krankheiten?

Das stimmt. Gene können zwar Schizophrenie, Alkoholismus oder Angst disponieren, aber auch die Umwelt trägt ihr Scherflein zur Erkrankung bei. Dennoch: Die Zahl der Studien zur Erblichkeit von Angst geht in die Zigtausende, und fast alle kommen zu dem Schluss, dass die Anfälligkeit für Angst – als Merkmal des Temperaments wie auch als klinische Störung – stark von den Genen bestimmt wird.

Hippokrates, Robert Burton, Charles Darwin und andere, die lange vor der Ära der Molekulargenetik lebten, hätte das nicht weiter überrascht. Finden sich in einem Stammbaum ein oder zwei Personen mit Angststörung oder Depression, so ist es wahrscheinlich, dass es auch im Rest des Baums vor Angst und Depression nur so wimmelt. Forscher bezeichnen dieses Phänomen als «familiäre Häufung infolge eines genetischen Risikos».*

Heißt «familiäre Häufung», dass meine Tochter wie meine Mutter und ich biologisch für Angst prädestiniert ist, dass es ihr genetisch bestimmt ist, eine nervöse Erkrankung zu entwickeln? Auf der mütterlichen Seite meiner Familie gibt es neben meiner Mutter, meiner Tochter und mir auch noch meinen Sohn Nathaniel, sechs Jahre alt, dessen Trennungsangst ebenso schlimm zu werden droht wie meine; meine Schwester, die seit dem Alter von zwölf Jahren mit Angst zu kämpfen hat und wie ich schon viele Medikamente ausprobiert hat; einen weiteren Blutsverwandten, der sich ähnlich wie ich schon sein ganzes Leben lang mit Angst, Depression und einem nervösen Magen herumschlägt und seit Jahrzehnten phasenweise Psychopharmaka ein-

* Im Jahr 2011 veröffentlichte der brasilianische Psychiater Giovanni Salum die Ergebnisse einer der umfangreichsten Studien zur Erblichkeit von Angststörungen, die je durchgeführt wurden. Salum stellte anhand der Daten von 10 000 Menschen fest, dass ein Kind, das keine Verwandten mit Angststörungen hat, nur eine Wahrscheinlichkeit von 1:10 aufweist, selbst eine zu entwickeln. Hat das Kind einen Verwandten mit einer Angststörung, steigt die Wahrscheinlichkeit auf 3:10. Und wenn eine Mehrheit der Familienmitglieder eine Angststörung hat, liegt sie sogar bei 8:10.

nimmt; da ist sein älterer Bruder, bei dem Anfang der 1980er Jahre im zarten Alter von acht Jahren eine klinische Depression diagnostiziert wurde und der ein Jahr lang fast täglich vor Schulangst erbrach; und den Vater meiner Mutter, 92 Jahre alt, der eine ganze Palette an Medikamenten gegen Angst und Depression einnimmt. Als ich im Stammbaum forschte, fand ich heraus, dass der Großvater des Vaters meiner Mutter überaus zurückhaltend war, den Umgang mit Menschen scheute, sein Studium an der Cornell-Universität abbrach und sich einem «ruhigen Dasein» und dem Obstanbau widmete. («Das Leben an der frischen Luft war seine Rettung», erklärte seine Schwiegertochter später.) Die Tante meines Großvaters litt unter schwerer Angst, Depression und dem berühmt-berüchtigten nervösen Magen.

Und dann ist da noch der Vater meines Großvaters, Chester Hanford, der wegen schwerer Angst und Depression mehrmals in die Klinik musste und in den letzten dreißig Jahren seines Lebens wiederholt arbeitsunfähig war.

*Ich vermute, dass von den vielen menschlichen Temperamenten die meisten, wenn auch nicht alle, von genetischen Faktoren gesteuert werden, die Molekülprofil und Rezeptordichte beeinflussen, welche sich wiederum auf die Hirnfunktion auswirken.*

Jerome Kagan, *What Is Emotion?* (2007)

*Es kommt häufig vor, dass Hysterie bei der Mutter Hysterie beim Sohn nach sich zieht.*

Jean-Martin Charcot, *Leçons sur les maladies du système nerveux* (1885)

Der Entwicklungspsychologe Jerome Kagan aus Harvard untersucht seit sechzig Jahren die Auswirkungen der Vererbung auf die Persönlichkeit des Menschen. In auf Jahrzehnte angelegten Langzeitstudien stellt er immer wieder fest, dass 10 bis 20 Prozent der Säuglinge schon mit wenigen Lebenswochen nachweislich ängstlicher sind als andere.

Diese Kinder sind empfindlicher, schlafen schlechter und haben einen schnelleren Herzschlag, mehr Muskelspannung, mehr Cortisol im Blut und mehr Noradrenalin im Urin. Ihr Schreckreflex ist ausgeprägter (das heißt, bei einem plötzlichen Krach zucken sie Nanosekunden früher zusammen, die Pupillen weiten sich stärker). Auf fMRT-Scans ist im Angstschaltkreis des Gehirns – und zwar in der Amygdala und im vorderen Gyrus cinguli – eine über dem Normalen liegende neuronale Aktivität zu beobachten. Diese physiologischen Messdaten liegen bei den betroffenen Kindern auch später im Leben dauerhaft höher als bei anderen. Ob sie nun im Alter von sechs Wochen, sieben Jahren, vierzehn Jahren, einundzwanzig Jahren oder noch später untersucht werden: Sie haben immer eine höhere Herzfrequenz, einen schnelleren Schreckreflex und mehr Stresshormone als niedrigreaktive Gleichaltrige.

Kagan bezeichnete das Temperament dieser hochreaktiven Kinder als gehemmt: «Unserer Ansicht nach gehören die meisten Kinder, die wir als ‹gehemmt› bezeichnen, einer qualitativ eigenen Kategorie von Kindern an, die mit einer niedrigeren Erregungsschwelle […] zur Welt kommen», so Kagan. «Bei den Betroffenen ist die vorbereitete Reaktion auf Neues, die allen Kindern gemeinsam ist, übersteigert.»

Vor ein paar Jahren fertigten Kagan und seine Kollegen Gehirnscans einer Gruppe Einundzwanzigjähriger an. Im Jahr 1984, als Kagan diese Probanden im Alter von zwei Jahren erstmals beobachtet hatte, hatte er dreizehn von ihnen als gehemmt, die anderen neun als nicht gehemmt eingestuft. Zwei Jahrzehnte später zeigte Kagan nun allen zweiundzwanzig mittlerweile erwachsenen Testpersonen Bilder ihnen unbekannter Gesichter. Bei den dreizehn, die er als gehemmt eingestuft hatte, war eine deutlich stärkere Amygdala-Reaktion zu beobachten als bei den neun, die er als nicht gehemmt eingestuft hatte. Kagan geht davon aus, dass die Gene die Reaktivität der Amygdala bestimmen; aus anderen Studien ist wiederum bekannt, dass die Reaktivität der Amygdala mit dafür verantwortlich ist, wie ein Mensch auf Stress reagiert.

Säuglinge oder Kleinkinder, die als gehemmt eingestuft werden, haben eine größere Wahrscheinlichkeit als andere, sich zu schüchternen, nervösen Teenagern und später zu schüchternen, nervösen Erwachsenen zu entwickeln. Sie haben eine erheblich größere Wahrscheinlichkeit, als Teenager oder Erwachsene eine klinische Angst oder Depression auszubilden als ihre physiologisch weniger reaktiven Altersgenossen. Auch wer als Baby hochreaktiv war und später keine offizielle Angststörungsdiagnose erhält, ist trotzdem tendenziell nervöser als andere.

Mit seiner Aussage, das Temperament sei angeboren, also überwiegend schon bei der Geburt festgelegt, steht Kagan in einer Denktradition, die bis zu Hippokrates zurückreicht. Dieser erklärte im 4. Jahrhundert v. Chr., Persönlichkeit und psychische Gesundheit ergäben sich aus der relativen Verteilung der vier Körperflüssigkeiten Blut, Schleim, schwarze Galle und gelbe Galle. Wie schon im ersten Kapitel erwähnt, prägt nach Hippokrates das Verhältnis der Körpersäfte das Temperament eines Menschen: Während ein Mensch mit relativ viel Blut zu einem lebhaften oder «sanguinen» Temperament und heißblütigen Ausbrüchen neigt, hat einer mit mehr schwarzer Galle ein eher melancholisches Wesen. Mit der Annahme einer Störung des Gleichgewichts zwischen den Körpersäften nimmt Hippokrates zumindest bildlich die Serotonin-Hypothese der Depression und andere moderne Vorstellungen von chemischen Ungleichgewichten im Gehirn und ihren Auswirkungen auf die psychische Gesundheit vorweg. Die neurotische Depression, wie man das Leiden Mitte des 20. Jahrhunderts genannt hätte – heute spricht man von einer generalisierten Angststörung (*DSM*-Code 300.02) –, schrieb Hippokrates beispielsweise einem Übermaß an schwarzer Galle (*melaina chole*) zu. Hippokrates zufolge zeichnete sich diese Erkrankung sowohl durch körperliche (Bauchschmerzen, Atemnot, Blähungen) wie auch durch psychische Symptome aus (Angst, Unruhe, Traurigkeit, Gereiztheit), häufig einhergehend mit oder oft sogar verursacht von übertriebener Grübelei und Besorgnis.

Hippokrates' Metapher mag den Sachverhalt nicht völlig zutreffend erklären, doch die moderne Wissenschaft bestätigt im Wesentlichen, dass das Temperament biologisch festgelegt ist. Kagan, mit über achtzig im Teilzeitruhestand, hat noch vier größere Langzeitstudien laufen, die er und sein früherer Schüler Nathan Fox an der Universität von Maryland begannen. Die Daten aller vier Untersuchungen stützen Kagans seit langem vertretene These, nach der ein ängstliches Temperament ein angeborenes, genetisch vorgegebenes Phänomen ist, das einen relativ festen Anteil der Bevölkerung trifft.* Wiederholt hat Kagan in Studien nachgewiesen, dass die 15 bis 20 Prozent der Kinder, die stark auf fremde oder neuartige Situationen reagieren, mit deutlich größerer Wahrscheinlichkeit eine Angststörung entwickeln als ihre weniger reaktiven Altersgenossen. Wer als hochreaktives und gehemmtes Baby zur Welt kommt, bleibt tendenziell hochreaktiv und gehemmt. In seinen Langzeitstudien hat es Kagan nur selten erlebt, dass jemand von einer Temperamentskategorie in eine andere wechselte.

Diese Befunde laufen den im letzten Kapitel dargestellten Erkenntnissen der Bindungstheorie zuwider oder machen die Sache jedenfalls komplizierter. Tatsächlich hält Kagan die Erklärung John Bowlbys, Mary Ainsworths' und ihrer Kollegen zur Übertragung von Angst von einer Generation auf die andere für hinfällig. Kagans Ansicht nach macht ein unsicherer Bindungsstil noch kein ängstliches Kind. Vielmehr bescheren die Gene – hier vereinfache ich ein wenig – einer Mutter ein ängstliches Temperament, und dieses Temperament führt zu einem Bindungsstil, den die Psychologen als unsicher bezeichnen würden. Die Mutter überträgt aber laut Kagan die Angst nicht, wie Bowlby und Ainsworth es behaupten, durch ihren nervösen Erziehungsstil auf ihre Kinder (obwohl er den Effekt durchaus verstärken kann), sondern vielmehr durch die Vererbung ihrer Angstgene. Wenn das zutrifft, wird es natürlich umso schwieriger, durch Veränderungen im Erziehungsverhalten die Weitergabe der Angst von einer Generation an die nächste zu verhindern; das würde erklären, warum

---

* Das deckt sich mit Studienergebnissen, nach denen auch der Anteil der Soldaten, die unter Kriegsbelastung zusammenbrechen, relativ konstant ist.

meine Frau und ich trotz aller Bemühungen nicht verhindern konnten, dass unsere Kinder eine Angststörung entwickeln.

John Bowlby führte zur Untermauerung seiner Bindungstheorie Tierstudien an. Doch auch Jerome Kagan kann zur Widerlegung Bowlbys und zur Stützung seiner Theorie auf Tierstudien verweisen. In den 1960er Jahren züchteten Forscher am Maudsley Hospital in London Ratten, die auf Stress mit ausgeprägtem Angstverhalten reagierten. Diese Zuchtexperimente wurden noch ohne die Erkenntnisse der modernen Genomforschung durchgeführt. Man beobachtete einfach das Verhalten der Ratten, suchte sich die «emotional reaktiven» Tiere heraus (indem man die Ratten auf einen ungeschützten Platz setzte und die Häufigkeit der Darmentleerung zählte) und ließ diese miteinander Nachkommen zeugen. So gelang es den Forschern, eine hochgradig ängstliche Linie zu züchten. (Aus dieser selektiven Zucht ging auch eine Linie nicht reaktiver Ratten hervor, die gegenüber dem Durchschnitt *weniger* ängstlich auf offene Plätze und andere Stressoren reagierten.) Dies schien eine mögliche erbliche Komponente der Angst in Rattenpopulationen zu belegen.

Moderne wissenschaftliche Techniken machen die selektive Züchtung überflüssig. Heute sind Wissenschaftler in der Lage, verschiedene Mäusegene chemisch ein- und auszuschalten und zu beobachten, wie die Gene das Verhalten beeinflussen. Durch die Deaktivierung bestimmter Gene brachten die Forscher beispielsweise Mäuse hervor, die überhaupt keine Angst haben, ja eine echte Gefahr nicht mehr erkennen, weil bei ihnen die Amygdala ihre Aktivität völlig eingestellt hat. Mit jährlich Hunderten derartiger Studien konnten auf diese Weise bislang mindestens siebzehn Gene identifiziert werden, die verschiedene Teile der Angstschaltkreise bei Mäusen beeinflussen.

So hat Eric Kandel, Wissenschaftler an der Columbia-Universität und Nobelpreisträger, ein Gen entdeckt *(Grp)*, das bei Mäusen eine wichtige Rolle bei der Angstkonditionierung spielt, und ein anderes Gen (Stathmin), das das angeborene Niveau physiologischer Angst reguliert. Mäuse, deren *Grp* ausgeschaltet war, konnten nicht wie normale Tiere lernen, einen neutralen Ton mit einem Elektroschock zu assoziieren. Mäuse, deren Stathmin ausgeschaltet war, wurden zu Draufgängern: Statt sich instinktiv am Rand eines offenen Platzes in Sicherheit zu bringen wie normale Mäuse, spazierten sie wagemutig über ungeschützte Flächen. Da die Evolution viele Gene bewahrt hat, haben Menschen und Nagetiere genetisch viel gemeinsam. Nehmen wir das RGS2, ein Gen, das bei Mäusen und Menschen die Expression eines Proteins für die Regulierung der Serotonin- und Noradrenalinrezeptoren im Gehirn steuert. Nachdem man beobachtet hatte, dass Mäuse ohne RGS2-Gen ein ausgeprägtes Angstverhalten und einen «erhöhten sympathischen Tonus» aufwiesen (dass der Körper also ständig in einer leichten Kampf-oder-Flucht-Bereitschaft war), stellten Jordan Smoller und sein Team an der Harvard Medical School in einer Reihe von Studien am Menschen eine Beziehung zwischen bestimmten Varianten des RGS2-Gens und Schüchternheit fest.

In einer Studie mit Kindern aus 119 Familien hatten viele der Kinder, die Merkmale eines «gehemmten» Temperaments aufwiesen, dieselbe RGS2-Genvariante. In einer anderen Untersuchung, an der 744 College-Studenten teilnahmen, bezeichneten sich Probanden mit der «schüchternen» Variante des Gens eher als introvertiert. Eine dritte Studie untersuchte, wie das Gen auf das Gehirn wirkt: Von 55 jungen Erwachsenen, deren Reaktion auf Bilder wütender oder ängstlicher Gesichter mit Gehirnscans festgehalten wurde, war bei den Probanden mit der relevanten RGS2-Variante eher eine erhöhte neuronale Impulsrate in der Amygdala und der Inselrinde zu beobachten. Die Inselrinde ist ein Teil der Großhirnrinde, der nicht nur mit Angstäußerungen des limbischen Systems in Verbindung steht, sondern auch mit der «interozeptiven Wahrnehmung», also dem bewussten Spüren innerer Körperfunktionen, das einer «Angstsensitivität» Vorschub leisten kann. In einer vierten Studie wurden 607 Menschen untersucht, die in Florida die schwere Hurrikansaison des Jahres 2004 erlebt hatten: Wer die entsprechende Variante des RGS2-Gens trug, hatte mit größerer Wahrscheinlichkeit infolge der Wirbelstürme eine Angststörung entwickelt.

In keiner dieser Studien wird nachgewiesen, dass diese RGS2-Variante eine Angststörung verursacht, doch alle belegen, dass das RGS2-Gen die Angstsysteme in der Inselrinde und der Amygdala beeinflusst. Menschen mit der «schüchternen» Genvariante erleben demnach in sozialen Situationen aufgrund ihrer überaktiven Amygdala mit größerer Wahrscheinlichkeit eine stärkere vegetative Erregung und sind daher schüchtern oder introvertiert. (Schüchternheit und auch Introvertiertheit sind prädisponierende Faktoren für Angststörungen.)

Lauren McGrath, Forscherin an der Psychiatric and Neurodevelopmental Genetics Unit des Massachusetts General Hospital, untersuchte 134 Menschen von Geburt an über einen Zeitraum von fast zwanzig Jahren. Als ihre Probanden vier Monate alt waren, teilte McGrath sie (wie Kagan) in zwei Gruppen ein: die «hochreaktiven» und die «niedrigreaktiven» Kinder. Im Alter von vier Monaten weinten und strampelten die hochreaktiven Babys bei der Bewegung eines Mobiles mehr als die niedrigreaktiven. Mit 14 und 21 Monaten reagierten sie immer noch tendenziell ängstlicher auf neuartige Situationen. Achtzehn Jahre später lud McGrath' Team die Probanden dieser Studie noch einmal ein und untersuchte Struktur und Reaktivität der Amygdala. Und tatsächlich hatten diejenigen, die mit vier Monaten als hochreaktiv eingestuft worden waren, im Alter von achtzehn Jahren eine eher überaktive Amygdala als die niedrigreaktiven, was einmal mehr beweist, dass die Reaktion der Amygdala auf neue Situationen ein ängstliches Temperament stark prädiziert. Schließlich entdeckte McGrath' Team mithilfe neuer Genanalysetechniken, dass eine starke Amygdala-Reaktivität im Alter von achtzehn Jahren eng mit einer bestimmten Variante des sogenannten RTN4-Gens verknüpft ist. McGrath und ihre Kollegen leiten daraus die Hypothese ab, dass das RTN4-Gen die Reaktivität der Amygdala mitbestimmt; diese ist mit dafür verantwortlich, ob der Mensch eher hochreaktiv oder niedrigreaktiv und somit mehr oder weniger anfällig für klinische Angst ist.

Dieses Potpourri aus genetischen Studien – es werden jeweils

Hunderte, wenn nicht gar Tausende gleichzeitig durchgeführt – wirkt bisweilen geradezu lachhaft reduktionistisch. Vor ein paar Jahren las ich in der *New York Times* einen Artikel über Studien, die bestimmte Varianten zweier menschlicher Gene – AVPR1a und SLC6A4 – mit einem «Talent für kreatives Tanzen» in Verbindung brachten.* Das Gute daran ist aber, dass ein neuer Blick auf Schicksal und Charakter auch das Verständnis von Mut und Feigheit, Schande und Krankheit, Stigma und psychischer Erkrankung verändern könnte. Wenn extreme Angst genetischen Anomalien geschuldet ist, dürfte sie ja nicht peinlicher sein als Multiple Sklerose, Mukoviszidose oder schwarze Haare, die allesamt von Genen codiert werden.

Vor fünfzig Jahren konnte man seine Neurosen, sein Elend und sein Fehlverhalten noch glaubhaft der Mutter in die Schuhe schieben. Heute machen wir zwar wieder unsere Mutter verantwortlich, doch nun sind es die *Gene,* die sie uns vererbt hat, und nicht das *Verhalten,* das sie an den Tag gelegt, oder die emotionalen Verletzungen, die sie uns beigebracht hat.

*Was für den einen ein Flohbiss ist, verursacht dem anderen unerträgliche Qualen.*

Robert Burton, *Anatomie der Melancholie* (1621)

Gegen Lieferung eines Tropfens Spucke und eine satte Gebühr kann man von privaten Firmen eine Teilsequenzierung des Genoms vornehmen und das relative Risiko für diverse Krankheiten ermitteln lassen. Vor ein paar Jahren ermittelte die Firma 23andMe für ein paar Hundert Dollar, dass mir meine Gene unter gleichbleibenden Voraussetzungen eine leicht erhöhte Wahrscheinlichkeit für Gallensteine, eine leicht unterdurchschnittliche Wahrscheinlichkeit für Typ-2-Dia-

---

* Natürlich sehen auch Genforscher hinter Angstgefühlen oder einem Talent fürs Tanzen vielfältige Ursachen im Genom (und in der Umwelt). Trotzdem ist die Tendenz zu beobachten, dass Emotionen auf ein neurochemisches Korrelat und das zugehörige Gen reduziert werden.

331

betes oder Hautkrebs und eine etwa durchschnittliche Wahrscheinlichkeit für Herzinfarkt oder Prostatakrebs bescheren. Ich habe auch erfahren, dass mein Erbgut auf einen «schnellen Koffeinstoffwechsel» hindeutet, dass mein Risiko für Heroinsucht und Alkoholmissbrauch «normal» ist und dass ich die schnellen, aber rasch ermüdenden FT-Fasern eines Sprinters habe. (Außerdem weiß ich nun, dass mein Ohrenschmalz «feucht» ist.)

Gern hätte ich erfahren, welche Varianten von zwei bestimmten Genen ich habe, die zu unterschiedlichen Zeiten jeweils als «Woody-Allen-Gen» bezeichnet wurden. Das erste, das COMT-Gen, liegt auf Chromosom 22 und codiert die Herstellung des Enzyms Catechol-O-Methyltransferase, das im präfrontalen Kortex des Gehirns Dopamin abbaut. Das zweite Gen, SLC6A4, auch als SERT-Gen bekannt, liegt auf Chromosom 17 und codiert den Serotonintransport aus dem synaptischen Spalt.

Das COMT-Gen hat drei Varianten.* Eine Variante (das sogenannte Val/Val) codiert eine hohe Produktion des Enzyms, das Dopamin abbaut. Die anderen beiden (Val/Met und Met/Met) codieren eine geringere Enzymproduktion, sodass weniger Dopamin abgebaut wird und mehr in den Synapsen verbleibt.

Jüngste Studien haben nachgewiesen, dass Menschen mit der Met/Met-Variante häufig Schwierigkeiten mit der Regulierung emotionaler Erregung haben. Der hohe Dopaminspiegel, so vermuten die Forscher, geht mit einer «negativen Emotionalität» und einem «unflexiblen Aufmerksamkeitsfokus» einher, die es den Betroffenen unmöglich machen, sich von ihrer zwanghaften Konzentration auf angsteinflößende Reize zu lösen – eine Eigenschaft, die mit Depression, Neurosen und vor allem Angst zusammenhängt. Menschen mit der Met/Met-Variante können sich nach der Konfrontation mit bedroh-

* Ich möchte an dieser Stelle darauf hinweisen, dass ich kein Genforscher bin und hier ein riesiges und komplexes Forschungsgebiet stark vereinfacht darstelle. Als ein von einem Fachmann verfasstes gut verständliches Buch zur psychiatrischen Genetik empfehle ich Jordan Smollers *The Other Side of Normal: How Biology Is Providing the Clues to Unlock the Secrets of Normal and Abnormal Behavior*.

lichen Reizen nicht entspannen, auch wenn sich diese Reize als ungefährlich herausstellen. Im Gegensatz dazu wurde die Val/Val-Variante
mit einer *weniger intensiven* Empfindung negativer Emotionen, einem
*weniger starken* Schreckreflex und einer *geringeren* Verhaltensgehemmtheit assoziiert.[*]

David Goldman, Leiter der Human-Neurogenetik an den National
Institutes of Health, hat das COMT als «Worrier-Warrior-Gen» (Ha-
senfuß-Krieger-Gen) bezeichnet. Wer die Val/Val-Variante besitze, ist
laut Goldman ein «Krieger»: Unter Belastung verhilft ihm seine Genvariante zu einer Steigerung der extrazellulären Dopaminkonzentra-
tion im Gehirn, die wohl dafür sorgt, dass er weniger ängstlich und
schmerzempfindlich ist und sich besser konzentrieren kann. Dank
des zusätzlichen Dopamins hat er unter Belastung außerdem ein «besseres Arbeitsgedächtnis». Ich könnte mir vorstellen, dass beispielsweise der Quarterback Tom Brady die Kriegervariante besitzt: Er ist
dafür bekannt, dass er unter enormem Druck schnelle kluge Entscheidungen trifft, indem er etwa den Ball zielgenau an den richtigen
Teamkollegen abgibt, ungeachtet der bulligen Linebacker, die ihn be-
drängen, oder der Millionen von Zuschauern, die jede seiner Bewegungen kritisch verfolgen. Aber es gibt auch Situationen, in denen die

---

[*] Viele Studien bestätigen den Zusammenhang zwischen der Met/Met-Variante des
COMT-Gens und einem ungewöhnlich hohen Angstniveau, allerdings interessanterweise
vor allem bei Frauen. Eine vom National Institute on Alcohol Abuse and Alcoholism durchgeführte Studie untersuchte zwei Gruppen von Frauen: hellhäutige Frauen aus den städtischen Außenbezirken von Maryland und Indianerinnen aus dem ländlichen Oklahoma.
Die Forscher beobachteten, dass in beiden Gruppen die Frauen mit der Met/Met-Variante
von einem höheren Angstniveau berichteten als Frauen mit anderen Varianten. (Bei der
Met/Met-Variante liegt auch die Konzentration von Catechol-O-Methyltransferase im Gehirn bei nur einem Viertel bis einem Drittel des Durchschnittswerts.) Das EEG ergab bei
diesen Frauen mit der Met/Met-Variante ein für Angststörungen, aber auch Alkoholismus
typisches Muster von «Alpha-Gehirnwellen mit niedriger Spannung». Die Studie belegte
demnach einen Zusammenhang nicht nur zwischen dem Gen und der Enzymkonzentration sowie zwischen der Enzymkonzentration und der Gehirnaktivität, sondern auch zwischen der Gehirnaktivität und dem subjektiv empfundenen Angstniveau. Eine andere Studie, die 2009 mit Deutschen und Amerikanern durchgeführt wurde, zeigte auf, dass die
Probanden mit der Met/Met-Genvariante, wenn man sie mit unangenehmen Bildern kon-
frontierte, eine überdurchschnittliche physiologische Schreckreaktion zeigten; in den Stan-
dard-Persönlichkeitstests ergab sich für sie ein höheres Niveau an allgemeiner Angst.

Hasenfußvariante, die 25 Prozent der Weltbevölkerung besitzen, evolutionäre Vorteile bietet. Studien haben nachgewiesen, dass Träger der Met/Met-Genvariante kognitive Aufgaben, bei denen es um Erinnerung und Konzentration ging, besonders gut lösten, sofern sie *nicht* unter starkem Druck standen. Diese Menschen können also möglicherweise eine komplexe Situation besser einschätzen und daher Gefahren besser aus dem Weg gehen. Jede der beiden Genvarianten verleiht dem Träger andere Überlebensstrategien: Menschen mit der Hasenfußvariante können sich Gefahren besser vom Hals halten, wohingegen die mit der Kriegervariante, wenn sie erst in Gefahr sind, besser darauf reagieren.*

Auch das SERT-Gen hat drei Varianten: kurz/kurz, kurz/lang und lang/lang (abgekürzt k/k, k/l und l/l). Studien, die seit Mitte der 1990er Jahre durchgeführt wurden, haben ergeben, dass Menschen mit einem oder mehreren kurzen SERT-Allelen (also mit der k/k- oder k/l-Variante) Serotonin weniger effizient verarbeiten als diejenigen mit ausschließlich langen Allelen; konfrontiert man Probanden mit furchterregenden Bildern, zeigt die Amygdala bei Trägern des Kurzallel-Polymorphismus eine stärkere Aktivität als bei Trägern der l/l-Variante. Diese Korrelation zwischen einem spezifischen Gen und der Amygdala-Aktivität, so vermuten die Forscher, erklärt die große Verbreitung von Angststörungen und Depressionen bei Menschen mit der k/k-Variante, die in anderen Studien aufgezeigt wurde.

* Diese unterschiedlichen evolutionären Strategien sind offenbar sogar bei Fischen zu beobachten. Lee Dugatkin, Biologieprofessor an der Universität von Louisville, untersucht das Verhalten von Guppys. Einige dieser Fische sind tollkühn, andere ängstlich. Mutige männliche Guppys, so beobachtet Dugatkin, kommen in ihrer Furchtlosigkeit leichter Raubfischen zu nahe und werden von ihnen gefressen. Die ängstlichen Guppys leben daher tendenziell länger und können sich deshalb länger fortpflanzen. Beide Guppytypen, die tollkühnen und die ängstlichen, verfolgen eine gangbare evolutionäre Strategie: Sei mutig, und paare dich öfter, sterbe dafür aber eher jung, oder sei ängstlich, paare dich nicht so oft, und lebe dafür eher länger. Der Mut und die Ängstlichkeit haben somit beide einen evolutionären Vorteil. Es ist nicht schwer, diese Strategien auch beim Menschen zu erkennen. Einige Menschen sind couragiert, gehen viele Beziehungen und Risiken ein und sterben tendenziell jung (denken wir nur an den Mut und die Tragik des Kennedy-Klans), wohingegen andere ängstlicher sind, weniger Beziehungen eingehen, Risiken scheuen und daher eine geringere Wahrscheinlichkeit haben, vorzeitig bei einem Unfall zu sterben.

Solange kein Stress hinzukommt, ist die Wahrscheinlichkeit bei Menschen mit dem k/k- und k/l-Genotyp, depressiv zu werden, nicht höher als Menschen mit dem l/l-Genotyp. Treten jedoch belastende Situationen auf – seien es Probleme mit den Finanzen, der Arbeit, der Gesundheit oder der Beziehung –, stellt sich bei Menschen mit den Kurzvarianten eher eine Depression oder Suizidgefährdung ein. Andersherum sind Menschen mit der l/l-Variante sogar unter Stress gegen Depression und Angst offenbar geradezu immun.*

Kerry Ressler, Psychiater an der Emory-Universität, kam für andere Gene zu ähnlichen Ergebnissen. Ressler entdeckte, dass zwar einige Genotypen offenbar mit einer erhöhten Anfälligkeit für bestimmte Angststörungen einhergehen, andere dagegen *eine fast vollständige Resistenz* mit sich bringen. So codiert das Gen CRHR1 die Struktur der Gehirnrezeptoren für das sogenannte Corticotropin-releasing Hormone (CHR), das bei der Aktivierung der Kampf-oder-Flucht-Reaktion oder in Zeiten anhaltenden Stresses ausgeschüttet wird. Vereinfacht dargestellt, hat das Gen diese drei Varianten: C/C, C/T und T/T (die Buchstaben beziehen sich auf die Proteine, die die Aminosäuren unserer DNA codieren). Ressler untersuchte 500 Menschen aus der Innenstadt von Atlanta, die Armut, Traumata und Missbrauch im Kindesalter erlitten hatten. Wie er feststellte, hat die ererbte CRHR1-Variante einen großen Einfluss auf die Wahrscheinlichkeit, mit der Menschen, die als Kind missbraucht worden sind, als Erwachsene eine Depression ausbilden. Die eine homozygote Variante des Gens (C/C) ging bei Missbrauchsopfern mit einer *hohen Wahrscheinlichkeit* einher, im Erwachsenenalter eine klinische Depression zu entwickeln. Die heterozygote Genvariante (C/T) brachte eine *moderate*

---

* Nicht jede Studie allerdings stützt die Hypothese, nach der die Kurzvariante des SERT-Allels Menschen anfällig für Angst und Depression macht. Obwohl beispielsweise epidemiologische Studien immer wieder belegen, dass die Fallzahlen klinischer Angst und Depression in Asien *niedriger* sind als in Europa und Nordamerika, haben Genuntersuchungen ergeben, dass das k/k-SERT-Allel in der ostasiatischen Bevölkerung deutlich *häufiger* vorkommt als im Westen. Das wirft die Frage auf, inwieweit Kultur und soziale Struktur mit der Genetik interagieren und die Häufigkeit und Intensität von Angst in den verschiedenen Gesellschaften beeinflussen.

Wahrscheinlichkeit einer Depression im Erwachsenenalter mit sich. Und – diese Erkenntnis ist wirklich faszinierend – die andere homozygote Genvariante (T/T) ließ *überhaupt keine* Depression im Erwachsenenalter erwarten: Diese Variante scheint Missbrauchsopfern eine fast vollständige Immunität gegen Depression zu verleihen. Der Missbrauch hat für Träger dieser Genvariante offenbar *keinerlei psychische Langzeitfolgen.*

Für das Gen, das für die Codierung der Feedbacksensitivität der Glukokortikoidrezeptoren verantwortlich ist, hat Ressler Ähnliches festgestellt. Varianten dieses Gens, des FKBP5, wirken sich offenbar stark auf die Anfälligkeit von Kindern für eine posttraumatische Belastungsstörung aus. Während aber eine Variante des FKBP5-Gens mit einem hohen Risiko für PTBS einhergeht, scheint eine andere eine starke Resistenz zu verleihen: Kinder mit der G/G-Variante entwickelten nur ein Drittel so häufig PTBS wie Kinder mit anderen Varianten.

Forschungen wie diese lassen vermuten, dass die Anfälligkeit für einen Nervenzusammenbruch stark von den Genen determiniert wird. Bestimmte Genotypen machen besonders anfällig für einen psychischen Zusammenbruch unter Belastung oder nach Traumata; andere verleihen eine natürliche Resilienz. Kein einzelnes Gen und auch keine Genkombination programmiert für sich genommen Angst. Aber bestimmte Genkombinationen programmieren den Menschen so, dass die Hypothalamus-Hypophysen-Nebennierenrinden-Achse (HPA) eine hohe oder eine niedrige Aktivität aufweist: Kommt ein Mensch mit einem empfindlichen vegetativen Nervensystem zur Welt und wird er in der frühen Kindheit Stress ausgesetzt, so steigt die Empfindlichkeit der HPA, die dann später im Leben ständig überaktiv ist und auch die Amygdala aktiviert. Dies wiederum macht den Menschen anfällig für die Ausbildung einer Depression oder Angststörung. Kommt ein Mensch dagegen mit Genen zur Welt, die eine niedrige HPA-Aktivität codieren, so hat er eine hohe Immunität sogar gegen großen Stress.

Diese Erkenntnisse erklären doch zumindest teilweise ein Phänomen, auf das im Jahr 1621 der Gelehrte Robert Burton in seiner *Anatomie der Melancholie* hinwies: «Was für den einen ein Flohbiss ist, verursacht dem anderen unerträgliche Qualen.»

Wäre es für mich eine Erleichterung, wenn ich die Kriegervariante des COMT-Gens hätte, weil ich dann genetisch nicht zu «Neurosen» und «Vermeidungsverhalten» verdammt wäre? Oder würde mich die Nachricht, dass ich, sagen wir, die Lang/lang-Variante des SERT-Gens in mir trage, erst recht unglücklich machen? Immerhin ist es ja wohl an Jämmerlichkeit kaum zu überbieten, wenn jemand trotz des Gens für Resilienz und ein unbekümmertes Leben dermaßen ängstlich und neurotisch ist! Damit hätte ich schriftlich, dass ich es geschafft hätte, ein großzügiges genetisches Erbe zu verspielen.

In ihrem 1937 erschienenen Buch *Der neurotische Mensch unserer Zeit* beschreibt die Freud-Schülerin Karen Horney, wie sich der Neurotiker klein macht, um sich vom Druck, der auf ihm lastet, zu befreien. *Was bin ich für ein Verlierer, sagt er sich, bei all meinen Beeinträchtigungen, meinen Schwächen ist es doch ein Wunder, dass ich überhaupt funktioniere.* Insgeheim hat der Neurotiker (manchmal ohne es zu wissen) einen starken Ehrgeiz, mit dem er sein schwaches Selbstwertgefühl kompensiert. Doch gleichzeitig plagt ihn die unerträgliche Angst, dass er trotz seiner ernsthaften Bemühungen nichts erreichen und das Ausbleiben von Erfolgen sein schlechtes Selbstwertgefühl bestätigen könnte. Im Zuge des psychischen Selbstschutzes bauscht der Neurotiker daher die Defizite auf, die ihm den Erfolg angeblich so schwer machen. Sind diese Beeinträchtigungen und Schwächen erst für jedermann sichtbar, ist der Druck weg: Alles, was der Neurotiker nun erreicht, bringt ihm zusätzliche Anerkennung ein. Und wenn er scheitert? Genau das hat er ja vorbereitet, als er seine Defizite aufgebauscht hat: Kann man angesichts so vieler Hindernisse, die sich ihm in den Weg stellen, etwas anderes erwarten? Wenn ich also erführe, dass ich die neurotische Variante des COMT-Gens und die ängstlich-depressive SERT-Variante in mir trüge, wäre das vielleicht sogar eine Erleichterung. *Siehst du,* könnte ich mir sagen, *hier ist der Beweis:*

*Meine Angst ist «echt». Sie ist hier, in meinen Genen.* Kann man von
mir mehr erwarten – kann ich von mir mehr erwarten –, als dass ich
mich ängstlich durchs Leben wurschtle? Bei dieser verkorksten Genkon-
stellation ist es doch ein Wunder, dass ich überhaupt etwas erreicht
habe! Und jetzt verkrieche ich mich in mein Bett und lasse mich von der
Glotze trösten.

Eines Tages traf spät am Abend der Bericht zu meinem COMT-
Gen ein.* Ich bin heterozygot (Val/Met), das heißt, nach der bislang
durchaus begrenzten Datenlage bin ich weder Krieger noch Hasen-
fuß, sondern ein Mittelding. (In einer 2005 an der San Diego State
University durchgeführten Studie wird allerdings nachgewiesen, dass
Menschen – überwiegend Frauen – mit der Val/Met-Variante tendenziell introvertierter und neurotischer sind.) Einige Zeit später erhielt
ich die Ergebnisse der Genotypisierung meines SERT-Gens: Ich habe
die Kurz/kurz-Variante, die, so zahlreiche Studien, Angststörungen
und Depression prädiziert, sofern sie mit Stress einhergeht. Der aktu-
ellen Genforschung zufolge müsste ich, meinem Genotyp nach zu
schließen, ängstlich sein, Gefahren aus dem Weg gehen und besonders stark auf Leid und Schmerz ansprechen.

Diese Information müsste mich doch eigentlich erleichtern, oder?
Wenn die Angst genetisch codiert, wenn sie eine Erkrankung ist und
keine Charakter- oder Willensschwäche, besteht ja auch kein Anlass
für Schuld- oder Schamgefühle, für Stigmatisierung, oder?

Andererseits: Wenn ich die Verantwortung für mein Temperament, meine Persönlichkeit und mein Grundgefühl der Angst erbli-
chem Pech zuschreibe – sosehr die Genforschung diesen Impuls auch
bestätigen mag –, begebe ich mich zwangsläufig auf schwieriges philosophisches Terrain. Dieselben Bausteine, die Nukleotide, Gene,

* Ich hatte meinen Schwager, Medizinstudent, der früher das Hauptfach Biochemie belegt
hatte, gebeten, anhand der von 23andMe gelieferten Genomrohdaten in Open-Source-
Datenbanken zu ermitteln, welche Variante des COMT-Gens ich habe. Da 23andMe seinen
Kunden derzeit keine Rohdaten zu SERT-Varianten liefert, überredete ich befreundete
Neurowissenschaftler, mich darauf zu testen; sie taten es unter der Bedingung, nicht na-
mentlich genannt zu werden, da ihre Arbeit staatlich gefördert wird und sie nur offiziell an
einer Studie beteiligte Probanden testen dürfen.

Neuronen und Neurotransmitter, aus denen meine Angst besteht, machen auch den Rest meiner Persönlichkeit aus. In dem Umfang, in dem die Gene meine Angst codieren, codieren sie mein Selbst. Will ich das, was mich ausmacht, wirklich auf genetische Faktoren zurückführen, die völlig außerhalb meiner Kontrolle liegen?

*Die rätselhaften Phobien der frühen Kinderzeit verdienen an dieser Stelle nochmalige Erwähnung. Die einen von ihnen – Alleinsein, Dunkelheit, fremde Personen – konnten wir als Reaktionen auf die Gefahr des Objektverlustes verstehen; für andere – kleine Tiere, Gewitter und dergleichen – bietet sich vielleicht die Auskunft, sie seien die verkümmerten Reste einer kongenitalen Vorbereitung auf die Realgefahren, die bei anderen Tieren so deutlich ausgebildet ist.*

Sigmund Freud, *Hemmung, Symptom und Angst* (1926)

Wie kann etwas so Individuelles wie eine spezifische Phobie von meiner Mutter über mich zu meiner Tochter gelangt sein? Kann eine einzelne Phobie genetisch vererbt werden?

Wie wir gesehen haben, beobachtete Freud in der Spätphase seiner Laufbahn, dass bestimmte recht verbreitete Phobien – die Angst vor Dunkelheit, vor dem Alleinsein, vor kleinen Tieren und Gewittern – ihre Wurzeln in der evolutionären Anpassung zu haben scheinen: «die verkümmerten Reste einer kongenitalen Vorbereitung auf die Realgefahren, die bei anderen Tieren so deutlich ausgebildet ist». Nach dieser Logik sind bestimmte Phobien so verbreitet, weil sie sich aus instinktiven Ängsten ableiten, die im Lauf der Evolution über die natürliche Selektion weitergereicht wurden.

In den 1970er Jahren entwickelte Martin Seligman, Psychologe an der Universität von Pennsylvania, diese Vorstellung zur sogenannten *Preparedness*-Theorie weiter: Bestimmte Phobien sind so verbreitet, weil die Evolution ein Gehirn, das für eine übertriebene Angstreaktion gerüstet war, bevorzugte. Cro-Magnon-Menschen, die sich von Geburt an davor fürchteten, von einer Klippe zu fallen, von giftigen

Schlangen oder Insekten gebissen zu werden und sich auf offenem Feld einem Raubtierangriff auszusetzen – und diese Gefahren daher mieden –, hatten eine größere Überlebenschance.

Wenn das menschliche Gehirn prädisponiert ist, Ängste vor bestimmten Dingen zu entwickeln, so wirft das ein völlig neues Licht auf das berühmteste Experiment in der Geschichte der Psychologie. Dann könnte es doch sein, dass John Watson den Versuch mit Little Albert, den ich im zweiten Kapitel vorgestellt habe, falsch interpretierte. Was ist, wenn Klein Albert nicht etwa eine so ausgeprägte Phobie vor Ratten entwickelte und diese auf andere Tiere mit Fell übertrug, weil die Verhaltenskonditionierung so stark war, sondern weil das menschliche Gehirn eine natürliche Disposition für die Furcht vor kleinen haarigen Tieren hat? Immerhin können Nagetiere tödliche Krankheiten übertragen. Frühmenschen, die sich eine vernünftige Furcht vor Ratten aneigneten, hatten einen evolutionären Vorteil, der ihre Überlebenschancen erhöhte. Dass heute so viele Menschen eine Phobie vor Nagetieren entwickeln, erklärt sich daher womöglich weder aus der Projektion psychischer Konflikte nach außen (wie der frühe Freud es erklärte) noch aus der Macht der Verhaltenskonditionierung (wie Watson es darstellte), sondern vielmehr aus der Nähe einer solchen Furcht zu einer leicht auszulösenden atavistischen Reaktion.

Lange nahmen Primatologen an, Affen hätten eine angeborene Angst vor Schlangen. Wenn Forscher die Begegnung eines Affen mit einer Schlange beobachteten (oder auch nur mit einem schlangenähnlichen Objekt), so reagierte der Affe immer ängstlich – scheinbar ein deutlicher Hinweis auf eine angeborene Bereitschaft, eine Furcht, die über die Gene weitergereicht wird. Doch die Psychologin Susan Mineka an der Northwestern-Universität entdeckte, dass Affen, die von der Mutter getrennt wurden und in Gefangenschaft aufwuchsen, bei der ersten Begegnung mit einer Schlange keine Furcht zeigen. Erst wenn ein Affenbaby die ängstliche Reaktion seiner Mutter auf eine Schlange beobachtet hat – oder wenn es im Film einen anderen Affen gesehen hat, der einer Schlange mit Furcht begegnet –, reagiert es später ebenfalls ängstlich. Das lässt vermuten, dass junge Affen durch die

Beobachtung der Mutter die Angst vor Schlangen *lernen*, und das wiederum legt den Schluss nahe, dass die Phobie nicht durch die Gene, sondern durch Umwelt und Lernen erworben wird. Doch Mineka stieß auf ein interessantes Detail: Vor Dingen, die nicht gefährlich sind, entwickeln Affen *nicht* so leicht eine Furcht. Wurde jungen Affen ein Video mit anderen Affen gezeigt, die ängstlich auf eine Schlange reagierten, entwickelten sie anschließend eine Furcht vor Schlangen. Zeigte man ihnen aber ein (manipuliertes) Video von Affen, die ängstlich auf Blumen oder Hasen reagierten, entwickelten sie *keine* Furcht vor Blumen oder Hasen.

Der schwedische Psychologe Arne Öhman, dessen Arbeit zur sozialen Angst ich bereits im vierten Kapitel erwähnt habe, erklärt, zwar seien alle Menschen darauf getrimmt, bestimmte evolutionär entwickelte Ängste zu erwerben, die wenigsten Menschen aber bildeten eine Phobie aus. Dies lässt Öhman zufolge auf eine genetische Bandbreite schließen, wie empfindlich das Gehirn selbst auf jene Reize reagiert, auf die uns die Evolution besonders vorbereitet hat. Einige Menschen, zum Beispiel meine Mutter, meine Tochter, mein Sohn und ich, haben den genetisch codierten Hang, Ängste zu erwerben und überdurchschnittlich intensiv zu erleben.[*]

Öhman stützt auch Seligmans Theorie von der Bereitschaft: Er stellte fest, dass Phobien, die einen klaren evolutionären Vorteil hatten – etwa die Akrophobie (Höhenangst), Klaustrophobie (Angst vor engen Räumen), Arachnophobie (vor Spinnen), Murophobie (vor Nagetieren) und Ophidiophobie (vor Schlangen) –, mit einer Exposi-

---

[*] Verschiedene Phobien scheinen verschiedene Teile unserer Gehirnschaltkreise anzusprechen und unterschiedliche genetische Wurzeln zu haben. Nach meinen Erfahrungen trifft das zu. Zwar habe ich eine große Angst vor dem Fliegen, vor Höhe, vor dem Erbrechen und vor Käse, doch ich fürchte mich nicht übermäßig vor Schlangen, Ratten oder anderen Tieren. Das Tierreich ist sogar eines der wenigen Gebiete, auf denen ich weniger ängstlich bin, als gut für mich wäre. Mit acht Jahren wurde ich schlimm von einem Hund gebissen (ich musste sogar in die Notaufnahme), ich habe einen Schlangenbiss hinter mir (von meiner Bullennatter namens Kim), und einmal wurde ich ausgerechnet von einem Känguru angegriffen, von dem ich versehentlich angenommen hatte, dass es mich umarmen wollte. (Lange Geschichte.) Es würde mir weniger ausmachen, mit Giftschlangen und Ratten in einem Raum eingesperrt zu sein, als in einem Flugzeug auch nur in leichte Turbulenzen zu geraten.

tionstherapie viel schwerer zu behandeln sind als eine Phobie zum Beispiel vor Pferden oder Eisenbahnen, die historisch nicht «furchtrelevant» sind. Sogar Phobien vor Schusswaffen und Messern, die heute sicherlich «furchtrelevant» wären, für Neandertaler und andere Vorfahren in der menschlichen Evolution aber keine Rolle spielten, sind laut Öhman leichter zu therapieren als die Furcht vor Schlangen und Ratten. Das legt die Vermutung nahe, dass Ängste, für die wir besonders empfänglich sind und die wir auch am schwersten wieder loswerden, in der Evolution der Primaten relativ früh Eingang in unsere Gene fanden. Aber was soll an der Emetophobie evolutionär vorteilhaft sein? Erbrechen ist ja nützlich, weil wir damit Gifte loswerden, die uns andernfalls umbringen könnten. Wie ließe sich also ein Genotyp für eine Brechangst erklären?

Eine Möglichkeit wäre, dass die Emetophobie genetisch von einem Impuls abgeleitet ist, der evolutionär eben doch nützlich ist, nämlich dem Meiden anderer Menschen, die sich übergeben. Wenn die frühen Hominiden instinktiv erbrechenden Artgenossen aus dem Weg gingen, so könnte sie das vor dem Kontakt mit Giften bewahrt haben. Eine andere Erklärung wäre, dass ein bestimmtes genetisch ererbtes Temperament, angeborene Verhaltensweisen und Kognitionen sowie eine ebenfalls angelegte starke physiologische Reaktivität die Anfälligkeit für phobische Ängste erhöhten – und vielleicht besonders für diese eine phobische Angst. Da meine Mutter, meine Tochter und ich alle hochreaktiv sind – nervöse Amygdala und ein sich ständig in Alarmbereitschaft befindlicher Körper –, sind wir permanent im höchsten Alarmzustand, halten unermüdlich Ausschau nach Gefahren. Meine Mutter ist wie meine Tochter und ich immer in Unruhe. Manchmal kann man ihre Nervosität geradezu hören. Aufgrund unserer ausgeprägten physiologischen Reaktivität und unseres gehemmten Temperaments sind wir alle drei grundsätzlich nervös und reagieren mit einer intensiveren negativen Emotion auf einen entsprechenden Reiz als jemand, der ein niedrigreaktives nicht gehemmtes Temperament hat.

Das folgende Gespräch spielte sich am Abend vor einer Reise nach Florida zwischen mir und meiner damals sechsjährigen Tochter ab.

«Ich habe Angst vor dem Flug morgen.»

«Es gibt nichts, wovor du dich fürchten müsstest.» Ich bemühte mich, Ruhe auszustrahlen. «Wovor genau hast du denn Angst?»

«Vor den Sicherheitsanweisungen.»

«Den Sicherheitsanweisungen? Was ist denn mit den Sicherheitsanweisungen?»

«Da reden sie immer davon, dass das Flugzeug abstürzt.»

«Oh, das Fliegen ist sehr sicher. Das Flugzeug stürzt nicht ab.»

«Warum geben sie einem dann Anweisungen, was man tun soll, wenn es abstürzt?»

«Weil es spezielle Regeln gibt, und nach denen müssen uns die Flugbegleiter alles erklären, damit wir besonders sicher sind. Aber Fliegen ist viel sicherer als Autofahren.»

«Warum gibt es dann beim Autofahren keine Sicherheitsanweisungen?»

«Susanna», rufe ich, «kannst du mal mit Maren reden?»

Maren scheint ihre Flugangst entwickelt zu haben, ohne dass ich sie ihr beigebracht hätte. Sie neigt von ihrem Temperament her dazu, sich Sorgen zu machen und ihre Umgebung nach allen möglichen Gefahren abzusuchen. Wie bei meiner Mutter, mir und anderen Patienten mit generalisierter Angststörung liegt es in ihrem Wesen, Katastrophen an die Wand zu malen und von allen Seiten zu beleuchten. Der Gedanke an die Sicherheitsanweisungen für den Fall einer Notwasserung und eines Druckabfalls in der Kabine heizte ihre Angst nur an.

Meine Kinder haben beide wie ich einen Hang zur Schwarzmalerei; sie halten sich immer den schlimmstmöglichen Fall vor Augen, auch wenn er statistisch noch so unwahrscheinlich ist. Wenn ich beim Rasieren eine kleine Beule im Gesicht entdecke, denke ich nicht etwa an einen eitrigen Pickel, sondern an einen bösartigen und möglicherweise tödlichen Tumor. Spüre ich im Bauch ein leichtes Ziehen, erkläre ich es nicht mit einem gezerrten Muskel oder einer Verdauungs-

störung, sondern vermute den Beginn einer akuten Blinddarmentzündung oder eines Leberkrebses. Fahre ich gegen die Sonne und
spüre einen leichten Schwindel, führe ich das nicht etwa auf das grelle
Licht zurück, sondern sehe es als Vorboten eines Schlaganfalls oder
Gehirntumors.

Als wir ein andermal in den Familienurlaub flogen, klammerte
sich Maren vor dem Start an den Armlehnen fest, horchte auf jedes
Knarren und Surren im Innern des Flugzeugs und fragte bei jedem
Geräusch, ob das Flugzeug wohl kaputt sei.

«Nein, ist es nicht», sagte meine Frau.

«Aber woher weißt du das?»

«Maren, würden wir dich jemals in Gefahr bringen?»

Vom Triebwerk kam ein Scheppern. «Aber was war das?», sagte
Maren, Tränen in den Augen. «Heißt das jetzt, das Flugzeug ist kaputt?»

Seufz. Der Apfel fällt nicht weit vom Stamm.*

---

* Ich sollte erwähnen, dass meine beiden Kinder schon früh psychotherapeutische Hilfe
gegen ihre Angst erhalten haben, um das, wie wir zu Hause sagen, «Sorgenhirn» in den Griff
zu bekommen. Sie sind daher beide weniger ängstlich als noch vor wenigen Jahren. Maren
leidet nach wie vor an einer Emetophobie, hat aber Techniken zur Bewältigung ihrer Angst
erlernt, und in den meisten Bereichen ihres Lebens ist sie nicht sonderlich ängstlich, sondern geradezu selbstsicher. Nathaniel ist und bleibt ein fantasiebegabter Schwarzmaler,
doch seine Trennungsangst hat sich leicht gebessert. Vom Temperament her sind die beiden
wahrscheinlich ihr Leben lang anfällig für Angst, aber meine Hoffnung ist, dass sie damit
zurechtkommen und sie sogar produktiv nutzen können.

*Noch wunderbarer ist die Tatsache, dass in manchen Familien der Vater*
*unbehelligt bleibt und erst wieder der Sohn betroffen ist oder nur jeder*
*Zweite oder Dritte in direkter Linie, dass das Krankheitsbild wechselt*
*und sich gleichsam Stellvertreterleiden einstellen können.*

Robert Burton, *Anatomie der Melancholie* (1621)

*Der Patient ist ein Perfektionist, der Erfolg haben möchte, allerdings*
*nicht in egozentrischer Weise, und sensibel schon auf geringfügige Miss-*
*erfolge reagiert. Ob solche psychodynamischen Erklärungen die Ursache*
*für seine Depression sind, ist nicht bekannt. Angst ist offenbar das grö-*
*ßere Thema.*

Aus Chester Hanfords Krankenakte im McLean Hospital 1948

Entmutigend ist nicht nur, dass meine Kinder eine ähnliche Angst entwickeln wie ich, sondern auch, dass die Neurosen meines Urgroßvaters
den meinen so gleichen. Angesichts der Verhaltensähnlichkeiten zwischen meiner Mutter und mir und zwischen mir und meinen Kindern:
Könnte es da nicht sein, dass der ängstliche Genotyp von meinem Urgroßvater bis zu meinen Kindern verläuft – dass also (mindestens) fünf
Generationen diesen erblichen Makel abbekommen haben?

Chester Hanford starb in dem Sommer, in dem ich sechs wurde. Ich
erinnere mich an einen liebenswürdigen umgänglichen Menschen,
der im Wohnzimmer meiner Großeltern in einer Vorstadt in New
Jersey oder in seinem Altenheimzimmer vornehm, aber altersschwach
in seinem Rollstuhl saß, im burgunderfarbenen Blazer und grauer
Flanellhose, dazu eine dunkle Krawatte. Nach seinem Tod 1975 war er
in unserem Haus noch lange gegenwärtig und blickte uns von allerlei
Fotos mit seinen weisen traurigen Augen entgegen; im Wohnzimmer
hing ein gerahmter Brief, den ihm Präsident Kennedy geschrieben
hatte, neben einem Bild, das die beiden mit Jacqueline Kennedy im
gemeinsamen Wahlkampf zeigt.

Als Kind wusste ich nur, was Chester alles geleistet hatte: seine lange
und erfolgreiche Tätigkeit als Dekan in Harvard, seine angesehenen

akademischen Publikationen zur öffentlichen Verwaltung, seine jahrzehntelange Verbindung zu JFK, von Kennedys Studienjahren bis zu seiner Zeit im Weißen Haus. Erst als ich älter wurde, erfuhr ich nach und nach von den Schattenseiten seines Lebens: dass er unter Angst und Depression litt, dass er sich mehrmals einer Elektroschocktherapie unterzog, dass er Ende der 1940er bis Mitte der 1960er Jahre mehrmals längere Zeit in der Klinik verbrachte, dass er erst einen Teil seiner Tätigkeiten (die als Dekan) und dann sämtliche Verpflichtungen aufgeben und Harvard verlassen musste und dass er einen erklecklichen Teil seiner letzten Lebensjahrzehnte bei sich zu Hause im Westen von Massachusetts zusammengekrümmt wie ein Fötus im Bett lag.

Aber was war die Ursache für Chesters Beschwerden? Würden wir seine Erkrankung heute als Angststörung oder als klinische Depression bezeichnen? Wie sehr glichen seine Ängste den meinen?

Den psychiatrischen Unterlagen aus verschiedenen Kliniken ist zu entnehmen, dass Chester ähnliche existenzielle Befürchtungen und Ängste hatte wie ich. Heißt das, ich habe – sei es durch die Übertragung spezifischer Gene oder die Weitergabe einer neurotischen Familienkultur – dieselbe psychiatrische Krankheit wie mein Urgroßvater? Oder heißt es lediglich, um Tolstoi einmal umzudrehen, dass alle Psychoneurotiker auf dieselbe Weise unglücklich sind?

Nachdem ich mich mit der Verhaltensgenetik befasst hatte, verunsicherte mich die Beschäftigung mit meinem Urgroßvater zutiefst, weil mich so vieles an ihm an mich selbst erinnert. Da wären seine Nervosität, seine Furcht vor öffentlichen Auftritten, seine zaudernde Art, das zwanghafte Händewaschen,* seine Fixierung auf den Magen-Darm-Trakt,** seine unbarmherzige Selbstkritik, sein Mangel an Selbstwertge-

---

* Aus dem Bericht seines behandelnden Psychiaters des McLean-Krankenhauses im Mai 1953: «Es fällt auf, dass er ein ausgeprägtes Händewaschritual entwickelt. Dies wurde in psychotherapeutischen Sitzungen nicht angesprochen, weil ich ihm nicht den Eindruck vermitteln möchte, dass wir sein persönliches Handeln über Gebühr kritisieren.»

** Aus der handschriftlichen Notiz eines Arztes im Frühjahr 1948: «Der Patient hat ... seit Jahren einen gereizten Dickdarm.» In einer anderen Notiz heißt es Jahre später: «Der Patient ist chronisch beunruhigt wegen seines Magens.»

fühl ungeachtet seiner gehobenen Stellung, seine Fähigkeit, trotz innerer Qualen nach außen hin unerschütterlich und gut gelaunt zu wirken,* die Abhängigkeit von seiner extrovertierteren, ausgeglicheneren Frau sowohl in emotionaler Hinsicht als auch in praktischen Dingen.** Seinem ersten Klinikaufenthalt im Alter von 56 Jahren ging offenbar die Angst vor einer Vorlesungsreihe voraus, die er vor Doktoranden halten sollte. «Er hatte im Herbst zuvor viel gelesen», schrieb sein behandelnder Psychiater, nachdem Chester 1948 in die Klinik aufgenommen worden war, «fürchtete aber, er könnte aus dem Material keine Vorlesungen entwickeln.» Er meinte, andere Professoren seien besser als er und ihm fehle die akademische Eignung, zufriedenstellende Vorlesungen zu halten. Im späten Frühjahr 1947 verlor Chester die Fassung, «weil es ihm nicht gelang, das Material zu ordnen und kreativ umzusetzen. Die Angst überwältigte ihn. Er wurde depressiv und musste zeitweise weinen.»

Chesters Psychotherapeuten bemühten sich, sein Über-Ich zum Schweigen zu bringen. «Die Selbstkritik des Patienten wurde als Einflussfaktor auf seine Depression ins Visier genommen, erweist sich aber als hartnäckiger und stärker, als es seine Fähigkeiten und guten Eigenschaften rechtfertigen würden.» (Über die Jahre haben meine Therapeuten das auch versucht, nur dass sie meist nicht mehr vom Über-Ich sprechen, sondern vom «inneren Kritiker» oder vom «kritischen Selbst».) Im Falle meines Urgroßvaters scheiterte der Versuch. Trotz hinreichender Beweise für seine Befähigung als Akademiker und Verwaltungsfachmann kam er nicht gegen das Gefühl der Unfähigkeit und Minderwertigkeit an. («Er denkt nicht gern darüber nach, welchen Nutzen er in der Vergangenheit dem College schon gebracht hat, obwohl das sein derzeitiges Gefühl der Nutzlosigkeit lindern könnte», schrieb sein Psychiater.) Dabei gibt es objektive Belege dafür, dass er

* «Ein sehr angenehmer Patient», notierte eine Krankenschwester, die Chester bei seinem zweiten Aufenthalt im McLean durch die Station schlendern sah. «Vermittelt den Eindruck, dass nichts ihn aus der Ruhe bringen kann.»

** «Er war zudem eine große Last für seine Frau», notierte ein Psychiater während des dritten Aufenthalts im McLean.

bei den Studenten wie auch bei seinen Kollegen großen Respekt genoss. Trotzdem war er im Herbst 1947 der festen Überzeugung, dass er ein Schaumschläger und der Aufgabe, für die Studenten interessante und fruchtbringende Vorlesungen zu halten, nicht gewachsen sei. Wie kam es dazu? Chester Hanford war ein Mann, für den es im Beruf und im Privatleben gut lief. Er war seit Jahrzehnten in Harvard fest angestellt und hatte einen viel gelesenen Leitfaden zur politischen Wissenschaft verfasst. Er war ein festes, wenn auch stets bescheiden auftretendes Mitglied des universitären Führungszirkels mit einem aktiven gesellschaftlichen Leben; oft leitete er die morgendlichen Gottesdienste für die Studenten. Er war seit zweiunddreißig Jahren verheiratet, war Vater und Großvater, Professor und langjähriger Dekan, ein angesehenes Mitglied der Gesellschaft, verfügte also nach außen hin über alle Insignien des Erfolgs, der Stabilität und des Glücks. Und trotzdem war er innerlich ein Wrack.

Mein Großvater sagt heute, er habe bis zum ersten Zusammenbruch seines Vaters Ende der 1940er Jahre keine Ahnung davon gehabt, dass sein Vater unter Angst oder Depression litt. Doch den medizinischen Unterlagen zufolge war Chester schon immer «recht nervös» gewesen. Seiner Frau Ruth war bereits, als sie sich lieben lernten, aufgefallen, dass er die Angewohnheit hatte, ständig zu blinzeln. (Moderne Forscher bedienen sich als Maß für physiologische Angst manchmal der sogenannten Blinzelfrequenz.) Ruth berichtete den Ärzten auch, dass er als junger Assistenzprofessor wegen einer Vortragsreihe von großer Angst geplagt und schon Tage im Voraus «sehr furchtsam und schlaflos» gewesen sei. Beim Durchsehen der Korrespondenz fiel mir ein Brief in die Hand, den Chester im Ersten Weltkrieg als angehender Professor in Harvard an seine Frau geschrieben hatte; er hoffe schon fast, eingezogen zu werden, schrieb er darin, weil der Kugelhagel auf dem Schlachtfeld bestimmt weniger nervenaufreibend sei als die Vorlesungen vor den Studenten.

Chester hatte also eine nervöse Veranlagung – Jerome Kagan würde von einem gehemmten Temperament sprechen –, die sehr wahrscheinlich zu einem gewissen Maße erblich war. Sowohl sein Vater als auch seine Tante mütterlicherseits waren anfällig für verschiedene Formen der Angst und Depression gewesen. Doch in den ersten fünfzig Jahren seines Lebens behinderte Chester seine nervöse Veranlagung, seine Verhaltensgehemmtheit, nicht übermäßig: Trotz all der Angst, der Sorge und der Schlaflosigkeit ging er erfolgreich seinen beruflichen Weg, erarbeitete sich Wertschätzung und Anerkennung.

Warum aber klappte er, nachdem er seine Sorge und Melancholie fünf Jahrzehnte lang im Griff gehabt hatte, im Winter 1947 zusammen, überraschend auch für ihn selbst?*

Nach dem Stress-Diathese-Modell für psychische Krankheiten brechen klinische Störungen wie Angst und Depression häufig aus, wenn zu einer genetischen Anfälligkeit für eine psychiatrische Krankheit Stressoren hinzukommen, mit denen der oder die Betroffene nicht mehr fertig wird. Bestimmte Menschen sind mit einem Genotyp gesegnet, der so programmiert ist, dass sie auch dem schwersten Trauma standhalten; andere, wie mein Urgroßvater (und wahrscheinlich auch ich), sind von Natur aus nicht so resilient und kommen schnell an ihre Grenzen, wenn die Belastung zu groß wird.

Mein Urgroßvater konnte seiner Arbeit bis zum Zweiten Weltkrieg nachgehen. Doch als mehrere seiner Kollegen in den Krieg zogen, nahm seine Arbeitsbelastung zu. «Das setzte ihn zusätzlich unter Druck», erklärte später sein behandelnder Psychiater, «und er wurde unruhig und ängstlich, weil er daran zweifelte, dass er es weiterhin schaffen würde.» Er wurde chronisch müde. Nachdem er in seinem Haus in Cambridge jahrelang einen Salon abgehalten hatte, war er nun zu erschöpft, Gäste zu empfangen oder auch nur unter Leute zu gehen; der Umgang mit anderen Menschen wurde ihm zu anstrengend. Damals schon bot er James Conant, dem Präsidenten der Harvard-Universität, seinen Rücktritt an. (Conant lehnte das seinerzeit noch ab.)

---

* «Mr Hanford erzählte, er habe einmal einen seiner Studenten in der [neuropsychiatrischen] Abteilung im Mass[achusetts] General [Hospital] besucht und sei überrascht gewesen, dass Türen und alles andere abgeriegelt waren», notierte sein Psychiater. «Er sagte: ‹Nie hätte ich gedacht, dass ich mich einmal unter diesen Bedingungen wiederfinden würde; ich hatte immer das Gefühl, ich komme zurecht.›»

Im Frühjahr 1945 starb ein guter Freund. Chester, der schon geraume Zeit unruhig und angespannt gewesen war, wurde nun (so seine Frau) richtiggehend «zappelig», ein Zustand, der sich noch verschlimmerte, als sich auf den Gefallenenlisten zunehmend Namen früherer Studenten fanden. Nachdem Chester jahrelang Kurse für das Grundstudium abgehalten hatte, konnte er sie plötzlich nicht mehr vorbereiten. Wiederholt musste ihm seine Frau das Skript für das Einführungsseminar schreiben. Auf Drängen des Familienarztes Roger Lee nahm er sich im Sommer 1946 einen Monat frei. «Danach ging es ihm besser», heißt es in seinen Unterlagen, «und er überstand das nächste Studienjahr relativ gut.» Doch im folgenden Frühjahr fürchtete er wieder, seine Arbeit nicht zu bewältigen, argwöhnte wieder, dass seine Kurse nichts taugten. Eine unwichtige finanzielle Sache beunruhigte ihn über Gebühr. Er fiel in eine Depression. Tagsüber kam er seinen Lehr- und Verwaltungsverpflichtungen nach, doch nachts weinte er vor Anspannung und Traurigkeit. Da ihm Dr. Lee riet, sein Arbeitspensum zu reduzieren, trat er im Herbst 1947 als Dekan zurück und übernahm wieder seine Vollzeitstellung in der Fakultät für Verwaltung, wo er Seminare über Politische Wissenschaft abhielt.

Dann ging es rasch bergab. Mitte Oktober war er «völlig erschöpft, nervös und verzweifelt wegen seiner Vorlesungen» und «glaubte, er werde es nicht mehr schaffen». Bis zwei Uhr morgens überarbeitete er seine Skripte, und weil er mit den Entwürfen unzufrieden war, konnte er anschließend trotzdem nicht schlafen. Deshalb stand er am nächsten Morgen früh auf und überarbeitete alles noch einmal. «Er meinte, dass er als Dozent nichts taugte», heißt es in den Unterlagen des McLean Hospital. «Er meinte, dass andere Professoren besser seien und er seinen eigenen Anforderungen nicht genüge.» In der Woche, in der er dann erstmals in die Klinik ging, hatte er sich «noch mehr» um seine Vorlesungen geängstigt. Oft «weinte er bitterlich», und nun sprach er auch von Selbstmord.

In die Rubrik «Diagnostische Eindrücke» in Chesters Aufnahmeformular trug der psychiatrische Direktor des Krankenhauses ein:

«Der Patient erweckt den Eindruck, dass er in seinem Beruf extrem leistungsfähig und in seinen persönlichen Beziehungen sehr freundlich und hilfsbereit war. Er war über die Maßen gewissenhaft und selbstkritisch, ein tatkräftiger und leistungsfähiger Mensch, aber ein Zauderer. Er machte sich ständig Sorgen und hat bereits eine Depression hinter sich. Er hat somit ängstliche und zwanghafte Charakterzüge. Aufgrund des Wechsels von administrativen Aufgaben zur Lehrtätigkeit nahmen die befriedigenden Aufgaben und die persönlichen Kontakte ab, wohingegen das unsichere und selbstkritische Grübeln zunahm. Abhängigkeiten und Hoffnungslosigkeit verstärkten sich. Die Diagnose könnte auf *Psychoneurose, reaktive Depression* lauten. Es besteht eine recht gute Prognose, dass die derzeitigen Symptome gelindert werden können, doch ist seine künftige Anpassung zweifelhaft.»

Wenn Chester Hanfords psychoneurotische Leiden und sein Genotyp – und in geringerem Maße auch seine Lebensumstände – den meinen so ähnlich sind, heißt das dann, dass mich dasselbe Schicksal erwartet? (Die «künftige Anpassung» sei «zweifelhaft», hieß es.) Verdammen mich meine Erbanlagen zu einer vergleichbaren Abwärtsspirale, wenn mir der Stress zu viel wird? Wie wäre es mir ergangen, wenn ich nicht dann und wann Zuflucht zu Psychopharmaka hätte nehmen können, trizyklischen Antidepressiva, SSRI und Benzodiazepinen, die meinem Urgroßvater nicht zur Verfügung standen, weil er sein Leiden vor der Blüte der modernen Psychopharmakologie entwickelte? Wenn mein Urgroßvater, sagen wir, Alprazolam oder Citalopram hätte einnehmen können, wären ihm dann die Elektrokrampfbehandlungen und die Insulinschocktherapie erspart geblieben, ganz zu schweigen von den Monaten, die er wimmernd und zusammengeringelt im Bett verbrachte?

Das lässt sich natürlich unmöglich sagen. Egal, wie viele Angst- und Depressionsgene wir gemeinsam haben, sind Chester Hanford und ich doch unterschiedliche Menschen, in unterschiedlichen Zeiten, unter unterschiedlichen kulturellen Bedingungen und mit unterschiedlichen Belastungen. Vielleicht hätte Citalopram bei Chester

Hanford nicht gewirkt. (Wie wir gesehen haben, ist die klinische Evidenz bei SSRI-Antidepressiva durchwachsen.) Und wer weiß? Vielleicht hätte ich mich ohne Chlorpromazin, Imipramin, Valium, Desipramin, Fluoxetin, Sertralin, Paroxetin, Alprazolam, Citalopram, Inderal und Clonazepam auch irgendwie durchgewurstelt. Aber das glaube ich eher nicht. Und genau deshalb finde ich die Parallelen zwischen uns so beunruhigend. Deshalb frage ich mich, ob zwischen dem «Alles im Griff haben» (wie ich es derzeit versuche und wie Chester Hanford es bis zu seinem Zusammenbruch viele Jahre lang betrieb) und dem «Es nicht Schaffen» nur ein paar chemische Verbindungen liegen, die auf mysteriöse Weise mit meinem Genotyp kommunizieren – ich schwebe am seidenen Faden über dem Abgrund.

Der erste Aufenthalt meines Urgroßvaters im McLean Hospital war, verglichen mit den nachfolgenden, das reinste Paradies. Sieben Wochen lang hatte er täglich eine psychotherapeutische Sitzung, er ging schwimmen, spielte Badminton und Karten, las Bücher und hörte Radio. Außerdem nahm er diverse Medikamente ein, ein repräsentativer Querschnitt durch über die Pharmakologie jener Zeit.*

In der täglichen Psychotherapiesitzung bemühte sich Chesters Psychiater, sein Selbstwertgefühl zu heben und seine Angst zu lindern, indem er seine starre Denkweise aufzubrechen versuchte. Ob es nun an der Gesprächstherapie, am Badminton, an den Medikamenten, an der Arbeitspause oder am bloßen Verstreichen der Zeit lag: Nach und nach verflog seine Angst. (Sein behandelnder Psychiater schrieb das vor allem den Testosteroninjektionen und der regelmä-

---

* Er erhielt Methyltestosteron, ein anaboles Steroid, das ihm injiziert wurde, Mitte des letzten Jahrhunderts die Standardbehandlung für die Depression bei Männern. Dazu kam Oreton, ein synthetisches Testosteron, das heute wohl nur Jungen mit verzögerter Pubertät verschrieben wird, Chloralhydrat, ein altmodisches Ethanol-Chlor-Derivat aus dem 19. Jahrhundert, das vor Einführung der Benzodiazepine als Beruhigungs- und Schlafmittel gängig war, sowie Donatal, eine wirksame Kombination aus Phenobarbital (dem in Luminal enthaltenen Barbiturat), Hyoscyamin und Atropin (Pflanzenwirkstoffe aus der tödlichen Familie der Nachtschattengewächse), das ihm für seinen nervösen Magen-Darm-Trakt und die Nervenschwäche verabreicht wurde.

ßigen körperlichen Betätigung zu.) Am 12. April wurde Chester aus der Klinik entlassen, weniger depressiv und nicht mehr akut selbstmordgefährdet.

Doch in den Entlassungspapieren prophezeit sein Psychiater, dass die Angstsymptome wohl nur vorübergehend nachgelassen hätten und sein Hang zur Sorge ihn vermutlich wieder einholen werde.

Ein Jahr später war Chester Hanford wieder da. Am 28. März 1949 wurde er wieder aufgenommen, weil er, wie der Klinikdirektor notierte, unter «Spannung, Angst, Depression und Selbstherabsetzung» leide sowie unter «Schlaflosigkeit und Unkonzentriertheit bei der Arbeit». An dem Tag, ehe er wieder ins McLean ging, hatte er seinem Hausarzt Roger Lee anvertraut, er wolle sich umbringen, habe «aber nicht den Schneid». Dr. Lee riet ihm, wieder in die Klinik zu gehen.

Chester lebte sich diesmal schneller in der psychiatrischen Klinik ein und machte auf das Personal bereits nach zehn Tagen einen entspannteren Eindruck. Doch die Probleme, über die er sprach, waren dieselben wie bei seinem ersten Aufenthalt: Angst, Spannung und praktische Schwierigkeiten beim Verfassen seiner Vorlesungen sowie ein allgemeines Minderwertigkeitsgefühl gegenüber seinen Fakultätskollegen.[*]

Da es den Ärzten gelang, ihm seinen «Wert für das College» vor Augen zu führen, wurde er innerhalb weniger Wochen «deutlich umgänglicher und entspannter». Dank der «Entbindung von seinen beruflichen Verpflichtungen» und dem positiven Antrieb, den ihm die Testosteroninjektionen verschafften, baute sich nach Ansicht seiner Psychiater sein Selbstvertrauen rasch auf. Innerhalb eines Monats konnte er die Klinik wieder verlassen.[**]

---

[*] «Im Gespräch mit ihm habe ich seinen Wert als Person in seiner Arbeit für das College besonders betont», schreibt sein behandelnder Psychiater. «Ich habe ihn dazu gebracht, seine Führungs- und Lehrfähigkeiten besser anzuerkennen. So ließ sich seine selbstkritische Haltung ein wenig mildern.»

[**] Am 29. April 1949 kehrte Chester in die Obhut seiner Frau und seines Hausarztes Dr. Lee zurück. In seiner Akte heißt es: «Es gibt noch Hinweise auf Spannung und Depression, doch aufgrund seines verbesserten Zustandes konnte er entlassen werden.»

Zumindest eine Zeit lang ging es meinem Urgroßvater besser. Er nahm seine volle Lehrtätigkeit am College und auch seine Forschungen wieder auf. Mehrere Jahre ging es ihm offensichtlich gut; er arbeitete produktiv und effektiv.

Dann brach er völlig zusammen.

Auf einer Fakultätskonferenz am 22. Januar 1953 fiel seinen Kollegen auf, dass er «sehr angespannt», «deprimiert» und «verwirrt» wirkte. In jenem Frühling verfiel er in eine tiefe Depression, war von Angst gepeinigt und konnte nicht arbeiten. Besonders beunruhigte seine Frau, dass er tagelang «kreischend» durch das Haus lief. «Oh! Herr, erhebe meine Seele», jammerte er laut. «Heute ist alles zu Ende, dies ist das Ende von allem. Hätte ich mich doch nicht so gehen lassen.» Da er «befürchtete, die Kontrolle über sich zu verlieren», begab er sich zu Dr. Lee in den Notdienst, der ihm erneut die Klinik empfahl. Am 5. Mai 1953 wurde er zum dritten Mal innerhalb von fünf Jahren im McLean aufgenommen.

Bei der psychiatrischen Aufnahmeuntersuchung war er furchtbar verängstigt und schämte sich sichtlich seiner Angst und Depression.[*]

Mittlerweile hatte er Symptome entwickelt, die heute als Zwangsstörung bezeichnet werden: Ständig wusch er sich die Hände und rasierte sich, mehrmals täglich wechselte er die Hemden.

Weil Testosteroninjektionen bei seinen früheren Klinikaufenthalten die Depression abgeschwächt hatten, begannen die Ärzte mit einer hohen Dosis. Diesmal allerdings konnte «das vom Testosteron herbeigeführte Wohlgefühl» seine Symptome nicht vertreiben. Seine Psychiater gelangten zu dem Urteil, dass Gesprächstherapie und Medikamente nicht ausreichten, seine Stimmung zu heben.

So erhielt Chester Hanford, nachdem er sein Einverständnis erklärt hatte, am 19. Mai bei Kenneth Tillotson die erste einer Folge von

---

[*] «Seine Kollegen haben ihn während seiner Krankheit in den vergangenen fünf Jahren unterstützt; er bewältigt das ihm zugewiesene Arbeitspensum nicht, und das weiß er auch», notierte ein Psychiater. «Auch seiner Frau ist er erheblich zur Last gefallen, denn sie war gezwungen, einige seiner Vorlesungen für ihn vorzubereiten.»

Elektroschockbehandlungen.* Vor der Anwendung wurde Chester sediert und ans Bett geschnallt, Krankenpfleger befestigten Elektroden an verschiedenen Punkten auf seiner Haut und schoben ihm einen Mundschutz zwischen die Zähne, damit er sich nicht die Zunge abbiss. Dann wurde ein Schalter umgelegt, und mehrere Hundert Volt strömten durch seinen Körper, der auf dem Bett zuckte und krampfte.

Nach der Behandlung war er immer ein wenig verwirrt und hatte leichte Kopfschmerzen – beides übliche Nebenwirkungen der Elektroschocks. Doch einen Tag nach der ersten Anwendung erklärte er seinen Ärzten, es gehe ihm schon erheblich besser. Ein paar Tage später folgte die zweite Anwendung. Anschließend notierten die Krankenschwestern seiner Station, er wirke «entspannter, freundlicher und umgänglicher». Er grübelte nicht mehr über seine Probleme nach und schien deutlich weniger Angst zu haben. Eine Woche später, nach seiner dritten Elektroschockbehandlung, war die Veränderung deutlich zu sehen: Er «sah gesund aus», schlief, aß und «lachte viel». Die Schwestern berichteten, er habe «viel weniger Angst als bei seiner Aufnahme», und er wandere auch nicht mehr durch die Station und frage «die Schwestern, ob er dies oder jenes tun könne». Einen großen Teil seiner Zeit verbrachte er mit anderen Patienten in der Turnhalle beim Badmintonspiel und beim Bowling – lauter Aktivitäten, von denen er seinem Psychiater zuvor erklärt hatte, sie seien unter der Würde eines 62 Jahre alten Harvard-Professors. Die Elektroschocktherapie hatte ihm offenbar (wieder) Freude am Leben geschenkt.

Nach der vierten Elektroschockbehandlung am 2. Juni erklärte er, er fühle sich nun «entspannt» und wolle wieder arbeiten. Seine Frau, die ihn oft besuchte, war fasziniert: Ihr Mann war, so berichtete sie den Psychiatern, «fast wie vor vielen Jahren». Chester selbst bekundete dem medizinischen Personal gegenüber, er fühle sich «wieder mehr wie er selbst». Für mich klingt das schon unheimlich nach dem, was Peter Kramer in *Glück auf Rezept* geschrieben hatte: Auch die

---

* Dr. Tillotson unterzog in dieser Zeit auch die Dichterin Sylvia Plath einer Elektroschock-behandlung, von der sie in ihrem Roman *Die Glasglocke* erzählte.

Patienten, die in den 1990er Jahren Fluoxetin eingenommen hatten, hatten nach eigener Aussage das Gefühl, sie seien wieder mehr sie selbst.

Wir wissen noch erstaunlich wenig darüber, wie die sogenannte Elektrokrampftherapie funktioniert. Bildlich gesprochen, scheint sie auf das Gehirn eine ähnliche Wirkung zu haben wie die Tastenkombination Ctrl+Alt+Delete auf den Computer: Sie fährt das System neu hoch und stellt so die ursprünglichen Einstellungen des neuronalen Betriebssystems wieder her. Die Erfolgsstatistik ist überzeugend. Zwar kam die Therapie in den 1970er und 1980er Jahren aus der Mode, wohl auch, weil der von Jack Nicholson gespielte Elektroschockpatient in der Filmversion von Ken Keseys Roman *Einer flog über das Kuckucksnest* die Therapie in der Öffentlichkeit als barbarisch erscheinen ließ. Doch moderne Studien weisen nach, dass die Erfolgsquote bei schwerer Depression womöglich größer ist als die jeder medikamentösen Behandlung oder Gesprächstherapie. Die Erfahrung meines Urgroßvaters scheint das, zumindest kurzfristig, zu bestätigen.

Gibt es wohl einen eindeutigeren Beleg für das «Leibliche» oder «Stoffliche» von Angst und Depression, wie es seit Aristoteles immer wieder heißt? Bei seinem dritten Aufenthalt in der psychiatrischen Klinik scheinen es Chester Hanfords Psychiater weitgehend aufgegeben zu haben, ihn mit Gesprächen oder Psychoanalyse von Depression und Angst heilen zu wollen; Persönlichkeit und Charakter waren in ihren Augen so festgelegt, dass sie sich einer «Anpassung» widersetzten. Erfolgreicher war es, sein Gehirn mit ein paar Hundert Volt zu traktieren und so seine Schaltverbindungen zu reparieren. Nach vier Elektroschockbehandlungen schrieb der Klinikdirektor, Chester mache «enorme Fortschritte».

Am 9. Juni 1953, etwa einen Monat nach seiner Aufnahme, wurde ein fröhlicher Chester Hanford in die Obhut seiner Frau entlassen. Die beiden fuhren sofort nach Maine in den Urlaub, wo er zum ersten Mal seit Jahren erwartungsvoll dem Herbstsemester und einer neuen Horde Studenten entgegensah.

Ich wünschte, Chester Hanfords Geschichte würde mit diesem hoffnungsvollen Befund enden. Doch mit der Zeit kehrte seine Angst zurück, und er musste sich zur Ruhe setzen. In den 1950er und 1960er Jahren suchte er mehrmals das McLean und später das New England Deaconess Hospital in der Innenstadt von Boston auf, wo er sich einer Elektroschocktherapie unterzog. Einmal brachte ihn ein etwas zu starker Medikamentencocktail fast um. Ende der 1950er Jahre wurden seine Ängste und Zwänge eine Zeit lang so schlimm, dass seine Ärzte eine präfrontale Lobotomie in Erwägung zogen (die ihm allerdings erspart blieb.)

Im Rückblick kann man wohl sagen, dass Chester durch sein Leben stolperte. Zeitweise ging es ihm gut, zeitweise schlecht. Auch wenn es ihm schlecht ging, konnte er sich nach außen hin recht gut zusammenreißen. Meine Mutter erinnert sich an einen Sommertag Mitte der 1960er Jahre, als im Haus der Hanfords in West-Massachusetts eine Party geplant war. Angehörige und Freunde aus ganz Neuengland wurden an diesem Abend erwartet. Den ganzen Tag über drang ein unheimliches Wimmern aus Chesters Zimmer. Meine Mutter schauderte es bei dem Gedanken, wie er sich auf der Party halten würde; sie bezweifelte, dass er überhaupt daran würde teilnehmen können. Doch als die Dämmerung einsetzte und die Feier begann, war er ein liebenswürdiger, ja geselliger Gastgeber. Am nächsten Tag zog er sich wieder in sein Zimmer zurück, rollte sich zusammen und wimmerte vor sich hin.

Meine Eltern haben Chester aus den Jahren, die er im Altersheim verbrachte, nicht so ängstlich und unruhig in Erinnerung – meinem Vater zufolge lässt sich das vermutlich mit den großzügigen Valiumgaben erklären. Auch Benzodiazepine könnten am Ende seine Angst doch noch betäubt haben. Vielleicht entspannte es ihn aber auch, dass er von den Belastungen seiner Arbeit befreit war.

Als ich tief in die Psychopathologie meines Urgroßvaters eintauchte und mich doch recht intensiv mit ihm identifizierte, wuchs – hypochondrisch und bange, wie ich nun mal bin – in mir die Sorge, der erbliche Makel werde auch mich schon bald dauerhaft auf ein zitterndes wimmerndes Bündel Elend reduzieren.

Als ich Dr. W. davon erzähle, sagt er: «Wie Sie wissen, gebe ich nicht viel auf genetischen Determinismus.»

Ich liefere ihm Belege aus jüngeren Studien, nach denen Angststörungen und Depression eine starke erbliche Komponente haben. «Na gut, aber Sie sind drei Generationen von Ihrem Urgroßvater entfernt», sagt er. «Sie haben nur einen Bruchteil seiner Gene.»

Stimmt auch wieder. Und ohnehin gibt es zwischen Genen und Umwelt eine komplexe Wechselwirkung. «[Eine genetisch] ererbte Reaktion auf potenzielle Gefahr kann Fluch oder Segen sein», so Daniel Weinberger, leitender Forscher in einer der ersten SERT-Genstudien. «Sie kann uns eine Angststörung einhandeln, in anderen Situationen aber auch positive Eigenschaften wie erhöhte Wachsamkeit mit sich bringen. Wir dürfen nicht vergessen, dass Angst ein komplizierter multidimensionaler Bestandteil des menschlichen Lebens ist und sich nicht von einem einzelnen Gen in welcher Form auch immer prädizieren lässt.»

Dr. W. und ich kommen auf Resilienz und Akzeptanz zu sprechen, deren Funktion als Bollwerk gegen Angst und Depression auf wissenschaftlichen Kongressen zunehmend thematisiert wird. Die neuesten Forschungen und Behandlungsmethoden konzentrieren sich insbesondere auf die Entwicklung von Resilienz.

«Ja!», sagt Dr. W. «Wir müssen daran arbeiten, Sie resilienter zu machen.»

Als ich ihm erzähle, was ich über das Serotonintransportergen in Erfahrung gebracht habe und dass Menschen mit einem bestimmten Genotyp mit größerer Wahrscheinlichkeit ängstlich, unglücklich und nicht resilient sind, widerspricht mir Dr. W. Er schätzt die hohe Bewertung der Genetik und Neurobiologie für die Ausbildung psychischer Krankheiten ganz und gar nicht, weil so die Vorstellung zementiert wird, dass die Psyche festgelegt und unveränderlich sei, obwohl sie sich doch ein Leben lang verändern kann.

«Ich weiß», sage ich. Ich habe von den jüngsten Erkenntnissen zur neuronalen Plastizität gelesen, nach denen das menschliche Gehirn bis ins hohe Alter neue Nervenverbindungen herstellen kann. Ich verstehe schon, wie wichtig Resilienz im Kampf gegen Angst ist, sage ich. Aber wie eigne ich sie mir an?

«Sie sind schon viel widerstandsfähiger, als Sie meinen», sagt er.

# Kapitel 10
# Zeitalter der Angst

*Das philosophische Studium der Soziologie, Politik, Wohlfahrt, Geschichte und Bildung wird nicht einmal in die Nähe wissenschaftlicher Präzision und Vollständigkeit kommen, solange es nicht zumindest einige der Hinweise zum Problem der amerikanischen Nervosität integriert.*

George Miller Beard, *American Nervousness* (1881)

Im April 1869 prägte ein junger New Yorker Arzt namens George Miller Beard in einem Beitrag für das *Boston Medical and Surgical Journal* den Begriff für ein, wie er glaubte, neues und ausgeprägt amerikanisches Leiden, das er an dreißig seiner Patienten beobachtet hatte: «Neurasthenie» (von *neuro* für «Nerv» und *asthenia* für «Schwäche»). Die Neurasthenie, die Beard manchmal auch als «nervöse Erschöpfung» bezeichnete, befalle in erster Linie ehrgeizige, gesellschaftlich aufstrebende Menschen der städtischen Mittel- und Oberschicht, insbesondere die «Kopfarbeiter in fast jedem Haushalt der nördlichen und östlichen Bundesstaaten», deren Nervensystem von der Schnelligkeit, mit der sich Amerika modernisiere, überfordert sei. Beard hatte nach eigenem Bekunden selbst an Neurasthenie gelitten, sie aber mit Anfang zwanzig überwunden.

Der 1839 in einem kleinen Dorf in Connecticut geborene Sohn eines Gemeindepfarrers und Enkel eines Arztes ging nach dem Besuch der Phillips-Akademie in Andover, Massachusetts, nach Yale. Dort litt er sechs Jahre lang unter einer Vielzahl nervöser Symptome, die er später auch an seinen Patienten beobachtete: einem Klingeln in den Ohren, Seitenstechen, Verdauungsstörungen, Nervosität, krankhafter

Angst und einem «Mangel an Lebenskraft». Die Ursache für sein Leiden lag seiner eigenen Einschätzung nach in erster Linie in seiner Unsicherheit darüber, welche Laufbahn er einschlagen sollte – obwohl auch einiges darauf hindeutet, dass ihn das Fehlen religiöser Bindung quälte. (Zwei ältere Brüder waren dem Vater ins geistliche Amt gefolgt, und in seinem Tagebuch wirft sich Beard seine Gleichgültigkeit in spirituellen Dingen vor.) Erst als er beschlossen hatte, Arzt zu werden, verließen ihn seine Zweifel, und seine Angst verflog. Im Jahr 1882 begann er sein Medizinstudium in Yale, fest entschlossen, anderen Menschen zu helfen, die von demselben Angstleiden geplagt wurden wie einst er.

Beeinflusst von Darwins jüngster Arbeit zur natürlichen Selektion, gelangte Beard zu der Überzeugung, dass die kulturelle und technische Evolution die biologische Evolution hinter sich gelassen habe und das menschliche Tier enormen Belastungen aussetze. Obwohl die technische Entwicklung und das Wirtschaftswachstum materiellen Wohlstand mit sich brächten, gehe mit dem Wettbewerbsdruck – und auch mit der Unsicherheit, die das Wegbrechen vertrauter Wahrheiten im Zuge der Moderne und der Industrialisierung mit sich bringe – großer emotionaler Stress einher, der die «Nervenkräfte» der arbeitenden US-Bevölkerung aufzehre und akute Angst und nervöse Erschöpfung mit sich bringe. «In den älteren Ländern treten die Männer in die Fußstapfen ihrer Väter, Generation für Generation; sie haben wenig Aussicht und verwenden daher auch kaum einen Gedanken darauf, eine höhere soziale Stufe zu erreichen», schrieb Beards Kollege A. D. Rockwell 1893 im *New York Medical Journal*. «Hier dagegen gibt sich niemand damit zufrieden, die Chance des Aufstiegs ungenutzt zu lassen, und so entsteht ein Wettlauf des Lebens in Eile und Unrast. Daher ist unschwer zu erkennen, dass hauptsächlich für die Neurasthenie in diesem Lande die Zivilisation ist, mit allem, was der Begriff beinhaltet, der Eisenbahn, dem Telegrafen, dem Telefon und der Zeitschriftenpresse, die in zehntausenderlei Weise die Gehirnaktivität und die Angst intensivieren.»*

---

* Alexis de Tocqueville erklärte schon in den 1830er Jahren, Angst sei mit dem amerikanischen Geist verwoben. «Das Leben hätte für die [Menschen, die in Demokratien leben]

361

Mit dem ständigen Wandel und dem unablässigen Streben nach Erfolg, Geld und Status, die das Leben in Amerika prägten, greife eine nervöse Schwäche um sich, so Beard.* «Die amerikanische Nervosität ist ein Produkt der amerikanischen Zivilisation», schrieb er. Die USA hätten die Nervosität als kulturellen Zustand erfunden: «Die Griechen waren bestimmt zivilisiert, aber sie waren nicht nervös, und in der griechischen Sprache gibt es kein Wort dafür.»** In alten Kulturen könne es keine Nervosität gegeben haben, so Beard, weil man damals keine Dampfkraft hatte, keine Zeitungen, keinen Telegrafen, keine Naturwissenschaften und keine geistige Betätigung der Frauen: «Wenn die Zivilisation zuzüglich dieser fünf Faktoren in einer Nation Einzug hält, muss sie Nervosität und nervöse Erkrankungen mit sich bringen.» Die Neurasthenie betreffe nur die «fortschrittlicheren», insbesondere die angelsächischen Völker und Glaubensrichtungen – «kein katholisches Land ist sehr nervös». (Allem Anschein nach ist das eine zweifelhafte Behauptung, für die Beard keine echten Beweise anführen konnte. Andererseits kommt Angst im modernen Mexiko, einem

keine Würze, würden sie von den Ängsten, die sie quälen, befreit, und ihre Verbundenheit mit ihren Sorgen ist stärker als die der aristokratischen Ländern mit ihren Freuden», schrieb er in *Über die Demokratie in Amerika*.

* Und wohl auch Drogenabhängigkeit. So, wie in der Nachkriegszeit der 1950er Jahre die Menschen im Zuge des Wohlstands ausgiebig Miltown, Librium und Valium schluckten, so stieg mit dem Wettbewerbsdruck des ausgehenden 19. Jahrhunderts auch die Zahl von «Opiumessern» besorgniserregend an. Henry G. Cole erklärte 1895 in seinen *Confessions of an American Opium Eater: From Bondage to Freedom* [Bekenntnisse eines amerikanischen Opiumessers: Vom Zwang zur Freiheit]: «[U]nsere mechanischen Erfindungen, die Ausbreitung des Handels ... unser Streben nach politischen Ehren, die Übernahme unbedeutender Ämter zur eigenen Bereicherung, der unbändige Wettlauf um den mit fiebrigen Reizen verbundenen schnellen Reichtum ... [und] ein so schnelles Wachstum, dass es schon nicht mehr normal ist, [bringen gemeinsam] eine psychische Belastung mit sich, die für das Körpersystem unerträglich ist; bis schließlich der überarbeitete Körper und der überforderte Körper ... im wiederholten Gebrauch von Opium und Morphium Ruhe finden müssen.»

** An anderer Stelle schrieb Beard, Angst sei «modern und ursprünglich amerikanisch; kein Zeitalter, kein Land und keine Zivilisationsform, weder die griechische noch die römische, noch die spanische, noch die niederländische hatten in Zeiten ihres größten Glanzes solche Krankheiten».

überwiegend katholischen Land, erheblich seltener vor als in den Vereinigten Staaten. Einer Studie der Weltgesundheitsorganisation aus dem Jahr 2002 zufolge ist die Wahrscheinlichkeit, dass Amerikaner an einer generalisierten Angststörung leiden, viermal so groß wie bei Mexikanern, und einigen Untersuchungen zufolge erholen sich Mexikaner auch doppelt so schnell von Angstattacken wie Amerikaner. Interessant ist, dass bei Mexikanern, die in die USA einwandern, die Angst- und Depressionsrate sprunghaft ansteigt.)

Neurasthenie war eine schmeichelhafte Diagnose, da sie in erster Linie leistungsfähige Kapitalisten und feinfühlige Schöngeister betraf. Es war eine Krankheit der Eliten; nach Beards Schätzung bestand seine Patientenschaft zu zehn Prozent aus Ärzten. Im Jahr 1900 war «Nervosität» eine Art Auszeichnung, die auf eine hohe Stellung und kulturelle Vornehmheit schließen ließ.*

---

* Einige Jahrzehnte zuvor hatten im georgianischen Großbritannien – diese Epoche reicht vom Anfang des 18. Jahrhunderts bis zur Thronbesteigung Königin Victorias 1837 – die Eliten ebenfalls eine «nervöse Kultur» entwickelt. Sie verknüpften mit ihrer Schicht ähnlich schmeichelhafte Konnotationen, wie sie später auch die amerikanische Neurasthenie kennzeichneten: Menschen mit einer höheren Stellung und einer kreativeren Empfindsamkeit waren danach anfälliger für Hypochondrie und einen Nervenzusammenbruch. Diese Kultur glorifizierte wie schon in der Renaissance Menschen mit einem empfindlichen Nervensystem und lieferte medizinische wie auch psychologische Erklärungen für ihre zarte Konstitution. Da die Anatomen dieser Zeit die Rätsel, die sich um das menschliche Nervensystem rankten, nach und nach entschlüsselten, beschrieben es die Wissenschaftler als ein System aus Fasern, Sehnen, Röhren und Strängen und erklärten seine Funktionsweise mit der Hydraulik, der Elektrizität, der Mechanik und so weiter. Der zentrale Begriff in all diesen Erklärungen war der Nervenzusammenbruch. Dahinter stand die Vorstellung, dass das Nervensystem bei Überanstrengung kollabierte, was psychische wie auch körperliche Symptome und häufig eine allgemeine Erschöpfung nach sich zog. Seit den 1730er Jahren wurden Fehlfunktionen des Nervensystems, die einen Zusammenbruch nach sich zogen, häufig als «nervöse Unpässlichkeiten» bezeichnet, die von der Hysterie über die Hypochondrie bis zu den «Vapeurs» alles umfasste, psychische und körperliche Beschwerden also, die in jüngerer Zeit als «psychoneurotisch» oder «psychosomatisch» bezeichnet werden.
Im krassen Gegensatz zum Ideal der *stiff upper lip* (sich nicht erschüttern zu lassen und die Emotionen zu kontrollieren) in der nachfolgenden viktorianischen Epoche sonnten sich die britischen Eliten des 18. Jahrhunderts in ihren nervösen Leiden, ja sie kultivierten sie geradezu. Die «nervöse Selbstinszenierung», die den Betroffenen als Opfer der eigenen Nerven darstellte, war recht verbreitet. Von 1777 bis 1783 schrieb Samuel Johnsons Biograf James Boswell unter dem Pseudonym Hypochondriack monatlich einen Beitrag für das *London Magazine*, und in seinem Tagebuch verfolgte er penibel jede noch so kleine Veränderung

Beards Bücher enthalten Fallstudien und ausgefeilte Symptomatiken, die für heutige Leser erstaunlich modern anmuten. In *A Practical Treatise on Nervous Exhaustion* [Eine praktische Abhandlung über nervöse Erschöpfung], veröffentlicht 1880, ergeht er sich Hunderte von Seiten lang detailliert in den Symptomen nervöser Erschöpfung. «Ich beginne mit dem Kopf und dem Gehirn», schreibt er, «und gehe dann nach unten.» Die Liste umfasst eine Schmerzempfindlichkeit des Schädels, erweiterte Pupillen, Kopfschmerzen, *«Muscae volitantes* oder schwebende Flecken vor den Augen», Schwindel, ein Klingeln in den Ohren, eine schwache Stimme (der es an «Klarheit und beherztem Ton gebricht»), Reizbarkeit, Taubheit und Schmerzen im Hinterkopf, Verdauungsstörungen, Übelkeit, Erbrechen, Durchfall, Blähungen («mit einem lästigen Knurren in den Gedärmen, über das sich die Patienten sehr häufig beschweren»), häufiges Erröten («Ich kenne sehr starke, energische Männer mit viel Muskelkraft und einer großen Leistungsfähigkeit für körperliche Arbeit, die im neurasthenischen Zustand erröten wie junge Mädchen»), Schlaflosigkeit, Empfindlichkeit der Zähne und des Zahnfleischs, Alkoholismus und Drogenabhän-

einer endlosen Litanei aus emotionalen und körperlichen Symptomen. Boswell war besessen von seinem Verdauungssystem. «Vom heutigen Tage an folge ich Mr [John] Lockes Rat, täglich nach dem Frühstück auf den Stuhl zu gehen», schrieb er Anfang Oktober 1764 in sein Tagebuch. «Es ist der Gesundheit zuträglich, und um die Gesundheit muss man sich unbedingt kümmern.» (Ja, das ist der John Locke, der *Zwei Abhandlungen über die Regierung* verfasste und als Vater des konstitutionellen Liberalismus gilt. Die meisten Menschen kennen Lockes Gedanken zur politischen Philosophie, Boswell dagegen folgte seinem Rat zur Darmhygiegne. Falls Sie der Wortlaut der Empfehlung interessiert: Mich interessierte er auch, und ich habe deshalb danach gesucht. Hier ist, was ich in Abschnitt 24 in Lockes *Gedanken über Erziehung* fand: «Ich vermute also, dass man, wenn man gleich nach der ersten Mahlzeit am Morgen die Natur reizen könnte und sich zu zwingen versuchte, einen Stuhl zu erzielen, es mit der Zeit durch ständige Aufmerksamkeit so weit bringen könnte, ihn gewohnheitsmäßig zu machen.»)
Nervöse Störungen verschiedenster Art galten als so verbreitet, dass sie ungeachtet der diversen physiologischen Erklärungen, die damals kursierten, ebenso als kultureller Zustand wie als medizinische Erkrankung betrachtet wurden. Ein bekannter englischer Arzt behauptete, ein Drittel der Bevölkerung werde «von Gebresten [sprich Wehwehchen] zugrunde gerichtet oder gequält». (Die Popularität nervöser Leiden war in dieser Zeit nicht auf England beschränkt. Im Jahr 1758 schrieb Joseph Raulin, Leibarzt Ludwigs XV. von Frankreich, «die Vapeurs» seien mittlerweile «wahrlich eine soziale Seuche, eine endemische Krankheit in den Städten [des Kontinents]».)

gigkeit, ungewöhnlich trockene Haut, schwitzende Hände und Füße («Ein von mir behandelter junger Mann leidet dermaßen [darunter], dass er mit Selbstmord droht, wenn er nicht dauerhaft geheilt wird»), übermäßiger Speichelfluss (beziehungsweise trockener Mund), Rückenschmerzen, «Schwere der Lenden und Glieder», Herzrasen, Muskelzuckungen, Dysphagie (Schluckstörung), Krämpfe, ein Hang zum Heuschnupfen, Wetterfühligkeit, «tiefe Erschöpfung», Kitzligkeit, Juckreiz, Hitzewallungen, Schüttelfrost, kalte Hände und Füße, vorübergehende Lähmung und ausgiebiges Gähnen. Dieses Symptomspektrum ist schon wieder so breit, dass es an Bedeutungslosigkeit grenzt, denn es enthält mehr oder weniger alle Symptome dafür, dass jemand am Leben ist. Andererseits hört man aus dieser Litanei den Neurotiker des 21. Jahrhunderts heraus – sie erinnert mich durchaus an meine wöchentliche Liste hypochondrischer Beschwerden.

Die Neurasthenie umfasst auch das, was wir heute als Phobie bezeichnen würden. Beards Fallstudien reichen von einer Angst vor Blitzen («Eine meiner Patientinnen erzählt, dass sie im Sommer stets die Wolken beobachtet, weil sie sich vor einem Gewitter fürchtet. Sie weiß, dass das unvernünftig und lachhaft ist, erklärt aber, dass sie es nicht ändern kann. In diesem Fall wurde das Symptom von der Großmutter geerbt; und schon in der Wiege, so erklärt ihr die Mutter, hatte sie dieses Leiden») über die Agoraphobie («Einer meiner Patienten, ein Gentleman mittleren Alters, konnte ohne Schwierigkeiten den Broadway entlanggehen, weil Läden und Kaufhäuser ihm im Falle einer Gefahr Gelegenheit zum Rückzug boten. Das traf jedoch nicht auf die Fifth Avenue zu, wo es keine Geschäfte gibt, und auch nicht auf Querstraßen, es sei denn, sie waren sehr kurz. Er konnte keinen Besuch auf dem Lande unternehmen, sondern war bei heißem Wetter unrettbar an die Stadt gefesselt. Einmal, als er in der Postkutsche auf dem Broadway unterwegs war, kreischte er zum Erstaunen der anderen Passanten beim Abbiegen in den Madison Square laut auf. Der Mann, der dieses interessante Symptom aufwies, war groß, kräftig, pausbäckig und durchaus mit Geduld gesegnet»); von der Klaustrophobie (der Angst vor abgeschlossenen Räumen) bis hin zur Monophobie (die Angst vor dem Alleinsein: «Ein Mann hatte solche Angst, das Haus allein zu verlassen, dass er 20 000 Dollar für einen ständigen Begleiter bezahlte»); von der Mysophobie (eine Patientin musste sich aus Angst vor Ansteckung zweihundertmal am Tag die Hände waschen) bis hin zur Panophobie (der Angst vor allem). Eine von Beards Patientinnen hatte eine krankhafte Angst vor betrunkenen Männern. Zur Jahrhundertwende waren Sprache und Bildsprache der Neurasthenie bereits tief in die amerikanische Kultur eingedrungen. Wer nicht selbst darunter litt, kannte mit Sicherheit Betroffene. Sie wurde in politischen Reden und in religiösen Predigten bemüht, Verbraucherwerbung versprach Abhilfe, Zeitschriften und Zeitungen brachten Artikel darüber. Theodore Dreiser und Henry James bereicherten ihre Romanwelten mit neurasthenischen Figuren. Die Sprache des neurasthenischen Leidens («Depression», «Panik») fand Eingang in den ökonomischen Diskurs. Nervosität, so schien es, war der psychische Urzustand und die kulturelle Grundbedingung der modernen Zeit. Die USA, erschüttert von den Umwälzungen durch die industrielle Revolution und zerrissen von der ungleichen Wohlstandsverteilung des Gilded Age, waren durchdrungen von einem Maß an Angst, das es so in der Menschheitsgeschichte noch nie gegeben hatte.

Das behauptete jedenfalls Beard. Aber stimmte es auch?

Den jüngsten Zahlen des National Institute of Mental Health zufolge leiden derzeit rund 40 Millionen Amerikaner oder 18 Prozent der Bevölkerung an einer klinischen Angststörung. Die neuesten Ausgaben von *Stress in America*, einem Bericht, der jedes Jahr vom Amerikanischen Psychologen-Verband erstellt wird, zeichnen das Bild einer «stressüberladenen Nation»: Die Mehrheit der Amerikaner bezeichnet sich als «moderat» oder «stark» gestresst; ein erheblicher Anteil berichtet von stressbedingten körperlichen Symptomen wie Erschöpfung, Kopfschmerzen, Magenproblemen, Muskelanspannung und Zähneknirschen. Von 2002 bis 2006 stieg die Zahl der Amerikaner, die sich um eine medikamentöse Behandlung ihrer Angst bemühten, von 13,4 auf 16,2 Millionen an. Gegen Angst nehmen mehr Amerikaner Medikamente ein als gegen Rückenschmerzen oder Migräne.

In Umfragen der Anxiety and Depression Association of America berichtet fast die Hälfte aller Amerikaner von einer «anhaltenden oder exzessiven Angst» im Arbeitsalltag. (Nach anderen Umfragen glauben drei von vier Amerikanern, heute herrsche mehr Stress am Arbeitsplatz als früher.) Im Jahr 1996 gaben 40 Prozent mehr Menschen an, sie verspürten einen drohenden Nervenzusammenbruch, als im Jahr 1957, so eine im *American Psychologist* veröffentlichte Studie. Und 1995 berichteten doppelt so viele Menschen von Symptomen einer Panikattacke wie 1980.* Einer US-weiten Umfrage unter Erstsemestern zufolge ist heute die Angst bei Collegestudenten stärker als je zuvor in der 25-jährigen Geschichte der Umfrage. Jean Twenge, Psychologieprofessorin an der San Diego State University, wertete die Umfragedaten von 50 000 Kindern und Collegestudenten von den 1950er bis zu den 1990er Jahren aus; sie stellte fest, dass der durchschnittliche Collegestudent in den 1990er Jahren ängstlicher war als 85 Prozent der Studenten in den 1950ern und dass «‹normale› Schulkinder in den 1980er Jahren von einem höheren Angstniveau berichteten als Kinderpsychiatriepatienten der 1950er». (Robert Leahy, Psychologe am Weill Cornell Medical College, kleidete diese Erkenntnis in *Psychology Today* in die drastische Aussage: «Das durchschnittliche Highschoolkind hat heute dasselbe Angstniveau wie der durchschnittliche Psychiatriepatient der 1950er Jahre.») Die Babyboomer waren ängstlicher als ihre Eltern, Generation X war ängstlicher als die Babyboomer, und die Jahrtausendwendegeneration entpuppt sich als ängstlicher als die Generation X.

Die Angst nimmt offenbar rund um den Erdball zu. Eine Umfrage der Weltgesundheitsorganisation in achtzehn Ländern ergab, dass Angststörungen heute zu den häufigsten psychischen Krankheiten der Welt zählen, die Depression also überholt haben. Einer Statistik des britischen National Health Service nach wurden 2011 in britischen Krankenhäusern viermal so viele Menschen wegen Angststörungen

---

* Das ist allerdings nicht weiter überraschend, da es Panikattacken vor der Veröffentlichung des *DSM-III* im Jahr 1980 offiziell noch gar nicht gab.

behandelt wie 2007, und die Zahl der Tranquilizerverschreibungen erreichte einen neuen Rekord. Ein Bericht der britischen Mental Health Foundation kam 2009 zu dem Schluss, dass in Großbritannien die «Kultur der Furcht» – gekennzeichnet durch eine unsichere Wirtschaft und ein übertriebenes Schüren von Ängsten durch Politik und Medien – die Angst auf «ein Rekordniveau» getrieben habe.

Angesichts dieses «Rekordniveaus», das die Angst in aller Welt erreicht hat, sieht es danach aus, als lebten wir heutzutage in der ängstlichsten Epoche aller Zeiten – ängstlicher noch als George Beards Ära der Neurasthenie.

Wie kann das sein? Abgesehen von den wirtschaftlichen Unsicherheiten und der weltweiten Rezession in jüngster Zeit erleben wir doch eine Ära nie da gewesenen materiellen Wohlstands. Der Lebensstandard in den Industriestaaten ist im Durchschnitt höher denn je. Die Lebenserwartung in der entwickelten Welt ist überwiegend hoch und steigt tendenziell noch an. Die Wahrscheinlichkeit, dass wir einen frühen Tod finden, dass wir Pocken, Skorbut, Pellagra, Polio, Tuberkulose, Rachitis oder einem Rudel hungriger Wölfe zum Opfer fallen, ist viel geringer als bei unseren Vorfahren, von den Gefahren, die ein Leben ohne Antibiotika, Strom oder Toiletten mit sich brachte, einmal ganz zu schweigen. Das Leben ist in vielerlei Hinsicht leichter, als es einmal war. Müssten wir da nicht *weniger* Angst haben als früher?

Der Preis für Fortschritt und materiellen Wohlstand – und wohl auch deren Quelle – ist vermutlich eine größere Portion Angst, die der Einzelne durchschnittlich abbekommt. Urbanisierung, Industrialisierung, Wirtschaftswachstum, die Zunahme der geographischen und sozialen Mobilität, die Ausweitung demokratischer Werte und Freiheiten – all diese Entwicklungen haben, für sich genommen und gemeinsam, in den vergangenen Jahrhunderten für Millionen von Menschen die Lebensqualität materiell verbessert. Aber jede einzelne könnte auch zum Anwachsen der Angst beigetragen haben.

Bis zur Renaissance gab es die Vorstellung eines sozialen, politischen, technischen oder anderen Fortschritts so gut wie nicht. Das Gefühlsleben des mittelalterlichen Menschen war daher, wohl in Anpassung an diese Gegebenheiten, von Resignation geprägt: Dass alles immer so sein würde, wie es war, war deprimierend, aber auch beruhigend, denn man musste sich nicht an einen technischen oder sozialen Wandel anpassen. Es gab keine Hoffnung auf ein besseres Leben, die hätte zerstört werden können. Das Leben wurde zwar beherrscht von der Furcht vor der ewigen Verdammnis – ja, ihrer sicheren Erwartung; ein deutscher Franziskanerprediger bezifferte die Wahrscheinlichkeit, dass eine Seele verdammt wurde, auf 100 000:1 –, doch mit der Hoffnung auf den Aufstieg und der Angst vor dem Absturz befasste sich die mittelalterliche Psyche nicht so wie wir heute.

Vor allem in den kapitalistischen Demokratien des Westens stehen uns wahrscheinlich mehr Möglichkeiten offen als je zuvor in der Geschichte: Wir können uns aussuchen, wo wir leben, wen wir lieben oder heiraten, welche Arbeit wir verrichten, welchen Lebensstil wir pflegen. «Das größte Problem der Amerikaner ist die Auswahl», schrieb der Soziologe Philip Slater 1970. «Amerikaner müssen heute täglich mehr Entscheidungen treffen als jedes andere Volk im Lauf der Geschichte, und das anhand weniger ‹gegebener Tatsachen› und unklarer Kriterien und im Kontext einer instabileren Umwelt und einer geringeren strukturellen sozialen Unterstützung.» Entscheidungsfreiheit löst große Angst aus. Barry Schwartz, Psychologe am Swarthmore College, spricht vom «Paradox der Wahlfreiheit» – mit zunehmender Entscheidungsfreiheit wächst auch die Angst.

Angst könnte somit gewissermaßen ein Luxus sein: eine Emotion, die wir uns nur dann leisten können, wenn uns keine «reale» Furcht beschäftigt. (Denken wir an William James, der diese Vorstellung bereits in den 1880er Jahren vertrat.) Die Europäer des Mittelalters mussten sich vor unendlich vielen echten Bedrohungen *fürchten* (dem Schwarzen Tod, einer Invasion der Muslime, Hunger, dynastischen Umstürzen, militärischen Auseinandersetzungen und dem Tod, immer wieder dem Tod, der ständig präsent war – die durchschnittliche Lebenserwartung betrug im Mittelalter fünfunddreißig Jahre, und jedes dritte Kind starb, ehe es fünf Jahre alt war). Da war womöglich wenig Raum für *Angst*, jedenfalls in dem Sinne, wie beispielsweise

Freud die neurotische Angst verstand, die in unserem Inneren entsteht und für die es keine vernünftige Ursache gibt. Vielleicht war das Mittelalter relativ frei von neurotischer Angst, weil sie schlicht ein Luxus gewesen wäre, den man sich in seinem kurzen, schwierigen Leben nicht leisten konnte. Diese Behauptung wird gestützt von Umfragen, nach denen bei Menschen in Entwicklungsländern klinische Angst viel seltener vorkommt als bei Amerikanern, obwohl ihre Lebensumstände materiell viel schwieriger sind.

Das politische und kulturelle Leben im Mittelalter war zudem in weiten Teilen so beschaffen, dass es soziale Unsicherheiten, mit denen wir uns heute herumschlagen, minimierte, ja eliminierte. «Dadurch, dass [der Mensch im Mittelalter] von seiner Geburt an seine bestimmte, unveränderliche und unbestrittene Stellung in dieser Welt hatte», so der Psychoanalytiker und Philosoph Erich Fromm, «war er fest in ein gegliedertes Ganzes gefügt, und damit hatte sein Leben einen Sinn, der keinen Zweifeln Raum ließ. Jedermann war eins mit seiner gesellschaftlichen Aufgabe, war Bauer, Handwerker, Ritter – kein Individuum, das zufällig diese oder jene Tätigkeit ausübte.» Dass das Leben im 21. Jahrhundert so viel Angst generiert, wird unter anderem damit erklärt, dass soziale und politische Rollen nicht mehr als von Gott oder der Natur gegeben betrachtet werden, sondern dass wir unsere Rolle *auswählen* müssen. Solch eine Wahl, das zeigt die Forschung, ist belastend. Obwohl das Mittelalter von Furcht, Dunkelheit und Tod durchsetzt war, so Fromm und andere, hatten die Menschen daher vermutlich weniger Angst als in unserer Zeit.

Kierkegaards «Schwindel der Freiheit», der eine Folge der Entscheidungsfreiheit ist, kann sich auch politisch auswirken, wenn er eine so intensive Angst erzeugt, dass eine Sehnsucht nach der Rückkehr zu beruhigenden Sicherheiten entsteht – der Wunsch nach, wie Fromm es nannte, einer «Flucht vor der Freiheit». Fromm zufolge folgten in den 1930er Jahren viele Deutsche aus dieser Angst heraus Hitler. Auch der in Weimar aufgewachsene Theologe Paul Tillich erklärte den Aufstieg des Nationalsozialismus mit einer Angstreaktion. «In erster Linie herrschte ein Gefühl der *Furcht*, oder vielleicht genauer, einer *unbestimmten Angst* vor», schrieb er über das Deutschland der 1930er Jahre. »Nicht nur die wirtschaftliche und politische, sondern auch die kulturelle und religiöse Sicherheit schien verloren zu sein. Es gab nichts, worauf man bauen konnte: Alles war ohne Fundament. Man erwartete jeden Augenblick einen katastrophalen Zusammenbruch. Infolgedessen steigerte sich bei jedem Menschen das Verlangen nach Sicherheit. Eine Freiheit, die zu Furcht und Angst führt, hat ihren Wert verloren. Besser Autorität mit Sicherheit als Freiheit mit Furcht!» Auch Herbert L. Matthews, der als Korrespondent für die *New York Times* zwischen den Kriegen aus Europa berichtete, beobachtete, dass der Nationalsozialismus die Angst der Menschen linderte: «Der Faschismus war wie ein Gefängnis, in dem der Einzelne ein gewisses Maß an Sicherheit und Schutz und jeden Tag etwas zu essen hatte.» Arthur Schlesinger junior schrieb wenige Jahre nach dem Ende des Zweiten Weltkriegs Ähnliches über den Sowjetkommunismus: «Er füllt das ‹Vakuum des Glaubens›, das durch das Schwinden der etablierten Religion entstand. Er gibt den Menschen ein Ziel, das ihnen die inneren Qualen der Angst und des Zweifels nimmt.» In Zeiten sozialer Umwälzungen, wenn alte Wahrheiten nicht mehr gelten, so auch Rollo May, bestehe die Gefahr, dass «die Menschen sich in ihrem verzweifelten Wunsch nach einer Linderung der Angst an politischen Autoritarismus klammern».

Ein Schluss, der sich aus Robert Sapolskys neurobiologischen Arbeiten ziehen lässt, ist, dass soziale und politische Systeme, die in hohem Maße fließend und dynamisch sind, mehr Angst generieren als statische Systeme. «In 99 Prozent der Menschheitsgeschichte» sei die Gesellschaft «wahrscheinlich erstaunlich unhierarchisch» und daher psychologisch weniger stressgeladen gewesen als die moderne Zeit, so Sapolsky. Über Hunderttausende von Jahren ist die Sippe aus Sammlern und Jägern die vorherrschende Organisationsform gewesen, und solche Sippen seien, den heute noch existierenden Gruppen nach zu schließen, «erstaunlich egalitär» gewesen. Sapolsky gelangt sogar zu dem Urteil, dass die Erfindung der Landwirtschaft, eine relativ junge Entwicklung in der Menschheitsgeschichte, «einer der dümmsten

Schritte aller Zeiten war», weil sie mit der Lagerung von Nahrung erstmals «die Stratifikation der Gesellschaft und die Ausbildung von Schichten» ermöglichte. Diese Schichtung habe eine relative Armut nach sich gezogen, zum neidvollen Vergleich verleitet und den Weg in die Statusangst gebahnt. Jerome Kagan und andere argumentieren, aus historischen Veränderungen in der menschlichen Gesellschaft habe sich eine Diskrepanz zwischen unserer evolutionären Ausstattung und den Werten der modernen Kultur ergeben. Eigenschaften wie Vorsicht, übermäßige Furcht und Rücksicht auf die Meinung anderer, die in frühen menschlichen Gemeinschaften Ausdruck einer sozialen Anpassung gewesen sein mögen, seien «in einer zunehmend wettbewerbsorientierten mobilen und urbanen Industriegesellschaft bei weitem nicht so adaptiv wie vor Jahrhunderten in einer ländlichen Agrarwirtschaft der Dörfer und Kleinstädte», so Kagan. In schriftlosen Kulturen hatten alle Mitglieder einer Gesellschaft dieselben Werte und Sinnquellen. Doch etwa ab dem 5. Jahrhundert v. Chr. lebten die Menschen zunehmend in Gemeinschaften, in denen sich die Menschen fremd waren und unterschiedliche Werte vertraten, eine Entwicklung, die sich in der Renaissance und dann wieder in der industriellen Revolution beschleunigte. In der Folge wuchs, insbesondere seit dem Mittelalter, die Unsicherheit des Menschen, «wenn er darüber nachdachte, ob die eigenen Fähigkeiten oder die eigene Stellung adäquat waren und die eigenen moralischen Prämissen überhaupt Geltung hatten», so Kagan. «Dieses Empfinden, die sogenannte Angst, erhob sich in der Hierarchie der menschlichen Affekte zum Alphagefühl.» Möglicherweise ist der menschliche Organismus nicht für das Leben gemacht, das ihm die moderne Gesellschaft vorschreibt: ein brutales Nullsummenspiel, in dem Zugewinne des einen immer auf Kosten eines anderen gehen, «neurotischer Wettbewerb» an die Stelle von Solidarität und Kooperation tritt. «Der wettbewerbsorientierte Individualismus wirkt der Gemeinschaftserfahrung entgegen, und der Mangel an Gemeinschaft ist für die Angst unseres Zeitalters ein zentraler Faktor», so Rollo May 1950.

Als W. H. Auden 1948 für sein sechsteiliges Gedicht *Das Zeitalter der Angst*, in dem er die Menschen «[o]hne Verbindung wie fliegende Flocken» hilflos durch eine unsichere industrielle Welt treiben sieht, den Pulitzerpreis erhielt, hatte die Angst die Gefilde der Psychiatrie verlassen und war zu einem allgemeinen kulturellen Zustand geworden. Nach dem Zweiten Weltkrieg, in den 1950er Jahren, waren in einer Zeit des wirtschaftlichen Aufschwungs die amerikanischen Bestsellerlisten voll mit Büchern, die Abhilfe gegen nervöse Leiden versprachen. Titel wie *Entspanne dich und lebe* und *Wie Sie Ihre Sorgen kontrollieren und Ihre Nerven heilen* oder *Die Überwindung von Erschöpfung und Angst*, die im Gefolge von Dale Carnegies Bestseller *Sorge dich nicht – lebe!* aus dem Jahr 1948 erschienen, ließen befürchten, so ein Sozialhistoriker, Amerika erleide einen «nationalen Nervenzusammenbruch». Am 31. März 1961 wurde in der Titelgeschichte der Zeitschrift *Time* (illustriert mit Edvard Munchs *Der Schrei*) die Gegenwart als «Zeitalter der Angst» bezeichnet. Auch in den 1930er Jahren, einer deutlich instabileren Zeit, hatten Selbsthilfebücher zu «Spannung» und «Nervenschwäche» die britischen und amerikanischen Bestsellerlisten erklommen. *Conquest of Nerves: The Inspiring Record of a Personal Triumph over Neurasthenia (Überwindung der Nerven. Der inspirierende Bericht eines persönlichen Triumphes über Neurasthenie)* erfuhr 1933 und 1934 mehrere Auflagen. *You Must Relax* (dt. *Immer mit der Ruhe*), ein Buch des amerikanischen Arztes Edmund Jacobson, schaffte es 1934 gar an die Spitze der *New-York-Times*-Bestsellerliste.

Als er Angst und Ungewissheit miteinander verknüpfte, stellte sich Auden in eine lange historische Tradition, wies aber auch auf die moderne Neurowissenschaft voraus. Das englische Wort *anxiety* war bereits bei einer seiner ersten Erwähnungen mit chronischer Unsicherheit assoziiert: Der britische Arzt und Dichter Richard Flecknoe schrieb im 17. Jahrhundert, ein ängstlicher Mensch «quält sich mit allem» oder ist «unentschlossen» und schwankt «bei jeder Entscheidung wie eine leere Waage, auf der kein Gewicht der Urteilskraft die Waagschalen zur einen oder anderen Seite neigt». Neueste neurobiologische

Untersuchungen weisen nach, dass Ungewissheit die Gehirnschaltkreise der Angst aktiviert; die Amygdala klinisch ängstlicher Menschen reagiert ungewöhnlich empfindlich darauf. «Die Unverträg-
lichkeit von Unsicherheit ist offenbar der zentrale Faktor für ein hohes
Sorgenniveau», schreibt Michel J. Dugas, Psychologe an der Penn State
University. Patienten mit generalisierter Angststörung «vertragen Unsicherheit äußerst schlecht», so Dugas. «Ich verwende die Metapher
der ‹Allergie› gegen Unsicherheit, damit sich [die Patienten] einen
Begriff von ihrem Verhältnis zur Unsicherheit machen können.» Zwischen 2007 und 2010 erhöhte sich die Zahl der Nachrichtenartikel, in
denen das Wort «Unsicherheit» vorkam, um 31 Prozent. Kein Wunder, dass wir so ängstlich sind.

Allerdings sind wir im Vergleich vielleicht gar nicht so ängstlich, wie
wir meinen. Denn wenn man weit genug zurückgeht in die Kulturgeschichte der Nervosität und Melancholie, so hat noch jede Generation
behauptet, die ängstlichste zu sein. Als der britische Arzt Edwin Lee
1838 in *A Treatise on Some Nervous Disorders* behauptete, dass «nervöse Beschwerden heutzutage in einem für jede frühere Epoche oder
jede andere Nation unbekannten Ausmaß vorherrschen», klang er
nicht nur wie George Miller Beard nach ihm, sondern auch wie der
britische Marinearzt Thomas Trotter vor ihm. «Zu Beginn des neunzehnten Jahrhunderts können wir bestätigen, dass nervöse Störungen ... heute völlig zutreffend auf zwei Drittel der Erkrankungen be-
ziffert werden, unter denen die zivilisierte Gesellschaft leidet», schrieb
Trotter 1807 in *A View of the Nervous Temperament.*\* Achtzig Jahre vor
Trotter erklärte George Cheyne, die «entsetzlichen und grässlichen
Symptome» des Nervenleidens, das er als «Englische Krankheit» bezeichnete, waren «unseren Vorfahren kaum bekannt und haben bis-

---

\* Trotter warnte vor einer «Epidemie» der Nervosität, die nicht nur den «nationalen Charakter» Großbritanniens, sondern auch die nationale Sicherheit gefährde, da die britischen
Bürger in ihrem geschwächten Zustand anfällig seien für Invasion und Eroberung. (Verstärkt wurden Trotters Befürchtungen zur epidemischen Ausbreitung der Nervenschwäche
in seinem Heimatland von Napoleons Eroberungszügen in Kontinentaleuropa.)

lang weder jemals ein solch hohes Maß erreicht, noch haben sie so viele Menschen oder, soweit man weiß, andere Nationen befallen».*

Die Geburtsstunde der modernen Angst siedeln einige Ideenhistoriker bei Robert Burton an, der im 17. Jahrhundert in Oxford forschte.** Burton, der kein Arzt war, verließ sein Studierzimmer jahrzehntelang nur selten, so beschäftigt war er mit Lektüre und dem Verfassen seines Mammutwerks *Anatomie der Melancholie*. Sein Einfluss auf die westliche Literatur und Psychologie hält bis heute an. Sir William Osler, Erfinder des Facharztsystems und einer der einflussreichsten Ärzte des ausgehenden 19. Jahrhunderts, bezeichnete *Anatomie der Melancholie* als «die großartigste medizinische Abhandlung, die je von einem Laien verfasst wurde». John Keats, Charles Lamb und Samuel Taylor Coleridge wussten das Buch zu schätzen und griffen es in ihren eigenen Werken auf. Samuel Johnson erzählte James Boswell, «Burtons ‹Anatomie der Melancholie› […] sei das einzige Buch, das ihn einmal zwei Stunden früher als sonst aus dem Bett gebracht habe».

*Anatomie der Melancholie*, das Burton im Jahr 1621 mit 44 Jahren fertigstellte und dann 17 Jahre lang mehrmals revidierte und erweiterte, berücksichtigt in epischer Breite die gesamte Geschichte, Literatur, Philosophie, Naturwissenschaft und Theologie bis zu seiner Zeit. Da Burton es unablässig flickte und Dinge hinzufügte, schwollen die ursprünglichen drei Bände bis zu seinem Tod 1640 immer weiter an. Meine Ausgabe, ein Paperback-Faksimile der sechsten Auflage, umfasst 1382 Seiten in einer sehr kleinen Schrift.

Vieles von dem, was Burton schreibt, ist absurd, unsinnig, widersprüchlich, langweilig, lateinisch oder alles zusammen. Aber das Buch

---

* Cheyne behauptete, ein Drittel der britischen Bevölkerung leide unter nervösen Erkrankungen, die als «Spleen», «Vapeurs» oder «Hypochondrie» bekannt waren; heute würde man sie in *DSM* unter dem großen Schirm der Angst und depressiven Störungen finden. (Cheyne spricht hier für das England der 1730er Jahre von einem ähnlichen Ausmaß an Angsterkrankungen, wie es das National Institute of Mental Health heute für Amerika angibt.)

** Burton zitiert ausgiebig andere Autoren; er spricht von der «Allgegenwart der Schwermut», ein Begriff, der die moderne Diagnose der Angst und der Depression beinhaltet. «Sie ist heutzutage […] ein weitverbreitetes Leiden und tritt […] in unseren elenden Zeiten so häufig auf, dass es nur wenige gibt, denen sie keine Schmerzen bereitet.»

steckt auch voller Humor, düsterem Pessimismus und tröstlichen Weisheiten über das Menschsein (man kann verstehen, warum Samuel Johnson es so mochte). In seinen ausschweifenden Reisen durch, so scheint es, sämtliche Schriften, die je verfasst wurden, gelingt es Burton, das gesamte tradierte Wissen über die Schwermut in einem einzigen Werk zu versammeln und für seine Nachwelt das Terrain abzustecken. Darüber hinaus ist die Arbeit von seiner eigenen Depression geprägt und bezieht wie Augustinus' *Bekenntnisse* und Freuds *Traumdeutung* nicht nur das Fachwissen anderer, sondern auch eine intensive Innenschau mit ein: «[Andere] haben ihr Wissen aus Büchern, ich verdanke meines meinen melancholischen Anwandlungen selbst.» Ein Großteil seines Wissens allerdings stammt aus der Literatur – er zitiert aus Tausenden von Werken –, und das Buch ist auch deshalb so interessant, weil es seinem Autor gelingt, seine subjektiven Erfahrungen zu objektivieren.*

Zwar waren Teile des Werks schon überholt, als Burton es veröffentlichte, doch einige seiner Einsichten und Beobachtungen muten auch recht modern an. Seine klinisch genaue Beschreibung einer Panikattacke würde den Anforderungen des *DSM-V* genügen: «Die Furcht löst im Menschen viele beklagenswerte Reaktionen aus, wie Erröten und Erblassen, Zittern und Schweißausbrüche. Ihren Opfern wird abwechselnd heiß und kalt, ihr Herz klopft im Halse, oder sie werden ohnmächtig.» Und hier ist eine passable Erklärung dessen, was man heute als generalisierte Angststörung diagnostizieren würde: «Vielen Menschen setzt die Furcht dermaßen zu, dass sie nicht mehr wissen, was sie sagen und was sie tun. Noch schlimmer aber ist die Tatsache, dass sie sie schon viele Tage vor dem Ereignis auf die Folter ihrer Ängste und bösen Vorahnungen spannt. Furcht verhindert die ehrenwertesten Unternehmungen, lässt das Herz schwer werden und macht traurig und niedergeschlagen. Die Furchtsamen sind nicht frei, entschlossen, sicher, nie fröhlich, nie ohne Schmerz; deshalb trifft

---

* Ich spüre eine gewisse Nähe zu Burton, der so freimütig zugab: «Ich habe über die Melancholie geschrieben, um sie mir mit dieser Unternehmung vom Leibe zu halten.»

Vives' Bemerkung zu, es gebe kein größeres Elend, keine schlimmere Marter. Ewig argwöhnisch, ängstlich, besorgt neigen die Betroffenen zu grundloser und kindischer Kopfhängerei und büßen laut Plutarch angesichts des Schrecklichen ihr Urteilsvermögen ein.»*

Burton sammelte Hunderte von einander zum Teil widersprechenden Theorien zu Angst und Depression, doch die Therapien, die er empfiehlt, beschränken sich auf regelmäßige körperliche Betätigung, Schachspiel, Bäder, Bücherlesen, Musikhören, die Einnahme von Abführmitteln, die richtige Ernährung, sexuelle Zurückhaltung und vor allem Beschäftigung. «Es gibt nämlich keine gewichtigere Ursache der Schwermut als den Müßiggang und kein besseres Heilmittel, als sich zu beschäftigen», zitiert er den arabischen Arzt Rhasis. Mit dem Hinweis auf die Epikureer und Stoiker (und die Buddhisten aus dem Osten) rät er zu bescheidenem Ehrgeiz und einer Akzeptanz des vorhandenen Weges zum Glück: «Wenn [die Menschen] nicht mehr in Angriff nähmen, als ihnen zuträglich ist, würden sie zufrieden leben, und die Selbsterkenntnis würde ihrem Ehrgeiz Zügel anlegen. Sie würden bemerken, dass die Natur genug gewährt, wenn man nichts Überflüssiges und Wertloses begehrt, was ohnehin nur Kummer und Belästigungen mit sich bringt. Wie ein fetter Körper anfälliger für Krankheiten ist, so die Reichen für Albernheiten und törichtes Zeug, das manches Opfer fordert, manchen Verdruss bereitet.»

Es wäre vergebliche Liebesmüh, das jeweilige Ausmaß der Angst in den verschiedenen Epochen miteinander vergleichen zu wollen. Von

---

* Der Biograf und Historiker Plutarch beschrieb lebhaft und detailliert, dass eine, wie wir es heute nennen würden, klinische Depression eine Eskalation der Angst mit sich bringen kann. Wer schon die qualvolle Schlaflosigkeit einer Depression erlebt hat – wenn Angst Schlaflosigkeit erzeugt und Schlaflosigkeit die Angst steigert –, erkennt auf Anhieb, wie klinisch zutreffend Plutarchs Beschreibung ist. Für eine depressive Person, schreibt er, blähe die Angst nachts noch das kleinste Übel auf. Da die Vernunft weder im wachen noch im schlafenden Zustand eingesetzt werde, schlafe der Verstand, wohingegen die Ängste immer wach seien. Plutarch war kein Arzt, dafür aber Galen, der nicht lange nach Plutarchs Tod zur Welt kam. Er beschrieb eine erstaunlich modern anmutende Angstepidemie, bei der die Menschen kaum schliefen, über Herzrasen und Schwindel klagten und von Traurigkeit, Furcht, Misstrauen und Verfolgungsängsten geplagt wurden.

modernen Umfragedaten und Statistiken zum steigenden oder fallenden Konsum von Psychopharmaka einmal abgesehen, gibt es keinen magischen Angstmesser, der die kulturellen Eigenheiten, Ort und Zeit transzendieren und das Angstniveau objektiv messen könnte – das wie jede Emotion grundsätzlich subjektiv und überdies kulturell gebunden ist. Doch wenn Angst ein Abkömmling der Furcht ist und Furcht ein evolutionär bedingter Impuls, der den Arten das Überleben sichern sollte, dann ist die Angst so alt wie die menschliche Spezies. Menschen waren schon immer ängstlich (auch wenn diese Angst in verschiedenen Kulturen auf unterschiedliche Weise zum Ausdruck kam), und ein relativ fester Anteil der Menschen war schon immer ängstlicher als andere. Als das menschliche Gehirn in der Lage war, die Zukunft zu erfassen, war es auch in der Lage, Zukünftiges zu fürchten. Mit der Fähigkeit, zu planen und sich die Zukunft auszumalen, kam die Fähigkeit, sich darum zu sorgen. Litten Cro-Magnon-Menschen unter einem nervösen Magen, wenn draußen vor der Höhle Raubtiere lauerten? Bekamen die frühen Hominiden im Umgang mit ranghöheren Mitgliedern ihrer Sippe feuchte Hände und einen trockenen Mund? Gab es Höhlenmenschen mit Agoraphobie, Neandertaler mit Lampenfieber oder Höhenangst? Ich glaube schon, denn die Urmenschen waren das Produkt derselben Evolution, die auch unsere Angstfähigkeit hervorbrachte, und darüber hinaus besaßen sie dieselbe oder eine sehr ähnliche körperliche Ausstattung für Furcht wie wir.

Die Angst ist somit wohl ein dauerhafter Bestandteil des Menschseins. «Als unsere Hauptbedrohungen betrachten wir immer noch die Zähne und Klauen echter Feinde, dabei sind sie in Wahrheit überwiegend psychisch und im weitesten Sinne spirituell – das heißt, sie befassen sich mit der Sinnlosigkeit», schrieb Rollo May 1977 im Vorwort zu seiner überarbeiteten Ausgabe von *The Meaning of Anxiety*. «Wir fallen nicht mehr Tigern und Mastodons zum Opfer, sondern unserem ramponierten Selbstwertgefühl, der Ausgrenzung durch unsere Gruppe oder der Gefahr, im Wettbewerb den Kürzeren zu ziehen. Die Form der Angst hat sich verändert, doch die Erfahrung ist so ziemlich dieselbe.»

# Teil V

# Entschädigung und Resilienz

# Kapitel 11
# Entschädigung

*Die Fähigkeit, Angst zu ertragen, ist für die Selbstverwirklichung des Menschen und die Eroberung seiner Umwelt wichtig. ... Selbstverwirklichung findet nur statt, wenn man trotz solcher Erschütterungen voranschreitet. Daraus spricht ein konstruktiver Umgang mit der Angst.*

Kurt Goldstein, Human Nature in the Light of Psychopathology (1940)

Fünfundzwanzig Jahre lang besuchte ich zweimal die Woche denselben Psychiater. Dr. L. war es gewesen, der, als ich im Alter von zehn Jahren mit mehreren Phobien ins McLean Hospital eingewiesen wurde, den Rorschach-Test bei mir durchgeführt hatte. Das war Anfang der 1980er Jahre, und damals ging er auf die fünfzig zu, war groß und schlank, hatte ein wenig schütteres Haar und den klassischen Freud'schen Bart. Über die Jahre verschwand der Bart ein paarmal und kehrte wieder zurück, sein Schädel wurde kahler, die Haare wurden grau meliert, dann weiß. Mit seiner Praxis zog er vom ersten Haus (das er mit seiner ersten Frau bewohnt hatte) in ein anderes um (wo er mit seiner zweiten Frau lebte), dann in ein drittes (wo er die Räumlichkeiten eines Augenarztes übernahm), in ein viertes (wo er passend zu seiner Annäherung an die New-Age-Bewegung das Wartezimmer mit einer Masseuse und einem Elektrologen teilte) und schließlich – das war vor meinem letzten Besuch – in ein Haus in Cape Cod direkt am Meer (wo seine Praxis wieder im eigenen Wohnhaus untergebracht war).

Dr. L. hatte in den 1950ern und Anfang der 1960er in Harvard studiert und trat in den Beruf ein, als die Psychoanalyse nach Freud noch in der Blütezeit stand und die Profession beherrschte. Als ich Dr. L. kennenlernte, vertrat er sowohl die medikamentöse Behandlung als auch Freud'sche Konzepte wie Neurose und Verdrängung, Ödipuskomplex und Übertragung. In unseren ersten Sitzungen Anfang der 1980er Jahre ging es in erster Linie um Rorschach-Tests, freies Assoziieren und frühe Erinnerungen aus meinen Kindheitstagen. In unseren letzten Sitzungen Anfang des neuen Jahrtausends konzentrierten wir uns auf Rollenspiele und «Energiearbeit»; damals wollte er mich auch zu einem speziellen Yogakurs überreden, dessen Leiter sich heute wegen Gehirnwäsche und anderer Vergehen vor einem Bundesgericht verantworten müssen.

Im Verlauf eines Vierteljahrhunderts hatten wir in den Sitzungen unter anderem Bilderbücher angesehen (1981), Backgammon (1982–1985) oder Darts gespielt (1985–1988) und sporadisch mit den neuesten psychotherapeutischen New-Age-Methoden experimentiert, darunter Hypnose, gestützte Kommunikation, Eye Movement Desensitization and Reprocessing (Augenbewegungs-Desensibilisierung und Wiederaufarbeitung), Arbeit mit dem inneren Kind, Energiesystemtherapie und Internal Family Systems Therapy (Systemische Therapie mit der inneren Familie; 1988–2004). Ich war Nutznießer oder vielleicht auch Versuchskaninchen so gut wie jeder neuen Entwicklung in der Psychotherapie und Psychopharmakologie.

Als ich vor ein paar Jahren mit der Recherche zu diesem Buch begann, beschloss ich, Dr. L. aufzuspüren und ein Interview mit ihm zu führen. Einmal abgesehen davon, dass er mich nicht heilen konnte – wer hätte mir meine Angst besser erklären können als der Mann, der mich jahrzehntelang behandelt hatte? Also schrieb ich ihm, erklärte ihm, dass ich an einem Buch arbeitete, und fragte an, ob ich mit ihm über die vielen Jahre der Therapie sprechen und einen Blick in alte Fallakten werfen dürfe, falls er sie noch habe. Er antwortete, meine Unterlagen habe er nicht mehr, doch er würde sich gern mit mir unterhalten. So fuhr ich an einem ungemütlichen Nachmittag Ende November von Boston nach Provincetown auf Cape Cod, das außerhalb der Urlaubssaison kalt und karg wirkte. Es waren mehr als fünf Jahre vergangen, seit ich ihn das letzte Mal gesehen oder gesprochen hatte, und ich hatte (natürlich) Angst, wie unser Treffen verlaufen würde. Um meine journalistische Professionalität zu wahren – und damit ich nicht in die alte Abhängigkeit verfiel (immerhin war er fünfundzwanzig Jahre lang eine Vaterfigur für mich gewesen) –, warf ich zuvor ein Alprazolam ein und erwog sogar, mir unterwegs noch einen beruhigenden Schluck Wodka zu besorgen.* Am Nachmittag fuhr ich in die Auffahrt zu seinem Haus.

Dr. L. wartete auf der Terrasse hinter dem Haus auf mich und bedeutete mir, die Stufen zu seinem Büro hochzukommen, wo er mich herzlich, wenn auch ein wenig misstrauisch begrüßte; wahrscheinlich argwöhnte er, dass ich Beweise für einen Kunstfehlerprozess sammelte. (Seine E-Mails vor dem Treffen, in denen es um meine Fallakten und anderes mehr gegangen war, wirkten sorgfältig formuliert, so, als hätte ein Anwalt sie geprüft.) Dr. L., mittlerweile Ende siebzig, war immer noch schlank und fit und sah jünger aus, als er war. Wir setzten uns, und ich erzählte ihm, was ich in den letzten Jahren so gemacht hatte. Dann begannen wir, über meine Angst zu reden.

Ich fragte ihn, ob er sich an meinen ersten Besuch in der psychiatrischen Klinik mehr als zwei Jahrzehnte zuvor erinnerte.

«Daran erinnere ich mich sehr gut», sagte er. «Du warst ein sehr verzweifeltes Kind.»

Ich fragte ihn nach meiner Emetophobie, die damals schon in voller Blüte stand. «Das war eine dramatische Phantasievorstellung, dass dein Körper völlig aus den Fugen geraten wäre, wenn du dich übergeben hättest», sagte er. «Deine Eltern verhalfen dir nicht zu einem Realitätstest, daher bist du mit dieser Phobie verschmolzen.»

Ob er noch wisse, wie er und das Klinikteam meinen Rorschach-Test interpretierten? Ich hatte erst kurz zuvor im McLean Hospital nachgefragt, ob man im Archiv wohl meine Unterlagen auftreiben könne, die jedoch schon seit Jahren nicht mehr im Haus und deshalb

---

* Schon der Gedanke belegt, dass die jahrzehntelange Therapie bei Dr. L. nicht sonderlich viel brachte; heute sind meine Abhängigkeiten chemischer Natur.

unauffindbar waren. Ich erinnerte mich nur noch an ein Bild: Ich fühlte mich wie eine verwundete Fledermaus, die Flügel zerrissen und daher unfähig, aus der Höhle zu fliegen. «Das hat wahrscheinlich etwas damit zu tun gehabt, dass du dich verlassen oder bedrängt gefühlt hast», sagte Dr. L. «Mangelnde Sicherheit und große Verletzlichkeit.» Ich fragte ihn, woher seiner Meinung nach diese Verletzlichkeit kam. «Es gab eine Vielzahl kausaler Faktoren. Wir wussten um die Defizite bei den Eltern.»

Zuerst sprach er über meinen Vater, den er sehr gut kannte, weil er ihn behandelt hatte, nachdem ihn meine Mutter wegen des geschäftsführenden Teilhabers ihrer Kanzlei verlassen hatte.[*] «Als du Kind und

---

[*] Daraus entstand übrigens ein recht kompliziertes Geflecht aus Interessenkonflikten. An dem Sonntag im Herbst 1995, an dem meine Mutter ankündigte, sie wolle sich scheiden lassen, hörte mein Vater in dem verzweifelten Versuch, die Ehe noch zu retten, zum ersten Mal seit Jahren mit dem Trinken auf und willigte, für ihn völlig untypisch, in eine Eheberatung ein. Mein Vater hatte zwar jahrelang die Rechnungen für meine und meiner Schwester Seelenklempner bezahlt, hatte für die Psychotherapie aber nur Verachtung übrig gehabt. «Na, wie war's bei der Spinnerstunde?», fragte er immer höhnisch, wenn ich von einer Sitzung nach Hause kam. Das geschah so oft, dass der Begriff in den Wortschatz der Familie überging und meine Schwester und ich bald völlig ohne Ironie von unseren «Spinnerstunden» sprachen. («Mum, kannst du mich am Mittwoch zu meiner Spinnerstunde bringen?») Im Jahr 1995 hatte Dr. L. – gemeinsam mit seiner neuen Frau, Schwester G. – sein Schild gerade durch die Bezeichnung «Eheberater» ergänzt. So begaben sich meine Eltern in eine intensive Paartherapie bei Dr. L. und Schwester G. (die auch ausgebildete klinische Sozialarbeiterin war). Das wäre auch völlig in Ordnung gewesen, wenn ich – mittlerweile Mitte zwanzig – Dr. L. nicht auch noch besucht hätte. Meine Sitzungen bei Dr. L. begannen nun folgendermaßen:

Dr. L.: Wie geht es dir?
ICH: Na ja, es war eine harte Woche. Ich hatte eine Panikattacke, als …
Dr. L.: Wie geht es deinen Eltern?
ICH: Wie bitte?
Dr. L.: Hast du in den letzten Tagen mal mit deiner Mutter oder deinem Vater gesprochen? Hat deine Mutter erwähnt, ob sie sich noch mit Michael P. trifft?

Meine Mutter traf sich tatsächlich noch mit Michael P. und zog schon bald darauf mit ihm zusammen.
Vom Weggang meiner Mutter tief erschüttert, begab sich mein Vater in psychotherapeutische Behandlung bei Dr. L. So kann man mit Fug und Recht behaupten, dass Dr. L. für uns so etwas wie ein Familienarzt war. Er hatte soeben sechs Monate Eheberatung für meine Eltern geleistet, empfing mindestens einmal pro Woche meinen Vater und therapierte auch

Jugendlicher warst, wusste dein Vater immer alles besser, das heißt, er bildete sich ein starkes Urteil. Er hatte wenig Toleranz übrig für ängstliches Verhalten. Deine Angst machte ihn zornig. Er hatte keinerlei Empathie. Wenn du Angst bekamst, verurteilte er sie und versuchte sie aus der Welt zu schaffen. Er konnte sich nicht zu dir setzen und dich trösten.» Dr. L. hielt kurz inne. «Sich selbst konnte er auch nicht trösten. Seine eigene Angst verurteilte er auch. Für ihn war Angst Schwäche. Sie machte ihn zornig.»*

mich. Noch inzestuöser wurde dieses psychopathologische Geflecht dadurch, dass meine Mutter eine Einzeltherapie bei Schwester G. begonnen hatte. Meine Therapiesitzungen bei Dr. L. wurden zunehmend von seinem neuen Starpatienten beherrscht, meinem Vater. Ich konnte es Dr. L. nicht verübeln, dass er meinen Vater interessant fand. Immerhin kam ich schon seit fünfzehn Jahren zu ihm, mein Dad aber erst seit wenigen Monaten. Dass er mit meinem Vater über seine Beziehung zu mir und dann mit mir über meine Beziehung zu meinem Vater sprechen konnte, übte auf Dr. L. mit Sicherheit eine Rashomon-ähnliche Faszination aus. Er empfing meinen Vater, seine Frau empfing meine Mutter, er und seine Frau empfingen meine Mutter und meinen Vater zusammen, und er empfing mich – das war so etwas wie ein kunterbuntes Familientelefonspiel, bei dem Dr. L. und Schwester G. in der Schaltzentrale saßen.

Mein Vater kam nach der Trennung als emotionales Wrack in die Therapie – zutiefst erschüttert und schwer alkoholkrank. Weniger als zwei Jahre später schloss er die Behandlung ab, glücklich, produktiv, wieder verheiratet und (in seinen und auch in Dr. L.s Augen) «authentischer» und in stärkerem Maße «selbstverwirklicht», als er es je gewesen war. Er hatte seine Therapie bei Dr. L. nach achtzehn Monaten hinter sich, während ich mein neunzehntes Therapiejahr bei Dr. L. begann, so ängstlich wie eh und je.

Vor ein paar Jahren fragte meine Frau meinen Vater, ob Dr. L. etwas über mich gesagt habe, als er seine Therapie abschloss. Hatte er. Dr. L., so erinnerte sich mein Vater, hatte ihm erklärt, dass ich meine Behandlung noch lange nicht würde beenden können und bei meinen «schweren Problemen» dringend Hilfe bräuchte.

Was ganz offenkundig der Fall war. Aber war nicht eines dieser Probleme, dass mir mein Vater – der mit seiner strengen Beurteilung meines Lebens und meiner Arbeit über die Jahre die letzten Reste meines Selbstwertgefühls zerschossen hatte – meine Unterlegenheit und Inkompetenz wieder einmal bestätigt hatte, indem er sich meinen Therapeuten ausgeliehen und uns in kürzester Zeit vom hoffnungslosen Fall zur Heilung geschafft hatte, während ich im Fegefeuer des neurotischen Stillstands loderte? Als mein Vater die Therapie abschloss, kam ich mir vor wie ein Schulbub, dessen kleinerer Bruder eine Klasse überspringt und über mir landet: Mein Vater, der seine Behandlung Jahre (Jahrzehnte!) nach mir begonnen hatte, sprintete zu einem Turbo-Prädikatsexamen, und ich saß in der Förderschule und wiederholte zum neunzehnten Mal die dritte Klasse.

* *Der Zorn meines Vaters.* Zu den besonders düsteren Momenten meiner Kindheit zählte dieser: Eines Nachts, als ich vierzehn war, wachte ich um drei Uhr morgens mit einem mei-

Und was war mit meiner Mutter? «Sie hatte selber zu viel Angst, als dass sie dir bei deiner Angst wirkungsvoll hätte helfen können», sagte Dr. L. «Sie richtete ihr Leben danach aus, dass sie möglichst wenig Angst haben musste. Wenn *du* ängstlich wurdest, wurde sie auch ängstlich. Bei einer solchen Eltern-Kind-Konstellation übernimmt das Kind die Angst des Elternteils, ohne zu wissen, wo sie herkommt. Ihre Angst wurde deine Angst, mit der du nicht zurechtkamst, und sie konnte dir nicht helfen.»

«Du hattest Probleme mit der ‹Objektpermanenz›», fuhr er fort. «Du konntest dir kein inneres Bild von deinen Eltern machen. Immer wenn du von ihnen getrennt warst, hattest du die grundlegende Befürchtung, dass sie dich im Stich lassen. Deine Eltern fanden nie genügend Ruhe, um dir die Sicherheit zu vermitteln, dass sie immer für dich da waren.»*

Dr. L. glaubte, diese Trennungsangst sei durch die Überfürsorglichkeit meiner Mutter verstärkt worden. «Von deiner Mutter bekamst du die Botschaft: *Du verkraftest das nicht – geh keine Risiken ein, sonst wird die Angst zu groß.*»

Ich erwiderte, das klinge für mich so, als schreibe er meine Angst

ner Panikschreikrämpfe auf. Als er mich hörte, drehte mein Vater durch. Er stürmte in mein Zimmer, gefolgt von meiner Mutter, schlug auf mich ein und schrie mich an, ich solle den Mund halten. Nun weinte ich noch schlimmer. «Du Knalltüte, du jämmerliche kleine Knalltüte!», schrie er, zog mich aus dem Bett und stieß mich von sich. Ich krachte gegen die Wand und fiel zu Boden. Als ich da lag, hilflos schluchzend, über mir bedrohlich mein wütender Vater, sah ich meine Mutter teilnahmslos in der Tür stehen. Ich neige dazu, mich einsam zu fühlen, auch wenn ich von Freunden und Angehörigen umgeben bin; in diesem Moment aber fühlte ich mich einsamer als je zuvor oder danach in meinem Leben. (Als Bestätigung für meine Erinnerung habe ich hier den Eintrag im Tagebuch meines Vaters, das er führte, nachdem meine Mutter ihn verlassen hatte, und das er mir vor ein paar Jahren freundlicherweise zeigte: «Mit etwa elf Jahren begann Scott allerdings sehr ängstlich zu werden und hatte eine besondere Phobie vor dem Erbrechen. Er legte Verhaltensauffälligkeiten an den Tag, die Anne sofort auffielen, die ich aber leugnete. Anne hatte recht, und Dr. Sherry [ein Kinderpsychiater] machte mir bittere Vorwürfe wegen meiner Blindheit und empfahl eine Untersuchung im McLean. So begann die langjährige Psychotherapie bei Dr. [L.]. Anfangs war das Theater allerdings schrecklich. Scott ging es immer schlechter, vor allem konnte er nachts nicht schlafen. Er musste Thorazine und Imipramin nehmen. In meiner Frustration übte ich oft verbale und sogar körperliche Gewalt aus.»)

* Das stimmt mit Bowlbys und Ainsworths Bindungstheorie einer sicheren Basis überein.

hauptsächlich psychodynamischen Faktoren zu, nämlich dem Verhältnis zwischen mir und meinen Eltern. Aber sei denn nach der modernen Forschung Angstanfälligkeit nicht überwiegend genetisch bedingt? Gehe beispielsweise aus Jerome Kagans Arbeit zur Beziehung zwischen Genen und Temperament und zwischen Temperament und Angst nicht hervor, dass ein ängstlicher Charakter im Genom angelegt sei?

«Für dich war vielleicht alles noch schlimmer, weil du ein ‹gehemmtes Temperament› hast», sagte er. «Aber ich glaube, die Persönlichkeit deiner Mutter hätte dir auch Probleme bereitet, wenn du dieses genetisch bedingte Temperament nicht gehabt hättest. Weder sie noch dein Vater konnten dir geben, was du brauchtest. Du konntest dich ja nicht selbst trösten.»

«Ja», fuhr er fort, «es gibt durchaus Belege dafür, dass neurochemische Probleme von den Genen verursacht werden. Und die Persönlichkeit deiner Mutter hat schlecht zu deinem genetisch angelegten Temperament gepasst. Aber dass ein Gen dich anfällig macht für eine Krankheit, heißt nicht unbedingt, dass du diese Krankheit auch bekommst. Die Genetiker behaupten: ‹Wir kartieren die Gene, und schon haben wir das Problem.› *Nein! Stimmt nicht!* Sogar bei Brustkrebs macht manchmal nur *ein* Umweltfaktor – etwa die Ernährung – aus einer Prädisposition für Krebs einen echten Krebs.»

Ich merke an, dass Medikamente – Alprazolam, Clonazepam, Citalopram, Alkohol – mich besser trösten, als meine Eltern oder Dr. L. oder mein Wille (wie auch immer der beschaffen sein mag) es je konnten. Lasse sich daraus nicht schließen, dass meine Angst eher ein medizinisches Problem als ein psychologisches sei, unabhängig von den Defiziten meiner Eltern? Dass Angst im Körper eingebettet und eher im physischen Gehirn angesiedelt sei als in einem körperlosen Geist oder einer Psyche – dass sie vom Körper ins Gehirn in die Psyche übergreife, nicht von der Psyche ins Gehirn in den Körper?

«Das ist die falsche Dichotomie!», erwiderte er nachdrücklich, stand auf und zog ein Buch aus dem Regal: *Descartes' Irrtum.* Darin widerspricht der Neurologe Antonio Damasio Descartes' Behauptung,

Psyche und Körper seien voneinander getrennt. Die Psyche-Körper-Dualität sei nach Damasio in Wahrheit gar keine Dualität, so Dr. L. Aus dem Körper entstehe die Psyche, und die Psyche durchdringe den Körper. Die beiden ließen sich nicht auseinanderdividieren. «Die neokortikale Funktion» – also der Geist – «macht uns zu dem, was wir sind», sagte Dr. L. «Aber das limbische System» – das autonom und unbewusst agiert – «könnte genauso gut, wenn nicht noch stärker bestimmen, wer wir sind. Der Neokortex kann ohne Mithilfe des emotionalen Systems keine Entscheidung treffen.»

Zur Illustration der Untrennbarkeit von Körper und Geist zog Dr. L. die Auswirkungen von Traumata heran. (Er war erst kurz zuvor in Sri Lanka gewesen, wo er Psychotherapeuten für die Arbeit mit Überlebenden des Tsunami 2004 geschult hatte.) Die Erfahrung von Trauma oder Missbrauch, erklärte er, werde im Körper gespeichert, sei «in das Körpergewebe verwoben».

«Nimm Holocaust-Überlebende», sagte er. «Noch die Enkel tragen eine zusätzliche Angst in sich, die auf allen physiologischen Ebenen messbar ist. Sie reagieren meistens auf mehrere Angstauslöser. Wenn sie einen Film mit Gewaltopfern in Somalia sehen, reagieren sie viel stärker darauf als andere Menschen.» Das gelte nicht nur für Kinder von Holocaust-Überlebenden, sondern auch für ihre Enkel und sogar ihre Urenkel. «Durch die Erfahrung ihrer Eltern oder Großeltern hat sich da etwas fest in ihren Körper eingepflanzt. Es ist nicht einmal ihr Trauma, aber es beeinflusst sie.» (Mir fällt die Fixierung meines Vaters auf den Holocaust ein, die Bücher über den Nationalsozialismus, die sich auf seinem Nachttisch stapelten, die Dokumentationen über den Zweiten Weltkrieg, die im Fernsehen liefen. Mein Vater und seine Mutter waren dem Holocaust aus Deutschland entkommen, ebenso wie ein Großteil der Familie, allerdings erst, nachdem seine Onkel und sein Großvater in der «Reichskristallnacht» zusammengeschlagen worden waren.)

Ich fragte Dr. L., wie sehr sich seit seinen beruflichen Anfängen vor fast fünfzig Jahren die Psychiatrie verändert habe, insbesondere hinsichtlich der Ursachen und der Behandlung von Angst.

«Bei den Freudianern war ‹Einsicht› das A und O», sagte er. «Wer seine Neurose verstand, glaubte man, konnte sie auch in den Griff bekommen. *Falsch!*»

Dr. L.s Behandlung der Wahl war je nach Perspektive hightech und ultramodern oder New-Age und absonderlich: so das Eye Movement Desensitization and Reprocessing, bei dem man ein Trauma wieder aufleben lässt und währenddessen die Augen hin und her bewegt, oder die Internal Family Systems Therapy, die auf der Arbeit des Psychiaters Richard Schwartz beruht und bei der der Patient lernt, sein multiples Selbst einem «Leitselbst» unterzuordnen und so ein besseres und stabileres Verhältnis zu dem verletzbaren Kind in sich zu entwickeln. In den letzten Jahren der Therapie bei Dr. L. war ich ausgiebig damit beschäftigt, in seinem Büro von Stuhl zu Stuhl zu wandern, in dieses oder jenes «Selbst» und verschiedene «Energien» zu schlüpfen und mit meinem «inneren Kind» zu reden.

«Früher hatten wir eine monolithische Sicht der affektiven Störungen und der Persönlichkeitsstörungen», fuhr Dr. L. fort. «Heute erkennen wir, dass wir lauter kleine Persönlichkeitspäckchen in uns tragen, die jeweils ihre eigenen Überzeugungen und Werte haben.» Der Schlüssel zur Behandlung sei es, dem Patienten diese Päckchen bewusst zu machen, damit er diejenigen, die Trauma oder Angst in sich tragen, in den Griff bekommen kann.

«Wir wissen heute viel mehr über die neuronalen Schaltkreise der Angst», sagte er. «Manchmal muss man Medikamente verabreichen. Aber die neuere, bessere Psychiatrie verändert die Hirnchemie – und zwar genauso wie Medikamente.»

«Bin ich meinen neuronalen Schaltkreisen ausgeliefert?», fragte ich. «Ich war fünfundzwanzig Jahre bei Ihnen in Therapie, habe auch viele andere Therapeuten gehabt und eine Vielzahl von Behandlungsmethoden ausprobiert. Und trotzdem: Hier bin ich, nähere mich dem mittleren Alter und leide noch immer unter einer chronischen, nicht selten lähmenden Angst.»

«Nein, du bist deinen Schaltkreisen nicht ausgeliefert», sagte Dr. L. «Man weiß heute genug über Neuroplastizität, um zu begreifen, dass die Schaltkreise unablässig wachsen. Du kannst die Software jederzeit verändern.»

Obwohl ich meine Angst nicht vollständig überwinden kann, bin ich doch zu der Überzeugung gelangt, dass sie einige Aspekte besitzt, die für sie entschädigen.

Ein Blick in die Geschichte zeigt, dass Angst oft eine Allianz mit künstlerischem und kreativem Genie eingeht. Die literarische Begabung Emily Dickinsons beispielsweise war untrennbar mit ihrer Angst verbunden. (Im Alter von vierzig Jahren war sie ans Haus gefesselt, ja sie verließ nur selten ihr Schlafzimmer.) Bei Franz Kafka bildeten die neurotische und die künstlerische Empfindsamkeit ein Gespann, ähnlich ist es bei Woody Allen. Der Harvard-Psychologe Jerome Kagan zeigt auf, dass seine Angst und hochreaktive Physiologie auch T. S. Eliot zu einem großen Dichter machten. Eliot sei ein «schüchternes, vorsichtiges, sensibles Kind» gewesen, doch weil er eine fürsorgliche Familie, eine gute Ausbildung und «ungewöhnliche verbale Fähigkeiten» gehabt habe, habe er «sein Temperament nutzbar machen» und zu einem herausragenden Dichter werden können.

Der berühmteste Fall ist vielleicht Marcel Proust, der seine neurotische Sensibilität in Kunst umwandelte. Marcels Vater Adrien hatte sich als Arzt auf Nervengesundheit spezialisiert und verfasste ein einflussreiches Buch unter dem Titel *L'hygiène du neurasthénique*. Marcel las das Werk seines Vaters ebenso wie Bücher anderer führender Nervenärzte seiner Zeit und verarbeitete sie literarisch. Seine Romane und Essays seien «angereichert mit dem Vokabular der nervösen Störung», so ein Kritiker. In seinem Hauptwerk *Auf der Suche nach der verlorenen Zeit* kommentieren oder verkörpern Figuren an verschiedenen Stellen die seit Aristoteles vertretene Vorstellung, nach der nervöse Leiden große Kunst ermöglichen können – von der Nervosität zur Genialität.* Für Proust waren die Finessen künstlerischer Sensibi-

---

* Denken wir auch an Intellektuelle wie David Hume, James Boswell, John Stuart Mill, George Miller Beard, William James, Alice James, Gustave Flaubert, John Ruskin, Herbert

lität unmittelbar an die nervöse Disposition gebunden. Aus der Hochgespanntheit erwächst große Kunst. Aus Nervosität entspringt, zumindest manchmal, auch wissenschaftliche Genialität. Dean Simonton, Psychologe an der Universität von Kalifornien in Davis, untersucht seit Jahrzehnten die Psychologie

Spencer, Edmund Gosse, Michael Faraday, Arnold Toynbee, Charlotte Perkins Gilman und Virginia Woolf, die in einem frühen (manche auch in einem späten) Stadium ihrer Laufbahn an einer lähmenden Nervenschwäche litten. David Hume, später strahlender Vertreter der schottischen Aufklärung, gab als junger Mann sein Jurastudium auf und schlug die deutlich unsicherere Laufbahn als Philosoph ein. Im Frühjahr 1729 brach Hume nach einer Zeit intellektueller Strapazen zusammen. Wie er seinem Arzt später in einer Dokumentation seiner Leiden brieflich mitteilte, war er körperlich erschöpft und emotional verzweifelt. Er konnte sich auf das Buch, das er schreiben wollte, nicht konzentrieren (später wurde daraus das berühmte Traktat über die menschliche Natur), und er litt unter schrecklichen Magenschmerzen, Ausschlägen und Palpitationen, die ihn fünf Jahre lang fast ununterbrochen außer Gefecht setzten. Ähnlich wie Darwin später probierte Hume die gesamte Bandbreite der verfügbaren Mittel, um seine nervöse «Unpässlichkeit» zu heilen: Er unterzog sich Wasserbehandlungen in Kurbädern, machte Spaziergänge und Ausritte auf dem Land, nahm «Magenbitter und Pillen gegen die Hysterie» und trank «jeden Tag ein englisches Pint Bordeaux», wie vom Familienarzt verschrieben. Einen anderen Arzt, von dem er sich Hilfe erhoffte, fragte er brieflich, «ob unter allen Gelehrten, die Sie kennen, einer ist, der auf diese Weise betroffen ist? Ob ich je auf Genesung hoffen kann? Ob ich lange warten muss? Ob meine Genesung je vollständig sein, mein Geist seinen einstigen Elan, seine Kraft wiedererlangen und die Erschöpfung durch Tiefsinn und abstruses Denken verkraften wird?» Hume wurde tatsächlich wieder gesund: Nach der Veröffentlichung seines Werks Traktat über die menschliche Natur 1739 erkrankte er offenbar nicht wieder; er wurde der vielleicht wichtigste Philosoph, der je in englischer Sprache schrieb.
Der politische Philosoph John Stuart Mill erlitt einen ähnlichen Nervenzusammenbruch. Im Herbst 1826, mit zwanzig Jahren, erlebte Mill einen vollständigen emotionalen Kollaps, von dem er später im berühmten fünften Kapitel seiner Autobiografie, «Eine seelische Krise in meiner Lebensgeschichte», berichtete. Während des «melancholischen Winters von 1826 auf 1827» verfiel er in «Trübsinn», «dürren Kleinmut» und einen «dumpfen Zustand der Nerven». Eine «ununterdrückbare Stimme in meinem Innern» lähmte ihn dermaßen, dass er kaum noch etwas zustande brachte. (Man fühlt sich an den genialen Romancier David Foster Wallace erinnert, der von seiner akuten Angst zerstört wurde.) Nach achtzehn Monaten unaufhörlichen Elends brach »ein kleiner Lichtstrahl in meine Nacht» herein, als Mill die Memoiren eines französischen Historikers las: Er müsse, folgerte er, weniger gehemmt und analytisch sein und stattdessen seine emotionalen und ästhetischen Fähigkeiten entwickeln. Die strenge Ausbildung durch seinen Vater habe ihn einer normalen Kindheit und seiner Emotionalität beraubt. «Die Kultur der Gefühle wurde einer der Kardinalpunkte in meinem ethischen und philosophischen Glaubensbekenntnis», schrieb er. Indem er seinen Gefühlen mehr Raum ließ (und beispielsweise Gedichte von Wordsworth las), konnte John Stuart Mill seine Angst und Depression schließlich hinter sich lassen.

von Genies; er schätzt, dass ein Drittel aller herausragenden Wissenschaftler unter Angst, Depression oder beidem leidet. Dieselben kognitiven oder neurobiologischen Mechanismen, die bestimmte Menschen anfällig für Angststörungen machten, so vermutet Simonton, beförderten auch das kreative Denken, das in der Naturwissenschaft bahnbrechende Konzepte hervorbringt. Als Sir Isaac Newton die Infinitesimalrechnung entwickelte, erfuhr die Welt zehn Jahre lang nichts davon, weil Newton zu ängstlich und depressiv war, jemandem davon zu erzählen. (Jahrelang litt er unter einer so ausgeprägten Agoraphobie, dass er das Haus nicht verließ.) Wenn Darwin von seiner Angst nicht jahrzehntelang ans Haus gefesselt worden wäre, hätte er seine Arbeit zur Evolution womöglich nie zu Ende geführt. Sigmund Freuds Karriere war wegen seiner schrecklichen Ängste und Selbstzweifel schon fast zu Ende, ehe sie überhaupt begann, doch dann überwand er sie und entwickelte sich zu einer Kultfigur, die Generationen von Psychotherapeuten beeinflusste. Als Freud hohes wissenschaftliches Ansehen genoss, versuchten er und seine Gefolgsleute, das Bild vom stets selbstbewussten weisen Gelehrten in Stein zu meißeln. Doch seine frühen Briefe beweisen das Gegenteil.[*]

---

[*] Ernest Jones, der erste Hüter des Freud'schen Erbes, behauptete, er habe aus den von ihm veröffentlichten Briefen nur «uninteressante Details» gestrichen. Doch unter den ausgelassenen Briefen waren etwa 130, die Freud an seinen Freund Wilhelm Fließ geschrieben hatte und in denen er sich ausgiebig in neurotischen und hypochondrischen Klagen erging. «[...] Noch kein halber Tag war frei von Beschwerden, und Stimmung und Leistungsfähigkeit sind recht darnieder», schrieb Freud Anfang Mai 1894 an Fließ. In den von Jones nicht veröffentlichten Briefen wimmelt es nur so von sich ständig wiederholenden Gebrechen und Symptomen. Freud litt nach eigenen Angaben unter Migräne, Schmerzen im gesamten Körper, Magenproblemen und endlosen Herzbeschwerden, die ihn dazu veranlassten, in einem Brief vorauszusagen, er werde mit Anfang fünfzig daran sterben. Seine (vergeblichen) Versuche, sich das Zigarrerauchen abzugewöhnen, verstärkte diese körperlichen Symptome nur noch. Als 1896 sein Vater starb, kreisten Freuds Gedanken schon zwanghaft um den Tod, und er wurde von «Todesdelirien» heimgesucht. Das alles entspricht kaum dem Bild des stoischen selbstsicheren Denkers, das er nach außen gern vermittelte. «Es ist ja peinlich für den Medicus, der sich alle Stunden des Tages mit dem Verständnis der Neurosen quält, nicht zu wissen, ob er an einer logischen oder an einer hypochondrischen Verstimmung leidet», schreibt Freud am 19. April 1894 an Fließ. Seine Briefe strotzen nur so vor Melancholie und Selbstzerfleischung. Er fürchtet, einsam und vergessen zu sterben, glaubt, seine Arbeit lohne sich nicht und sei nichts wert. «Ich habe übrigens irgendetwas Neuroti-

Nein, Angst macht, für sich genommen, aus niemandem einen nobelpreiswürdigen Dichter oder Wissenschaftler. Aber wenn man sein ängstliches Temperament richtig einsetzt, kann es dabei behilflich sein, bessere Arbeit abzuliefern. Jerome Kagan, der seit mehr als sechzig Jahren Menschen mit ängstlichem Temperament erforscht, hält ängstliche Angestellte auch für die besseren Angestellten. Er sei dazu übergegangen, sagte er gegenüber der *New York Times*, als Forschungsassistenten nur Menschen mit einem hochreaktiven Temperament einzustellen. «Sie sind pflichtbewusst, sie machen keine Fehler, sie passen beim Datencodieren auf.» Und sie seien «meistens gewissenhaft und fast zwanghaft gut vorbereitet». Solange sie eine ausgemachte Angststörung vermeiden können, «sind ängstliche Menschen mit großer Wahrscheinlichkeit sorgfältige Mitarbeiter und besonders aufmerksame Freunde», so heißt es in der *Times*. Andere Forschungen stützen Kagans Beobachtung. Eine im Jahr 2012 von Psychiatern des Medical Center der Universität von Rochester durchgeführte Studie zeigte auf, dass pflichtbewusste Menschen mit einer ausgeprägten Neurose in der Regel reflektierter, zielorientierter, organisierter waren und besser planten als der Durchschnitt; sie lieferten meistens gute Leistung ab und achteten auch besser auf ihre Gesundheit als ihre Kollegen. («Diese Menschen wägen die Folgen ihres Tuns stärker ab», so der Studienleiter Nicholas Turiano. «Ihr mit Gewissenhaftigkeit gepaarter Neurotizismus wirkt wahrscheinlich riskantem Verhalten entgegen.») Einer im *Academy of Management Journal* erschienenen

sches durchgemacht, komische Zustände, die dem Bewusstsein nicht fassbar sind. Dämmergedanken, Schleierzweifel, kaum hie und da ein Lichtstrahl», schrieb er am 22. Juni 1897. Wenige Wochen später erklärte er: «Was in mir vorgegangen ist, weiß ich noch immer nicht; irgendetwas aus den tiefsten Tiefen meiner eigenen Neurose hat sich einem Fortschritt im Verständnis der Neurosen entgegengestellt […].»
Im August 1897 schrieb Freud aus dem österreichischen Bad Aussee, wo er mit seiner Familie Urlaub machte, er sei nicht glücklich: «Es gärt in mir, ich bin mit nichts fertig, mit der Psychologie nicht zufrieden, in der Neurotik von schweren Zweifeln gequält, sehr denkfaul und habe hier nichts zustande gebracht, das Wühlen im Kopf und in den Gefühlen zu ducken […].» Trotz seiner wachsenden Praxis sei der «Hauptpatient, der mich beschäftigt, […] ich selbst». Im darauffolgenden Sommerurlaub erklärte er mit Blick auf sein wichtigstes Studienobjekt: «Das Geheimnis dieser Ruhelosigkeit ist die Hysterie.»

Studie aus dem Jahr 2013 zufolge trugen Neurotiker mehr zu Gruppenprojekten bei als von den Gruppenleitern vorhergesagt, und ihre Beiträge gewannen mit der Zeit noch an Wert, wohingegen extrovertierte Teammitglieder weniger beisteuerten. Die Studiendirektorin Corinne Bendersky, Professorin an der Anderson School of Management der Universität von Kalifornien, Los Angeles, erklärte, sie würde bei der Zusammenstellung eines Teams für ein Gruppenprojekt «mehr Neurotiker und weniger Extrovertierte einstellen, als mein Instinkt es mir zunächst raten würde». Im Jahr 2005 berichteten Forscher der Universität von Wales in ihrem Aufsatz «Can Worriers be Winners?» (Können Hasenfüße Siegertypen sein?), dass angstbefrachtete Finanzmanager tendenziell die besten und erfolgreichsten Geldverwalter seien, solange ihre Angst mit einem hohen IQ einhergehe. Kluge Menschen, die sich reichlich Sorgen machten, so die Forscher, erzielten meistens auch die besten Ergebnisse.[*]

Leider gab es diese positive Korrelation zwischen Angst und Arbeitsleistung nicht, wenn die Betroffenen einen niedrigen IQ hatten. Doch einiges deutet darauf hin, dass sorgenvolles Grübeln mit einem hohen IQ einhergeht. Dr. W. zufolge sind seine Angstpatienten tendenziell auch seine klügsten Patienten. (Seiner Erfahrung nach sind ängstliche Anwälte besonders geschickt, denn sie rechnen nicht nur mit komplexen rechtlichen Eventualitäten, sondern stellen sich auch das jeweilige Worst-Case-Szenario vor.) Dr. W.s Fallbeobachtungen werden von den jüngsten wissenschaftlichen Daten gestützt. Einige Studien zeigen eine direkte Korrelation auf: Je höher der IQ, desto wahrscheinlicher ist auch übermäßige Angst; je niedriger der IQ, desto weniger wahrscheinlich ist Angst. Eine 2012 in *Frontiers in Evolutionary Neuroscience* veröffentlichte Studie wies nach, dass ein hoher IQ bei Menschen mit generalisierter Angststörung mit einer hohen Besorgnis einhergeht. (Ängstliche Menschen können sich mögliche schlimme

---

[*] Angst sei «eine wichtige Komponente für die motivierte Kognition», so die Forscher, «unabdingbar für effizientes Arbeiten in Situationen, in denen Umsicht, Selbstdisziplin und ein allgemeines Risikobewusstsein» gefordert seien.

Folgen lebhaft vorstellen.) Die Angst entspringe einer evolutionären Anpassung, so der Hauptautor der Studie Jeremy Coplan, weil «gelegentlich völlig unvorhergesehene Gefahren auftreten können». In so einer Situation seien ängstliche Menschen besser für das Überleben gerüstet. Manche Menschen seien so dumm, dass sie «eine noch so unmittelbare Gefahr nicht wahrnehmen», so Coplan, Professor für Psychiatrie am Downstate Medical Center der State University von New York. «Bekleiden solche Leute hohe politische Ämter, geben sie der allgemeinen Bevölkerung zu verstehen, dass es keinen Grund zur Sorge gibt.» Bei Spitzenpolitikern könne Angst eine positive Eigenschaft und umgekehrt ein Mangel an Angst gefährlich sein. (Solche und andere Erkenntnisse legen für manchen Beobachter den Schluss nahe, dass an der Wirtschaftskrise des Jahres 2008 vor allem Politiker und Finanzleute schuld waren, denen es an Intelligenz, an Angst oder an beidem mangelte.)

Solche Zusammenhänge lassen sich natürlich nicht verallgemeinern: Es gibt jede Menge brillanter Draufgänger und dummer Bedenkenträger. Und wie überall gilt auch hier, dass Angst nur dann produktiv ist, wenn sie nicht überhandnimmt und den Menschen lähmt. Angstgeplagte allerdings fühlen sich vielleicht ermutigt von diesen Belegen für den Zusammenhang zwischen Angst und Intelligenz.

Angst lässt sich auch mit ethischem Verhalten und Führungsqualitäten in Verbindung bringen. Meine Frau hat einmal laut darüber nachgedacht, was ich verlöre, wenn ich völlig von meiner Angst geheilt würde – und was *sie* verlöre, wenn ich mein ängstliches Temperament einbüßte.

«Mich ärgert deine Angst», sagte sie, «und mich ärgert, dass sie dich so unglücklich macht. Aber was ist, wenn ich nun Dinge an dir liebe, die mit deiner Angst eng verknüpft sind? Was wäre», kam sie zum Kernpunkt ihrer Überlegung, «wenn du nach der Heilung ein totaler Idiot wärst?»

Das könnte durchaus sein, denn meine Angst geht womöglich mit einer Zurückhaltung und einem sozialen Gespür einher, die es mir erlauben, mich besser auf andere Menschen einzustellen und ein erträglicherer Ehemann zu sein, als ich es sonst vielleicht wäre. Dass beispielsweise die Scheidungsrate von Kampfpiloten ungewöhnlich hoch ist, könnte damit zusammenhängen, dass das niedrige Angstniveau und die entsprechend geringe vegetative Grunderregung bei ihnen nicht nur Abenteuerlust mit sich bringt (der sie mit dem Fliegen eines Kampfflugzeugs oder mit außerehelichen Affären frönen), sondern auch eine gewisse Borniertheit im Umgang mit anderen Menschen, einen Mangel an Feingefühl gegenüber subtilen sozialen Signalen ihrer Partnerin.* Weil ängstliche Menschen ihre Umgebung aufmerksam nach Gefahren absuchen, achten sie meistens auch stärker auf Gefühle und Signale anderer Menschen als Adrenalinjunkies.

Die Vorstellung, dass Angst und Moral zusammenhängen, ist deutlich älter als die Erkenntnisse der modernen Naturwissenschaften oder die intuitive Vermutung meiner Frau. Augustinus zufolge ist Furcht etwas Gutes, weil sie den Menschen zu moralischem Handeln treibt. (Thomas Burgess und Charles Darwin argumentierten auch in Hinblick auf Angst und Erröten in diese Richtung: Die Furcht vor Fehlverhalten helfe Primaten und Menschen, sich «richtig» zu verhalten und die sozialen Sitten zu bewahren.) Charles Sanders Peirce und John Dewey vertraten in ihrer Philosophie des Pragmatismus die Ansicht, die Abneigung gegen negative Emotionen wie Angst, Scham und Schuldbewusstsein sei eine Art innerer psychischer Anreiz für ethisch einwandfreies Verhalten. Psychologischen Studien zufolge haben Verbrecher meist wenig Angst und eine niedrigreaktive Amygdala (und einen unterdurchschnittlichen IQ).

Wie in den vorangegangenen Kapiteln aufgezeigt, haben Hunderte von Primatenstudien im letzten halben Jahrhundert auf verschiedenen Wegen nachgewiesen, dass die Kombination aus bestimmten Genen und einem schon geringen Maß an Stress in der Kindheit bei Menschen und anderen Tieren lebenslang ängstliches und depressives Verhalten nach sich ziehen kann. Doch Stephen Suomi, Leiter des

---

* Die Air Force hat die höchste Scheidungsrate der US-Streitkräfte; neun von zehn Scheidungen von Kampfjetpiloten werden von der Ehefrau eingereicht.

Labors für vergleichende Verhaltensforschung an den National Institutes of Health, hat jüngst in Studien an Rhesusaffen Faszinierendes nachgewiesen: Wenn ängstliche Affen in der frühen Kindheit ihren ängstlichen Müttern weggenommen und von nicht ängstlichen Müttern aufgezogen werden, legen diese Affen später *weniger* Angst an den Tag als ihre genetischen Geschwister und steigen *oft sogar zum Alphamännchen der Horde auf*. Das legt den Schluss nahe, dass ein gewisser Angstquotient nicht nur die Chancen auf ein längeres Leben erhöht, sondern unter den richtigen Umständen die Betroffenen sogar cheftauglich macht.

Meine Angst kann unerträglich sein, und oft macht sie mich unglücklich. Aber vielleicht ist sie auch eine Gabe oder zumindest nur die eine Seite einer Medaille, die ich nicht so ohne Weiteres hergeben sollte. Vielleicht ist meine Angst mit dem Maß an moralischem Bewusstsein verknüpft, das ich für mich in Anspruch nehme. Vor allem aber erlaubt mir die ängstliche Phantasie, die mich manchmal vor Sorge in den Wahnsinn treibt, unvorhergesehene Entwicklungen oder unbeabsichtigte Folgen schon im Voraus stärker zu berücksichtigen, als es ein weniger wachsames Naturell tun würde. Dank der sozialen Fähigkeiten, die mit meiner Leistungsangst einhergehen, kann ich außerdem Situationen rasch erfassen, Menschen anleiten und Konflikte entschärfen.

Unter dem evolutionären Blickwinkel schließlich hält mich meine Angst vielleicht schlicht am Leben. Es ist unwahrscheinlich, dass ich in der Ausübung einer Extremsportart ums Leben komme oder einen Kampf provoziere, bei dem ich am Ende erschossen werde, wesentlich unwahrscheinlicher jedenfalls als bei euch mutigen und tollkühnen Zeitgenossen (euch Kampfpiloten und Hochstaplern mit eurer niedrigen vegetativen Grunderregung).[*]
In seinem Essay «The Wound and the Bow» (Die Wunde und der

---

[*] Die Wahrscheinlichkeit, dass ich früh an einer stressbedingten Krankheit sterbe, ist allerdings größer.

Bogen) erzählt der Literaturkritiker Edmund Wilson vom Sophokles-Helden Philoktetes. Die eiternde Schlangenbisswunde, die sich der Königssohn am Fuß zugezogen hat, bringt für ihn eine große Zielgenauigkeit mit Pfeil und Bogen mit sich – Philoktetes' «übelriechende Krankheit» ist untrennbar verbunden mit seinem «übermenschlichen Talent» als Schütze.* Diese Parabel hat es mir schon immer angetan, vermittelt sie doch, wie die Autorin Jeanette Winterson es formuliert, «die Nähe zwischen der Wunde und der Gabe», die Einsicht also, dass Schwäche und Schmach das Potenzial für Transzendenz und Heldentum haben. Meine Angst ist und bleibt eine nicht verheilende Wunde, die mich bisweilen behindert und beschämt – die aber auch eine Kraftquelle sein und mich mit der einen oder anderen segensreichen Gabe entschädigen könnte.

---

* Wilson behandelt in seinem Essay die Beziehung zwischen Kunst und psychischem Leid bei Schriftstellern wie Sophokles, Charles Dickens, Ernest Hemingway, James Joyce und Edith Wharton.

# Kapitel 12
# Resilienz

*Angst lässt sich nicht vermeiden, aber sie lässt sich mindern. Die Schwierigkeit des Angstmanagements besteht darin, die Angst auf ein normales Niveau herunterzufahren und dann diese normale Angst als Stimulation zur Steigerung von Wahrnehmung, Wachsamkeit und Lebenslust zu nutzen.*

Rollo May, *The Meaning of Anxiety* (1950)

Der Essayist, Dichter und Lexikograph Samuel Johnson war ein melancholischer Intellektueller klassischen Stils, der stark darunter litt, was Robert Burton die «Krankheit der Gebildeten» genannt hat. Im Jahr 1729, als Johnson zwanzig Jahre alt war, «kam eine furchtbare Hypochondrie über ihn; ständig war er gereizt, missmutig und verdrossen; Trübsinn und Verzweiflung bedrückten ihn, dass es ein Elend war», so schreibt James Boswell in *Dr. Samuel Johnson: Leben und Meinungen*. «Von diesem Übel war er auch später nie gänzlich frei.» («Dass dies bis zu einem gewissen Grade einer Störung des Nervensystems geschuldet war, erscheint höchst wahrscheinlich», vermutete Boswell). Es war, wie ein anderer Biograf anmerkte, ein «entsetzlicher Geisteszustand, in dem sich intensive Angst mit höchster Hoffnungslosigkeit abwechselte». Viele Zeitgenossen erwähnen Dr. Johnsons merkwürdige Ticks und nervöse Zuckungen, die auf eine Zwangsstörung hindeuten. Er scheint auch unter einer, wie wir es heute nennen würden, Agoraphobie gelitten zu haben. (Einmal sagte er sein Erscheinen als Geschworener vor dem örtlichen Gericht ab mit der Begründung, dass er «an allen öffentlichen Orten beinahe in Ohnmacht» falle.) Dr. Johnson selbst sprach von «krankhafter Schwermut» und fürchtete stets, sein Trübsinn könnte in Wahnsinn umschlagen. Er konsultierte nicht nur regelmäßig Burtons *Anatomie der Melancholie,* sondern las auch klassische und zeitgenössische medizinische Texte. In dem verzweifelten Bemühen, nicht den Verstand zu verlieren, versteifte sich Dr. Johnson wie schon Robert Burton vor ihm darauf, dass Müßiggang und Trägheit der Nährboden für Angst und Wahnsinn seien. Das beste Mittel dagegen seien ständige Beschäftigung und ein geregelter Tagesablauf, zu dem beispielsweise gehöre, dass er jeden Morgen um dieselbe Uhrzeit aufstehe. «Die Phantasie ergreift nur dann Besitz vom Geiste, wenn er leer und unbeschäftigt ist», so Dr. Johnsons Devise. Besonders sympathisch ist mir an Samuel Johnson, dass er sein Leben lang offenbar vergeblich versuchte, morgens früher aufzustehen. Hier eine repräsentative Auswahl an Tagebucheinträgen:

7. September 1738: «O Herr, hilf mir ... die Zeit wiedergutzumachen, *die ich in Trägheit verbracht habe.*»

1. Januar 1753: «Früh aufstehen, damit ich keine Zeit verliere.»

13. Juli 1755: «Ich werde erneut einen *Lebensplan* entwerfen ... (1) früh aufzustehen.»

Karsamstag 1757: «Allmächtiger Gott ... *Hilf mir, mich von Trägheit frei zu machen.*»

Ostersonntag 1759: «Erweise mir die Gnade, die Ketten der üblen Gewohnheiten zu sprengen. Hilf mir, mich von Müßiggang und Trägheit frei zu machen.»

18. September 1760: «Entschlossen ... früh aufzustehen ... der Faulheit entgegenzutreten.»

21. April 1764: «Mein Ziel ist von nun an (1) Müßige Gedanken ... von mir zu weisen. Einen nützlichen Zeitvertreib für die Mußestunden zu finden. (2) Müßiggang zu vermeiden. Früh aufzustehen.»

Am folgenden Tag (3 Uhr morgens): «Befreie mich von den Qualen des sinnlosen Schreckens... Gegen liederliche Gedanken und Müßiggang.»

18. September 1764: «Ich bin entschlossen, früh aufzustehen. *Nicht später als sechs, wenn es geht.*»

Ostersonntag 1765: «Ich bin entschlossen, *um acht aufzustehen* ... Ich nehme mir vor, um acht aufzustehen, denn obwohl ich dann immer noch nicht früh aufstehe, so wird es viel früher sein als jetzt, bleibe ich doch oft bis zwei liegen.»

1. Januar 1769: «Ich bin noch nicht imstande, mir viel vorzunehmen; ich beabsichtige und hoffe... *um acht aufzustehen und dann nach und nach um sechs.*»

1. Januar 1774 (2 Uhr morgens): «Um *acht* aufstehen... Die Hauptursache für meine Unzulänglichkeit ist mein *unmethodisches und unbeständiges* Leben, in dem ich sämtliche Vorsätze breche... und das vielleicht zu viel Muße für Phantasie lässt.»

Karfreitag 1775: «Wenn ich zurückblicke auf die Vorsätze zur Besserung und Läuterung, die Jahr für Jahr gebrochen wurden... warum nehme ich mir wieder etwas vor? Ich tue es, weil Besserung unerlässlich und Verzweiflung frevelhaft ist.... Mein Ziel ist, ab Ostersonntag früh aufzustehen, nicht später als acht.»

2. Januar 1781: «*Ich werde nicht verzweifeln.* ... Meine Hoffnung ist, (1) um acht aufzustehen oder früher. ... (5) Müßiggang zu meiden.»

Dr. Johnson gelang es nie, regelmäßig früher aufzustehen; viele Nächte arbeitete er bis zum frühen Morgen durch oder streifte, gequält von seinen Ängsten und Phobien, durch die Straßen Londons.*

---

* Jüngste Forschungen zu den Schlafzyklen weisen nach, dass die Schwierigkeiten mit dem frühen Aufstehen nicht (ausschließlich) auf eine Charakterschwäche zurückzuführen, sondern vielmehr biologisch angelegt sind: Manche Menschen sind von ihrem Tagesrhythmus her «Lerchen», die morgens leicht aus dem Bett kommen und abends früh müde werden, während andere, die «Nachtigallen», noch um Mitternacht produktiv sind und dafür morgens nicht aus dem Bett kommen.

Die zitierten Tagebucheinträge verfasste er, wie Ihnen sicher aufgefallen ist, im Lauf von über vierzig Jahren – von Ende zwanzig bis Anfang siebzig; es ist daher schwer zu sagen, was anrührender ist: die Vergeblichkeit seiner Anstrengungen, die Trägheit abzustreifen und früh aufzustehen, oder sein ernsthaftes Bestreben, es weiter zu versuchen, obwohl er um die Vergeblichkeit wusste. (Am 1. Juni 1770 schrieb er in sein Tagebuch: «Naturgemäß redet sich jeder Mensch ein, dass er seine Vorsätze einhalten kann, und nur die Länge der Zeit und die Zahl der vergeblichen Versuche können ihn von seiner Schwäche überzeugen.») Walter Jackson Bate, Johnsons wichtigster moderner Biograph, interpretierte in den 1970er Jahren, als die Psychobiographie nach Freud'schem Vorbild en vogue war, solche Tagebucheinträge – und Samuel Johnsons ständige Ermahnung zur Selbstvervollkommnung – als Ausdruck eines allzu perfektionistischen Über-Ich; die andauernde Selbstkritik und das geringe Selbstwertgefühl, das damit einhergehe, erkläre Dr. Johnsons «depressive Angst» und viele seiner psychosomatischen Symptome. Samuel Johnsons Freund Arthur Murphy sah die «Gefahr» der Trägheit darin, dass «sich seine nicht mit äußeren Dingen beschäftigten Lebensgeister feindselig gegen ihn selbst wendeten. Die Betrachtung seines Lebens und Verhaltens war immer streng; und in dem Bestreben, mustergültig zu sein, zerstörte er durch unnötige Skrupel seinen inneren Frieden.» Wenn Dr. Johnson auf sein Leben zurückblicke, schrieb Murphy, «entdeckte er nichts als nutzlose Zeitverschwendung, körperliche Gebrechen und geistige Beeinträchtigungen, dem Wahnsinn nahe. Sein Leben, sagt er, habe er von frühester Jugend an morgens im Bett verschwendet; und seine anhaltendste Sünde sei eine allgemeine Trägheit gewesen, zu der er stets geneigt habe, ja zu der er in Abschnitten seines Lebens von einer krankhaften Melancholie und einer Müdigkeit des Geistes geradezu genötigt wurde.»

Das Streben nach Vollkommenheit mit dem Ziel, ein positives Bild von sich selbst zu haben, ist für die einflussreiche Freudianerin Karen Horney typisch für eine neurotische Persönlichkeit. In seinen Schriften, die, so Jackson Bate, «die moderne Psychiatrie oft vorwegnahmen», befasste sich Dr. Johnson mit der Frage, «wie viel menschliches Elend daraus erwächst, dass der Einzelne sich nicht zu schätzen vermag, und wie viel Neid und andere Übel sich daraus ergeben». Nach Samuel Johnsons eigenem Bekunden erwuchs sein starkes Interesse an der Biographie als literarischer Form – neben anderen biographischen Werken schrieb er *The Lives of the English Poets* – nicht so sehr aus dem Bemühen nachzuvollziehen, wie ein Mensch «glücklich wurde» oder wie «er die Gunst seines Prinzen verlor», sondern «wie er unzufrieden mit sich selbst wurde».

Aber aufschlussreich ist doch Folgendes: So unglücklich Dr. Johnson auch war, so sehr er mit sich haderte, weil er der Trägheit nachgab und bis um zwei Uhr mittags im Bett blieb, so war er doch enorm produktiv. Er schrieb gegen Honorar Essays wie am Fließband («Es muss einer schon ein dummer Tropf sein, der aus einem andern Grunde schreibt als des Geldes wegen», so ein berühmter Ausspruch), doch war er alles andere als ein bloßer Vielschreiber. Einige seiner Werke, etwa sein Roman *Rasselas*, sein Gedicht *The Vanity of Human Wishes* und die besten seiner Essays, haben einen festen Platz im westlichen Literaturkanon. Die englischsprachige Ausgabe seiner Schriften umfasst sechzehn dicke Bände, und darin ist das Werk, das ihn berühmt machte, nämlich das umfangreiche *Dictionary of the English Language*, noch gar nicht enthalten. Dr. Johnsons Einschätzung seines Könnens und seiner Leistungen stand offenkundig im Widerspruch zur Realität. Wie die moderne klinische Forschung nachgewiesen hat, ist das bei Menschen mit einer melancholischen Disposition häufig der Fall.[*]

Mit seinem unablässigen Streben nach Selbstvervollkommnung und seiner anhaltenden schriftstellerischen Produktivität ungeachtet seiner psychischen Qualen bewies Dr. Johnson Resilienz – eine Eigen-

---

[*] Da allerdings eine faszinierende Fülle von Studien belegt, dass sich klinisch Depressive besser einschätzen können als Gesunde, liegt die Vermutung nahe, dass ein erkleckliches Ausmaß an Selbsttäuschung – der Mensch hält sich für besser oder kompetenter, als er es in Wahrheit ist – der psychischen Gesundheit und dem beruflichen Erfolg durchaus zuträglich ist.

schaft, die in der modernen Psychologie in zunehmendem Maße als mächtiges Bollwerk gegen Angst und Depression betrachtet wird. Die Angstforschung, die sich traditionell darauf konzentrierte, was mit pathologisch ängstlichen Menschen nicht stimmt, wendet sich mehr und mehr der Frage zu, warum gesunde Menschen eigentlich resistent gegen die Ausbildung von Angststörungen und anderen klinischen Erkrankungen sind.

Dennis Charney, Professor für Psychiatrie und Neurowissenschaft an der Icahn School of Medicine at Mount Sinai in New York, untersucht seit langem ehemalige US-Kriegsgefangene in Vietnam, die trotz der erlebten Traumata *keine* Depression oder posttraumatische Belastungsstörung entwickelt haben. Charney und andere Wissenschaftler haben in einer Vielzahl von Studien aufgezeigt, dass diese Kriegsgefangenen dank ihrer Resilienz und Akzeptanz die klinische Angst und den psychischen Zusammenbruch abwenden konnten, die viele andere ereilten. Die zehn wichtigsten psychologischen Elemente und Merkmale der Resilienz, die Charney ermittelte, sind Optimismus, Altruismus, ein unerschütterlicher moralischer Kompass oder feste Überzeugungen, Glaube und Spiritualität, Humor, ein Rollenvorbild, soziale Unterstützung, die Konfrontation mit der Furcht (oder das Verlassen der Wohlfühlzone), ein Lebensziel oder -sinn und eine gewisse Übung darin, sich Aufgaben zu stellen und sie zu bewältigen. Andere Forschungen belegen, dass Resilienz mit einem hohen Neuropeptid-Y-Spiegel im Gehirn einhergeht. Man weiß nicht, in welche Richtung die Kausalkette verläuft: Hebt eine Veranlagung zur Resilienz den NPY-Wert im Gehirn, oder ist ein hoher NPY-Wert im Gehirn für die Veranlagung zur Resilienz verantwortlich, oder ist es (und das ist das Wahrscheinlichste) eine Kombination aus beidem? Vieles deutet allerdings darauf hin, dass der NPY-Wert eine starke genetische Komponente hat.*

* Wie wir in Kapitel 9 gesehen haben, geht aus den Forschungen Jerome Kagans, Kerry Resslers und anderer Wissenschaftler hervor, dass Gene eine wichtige Rolle für die Ausprägung von Nervosität und Resilienz spielen.

Ich beschwere mich bei Dr. W. über die trüben Aussichten, von meiner Angst so weit geheilt zu werden, dass mein Buch noch ein erbauliches Ende findet. Wir unterhalten uns über die faszinierenden neuen Forschungen zur Resilienz, die durchaus Hoffnung machen – aber ich fühle mich nicht sonderlich resilient. Im Gegenteil, sage ich: Ich habe doch greifbare Beweise für meine genetische Disposition, *nicht* resilient zu sein: Auf Zellniveau sind bei mir Angst, Pessimismus und *Nicht*resilienz biologisch fest verankert.

«Genau deshalb sage ich Ihnen doch dauernd, dass ich gar nichts davon halte, mit welchem Nachdruck man sich heutzutage auf die Genetik und Neurobiologie psychischer Krankheiten konzentriert», sagt er. «So verhärtet sich die Vorstellung, dass die Psyche festgelegt und starr ist, obwohl sie sich in Wahrheit das ganze Leben über verändern kann.»

Das weiß ich ja alles, erwidere ich. Auch dass die Genexpression von Umweltfaktoren beeinflusst wird und dass es ohnehin absurd ist, den Menschen auf Gene oder Umwelt zu reduzieren.

Trotzdem verspüre ich keine große Resilienz in mir.

«Sie sind resilienter, als Sie meinen», sagt Dr. W. «Ständig sagen Sie ‹Ich schaffe dies nicht› und ‹Ich schaffe das nicht›. Und trotzdem schaffen Sie für jemanden, der Angst hat, eine ganze Menge. Sie schaffen eine Menge, Punktum! Denken Sie doch nur mal daran, was für Hindernisse Sie überwinden mussten, um Ihr Buch fertigzustellen.»

Als der Abgabetermin für dieses Buch immer näher rückte und mich völlig lahmzulegen drohte, nahm ich unbezahlten Urlaub, damit ich mich auf die Arbeit konzentrieren konnte. Das war nicht ohne Gefahr: Dass ich in einem Unternehmen, das kurz zuvor Personal abgebaut hatte, in einer Branche (dem Printjournalismus), die gerade radikal schrumpfte und womöglich vor dem Untergang stand, in einer Wirtschaft, die die schlimmste Krise seit der Großen Depression durchmachte, meine Entbehrlichkeit auch nur andeutete, war alles andere als eine gute Methode, meinen Job abzusichern. Doch da ich vor lauter Angst, meinen Termin nicht einzuhalten und meine Familie in den Ruin zu treiben, zunehmend in Panik geriet, war der Urlaub ein notwendiges Risiko. Von der Zeit, die ich mit dem unbezahlten Urlaub gewann, erhoffte ich mir unter dem Druck des drohenden Abgabetermins einen Produktivitätsschub.

Der sich nicht einstellte. Was geschah, war Folgendes:

Am allerersten Tag meines unbezahlten Urlaubs erkrankte meine bis dahin kerngesunde Frau an einem mysteriösen und hartnäckigen Leiden, das zahlreiche Arztbesuche nötig machte (Internist, Allergologe, Immunologe, Endokrinologe) und eine Reihe einander widersprechender Diagnosen nach sich zog (Lupus erythematodes, rheumatoide Arthritis, Hashimoto-Thyreoiditis, Morbus Basedow und andere mehr). Kurze Zeit später wurde meine stets gesetzestreue Frau (fälschlicher- und absurderweise, aber das ist eine lange Geschichte) einer Straftat bezichtigt. Die Anschuldigung zu widerlegen kostete Tausende von Dollar und erforderte mehrere Gerichtstermine. Etwa um diese Zeit wurde meine Mutter von ihrem zweiten Mann wegen einer anderen Frau verlassen, und die beiden (meine Mutter und mein späterer Exstiefvater) stürzten sich in einen, so stand zu befürchten, für sie ruinösen Scheidungsprozess. Der neu gegründeten Firma meines Vaters, von der ich mir eine Finanzierung der Collegeausbildung für meine Kinder erhofft hatte, brach das Startkapital weg, und er musste sie dichtmachen. Und so saß ich Tag für Tag am Computer und wollte mein Buch fertig schreiben, machte mir aber stattdessen größte Sorgen um meine Familie und überprüfte zwanghaft unser schrumpfendes Bankguthaben, da das Geld viel schneller abfloss, als neues hereinkam.

Dann, an einem frühen Morgen im August – dem letzten Monat meines unbezahlten Urlaubs –, wachte ich von einem lauten Donnern und prasselndem Regen auf. Plötzlich krachten Äste und Steine gegen mein Schlafzimmerfenster, und während ich noch aus dem Zimmer floh, barst die Glasscheibe nach innen. (Meine Frau und die Kinder waren zum Glück nicht in der Stadt.) Auf der Flucht in den Keller hastete ich gerade an der Küche vorbei, da stürzte die Decke ein – ein Baum war auf das Dach gefallen. Schränke fielen krachend zu Boden, Lampen baumelten an knisternden Kabeln in der Luft. Ein Stück der

Isolierung löste sich von den Überresten der Decke und blieb im Raum hängen wie eine herausgestreckte Zunge. Es regnete Dachschindeln, deren Splitter auf das Linoleum prasselten. Durch das klaffende Loch im Dach strömte der Regen.

Ich rannte durch das Wohnzimmer, als der nächste Baum auf unser Haus krachte. Alle vier Wohnzimmerfenster gingen gleichzeitig zu Bruch, das Glas spritzte in alle Richtungen.

Ich stürmte die Treppe zum Keller hinunter, um mich unter der Erde in Sicherheit zu bringen, doch dort stand der Boden schon knapp zehn Zentimeter unter Wasser, und der Pegel stieg rasch an. Ich verharrte auf der untersten Stufe und überlegte hektisch, was eigentlich los war (Wirbelsturm? Atombombe? Erdbeben? Tornado? Außerirdische?)* und was ich nun tun sollte.

Wie ich so in Boxershorts dastand, wurde mir das donnernde Klopfen meines Herzens bewusst. Mein Mund war trocken, der Atem ging schnell, die Muskeln waren angespannt, das Herz raste, Adrenalin strömte durch meinen Blutkreislauf – die Kampf-oder-Flucht-Reaktion war in vollem Gange. Mein Körper reagierte wie bei einer Panikattacke oder einer phobischen Angstepisode. Aber obwohl die Gefahr nun viel realer war, obwohl mich die riesigen Bäume und das einstürzende Dach hätten verletzen oder (wer weiß?) sogar umbringen können, ging es mir lange nicht so schlecht wie bei einer Panikattacke. Ich fürchtete mich, ja, aber ich staunte auch über die Naturgewalt, die es schaffte, Bäume zu entwurzeln und das scheinbar solide Haus um mich herum einzureißen. Es war, könnte man sagen ... aufregend. Eine Panikattacke ist schlimmer.**

In den nächsten Wochen hatte ich alle Hände voll zu tun, mich um unsere Versicherungsansprüche zu kümmern und mit Abbruchfir-

---

* Es war, wie mein Versicherungsunternehmen später erklärte, ein «tornadisches Ereignis».

** Wie zur Bestätigung wachte ich zwei Nächte später mit Bauchschmerzen auf, die umgehend eine Panik auslösten, bis ich nur noch ein schlotterndes Häufchen Elend war. In meiner Verzweiflung schluckte ich Wodka, Alprazolam und Dimenhydrinat, um mich möglichst schnell zu betäuben – womit ich mich wahrscheinlich einer größeren Gefahr aussetzte, als es der zerstörerische Sturm vermocht hatte.

men, Immobilienmaklern und Umzugsunternehmen zu verhandeln. So konnte ich wieder nicht an meinem Buch arbeiten. Als die letzten wertvollen Tage meines unbezahlten Urlaubs zu Ende gingen, saß ich in der Patsche. Wenn ich nicht zur Arbeit zurückkehrte, musste ich um meinen Job fürchten; wenn ich aber wieder arbeiten ging, würde ich wahrscheinlich meinen Abgabetermin nicht einhalten können (und meinen Job womöglich auch noch verlieren). Schlimmer noch war die Sorge, von außen die Bestätigung für das zu erhalten, woran ich seit Jahren felsenfest glaubte: dass ich ein Versager sei, schwach, abhängig, ängstlich, peinlich.

«Scott!», sagte Dr. W., als ich ihm mein Leid klagte. «Sie sollten sich mal hören! Sie haben doch schon mal ein Buch geschrieben. Sie ernähren Ihre Familie. Sie *haben* einen Job.»

Noch am selben Tag schrieb er mir eine E-Mail:

> Als ich nach unserer heutigen Sitzung meine Notizen machte, kam mir in den Sinn, dass Sie positives Feedback besser internalisieren müssen. … Ihre Fähigkeiten sind von dem Bild Ihrer Unzulänglichkeit, das Sie im Kopf haben, weit entfernt. Bitte versuchen Sie es damit, machen Sie sich das zu eigen.

Ich schrieb zurück:

> Ich versuche ja, mir das zu eigen zu machen – aber ich schiebe es immer gleich wieder weg, mache einen Rückzieher, finde Gegenargumente.

Er antwortete:

> Scott, positives Feedback wegzuschieben ist die automatische Reaktion. Deshalb lässt sich das auch nur so schwer ändern. Aber am Beginn dieses Prozesses steht der Widerstand gegen das Negative und Destruktive.
> Einen Versuch ist es wert.

Das Paradoxe daran ist, dass Dr. W. mir ständig erklärt, wenn ich zu psychischer Gesundheit und Angstfreiheit gelangen wolle, müsse ich, wie er es in Anlehnung an die Arbeit des kanadischen Psychologen Albert Bandura bezeichnet, meine Selbstwirksamkeitserwartung stärken. (Wer immer wieder seine Kompetenz und Befähigung, Aufgaben zu meistern, unter Beweis stellt, und zwar trotz Angst, Depression oder Vulnerabilität, stärkt laut Bandura sein Selbstvertrauen und seine psychischen Kräfte, die dann als Bollwerk gegen Angst und Depression fungieren.) Beim Schreiben meines Buches musste ich mich in meiner Angst, Scham und Schwäche suhlen, der «hilflosen Abhängigkeit», die den Psychiatern im McLean Hospital zufolge meinem Urgroßvater zum Verhängnis geworden war. Andererseits lässt mein Widerstand gegen ihre zersetzende Wirkung auf Ressourcen in mir schließen, mit denen ich sie überwinden kann. Da ich mich für dieses Buch in meine Angst hineingewühlt habe, kann ich mich vielleicht auf der anderen Seite wieder hinauswühlen – nicht, dass ich ihr endgültig entkommen oder von ihr geheilt werden könnte. Dennoch: Mein Buch erzählt zwar in aller Ausführlichkeit von meiner Hilflosigkeit und Unfähigkeit, doch mit seiner Fertigstellung beweise ich auch meine Leistungsfähigkeit, Ausdauer, Produktivität – und, ja, Resilienz.

Obwohl ich auf Medikamente angewiesen bin, immer wieder mit einem Klinikaufenthalt liebäugle, von meinen Vorfahren einen pathologischen Genotyp geerbt habe, mit einer hohen Vulnerabilität leben muss und unter den, wie ich es manchmal empfinde, unerträglichen körperlichen und emotionalen Qualen meiner Angst leide, bin ich möglicherweise gar nicht so schwach, wie ich immer glaube. Betrachten wir den ersten Satz dieses Buches: «Ich habe den unglückseligen Hang, in entscheidenden Situationen schwach zu werden.» Diese Aussage kommt mir richtig vor. («In seinen Gefühlen übertreibt der Neurotiker unbewusst seine Schwäche und besteht auf ihr mit aller Zähigkeit», so Karen Horney in *Der neurotische Mensch unserer Zeit*.) Aber wie Dr. W. immer betont, habe ich trotz meiner lähmenden Angst meine Hochzeit eben doch überlebt und es (bislang) geschafft, mehr als zwanzig Jahre leistungsfähig und einträglich zu arbeiten.

«Scott», sagt er. «Sie haben in den letzten Jahren eine Zeitschrift geleitet, viele Titelgeschichten verfasst, an Ihrem Buch gearbeitet, sich um Ihre Familie gekümmert, die Zerstörung Ihres Hauses und die normalen Wechselfälle und Herausforderungen des Lebens bewältigt.» Ich wende ein, dass ich das nur mit Hilfe (zum Teil starker) Medikamente geschafft habe, dass alles, was ich geleistet habe, von ständiger Sorge und häufiger Panik begleitet war, dass ich immer kurz vor dem Zusammenbruch stehe, der mich als der ängstliche Schwächling entlarven würde, der ich bin.

«Sie haben ein Handicap – die Angststörung», sagt er. «Aber Sie kommen damit zurecht, und ich würde sagen, Sie haben trotzdem Erfolg. Ich glaube immer noch, dass wir Sie davon heilen können. Bis es so weit ist, müssen Sie aber einsehen, dass Sie, gemessen an dem, womit Sie sich herumschlagen, viel erreicht haben. Sie müssen sich das höher anrechnen.»

Die Fertigstellung und Veröffentlichung dieses Buches – ja, das öffentliche Eingeständnis meiner Schmach und meiner Furchtsamkeit – werden mir, so hoffe ich, Kraft geben und Angst nehmen.

Ob es so kommt, werde ich wohl schon bald wissen.

# Anhang

# Danksagung

Dieses Buch würde es wohl nicht geben, wenn Kathryn Lewis nicht ohne mein Wissen Sarah Chalfant von der Wylie Agency eine E-Mail mit meinen unfertigen Gedanken gezeigt hätte und wenn Sarah mich nicht aufgespürt und geduldig, aber hartnäckig angespornt hätte, ein Konzept zu erarbeiten. Scott Moyers, damals bei der Wylie Agency, hielt mir in manch dunkler Stunde die Hand und half mir mit klugen Hinweisen und unschätzbaren praktischen Ratschlägen. Andrew Wylie entspricht voll und ganz dem legendären Bild, das man sich von ihm macht: ein großartiger, furchterregender Agent, den man auf seiner Seite wissen will. Es gibt keinen besseren Streiter für die Autoren als Andrew.

Marty Asher, ein überaus angenehmer Lektor, begriff auf Anhieb, was ich vorhatte, und brachte mit seinem leidenschaftlichen Einsatz das Buch bei Knopf unter. Martys Freundlichkeit und sein Beistand halfen dem Buch (und mir) durch viele schwierige Phasen.

Sonny Mehta bin ich gleich dreifach zu Dank verpflichtet: erstens, weil er Martys Erwerb des Buches absegnete; zweitens, weil er geduldig wartete, obwohl sich die Fertigstellung des Manuskripts hinzog, und drittens, weil er das Manuskript anschließend Dan Frank zum Redigieren gab.

Ich redigiere selber seit zwanzig Jahren und erkenne daher ein gutes Lektorat, wenn es mir begegnet: Dan ist ein hervorragender Lektor und ein freundlicher Mensch. Amy Schroeder half beim Entwirren meiner Sprachknäuel. Jill Verrillo, Gabrielle Brooks, Jonathan Lazzara, Betsy Sallee und anderen mehr ist es zu verdanken, dass man sehr gern Autor bei Knopf ist.

413

Ich bin dankbar für die Stipendien in den Künstlerkolonien Yaddo und MacDowell, die mir Zeit und Raum zum Arbeiten gaben.

Viele Menschen haben Ideen beigesteuert, mich auf nützliche Quellen aufmerksam gemacht oder mir anderweitig geholfen: Anne Connell, Meehan Crist, Kathy Crutcher, Toby Lester, Joy de Menil, Nancy Milford, Cullen Murphy, Justine Rosenthal, Alex Starr und Graeme Wood. Alane Mason, Jill Kneerim und Paul Elie gaben mir in der Frühphase ein hilfreiches Feedback zum Buchkonzept. Alies Muskin, Direktorin der Anxiety and Depression Association of America, gewährte mir großzügig Zeit und Einblick in ihre Kartei.

Mein Schwager Jake Pueschel unterstützte mich ausgiebig bei der Recherche, indem er Hunderte von Fachzeitschriftenbeiträgen für mich aufspürte und mir vor allem mit der Verarbeitung und Auswertung meiner Gendaten half. Jakes Eltern, meine Schwiegereltern Barbara und Kris Pueschel, kümmerten sich um die Kinder, gaben mir moralische Unterstützung und sahen darüber hinweg, dass ich, um meine Termine zu halten, allzu häufig bei Familienzusammenkünften fehlte.

Beim *Atlantic* danke ich den Kolleginnen und Kollegen (auch den ehemaligen), die mich während der häufigen Fehlzeiten, in denen ich an meinem Buch arbeitete, vertraten, unter anderem Bob Cohn, James Fallows, Geoff Gagnon, James Gibney, Jeffrey Goldberg, Corby Kummer, Chris Orr, Don Peck, Ben Schwarz, Ellie Smith und Yvonne Rolzhausen. (In der Geschäftsführung übten der Chef des *Atlantic* Scott Havens, Justin Smith von Atlantic Media und David Bradley, Vorsitzender und Eigentümer von Atlantic Media, wohltuende Nachsicht.) Mehr als allen anderen Kollegen beim *Atlantic* schulde ich Jennifer Barnett, Maria Streshinsky und James Bennet großen Dank, weil sie mit enormer Großzügigkeit die Probleme, die sich aus meinen Fehlzeiten ergaben, ausbügelten. Ich fürchte, ich habe James Jahre seiner Lebenszeit gestohlen.

Trotz aller Schwierigkeiten bin ich Dr. L., Dr. M., Dr. Harvard und Dr. Stanford zu Dank verpflichtet, ebenso wie den vielen anderen Therapeuten, Sozialarbeitern, Hypnotiseuren und Psychopharmakologen, die keinen Eingang in dieses Buch gefunden haben. Vorbehaltlos dankbar bin ich Dr. W.: Haben Sie vielen Dank dafür, dass Sie mich über Wasser halten.

Auch bei meiner Familie möchte ich mich bedanken, besonders bei meinem Vater, meiner Mutter, meiner Schwester und meinem Großvater. Ich liebe sie alle. Keiner von ihnen (mit Ausnahme meines Vaters) war glücklich darüber, dass ich dieses Buch schrieb – und noch unglücklicher machte es sie, dass sie darin vorkommen. (Meinem Vater danke ich dafür, dass er mir sein Tagebuch überließ.) Ich habe mich bemüht, so genau und objektiv zu sein, wie mein Gedächtnis und die beschränkten Unterlagen es zuließen. Einige Familienmitglieder würden wohl manches, was ich hier geschrieben habe, bestreiten und einige meiner Äußerungen zu Chester Hanford als Entweihung seines Andenkens und postume Entwürdigung empfinden. Ich für meinen Teil habe großen Respekt vor ihm und kann nur hoffen, dass ich in meinem Ringen mit der Angst dem hohen Maß an Anstand, Freundlichkeit und Durchhaltevermögen, das er verkörperte, gerecht werde. (Ein besonderer Dank gilt meinem Großvater, der zwar nicht wissen wollte, was in den psychiatrischen Unterlagen seines Vaters stand, es mir jedoch zugestand und mir sogar dabei half, sie beim Nachlassgericht zu beschaffen.

Wie immer gilt mein tiefster Dank meiner Frau Susanna. Schon früh suchte sie stundenlang in der National Institutes of Health Library nach wissenschaftlichen Zeitschriftenaufsätzen und Büchern. Weit mehr, als man es von einer Ehefrau erwarten darf, unterstützte sie mich dabei, das Ämterdickicht zu durchdringen und die bürokratischen Hürden zu überwinden, um Zugang zu den medizinischen Unterlagen meines Urgroßvaters zu erhalten. Wer dieses Buch gelesen hat, weiß, dass es eine bisweilen anspruchsvolle und undankbare Aufgabe ist, mir unter die Arme zu greifen. Diese Aufgabe fällt in erster Linie Susanna zu, und dafür schulde ich ihr mehr, als ich je werde zurückgeben können.

# Anmerkungen

## Kapitel 1: Das Wesen der Angst

11 *Zitat Søren Kierkegaard: Der Begriff Angst*, übersetzt von Hans Rochol, Hamburg 1984, S. 171 f.

11 *Zitat Sigmund Freud: Gesammelte Werke*, Frankfurt a. M. 1944, Bd. 11, S. 408.

17 *Jeder vierte Amerikaner:* Der in Harvard tätige Epidemiologe Ronald Kessler untersucht das seit Jahrzehnten, siehe z. B. «Lifetime Prevalence and Age-of-Onset Distributions of DSM-IV Disorders in the National Comorbidity Survey Replication», in: *Archives General Psychiatry* 62, Nr. 6 (Juni 2005), S. 593–602.

18 *321 Millionen Arbeitstage, 50 Milliarden Dollar:* R. C. Kessler u. a., «Prevalence and Effects of Mood Disorders on Work Performance in a Nationally Representative Sample of U.S. Workers», in: *The American Psychiatry* 163 (2006), S. 1561–1568. Siehe auch «The Economic Burdens».

18 *Angstbedingte Fehlzeit von 25 Tagen im Jahr:* U.S. Bureau of Labor Statistics, «Table R67: Number and Percent Distribution of Nonfatal Occupational Injuries and Illnesses Involving Days Away from Work by Nature of Injury or Illness and Number of Days Away from Work, 2001.»

18 *53 Millionen Rezepte: Drug Topics*, März 2006.

18 *Xanax-Verordnungen nach dem 11. September 2001:* «Taking the Worry Cure», 24. Februar 2003; siehe auch Restak, *Poe's Heart*, S. 185.

18 *Verschreibungen im Zuge der Weltwirtschaftskrise 2008:* Bericht der Firma Wolters Kluwer Health, Dienstleister für medizinische Informationen, zitiert in Restak, *Poe's Heart*, S. 185.

18 *Angststörung als häufigste psychische Erkrankung:* «Prevalence, Severity, and Unmet Need for Treatment of Mental Disorders in the World Health Organization World Mental Health Surveys», in: *The Journal of the American Medical Association* 291 (Juni 2004), S. 2581–2590.

18 *Jeder sechste Mensch leidet an einer Angststörung:* «Prevalence and Incidence Studies of Anxiety Disorders: A Systematic Review of the Literature», in: *The Canadian Journal of Psychiatry* 51 (2006), S. 100–113.

19 *Andere Studien:* z. B. «Global Prevalence of Anxiety Disorders: A Systematic Review and Meta-regression», in: *Psychological Medicine* 10 (Juli 2012), S. 1–14.

19 *Angst als eine der häufigsten Ursachen für Hausarztbesuche:* siehe z. B. «Content of Family Practice: A Data Bank for Patient Care, Curriculum, and Research in Family Practice – 526,196 Patient Problems», in: *The Journal of Family Practice* 3 (1976), S. 25–68.

19 *Mehr als 11 Prozent der Hausarztbesuche angstbedingt:* «The Hidden Mental Health Network: Treatment of Mental Illness by Non-psychiatric Physicians», in: *Archives of General Psychiatry* 42 (1985), S. 89–94.

19 *Jeder dritte Hausarztpatient leidet unter Angst:* «Panic Disorder: Epidemiology and Primary Care», in: *The Journal of Family Practice* 23 (1986), S. 233–239.

19 *20 Prozent der Hausarztpatienten nehmen ein Benzodiazepin ein:* «Quality of Care of Psychotropic Drug Use in Internal Medicine Group Practices», in: *Western Journal of Medicine* 14 (1986), S. 710–714.

20 *Diagnostisches und Statistisches Manual:* DSM-III und das DSM-IV sind auch auf Deutsch erschienen; *Diagnostisches und Statistisches Manual psychischer Störungen DSM-IV*, bearbeitet von Henning Sass, Göttingen/Bern/Toronto/Seattle 1996.

21 *Woody-Allen-Gen:* siehe z. B. Peter D. Kramer, «Tapping the Mood Gene», in: *The New York Times, 26.* Juli 2003. Siehe auch Restak, *Poe's Heart*, 204–212.

21 *Zitat Insel:* Thomas Insel, «Heeding Anxiety's Call», Vortrag, 19. Mai 2005.

23 *Zitat Seneca: Briefe an Lucilius über Ethik,* 2. Buch, übersetzt und herausgegeben von Franz Loretto, Stuttgart 1982, S. 5.

23 *Zitat Hippokrates:* «Über die heilige Krankheit», in: *Fünf erlesene Schriften,* übersetzt von Wilhelm Capelle, Zürich 1955.

24 *Ammenmärchen:* Roccatagliata, *History of Ancient Psychiatry,* S. 38.

24 *Zitat Wissenschaftshistoriker:* Maurice Charlton, «Psychiatry and Ancient Medicine», in: *Historical Derivations of Modern Psychiatry, S.* 16.

24 *Hippokrates und die Philosophie:* Charlton, «Psychiatry and Ancient Medicine», S. 12.

25 *Zitat Karen Horney: Der neurotische Mensch unserer Zeit,* S. 6.

28 *Ängstliche Kinder nach Stress in der Schwangerschaft:* Siehe z. B. Rachel Yehuda u. a., «Transgenerational Effects of Posttraumatic Stress Disorder in Babies of Mothers Exposed to the World Trade Center Attacks During Pregnancy», in: *The Journal of Clinical Endocrinology and Metabolism* 90, Nr. 7 (Juli 2005), S. 4115; Rachel Yehuda u. a., «Gene Expression Patterns Associated with Posttraumatic Stress Disorder Following Exposure to the World Trade Center Attacks», in: *Biological Psychiatry* 66, Nr. 7 (2009), S. 708–711.

28 *Zitat Thomas Hobbes: Leviathan,* übersetzt von Walter Euchner, Frankfurt a. M. 1966, S. 96.

29 *Häufigkeit von Depressionen bei Juden:* Siehe z. B. «The Relationship Between Intelligence and Anxiety: An Association with Subcortical White Matter Metabolism», in: *Frontiers in Evolutionary Neuroscience* 3, Nr. 8 (Februar 2012). (Zum hohen IQ bei Juden: Laut Steven Pinker, der 2007 einen Vortrag mit dem Titel «Jews, Genes, and Intelligence» hielt, liegt Messungen zufolge «der Durchschnitts-IQ zwischen 108 und 115». Richard Lynn, Autor des 2004 erschienenen Beitrags «The Intelligence of American Jews», erklärt, die Intelligenz von Juden liege eine halbe Standardabweichung über dem europäischen Durchschnitt. Henry Harpending, Jason Hardy und Gregory Cochran von der University of Utah, Autoren des 2005 erschienenen Forschungsberichts «Natural History of Ashkenazi Intelligence», stellen fest, dass ihre Probanden «0,75 bis 1,0 Standardabweichung über dem allgemeinen europäischen Durchschnitt liegen, was einem IQ von 112–115 entspricht».)

30 *Robert M. Yerkes und John Dillingham Dodson:* «The Relation of Strength of Stimulus to Rapidity of Habit-Formation», in: *The Journal of Comparative Neurology and Psychology* 18 (1908), S. 459–482.

30  *Warnung vor zu wenig Angst: Los Angeles Examiner,* 4. November 1957, zitiert in: Tone, *Age of Anxiety,* S. 87.

31  *Van Gogh, Isaac Newton: Los Angeles Examiner,* 23. März 1958, zitiert in: Tone, *Age of Anxiety,* S. 87.

31  *Zitat David Barlow: Anxiety and Its Disorders,* S. 9.

33  *Zitate Hippokrates:* «Epidemienbücher», in: *Sämtliche Werke,* Bd. 2, übersetzt von Robert Fuchs, München/Lüneburg 1897, S. 247, 333, 539.

34  *Zitat 1902 William James: Die Vielfalt religiöser Erfahrung,* Frankfurt a. M./Leipzig 1997, S. 183 f.

36  *Zitat Freud: Aus den Anfängen der Psychoanalyse: Briefe an Wilhelm Fließ,* S. 185.

42  *David Petraeus:* Steve Coll, «The General's Dilemma», in: *The New Yorker,* 8. September 2008.

44  *Zitate Kierkegaard:* «Der Begriff der Angst», in: *Philosophisch-theologische Schriften,* Bd. 2, Köln 1956, S. 421, 631.

### Kapitel 2: Was ist gemeint, wenn von «Angst» die Rede ist?

46  *Zitat Freud: Hemmung, Symptom und Angst,* in: *Gesammelte Werke,* Bd. 14, S. 162.

50  *Fußnote, Søren Kierkegaard:* «Der Begriff Angst», in: *Philosophisch-theologische Schriften,* Bd. 2, Köln 1956, S. 512.

50  *Zitat Karl Jaspers: Allgemeine Psychopathologie,* Berlin/Heidelberg/New York 1973, S. 95.

50  *Zitat Robert Jay Lifton: The Protean Self,* New York 1993, S. 101.

50  *Zitat Reinhold Niebuhr: Nature and Destiny,* Bd. 1, New York 1943, S. 182.

51  *Präsident der American Psychopathological Association:* Hoch und Zubin, *Anxiety,* S. v.

51  *Zitat Sarbin:* Theodore R. Sarbin, «Anxiety: Reification of a Metaphor», in: *Archives of General Psychiatry 10* (1964), S. 630–638.

51  *Zitat Jerome Kagan: What Is Emotion?,* S. 41.

51  *Freud zum Verhältnis zwischen neurotischer Angst und Libido:* «Drei Abhandlungen zur Sexualtheorie», in: *Gesammelte Werke,* Bd. 5, S. 126.

52  *Fußnote, Zitat Galen:* Roccatagliata, *History of Ancient Psychiatry,* S. 204.

52  *Zitat Freud 1926: Hemmung, Symptom und Angst,* in: *Gesammelte Werke,* Bd. 14, S. 155.

53  *Zitat Freud, «frei flottierende Angst»: Vorlesungen zur Einführung in die Psychoanalyse,* in: *Gesammelte Werke,* Bd. 11, S. 412.

53  *Zitat Karen Horney: Der neurotische Mensch unserer Zeit,* S. 27.

54  *Studien zum DSM-II:* R. Spitzer und J. Fleiss, «A Re-analysis of the Reliability of Psychiatric Diagnoses», in: *The British Journal of Psychiatry 125* (1974), S. 341–347; Stuart Herb Kutchins, «The Myth of the Reliability of DSM», in: *Journal of Behavior 15,* Nr. 1–2 (1994), S. 71–86.

55  *Fußnote, zur Stresstradition:* siehe Abschnitt «Anxiety and the Stress Tradition» in: Horwitz und Wakefield, *All We Have to Fear,* S. 200–204.

55  *Zitat Robert Burton: Anatomie der Melancholie,* S. 207.

55  *Fußnote, Zitat Burton:* ebenda, S. 325.

56  *Zitat Peter Breggin: Medication Madness,* S. 331.

57  *Physiologische Zeichen der Angst:* Kagan, *What Is Emotion?,* S. 83.

58  *Zitat Joseph LeDoux: Im Netz der Gefühle,* S. 187.

59 *Ratten, deren Amygdalae entfernt wurden:* siehe z. B. «Fear and the Amygdala», in: *The Journal of Neuroscience* 15, Nr. 9 (September 1995), S. 5879–5891.

59 *Zitat Charles Darwin: Der Ausdruck der Gemütsbewegungen bei dem Menschen und den Tieren,* übersetzt von J. Victor Carus, in: *Gesammelte Werke,* Frankfurt a. M. 2006, S. 1210.

60 *Harvard-Footballmannschaft 1913:* Cannon, *Wut, Hunger, Angst und Schmerz.*

61 *Zitat William James 1884: Principles of Psychology,* S. 415.

61 *Fußnote, Zitat James:* zitiert in Fisher, *House of Wits,* S. 81.

63 *Zitat Joseph LeDoux: Das Netz der Gefühle,* S. 115.

64 *Reaktion der Aplysia californica:* Diese Erkenntnis Eric Kandels wird beschrieben in: Barber, *Comfortably Numb,* S. 191–196.

64 *Zitat Jerome Kagan: What Is Emotion?,* S. 17.

64 *Zitat David Barlow: Anxiety and Its Disorders,* S. 35.

65 *Zitat Robert Sapolsky: Warum Zebras keine Migräne kriegen,* S. 22.

65 *Zitat Joseph LeDoux:* Stephen Hall, «Fear Itself», in: *The New York Times Magazine,* 28. Februar 1999.

65 *Zitat Aristoteles: Über die Seele,* übersetzt von Gernot Krapinger, Stuttgart 2011, S. 13.

68 *Zitat Thetaaktivität:* Gray und McNaughton, *Neuropsychology of Anxiety,* S. 12.

71 *Fußnote, Zitat Platon: Der Staat,* übersetzt von Friedrich Schleiermacher, Berlin 1870, S. 394.

71 *Zitat Wilfred Trotter:* Maurice Charlton, «Psychiatry and Ancient Medicine», in: Galdston, *Historic Derivations,* S. 15.

72 *Studie aus dem Jahr 2011:* G. Desbordes u. a., «Effects of Mindful-Attention and Compassion Meditation Training on Amygdala Response to Emotional Stimuli in an Ordinary, Non-meditative State», in: *Frontiers of Human Neuroscience* 6 (2012), S. 292.

72 *Buddhistische Mönche:* siehe z. B. Richard J. Davidson und Antoine Lutz, «Buddha's Brain: Neuroplasticity and Meditation», in: *IEEE Signal Processing Magazine* 25, Nr. 1 (Januar 2008), S. 174–176.

72 *Fußnote, Unterdrücken der Schreckreaktion:* siehe z. B. R. W. Levenson, P. Ekman und M. Ricard, «Meditation and the Startle Response: A Case Study», in: *Emotion* 12, Nr. 3 (Juni 2012), S. 650–658; siehe auch Tom Bartlett, «The Monk and the Gunshot», in: *The Chronicle of Higher Education,* 21. August 2012.

72 *Physiologische Wirkung der Gesprächstherapie:* Richard A. Friedman, «Like Drugs, Talk Therapy Can Change Brain Chemistry», in: *The New York Times,* 27. August 2002.

73 *Fußnote, Zitat William James:* James artikulierte das zuerst in dem Aufsatz «What Is an Emotion?», den er 1884 in der Philosophiezeitschrift *Mind* veröffentlichte.

73 *Forscher an der Columbia-Universität:* S. Schachter und J. E. Singer, «Cognitive, Social, and Physiological Determinants of Emotional State», in: *Psychological Review* 69, Nr. 5 (1962), S. 379–399. Joseph LeDoux beschreibt dieses Experiment und die Geschichte der James-Lange-Theorie sehr erhellend in *Das Netz der Gefühle,* S. 48 f.

74 *Zitat Paul Tillich:* «Existential Philosophy», in: *Journal of the History of Ideas* 5 (1944), Nr. 1, S. 44–70.

75 *Zitat Charles Darwin: Der Ausdruck der Gemütsbewegungen,* S. 1264.

76 *Mehrere Studien zur Veränderung physiologischer Messwerte:* siehe z. B. Gabbard, «A Neurobiologically Informed Perspective on Psychotherapy», in: *The British Journal of Psychiatry* 177 (2000), S. 11; A. Ohman und J. J. F. Soares, «Unconscious Anxiety: Phobic Responses to Masked Stimuli», in: *Journal of Abnormal Psychology* (1994); John T.

Cacioppo u. a., «The Psychophysiology of Emotion», in: *Handbook of Emotions* 2 (2000), S. 173–191.

77 *Richard Burton:* Shawn, *Wish*, S. 10.

78 *Fußnote, Joseph Wolpe: Psychotherapy by Reciprocal Inhibition,* Stanford 1958, S. 53–62.

81 *Fußnote, Sigmund Freud und Josef Breuer:* Breger, *Dream*, S. 29.


## Kapitel 3: Ein Grummeln im Bauch

89 *Zitat Barlow:* David Barlow, «Providing Best Treatments for Patients with Panic Disorder», Vortrag auf der Anxiety and Depression Association of American Annual Conference, Miami, 24. März 2006.

90 *Heilungsrate von bis zu 85 Prozent:* Lauren Slater, «The Cruelest Cure», in: *The New York Times*, 2. November 2003.

90 *Fußnote, Barlows Höhenangst:* «A Phobia Fix», in: *The Boston Globe*, 26. November 2006.

91 *Fall aus dem Jahr 1979:* J. K. Ritow, «Brief Treatment of a Vomiting Phobia», in: *American Journal of Clinical Hypnosis* 21, Nr. 4 (1979), S. 293–296.

97 *Zitat Michel de Montaigne: Von der Macht der Phantasie,* übersetzt von Herbert Lüthy, München 2010, S. 17.

97 *Zitat Aristoteles: Über die Seele,* übersetzt von Gernot Krapinger, Ditzingen 2011, S. 13.

97 *Zitat Wilfrid Northfield:* Northfield, *Conquest of Nerves*, S. 37.

97 *12 Prozent der Hausarztbesuche wegen Reizdarmsyndrom:* Harvard Medical School, *Sensitive Gut*, S. 71.

97 *John Howship 1830:* ebenda, S. 72.

98 *«Blähende Melancholie»:* Burton, *Anatomie*, S. 152.

98 *Ballonexperiment:* William E. Whitehead u. a., «Tolerance for Rectosigmoid Distention in Irritable Bowel Syndrome», in: *Gastroenterology* 98, Nr. 5 (1990), S. 1187; William E. Whitehead, Bernard T. Engel und Marvin M. Schuster, «Irritable Bowel Syndrome», in: *Digestive Diseases and Sciences* 25, Nr. 6 (1980), S. 404–413.

99 *Fachzeitschrift Gut:* Ingvard Wilhelmsen: «Brain-Gut Axis as an Example of the Bio-psycho-social Model», in: *Gut* 47, Supplement 4 (2000), S. 5–7.

99 *Zitat Walter Cannon:* «The Influence of Emotional States on the Functions of the Alimentary Canal», in: *The American Journal of the Medical Sciences* 137, Nr. 4 (April 1909), S. 480–486.

100 *42 bis 61 Prozent haben eine psychiatrische Diagnose:* Andrew Fullwood und Douglas A. Drossman, «The Relationship of Psychiatric Illness with Gastrointestinal Disease», in: *Annual Review of Medicine* 46, Nr. 1 (1995), S. 483–496.

100 *Überschneidung von 40 Prozent:* Robert G. Maunder, «Panic Disorder Associated with Gastrointestinal Disease: Review and Hypotheses», in: *Journal of Psychosomatic Research* 44, Nr. 1 (1998), S. 91.

100 *Zitat Aristoteles:* Roccatagliata, *History of Ancient Psychiatry*, S. 106.

100 *Galen:* Sarason und Spielberger, *Stress and Anxiety*, Bd. 2, S. 12.

102 *Farbveränderung Magenschleimhaut:* Wolf und Wolff, *Human Gastric Function*, S. 112.

108 *Fußnote, Fallstudie:* Richard W. Seim, C. Richard Spates und Amy E. Naugle, «Treatment of Spasmodic Vomiting and Lower Gastrointestinal Distress Related to Travel Anxiety», in: *The Cognitive Behaviour Therapist* 4, Nr. 1 (2011), S. 30–37.

109 *Zitat Walter Alvarez: Nervousness*, S. 123.

109 *Nervosität und Überempfindlichkeit*: ebenda, S. 266.
109 *Fußnote, Zitate Alvarez*: ebenda, S. 11, S. 22, S. 17.
112 *Studie im* Journal of Clinical Psychology: Angela L. Davidson, Christopher Boyle uand Fraser Lauchlan, «Scared to Lose Control? General and Health Locus of Control in Females with a Phobia of Vomiting», in: *Journal of Clinical Psychology* 64, Nr. 1 (2008), S. 30–39.
113 *Fußnote, Zitat Raymond Tallis: Kingdom of Infinite Space*, S. 193.
114 *Darwins Brief an John Chapman*: Desmond und Moore, *Darwin*, S. 599 f.
114 *Darwins Gesundheitstagebuch*: ausführlich zitiert in Colp, *To Be an Invalid*, S. 43–53.
115 *Chapman über seine Patienten*: Desmond und Moore, *Darwin*, S. 599.
115 *Zitat Emma Darwin*: Colp, *To Be an Invalid*, S. 84.
116 *Fußnote, Zitat Joseph Hooker: Life and Letters of Joseph Dalton Hooker*, Bd. 2, S. 72.
116 *«Darwin's Illness Revealed»*: Anthony K. Campbell und Stephanie B. Matthews, «Darwin's Illness Revealed», in: *Postgraduate Medical Journal* 81, Nr. 954 (2005), S. 248–251.
116 *Darwin über seine bevorstehende Hochzeit*: Bowlby, *Charles Darwin*, S. 229.
116 *«Charles Darwin and Panic Disorder»*: Thomas J. Barloon und Russell Noyes Jr., «Charles Darwin and Panic Disorder», in: *The Journal of the American Medical Association* 277, Nr. 2 (1997), S. 138–141.
116 *Fußnote, Zitat Kempf*: Edward J. Kempf, «Charles Darwin – the Affective Sources of His Inspiration and Anxiety Neurosis», in: *The Psychoanalytic Review* 5 (1918), S. 151–192.
117 *Fußnote, pseudowissenschaftlicher Aufsatz*: Jerry Bergman, «Was Charles Darwin Psychotic? A Study of His Mental Health», Institute of Creation Research, 2010.
117 *Zitate Darwin über die Zeit vor dem Auslaufen der* Beagle: *Charles Darwin – ein Leben: Autobiographie, Briefe, Dokumente*, übersetzt von Rolf Feurich und Siegfried Schmitz, München 1982, S. 62 f.
118 *Zitat Darwin, Brief an seinen Vetter*: «I dread going anywhere»: *Life and Letters of Charles Darwin*, Bd. 1, S. 349.
118 *Zitat Darwin, Verzicht auf Mittagsgesellschaften: Charles Darwin – ein Leben*, S. 88.
118 *Spiegel in Darwins Arbeitszimmer*: vgl. Quammen, *Charles Darwin*, S. 62/XX.
118 *Behandlungsformen, die Darwin ausprobierte*: siehe u. a. Bowlby, *Charles Darwin*; Colp, *To Be an Invalid*; Desmond und Moore, *Darwin*; Browne, *The Power of Place* sowie Quammen, *Charles Darwin*.
118 *Zitate Darwins zu seiner Befindlichkeit in späteren Jahren*: Bowlby, *Charles Darwin*, S. 300, 335, 343, 11, 375.
120 *Darwins Brief an Emma («Ohne dich»)*: Desmond und Moore, *Darwin*, S. 407.
120 *Darwins Brief an Emma («O Mammy»)*: Bowlby, *Charles Darwin*, S. 282.

### Kapitel 4: Leistungsangst

122 *Zitat Robert Burton*: Burton, *Anatomie*, S. 207 f.
122 *Zitat Cicero: Vom Redner*, übersetzt von Raphael Kühner, Stuttgart 1858, 1. Buch, XXVI; eingesehen unter Projekt Gutenberg.
124 *William Gladstones Opiumkonsum*: Oppenheim, «Shattered Nerves», S. 114.
124 *Zitat Wilberforce*: Davenport-Hines, *Pursuit of Oblivion*, S. 56.
124 *Laurence Olivier*: *Bekenntnisse eine Schauspielers*, übersetzt von Gerhard Beckmann, Berlin 1988 S. 354.

125 *Zitat Cicero*: Cicero, *Vom Redner*, übersetzt von Raphael Kühner, Stuttgart 1873, 1. Buch, XXVI; eingesehen unter Projekt Gutenberg.

125 *Zitat William Cowper*: «Memoir of William Cowper», in: *Proceedings of the American Philosophical Society* 97, Nr. 4 (1953), S. 359–382.

125 *Zitat Gandhi*: Taylor Clarks, *Nerve*, Kapitel 5.

126 *Zu Thomas Jefferson*: Joshua Kendalls *American Obsessives*, S. 21.

127 *Zu Jay Mohr*: Mohr, *Gasping for Airtime*, S. 134.

127 *Zu Hugh Grant*: «Hugh Grant: Behind That Smile Lurks a Deadly Serious Film Star», in: *USA Today*, 17. Dezember 2009.

127 *Zu Elfriede Jelinek*: «A Gloom of Her Own», in: *The New York Times Magazine*, 21. November 2004.

128 *Zitat Darwin*: Charles Darwin, *Gesammelte Werke*, S. 1354.

129 *Fußnote, Sigmund Freud und Kokain*: siehe z. B. Kramer, *Freud*, S. 42.

129 *Erste Fallstudie für Erythrophobie 1848*: Johann Ludwig Casper, *Handbuch der gerichtlich-medizinischen Leichen-Diagnostik*, 1857, Nachdruck Hamburg 2011.

129 *Zitat Darwin*: Darwin, *Gesammelte Werke*, S. 1348.

130 *Zitat Thomas Burgess*: Burgess, *Physiology or Mechanism of Blushing*, S. 49.

131 *Paul Hartenberg 1901*: Hartenberg, *Les timides et la timidité*, Paris 1901.

131 *Fußnote, Janet*: Pierre Janet, *Les obsessions et la psychasthénie*, Paris 1903.

132 *Kulturvergleichende Studie zur sozialen Phobie in Japan*: Ken-Ichiro Okano, «Shame and Social Phobia: A Transcultural Viewpoint», in: *Bulletin of the Menninger Clinic*, 58, Nr. 3 (1994), S. 323–338.

132 *Aufsatz Liebowitz 1985*: Michael Liebowitz u. a., «Social Phobia», in: *Archives of General Psychiatry* 42, Nr. 7 (1985), S. 729–736.

132 *Begriff «soziale Angststörung» in der Presse*: «Disorders Made to Order», in: *Mother Jones*, Juli/August 2002.

135 *23 Prozent unternehmen einen Selbstmordversuch*: siehe Manjula u. a., «Social Anxiety Disorder (Social Phobia) – a Review», in: *International Journal of Pharmacology and Toxicology* 2, Nr. 2 (2012), S. 55–59.

136 *Zitat Burke*: Edmund Burke, *Vom Erhabenen und Schönen*, übersetzt von Friedrich Bassenge, Berlin 1956, S. 91.

139 *Zitat Epiktet*: Epiktet, *Das Buch vom geglückten Leben*, übersetzt von Carl Conz, München 2007, S. 15.

139 *Studien an der University of Wisconsin*: siehe Davidson u. a., «While a Phobic Waits: Regional Brain Electrical and Autonomic Activity in Social Phobias During Anticipation of Public Speaking», in: *Biological Psychiatry* 47 (2000), S. 85–95.

140 *Zitate Epiktet*: *Handbüchlein der stoischen Moral*, übersetzt von Carl Conz, *Langenscheidtsche Bibliothek sämtlicher griechischen und römischen Klassiker*, Bd. 30, Berlin o. J., S. 22; *Unterredungen*, Deutsche Bibliothek, Berlin o. J., S. 101.

141 *Psychiaterin Kathryn Zerbe*: siehe z. B. Kathryn J. Zerbe, «Uncharted Waters: Psychodynamic Considerations in the Diagnosis and Treatment of Social Phobia», in: *Bulletin of the Menninger Clinic* 58, Nr. 2 (1994), S. A3. Siehe auch Capps, *Social Phobia*, S. 120–125.

143 *Zitat R. Chris Fraley*: «Anxious Adults Judge Facial Cues Faster, but Less Accurately», in: *Science News, 19. Juli* 2006.

143 *Zitat Alexander Bystritsky*: «Whaddya Mean by That Look?», in: *Los Angeles Times*, 26. Juli 2006.

143 *Arne Öhman:* siehe z. B. Arne Öhman, «Face the Beast and Fear the Face: Animal and Social Fears as Prototypes for Evolutionary Analyses of Emotion», in: *Psychophysiology* 23, Nr. 2 (März 1986), S. 123–145.

143 *Fall des sechsundfünfzig Jahre alten Zahnarztes Ned:* John R. Marshall, *Social Phobia,* S. 50.

144 *Studie des National Institute of Mental Health:* K. Blair u. a., *The American Journal of Psychiatry* 165, Nr. 9 (September 2008), S. 193–202; K. Blair u. a., «Neural Response to Self- and Other Referential Praise and Criticism in Generalized Social Phobia», in: *Archives of General Psychiatry* 65, Nr. 10 (Oktober 2008), S. 1176–1184. K. Blair u. a., *Archives of General Psychiatry* 65, Nr. 10 (Oktober 2008), S. 1176–1184.

145 *Zitat der NIHM-Forscher zur generalisierten sozialen Phobie:* K. Blair u. a., *Archives of General Psychiatry* 65, Nr. 10 (Oktober 2008), S. 1176–1184.

145 *Reaktion von Probanden auf Fotos, die sie nicht bewusst wahrgenommen haben:* siehe z. B. Murray B. Stein u. a., «Increased Amygdala Activation to Angry and Contemptuous Faces in Generalized Social Phobia», in: *Archives of General Psychiatry* 59, Nr. 11 (2002), S. 1027.

146 *Studie im* Journal of Cognitive Neuroscience: Zinbarg u. a., «Neural and Behavioral Evidence for Affective Priming from Unconsciously Perceived Emotional Facial Expressions and the Influence of Trait Anxiety», in: *Journal of Cognitive Neuroscience* 20, Nr. 1 ( January 2008), S. 95–107.

147 *Der Psychiater Murray Stein:* Murray B. Stein, «Neurobiological Perspectives on Social Phobia: From Affiliation to Zoology», in: *Biological Psychiatry* 44, Nr. 12 (1998), S. 1277.

147 *Sapolskys Pavianstudien:* siehe z. B. Robert Sapolsky, «Testicular Function, Social Rank and Personality Among Wild Baboons», in: *Psychoneuroendocrinology* 16, Nr. 4 (1991), S. 281–293; Robert Sapolsky, «The Endocrine Stress-Response and Social Status in the Wild Baboon», in: *Hormones and Behavior* 16, Nr. 3 (September 1982), S. 279–292; Robert Sapolsky, «Stress-Induced Elevation of Testosterone Concentrations in High Ranking Baboons: Role of Catecholamines», in: *Endocrinology* 118, Nr. 4 (April 1986), S. 1630.

149 *Fußnote, Studie zu den glücklichsten Affen:* Gesquiere u. a., «Life at the Top: Rank and Stress in Wild Male Baboons», in: *Science* 333, Nr. 6040 (Juli 2011), S. 357–360.

150 *Affen mit niedrigem Serotoninspiegel:* siehe z. B. Raleigh u. a., «Serotonergic Mechanisms Promote Dominance Acquisition in Adult Male Vervet Monkeys», in: *Brain Research* 559, Nr. 2 (1991), S. 181–190.

150 *Veränderte Serotoninfunktion bei Angstpatienten:* z. B. Lanzenberger u. a., «Reduced Serotonin-1A Receptor Binding in Social Anxiety Disorder», in: *Biological Psychiatry* 61, Nr. 9 (Mai 2007), S. 1081–1089.

150 *Fluoxetin und Paroxetin bei sozialer Angst:* siehe z. B. Van der Linden u. a., «The Efficacy of the Selective Serotonin Reuptake Inhibitors for Social Anxiety Disorder (Social Phobia), A Meta-analysis of Randomized Controlled Trials», in: *International Clinical Psychopharmacology* 15, Suppl. 2 (2000), S. S15–23; Stein u. a., «Serotonin Transporter Gene Promoter Polymorphism Predicts SSRI Response in Generalized Social Anxiety Disorder», in: *Psychopharmacology* 187, Nr. 1 ( Juli 2006), S. 68–72.

150 *Wirkung von SSRI bei gesunden Patienten:* siehe z. B. Wai S. Tse und Alyson Bond, «Serotonergic Intervention Affects Both Social Dominance and Affiliative Behaviour», in: *Psychopharmacology,* 161 (2002), S. 324–330.

150 *Dopaminspiegel bei Affen an der Spitze der Hierarchie:* siehe z. B. Morgan u. a., «Social

Dominance in Monkeys: Dopamine D2 Receptors and Cocaine Self-Administration», in: *Nature Neuroscience* 5 (2002), S. 169–174; Morgan u. a., «Predictors of Social Status in Cynomolgus Monkeys (*Macaca fascicularis*) After Group Formation», in: *American Journal of Primatology* 52, Nr. 3, S. 115–131.

150 *Dopaminspiegel von Patienten mit sozialer Angststörung*: Siehe z. B. Stein und Stein, «Social Anxiety Disorder», in: *Lancet* 371 (2008), S. 1115–1125.

150 *Studie aus dem Jahr 2008 zu Parkinsonpatienten*: Arthur Kummer, Francisco Cardoso und Antonio L. Teixeira, «Frequency of Social Phobia and Psychometric Properties of the Liebowitz Social Anxiety Scale in Parkinson's Disease», in: *Movement Disorders* 23, Nr. 12 (2008), S. 1739–1743.

150 *Zahlreiche Studien zu Dopamin*: siehe z. B. Schneier u. a., «Low Dopamine D2 Reception Binding Potential in Social Phobia», in: *The American Journal of Psychiatry* 157 (2000), S. 457–459.

150 *Murray Stein zur Dopaminfunktion*: Murray B. Stein, «Neurobiological Perspectives on Social Phobia: from Affiliation to Zoology», in: *Biological Psychiatry* 44, Nr. 12 (1998), S. 1277–1285. Siehe auch David H. Skuse und Louise Gallagher, «Dopaminergic-Neuropeptide Interactions in the Social Brain», in: *Trends in Cognitive Sciences* 13, Nr. 1 (2009), S. 27–35.

152 *Spektrum zwischen Schüchternheit und Extrovertiertheit*: siehe z. B. Seth J. Gillihan u. a., «Association Between Serotonin Transporter Genotype and Extraversion», in: *Psychiatric Genetics* 17, Nr. 6 (2007), S. 351–354.

152 *Robert Sapolskys Erkenntnisse zum Glucocorticoidspiegel*: Sapolsky, «Social Status and Health in Humans and Other Animals», in: *Annual Review of Anthropology* 33 (2004), S. 393–418.

152 *Der deutsche Psychobiologe Dirk Hellhammer*: Dirk Helmut Hellhammer u. a., «Social Hierarchy and Adrenocortical Stress Reactivity in Men», in: *Psychoneuroendocrinology* 22, Nr. 8 (1997), S. 643–650.

154 *Fußnote, Barbara Markway*: Barbara G. Markway und Gregory P. Markway, *Frei von Angst und Schüchternheit: Soziale Ängste besiegen. Ein Selbsthilfeprogramm*, übersetzt von Andreas Nohl, Weinheim/Basel/Berlin 2003.

157 *Aufsatz 1908*: Robert M. Yerkes und John D. Dodson, «The Relation of Strength of Stimulus to Rapidity of Habit-Formation», in: *The Journal of Comparative Neurology and Psychology* 18, Nr. 5 (1908), S. 459–482.

157 *Fußnote, Reno Bertoia*: Tone, *The Age of Anxiety*, S. 113 f.

163 *Zitat Anderson*: Ballard, *Beautiful Game*, S. 76.

163 *Explicit Monitoring Theory*: Sian L. Beilock und Thomas H. Carr, «On the Fragility of Skilled Performance: What Governs Choking Under Pressure?», in: *Journal of Experimental Psychology: General* 130, Nr. 4 (2001), S. 701.

163 *Verbesserung der Leistung durch Ablenkung*: mehr dazu siehe Beilock, *Choke*.

164 *Sportpsychologe Bradley Hatfield*: zitiert in Clark, *Nerve*, S. 208.

165 *Aristodemos*: Herodot, *Die Geschichten des Herodotos*, übersetzt von Friedrich Lange, Leipzig 1885, S. 235 f.

165 *Soldaten gegen Angst abhärten*: Gabriel, *No More Heroes*, S. 104.

166 *Beruhigungsmittel Baldrian*: ebenda, S. 139.

166 *Forscher an der Johns-Hopkins-Universität*: «Stress Detector for Soldiers», BBC World News, 29. Mai 2002.

166 *Angelsächsische Chronik*: Gabriel, *No More Heroes*, S. 51.

166 *Kriegsneurosen britischer Soldaten im Ersten Weltkrieg*: Herman, *Die Narben der Gewalt*, S. 36.

166 *Zeitschriftenbeitrag 1914*: «The Psychology of Panic in War», in: *American Review of Reviews* 50 (Oktober 1914), S. 629.

167 *Zitat George Marshall*: Barber, *Comfortably Numb*, S. 73.

167 *Zitat britische Generäle und britischer Oberst*: Bourke, *Fear*, S. 219.

167 *General George Patton*: Shephard, *War of Nerves*, S. 219.

167 *Unehrenhafte Entlassung eines US-Soldaten im Irakkrieg*: Jeffrey Gettleman, «Reduced Charges for Soldier Accused of Cowardice in Iraq», in: *The New York Times*, 7. November 2003.

168 *William Henry 1862*: Jacob Mendes Da Costa, «On Irritable Heart: A Clinical Study of a Form of Functional Cardiac Disorder and Its Consequences», in: *The American Journal of the Medical Sciences* 121, Nr. 1 (1871), S. 2–52.

168 *Magen-Darm-Probleme bei US-Soldaten im Zweiten Weltkrieg*: Collins, *Violence*, S. 46.

168 *US-Kampfdivision Frankreich 1944*: Paul Fussell, «The Real War, 1939–45», in: *The Atlantic*, August 1989.

168 *Umfrage unter Infanteristen*: Kaufman, «‹Ill Health› as an Expression of Anxiety in a Combat Unit», in: *Psychosomatic Medicine* 9 (März 1947), S. 108.

169 *Zitat Oberst*: Clark, *Nerve*, S. 234.

169 *Zitat William Manchester*: Manchester, *Goodbye, Darkness*, S. 5.

169 *Zitat Christopher Hitchens*: Hitchens, «The Blair Hitch Project», in: *Vanity Fair*, Februar 2011.

169 *Napoleon*: Alvarez, *Nervousness*, S. 18.

170 *Zitat Homer*: *Ilias*, übersetzt von Johann Heinrich Voß, Frankfurt a. M. 1990; eingesehen unter Projekt Gutenberg.

171 *Umfassende Studien im Zweiten Weltkrieg*: siehe z. B. Grinker und Spiegel, *Men Under Stress*.

171 *Zitate John Leach*: Leach, *Survival Psychology*, S. 24 f.

171 *Zivilisten mit neurotischen Störungen*: Janis, *Air War*, S. 80.

171 *Zitat zur Gelassenheit von Neurotikern*: Bourke, *Fear*, S. 231.

171 *Ein Psychiater stellte die Vermutung an*: Felix Brown, «Civilian Psychiatric Air-Raid Casualties», in: *The Lancet* 237, Nr. 6144 (Mai 1941), S. 689.

172 *V. A. Krals Studie zu Stress*: V. A. Kral, Psychiatric Observations Under Severe Chronic Stress», in: *The American Journal of Psychiatry* 108 (1951), S. 185–192.

173 *Studie 2012 in Injury Prevention*: Kathleen E. Bachynski u. a., «Mental Health Risk Factors for Suicides in the US Army, 2007–8», in: *Injury Prevention* 18, Nr. 6 (2012), S. 405–412.

173 *Angst und Depression bei Afghanistan- und Irakveteranen*: Hoge u. a., «Mental Health Problems, Use of Mental Health Services, and Attrition from Military Service After Returning from Deployment to Iraq or Afghanistan», in: *JAMA* 259, Nr. 9 (2006), S. 1023–1032.

173 *Früher Tod bei Veteranen mit PBTS*: Boscarino, Joseph, «Post-traumatic Stress Disorder and Mortality Among U.S. Army Veterans 30 Years After Military Service», in: *Annals of Epidemiology* 16, Nr. 4 (2006), S. 248–256.

173 *Selbstmordrate erreichte 2012 ein Zehnjahreshoch*: «Mike Mullen on Military Veteran Suicide», in: *Huffington Post*, 2. Juli 2012.

174 *Zitat Morgan zum SERE-Training*: Charles A. Morgan u. a., «Relationship Among

Plasma Cortisol, Catecholamines, Neuropeptide Y, and Human Performance During Exposure to Uncontrollable Stress», in: *Psychosomatic Medicine* 63, Nr. 3 (2001), S. 412–422.

175 *Hoher NPY-Wert*: «Intranasal Neuropeptide Y May Offer Therapeutic Potential for Post-traumatic Stress Disorder», in: *Medical Press*, 23. April 2013.

175 *Fußnote, NPY als Nasenspray*: Charles A. Morgan u. a., «Trauma Exposure Rather Than Posttraumatic Stress Disorder Is Associated with Reduced Baseline Plasma Neuropeptide-Y Levels», in: *Biological Psychiatry* 54, Nr. 10 (2003), S. 1087–1091.

176 *Forscher der Universität von Michigan*: Brian J. Mickey u. a., «Emotion Processing, Major Depression, and Functional Genetic Variation of Neuropeptide Y», in: *Archives of General Psychiatry* 68, Nr. 2 (2011), S. 158.

176 *Glukokortikoidrezeptoren in den Blutzellen*: Mirjam van Zuiden u. a., «Pre-existing High Glucocorticoid Receptor Number Predicting Development of Posttraumatic Stress Symptoms After Military Deployment», in: *The American Journal of Psychiatry* 168, Nr. 1 (2011), S. 89–96.

178 *Zitat John Havlicek*: George Plimpton, «Sportsman of the Year Bill Russell», in: *Sports Illustrated*, 23. Dezember 1968.

178 *Verschieben des Aufwärmtrainings 1960*: siehe z. B. John Taylor, *The Rivalry: Bill Russell, Wilt Chamberlain, and the Golden Age of Basketball*, New York 2005.

179 *Zitate Patterson*: Gay Talese, «Der Verlierer», abgedruckt in: *Frank Sinatra ist erkältet*, übersetzt von Christoph Hahn und Sky Nonhoff, Frankfurt a. M. 2009, S. 163, 165.

180 *Giuseppe Pardo Roques*: Dieser Abschnitt über die Kriegszeit in Pisa stammt aus Arieti, *Parnas*.


### Kapitel 5: «Ein Sack voller Enzyme»

187 *Zitat Hippokrates*: *Die Aphorismen des Hippokrates*, hg. von C. v. Boenninghausen, Leipzig 1863, S. 529.

190 *Wirkung von Celexa bei Gorillas*: «Restless Gorillas», in: *Boston Globe*, 28. September 28, 2003; «Restless and Caged, Gorillas Seek Freedom», in: *Boston Globe*, 29. September 2003.

191 *Zitat Sigmund Freud und Kokain*: zitiert u. a. in Kramer, *Freud*, S. 33; dt. aus Max Nordau, *Die conventionellen Lügen der Kulturmenschheit*, Leipzig 1884, S. 12. Mehr zu Freuds Kokainkonsum siehe Markel, *An Anatomy of Addiction*.

191 *Zitat Freud, «Zaubermittel»*: Brief an Martha Bernays vom 9.5.1884, u. a. zitiert in Davenport-Hines, *Pursuit of Oblivion*, S. 154.

192 *Ironie der Medizingeschichte*: Darauf weist unter anderem Peter Kramer hin.

193 *Zitat Beckett*: Samuel Beckett, *Warten auf Godot*, übersetzt von Elmar Tophoven, Frankfurt a. M. 2011, S. 21.

193 *Alkohol, Marihuana und Opium in den bekannten Mitteln jener Zeit*: Tone, *Age of Anxiety*, S. 10.

193 *Fußnote, Zitat Adolphus Bridger*: Shorter, *Before Prozac*, S. 15.

194 Merck Manual *von 1899*: Tone, *Age of Anxiety*, S. 10.

195 New York Times *über Veronal*: «Topics of the Times», in: *The New York Times*, 23. Januar 1906.

195 Merck Manual *in den 1930er Jahren*: Tone, *Age of Anxiety*, S. 22.

196 New York Times *über Barbiturate*: zitiert Tone, *Age of Anxiety*, S. 25.

196 *Frank Berger und die Entwicklung von Miltown*: Diese Geschichte stützt sich auf Andrea Tone, *Age of Anxiety*, Edward Shorter, *Before Prozac*, und Mickey Smith, *Small Comfort*.

197 *Zitat Pharmamanager zum Penicillin*: Tone, *Age of Anxiety*, S. 34.

197 *Zitat Berger zur beruhigenden Wirkung von Mephenesin auf Mäuse*: Taylor Manor Hospital, *Discoveries in Biological Psychiatry*, S. 122.

198 *Zitat Berger über Affen-Experimente*: Tone, *Age of Anxiety*, S. 43.

198 *Zitat Ärzte der Universität von Oregon*: Henry H. Dixon u. a., «Clinical Observations on Tolserol in Handling Anxiety Tension States», in: *The American Journal of the Medical Sciences* 220, Nr. 1 (1950), S. 23–29.

199 *Bericht des Psychiaters in New Jersey*: Borrus, «Study of Effect of Miltown (2-Methyl-2-n-Propyl-1,3-Propoanediol Dicarbamate) on Psychiatric States», in: *The Journal of the American Medical Association*, 30. April 1955, S. 1596–1598.

199 *Psychiater in Florida*: Lowell Selling, «Clinical Use of a New Tranquilizing Drug», in: *The Journal of the American Medical Association*, 30. April 1955, S. 1594–1596.

200 *Gespräch Berger – Kline*: zitiert in Tone, *Age of Anxiety*, S. 52.

200 *Carter Products verkaufte Medikamente im Wert von 7500 Dollar*: «Onward and Upward with the Arts: Getting There First with Tranquility», in: *The New Yorker*, 3. Mai 1958.

200 *500 000 Dollar im Dezember*: Restak, *Poe's Heart*, S. 187.

200 *Zitat Kolumne Los Angeles*: Tone, *Age of Anxiety*, S. 57.

201 *Lucille Balls Assistentin*: ebenda.

201 *Zitat Tennessee Williams*: ebenda.

201 *Tallulah Bankhead*: ebenda, S. 58.

201 *Zitat Milton Berle*: Restak, *Poe's Heart*, S. 187.

201 *Dalí-Installation für 100 000 Dollar*: Tone, *Age of Anxiety*, S. 76.

202 *Zitat Richard Restak*: *Poe's Heart*, S. 187.

202 *Zitat Kline*: Aussage Nathan S. Kline, *False and Misleading Advertisements (Prescription Tranquilizing Drugs)*, S. Hearings Before a Subcommittee of the Committee on Government Operations, S. 4.

202 *Klines Worte gegenüber einem Journalisten*: «Soothing, but Not for Businessmen», in: *Business Week*, 10. März 1956.

202 *75 Prozent der Ärzte verschrieben Miltown*: Tone, *Age of Anxiety*, S. 90.

203 *Zitat Freud*: Jenseits des Lustprinzips, in: *Gesammelte Werke*, Bd. 13, Frankfurt a. M. 1967, S. 65.

203 *Zitat Jean Sigwald*: Shorter, *Before Prozak*, S. 49.

204 *Zitate Henri Laborit*: Shorter, *Geschichte der Psychiatrie*, S. 373 f.

205 *Zitat Pharmareferent*: Valenstein, *Blaming the Brain*, S. 27.

205 *Zitat Lehmann*: Tone, *Age of Anxiety*, S. 80.

205 *Fußnote, Zitat Lehmann*: Valenstein, *Blaming the Brain*, S. 27.

206 *Zitat Brontë*: Charlotte Brontë, *Jane Eyre*, übersetzt von Maria von Borch, Stuttgart 1847; http://gutenberg.spiegel.de/buch/519/4.

211 *Fußnote, David Foster Wallace*: siehe z. B. D. T. Max, «The Unfinished», in: *The New Yorker*, 9. März 2009.

212 *Zitat Kline*: Kline, *From Sad to Glad*, S. 122.

212 *«Funken» und «Suppen»*: Valenstein, *Blaming the Brain*, S. 60–62.

212 *Zitat Leslie Iversen*: Abbott, Alison, «Neuroscience: The Molecular Wake-up Call», in: *Nature* 447, Nr. 7143 (2007), S. 368–370.

213 *Gaddum und LSD:* Shorter, *Before Prozac*, S. 69.
214 *Zitat Shakespeare:* William Shakespeare, *Macbeth*, übersetzt von Frank Günther, München 2006, S. 173.
215 *Reserpin an 94 000 Patienten:* Valenstein, *Blaming the Brain*, S. 69 f.
215 *Reserpinexperiment mit Kaninchen:* Healy, *Creation of Psychopharmacology*, S. 106, S. 205 f.
215 *Brodies Aufsatz 1955:* Alfred Pletscher, Parkhurst A. Shore und Bernard B. Brodie, «Serotonin Release as a Possible Mechanism of Reserpine Action», in: *Science* 122, Nr. 3165 (1955), S. 374 f.
215 *Brücke zwischen Neurochemie und Verhalten:* Healy, *Antidepressant Era*, S. 148.
217 *Werbung für Iproniazid 1957:* Shorter, *Before Prozac*, S. 52.
217 *1957 berichtete Kuhn:* Roland Kuhn, «Über die Behandlung depressiver Zustände mit einem Iminodibenzylderivat», in: *Schweizerische Medizinische Wochenschrift* 35/36 (1957), S. 1135–1140; Zitate S. 1136.
218 *Fußnote, Kuhn und Imipramin:* Healy, *Antidepressant Era*, S. 52, S. 58; Barondes, *Better Than Prozac*, S. 31 f.; Shorter, *Before Prozac*, S. 61.
219 *Zitat Schildkraut:* Shorter, *Before Prozac*, S. 62.
219 *Aufsatz Schildkraut 1965:* Joseph J. Schildkraut, «The Catecholamine Hypothesis of Affective Disorders: A Review of Supporting Evidence», in: *The American Journal of Psychiatry* 122, Nr. 5 (1965), S. 509–522.

### Kapitel 6: Eine kurze Geschichte der Panik

221 *Zitat Freud:* Sigmund Freud, «Über die Berechtigung, von der Neurasthenie einen bestimmten Symptomenkomplex als ‹Angst-Neurose› abzutrennen», in: *Gesammelte Werke*, Bd. 1, S. 319.
225 *Zitat David V. Sheehan:* Angst, S. 49.
225 *Zitat Donald F. Klein, Superkokain:* «Commentary by a Clinical Scientist in Psychopharmacological Research», in: *Journal of Child and Adolescent Psychopharmacology* 17, Nr. 3 (2007), S. 284–287.
226 *Rückgang der Angst nach Imipramin:* Donald F. Klein, «Anxiety Reconceptualized», in: *Comprehensive Psychiatry* 21, Nr. 6 (1980), S. 411.
227 *Zitate Freud:* Sigmund Freud, «Über die Berechtigung, von der Neurasthenie einen bestimmten Symptomenkomplex als ‹Angst-Neurose› abzutrennen», in: *Gesammelte Werke*, Bd. 1, S. 318 ff.
228 *Zitat Klein zur dominierenden Theorie der amerikanischen Psychiatrie:* «Anxiety Reconceptualized», in: Donald F. Klein und Judith G. Rabkin (Hg.), *Anxiety: New Research and Changing Concepts*, New York 1981, S. 235; zitiert in Kramer, *Glück auf Rezept*, S. 101.
229 *Kleins Bericht zu Imipramin 1962:* Donald F. Klein und Max Fink, «Psychiatric Reaction Patterns to Imipramine», in: *The American Journal of Psychiatry*, 119, Nr. 5 (1962), S. 432–438.
229 *Zitat «Schuss in den Ofen»:* Kramer, *Glück auf Rezept*, S. 103.
229 *Weitere Aufsätze in den folgenden Jahren:* Donald F. Klein, «Delineation of Two Drug-Responsive Anxiety Syndromes», in: *Psychopharmacology* 5, Nr. 6 (1964), S. 397–408; Klein und Oaks, «Importance of Psychiatric Diagnosis in Prediction of Clinical Drug Effects», in: *Archives of General Psychiatry* 16, Nr. 1 (1967), S. 118.

229 *Zitat Nemiah*: Kramer, *Glück auf Rezept*, S. 344, FN 11.

230 *Zitat Kramer*: Kramer, *Glück auf Rezept*, S. 98.

231 *Ankündigung eines Vortrags von Frank Berger*: Tone, *The Age of Anxiety*, S. 111.

232 *Fußnote, Kraepelin*: Shorter, *Geschichte der Psychiatrie*, S. 158 ff.

233 *Fußnote, Astrologen*: MacDonald, *Mystical Bedlam*, S. 13–35.

235 *Zitat Paul Fink*: Caplan, *They Say You're Crazy*, S. 234.

235 *Zitat Kirk und Kutchins*: *Making Us Crazy*, S. 28.

235 *David Sheehan über das Dinner in Manhattan*: «Rethinking Generalized Anxiety Disorder and Depression», Vortrag auf einer Konferenz der Anxiety Disorders of America Association, Savannah, Ga., 7. März 2008.

237 *Anweisung an Sternbach, einen Tranquilizer zu erfinden*: Sternbachs Bericht stammt unter anderem aus: Baenninger u. a., *Good Chemistry*, S. 65–78; Tone, *Age of Anxiety*, S. 120–140.

237 *Leo Sternbachs Aussage zu Librium*: «The Discovery of Librium», in: *Agents and Actions* 2 (1972), S. 193–196.

238 *Wilder Luchs*: Smith, *Small Comfort*, S. 74.

238 *Schlagzeile Tiger*: zitiert in Davenport-Hines, *Pursuit of Oblivion*, S. 327.

238 *Aussage Sternbach zu seinem Selbstversuch*: Tone, *Age of Anxiety*, S. 130.

238 *Studie 1960*: Joseph M. Tobin und Nolan D. C. Lewis, «New Psychotherapeutic Agent, Chlordiazepoxide Use in Treatment of Anxiety States and Related Symptoms», in: *The Journal of the American Medical Association* 174, Nr. 10 (1960), S. 1242–1249.

239 *Zitat Studienleiter*: Harry H. Farb, «Experience with Librium in Clinical Psychiatry», in: *Diseases of the Nervous System* 21 (1960), S. 27.

239 *Werbekampagne der Firma Hoffmann-La Roche 1960*: Shorter, *Before Prozac*, S. 100.

239 *Librium und Gin*: M. Marinker, «The Doctor's Role in Prescribing», in: *The Journal of the Royal College of General Practitioners* 23, Suppl. 2 (1973), S. 26.

239 *Valiumumsatz über 230 Millionen Dollar*: Restak, *Poe's Heart*, S. 191.

239 *Jede fünfte Frau und jeder dreizehnte Mann*: Valenstein, *Blaming the Brain*, S. 56.

240 *18 Prozent der US-Ärzte nahmen Tranquillizer*: George E. Vaillant, Jane R. Brighton und Charles McArthur, «Physicians' Use of Mood-Altering Drugs: A 20-Year Follow-up Report», in: *The New England Journal of Medicine* 282 (12. Februar 1970), S. 365–370.

240 *Libriumanzeige aus den 1970er Jahren*: zitiert in Smith, *Small Comfort*, S. 113.

240 *Zitat Leo Hollister*: Hollister, *Clinical Use of Psychotherapeutic Drugs*, S. 111.

241 *Gordons Autobiographie*: Barbara Gordon, *Ich tanze so schnell ich kann*, übersetzt von Brigitte Stein, München 1980.

241 *Stopping Valium*: Eve Bargmann u. a., *Stopping Valium, and Ativan, Centrax, Dalmane, Librium, Paxipam, Restoril, Serax, Tranxene, Xanax*, Washington, D.C. 1982.

241 *Zitat Kongress 1971*: D. Jacobs, «The Psychoactive Drug Thing: Coping or Cop Out?», in: *Journal of Drug Issues* 1 (1971), S. 264–268.

241 *Fußnote, Anzeige Roche*: siehe z. B. *The American Journal of Psychiatry* 126 (1970), S. 1696. Die Anzeige wurde auch in den *Archives of General Psychiatry* geschaltet.

241 *Fußnote, Friedan*: Betty Friedan, *Der Weiblichkeitswahn oder die Selbstbefreiung der Frau: ein Emanzipationskonzept*, übersetzt von Margaret Carroux, Reinbek 1966.

242 *Leitartikel in* The Lancet: Zitat aus Smith, *Small Comfort*, S. 91.

245 *Zitat David Knott*: Whitaker, *Anatomy of an Epidemic*, S. 137.

245 *Wissenschaftliche Aufsätze zur Wirkung von Benzodiazepinen auf das Gehirn*: M. H.

Lader, M. Ron und H. Petursson, «Computed Axial Brain Tomography Long-Term Benzodiazepine Users», in: *Psychological Medicine* 14, Nr. 1 (1984), S. 203–206. Ein Überblick findet sich in «Brain Damage from Benzodiazepines», in: *Psychology Today*, 18. November 2010.

## Kapitel 7: Medikamente und die Bedeutung der Angst

246 *Zitat Edward Shorter:* Geschichte der Psychiatrie, S. 477 f.

257 *2002 nahmen 25 Millionen Amerikaner SSRI-Antidepressiva ein:* M. N. Stagnitti, *Trends in Antidepressant Use by the U.S. Civilian Non-institutionalized Population, 1997 and 2002,* Statistical Brief 76, Rockville, Md.: Agency for Healthcare Research and Quality, Mai 2005.

257 *33 Millionen Amerikaner:* United Press International, «Study: Psych Drugs Sales Up», 28. März 2007.

257 *Spuren von Prozac in US-Ökosystemen:* siehe z. B. «In Our Streams: Prozac and Pesticides», in: *Time,* 25. August 2003; «River Fish Accumulate Human Drugs», in: *Nature News Service,* 5. September 2003; «Frogs, Fish, and Pharmaceuticals: A Troubling Brew», CNN.com, 14. November 2003; «Prozac in the Water», in: *Governing* 19, Nr. 12 (September 2006); «Fish on Prozac Are Violent and Obsessive», Smithsonian.com, 12. November 2012.

257 *Zitat deutsche Zulassungsbehörde:* Healy, *Let Them Eat Prozac,* S. 39.

257 *Fußnote, Studien der 1980er Jahre:* siehe Breggin, *Talking Back to Prozac,* S. 49. Siehe auch Healy, *Let Them Eat Prozac,* S. 37.

258 *Zitat Edward Shorter:* Shorter, *Before Prozac,* S. 172.

258 *Fußnote, Einar Hellbom:* Einar Hellbom, «Chlorpheniramine, Selective Serotonin-Reuptake Inhibitors (SSRIs) and Over-the-Counter (OTC) Treatment», in: *Medical Hypotheses* 66, Nr. 4 (2006), S. 689–690. Siehe auch Einar Hellbom und Mats Humble, «Panic Disorder Treated with the Antihistamine Chlorpheniramine», in: *Annals of Allergy, Asthma, and Immunology* 90 (2003), S. 361.

259 *David Wong, Biochemiker bei Eli Lilly:* Healy, *Let Them Eat Prozac,* S. 39.

260 *Handelsname Prozac:* «Eternal Sunshine», in: *The Observer,* 12. Mai 2007.

260 *Zitat Kramer:* Peter Kramer, *Glück auf Rezept,* S. 15.

261 *Zitat David Healy:* Barber, *Comfortably Numb,* S. 55.

261 *Zitat Frank Berger:* Shorter, *Before Prozac,* S. 44.

262 *Titelgeschichte Newsweek:* Sharon Begley, «Why Antidepressants Are No Better Than Placebos», in: *Newsweek,* 28.1.2010.

262 *Das British Medical Journal zur Wirksamkeit von SSRI:* Joanna Moncrieff und Irving Kirsch, «Efficacy of Antidepressants in Adults», in: *British Medical Journal* 331, Nr. 7509 (2005), S. 155.

262 *Zitat Martin Seligman:* Barber, *Comfortably Numb,* S. 106.

263 *Häufigkeit von Depressionen in Island:* Tómas Helgason, Helgi Tómasson und Tómas Zoega, «Antidepressants and Public Health in Iceland: Time Series Analysis of National Data», in: *The British Journal of Psychiatry* 184, Nr. 2 (2004), S. 157–162.

263 *Krankheitstage in Großbritannien wegen Depression und Angst:* Joanna Moncrieff und Joceline Pomerleau, «Trends in Sickness Benefi ts in Great Britain and the Contribution Disorders», in: *Journal of Public Health* 22, Nr. 1 (2000), S. 59–67.

263 *Verdreifachung der Depressionserkrankungen in den USA*: Robert Rosenheck, «The Growth of Psychopharmacology in the 1990s: Evidence-Based Practice or Irrational Exuberance», in: *International Journal of Law and Psychiatry* 28, Nr. 5 (2005), S. 467–483.

263 *Anstieg um 1000 Prozent*: siehe z. B. Healy, *Let Them Eat Prozac*, S. 20. Siehe auch McHenry, «Ethical Issues in Psychopharmacology», in: *Journal of Medical Ethics* 32 (2006), S. 405–410.

263 *Zahlen der Weltgesundheitsorganisation*: www.who.int.

264 *Begriff «pharmakologischer Calvinismus»*: Greenberg, *Manufacturing Depression*, S. 193.

265 *Zitat Klerman*: Gerald L. Klerman, «A Reaffirmation of the Efficacy of Psychoactive Drugs», in: *Journal of Drug Issues* 1 (1971), S. 312–319.

265 *Zitat Studie National Institute of Mental Health*: Dean I. Manheimer u. a., «Popular Attitudes and Beliefs About Tranquilizers», in: *The American Journal of Psychiatry* 130, Nr. 11 (1973), S. 1246–1253.

266 *Statistik Depression als Erkrankung*: Mental Health America, Attitudinal Survey 2007.

267 *Studienbericht in* Science: Marie Asberg u. a., «‹Serotonin Depression› – Biochemical Subgroup Within the Affective Disorders?», in: *Science* 191, Nr. 4226 (1976), S. 478–480.

267 *Zitat Arvid Carlsson*: «CINP Meeting with the Nobels, Montreal, Canada, 25. Juni 2002: Speaker's Notes – Dr. Arvid Carlsson», in: *Collegium Internationale Neuro-Psychopharmacologicum Newsletter*, März 2003.

268 *George Ashcroft*: L. McHenry, «Ethical Issues in Psychopharmacology», in: *Journal of Medical Ethics* 32, Nr. 7 (2006), S. 405–410.

268 *Zitat Elliot Valenstein*: Valenstein, *Blaming the Brain*, S. 96.

268 *Zitat Kenneth Kendler*: Kenneth S. Kendler, «Toward a Philosophical Structure for Psychiatry», in: *The American Journal of Psychiatry* 162, Nr. 3 (2005), S. 433–440. Mehr zum Niedergang der Serotoninhypothese siehe Jeffrey R. Lacasse und Jonathan Leo, «Serotonin and Depression: A Disconnect Between the Advertisements and the Scientific Literature», in: *PLoS Medicine* 2, Nr. 12 (2005), S. e392.

273 *Zitat aus einer Walker-Percy-Biografie*: Tolson, *Pilgrim*, S. 129.

273 *Fußnote, Zitat Shelby Foote*: ebenda, S. 191.

274 *Fußnote, Zitate aus Walker Percys* Die Wiederkehr: S. 8, 14, 402, 403, 408.

274 *Zitat Percy 1957*: Dieser Essay wurde in der Sammlung *Signposts in a Strange Land* wiederabgedruckt.

275 *Fußnote, Zitate aus Percys* Thanatos-Syndrom: S. 33 f., S. 258.

276 *Percy, «The Coming Crisis of Psychiatry»*: zitiert und erläutert unter anderem in: Elie, *The Life You Save*, S. 276; Elliott und Chambers, *Prozac as a Way of Life*, S. 135.

### Kapitel 8: Trennungsangst

282 *Zitat Ron Kessler*: Kessler, «Comorbidity of Anxiety Disorders with Other Physical and Mental Disorders in the National Comorbidity Survey Replication», Präsentation auf der ADAA-Konferenz, Savannah, Ga., 7. März 2008.

284 *Zitat Freud*: «Hemmung, Symptom, Angst», in: *Gesammelte Werke*, Bd. 14, S. 167.

288 *Zitat Freud 1926*: ebenda.

288 *Zitat Freud 1905*: *Drei Abhandlungen zur Sexualtheorie*, in: *Gesammelte Werke*, Bd. 5, S. 125.

289 *Zitat Zugfahrt nach Leipzig 1859:* Berger, *Dream of Undying Fame,* S. 9; *Aus den Anfängen der Psychoanalyse: Briefe an Wilhelm Fließ 1887–1904,* S. 204.

289 *Freuds Romsehnsucht: Aus den Anfängen der Psychoanalyse: Briefe an Wilhelm Fließ 1887–1904,* S. 203.

290 *Zitat «Libido gegen matrem»: Aus den Anfängen der Psychoanalyse: Briefe an Wilhelm Fließ 1887–1904,* S. 189.

290 *Zitat Reiseangst:* Berger, *Freud,* S. 18; *Aus den Anfängen der Psychoanalyse: Briefe an Wilhelm Fließ 1887–1904,* S. 190.

290 *Zitat Eisenbahnangst:* Kramer, *Freud,* S. 20; Quelle: Sigmund Freud, *Drei Abhandlungen zur Sexualtheorie,* in: *Gesammelte Werke,* Bd. 5, S. 103.

290 *Zitat Ödipuskomplex: Aus den Anfängen der Psychoanalyse: Briefe an Wilhelm Fließ 1887–1904,* S. 193.

290 *Fußnote, Freud an Fließ:* ebenda.

292 *Zitat Otto Rank: Das Trauma der Geburt,* S. 14.

292 *Zitat Freud:* Traumdeutung 1908, *Die Traumdeutung,* in: *Gesammelte Werke,* Bd. 2–3, S. 406.

293 *Fußnote, Zitate Otto Rank:* ebenda, S. 89 f., 16, 132.

293 *Zitate Freud:* «Hemmung, Symptom und Angst», in: *Gesammelte Werke,* Bd. 14, S. 186 f.

294 *Zitat Freud zur Angst vor dem Verlust der mütterlichen Fürsorge:* ebenda., S. 203.

294 *Zitat Freud zur Angst als Überbleibsel der evolutionären Anpassung:* ebenda., S. 201.

295 *Zitat Bowlby: Trennung: Angst und Zorn,* S. 296.

295 *Zur Kindheit Bowlbys:* Karen, *Becoming Attached,* S. 30 f.

296 *Ausruf Bowlby auf einer Konferenz: Separation,* S. viii.

297 *Bowlby über Melanie Klein:* siehe Karen, *Becoming Attached,* S. 44.

297 *Bowlby und der Fall des ängstlichen Jungen:* ebenda., S. 45.

300 *Ainsworth in Uganda:* siehe dazu Ainsworth, *Infancy in Uganda* sowie Robert Karen, *Becoming Attached,* Kapitel 11.

304 *Lebensfreude der sicher gebundenen Kinder:* Karen, *Becoming Attached,* S. 180.

305 *Zitat John Bowlby: Bindung als sichere Basis,* S. 28.

306 *Konrad Lorenz' Aufsatz aus dem Jahr 1935:* Konrad Z. Lorenz, «Der Kumpan in der Umwelt des Vogels: Der Artgenosse als auslösendes Moment sozialer Verhaltungsweisen», in: *Journal für Ornithologie* 83 (1935), Heft 2, S. 137–215, Heft 3, S. 289–413.

306 *Fußnote, Zitat Hanna Segal:* Karen, *Becoming Attached,* S. 107.

307 *Forderungen nach einer «Exkommunikation»:* Issroff, *Winnicott and Bowlby,* S. 121.

307 *Harry Harlows Aufsatz 1958:* Harry Frederick Harlow, «The Nature of Love», in: *American Psychologist* (1958), S. 673–685.

309 *Zitat John Bowlby: Bindung als sichere Basis,* S. 18.

309 *Fußnote, zu Harlows Leben:* siehe z. B. Blum, *Die Entdeckung der Mutterliebe.*

309 *Robert Hinde, Ethologe in Cambridge:* siehe z. B. Yvette Spencer-Booth und Robert A. Hinde, «Effects of 6 Days Separation from Mother on 18- to 32-Week-Old Rhesus Monkeys», in: *Animal Behaviour* 19, Nr. 1 (1971), S. 174–191.

309 *Harry Harlow in einem späteren Aufsatz:* Harry F. Harlow und Margaret Harlow, «Learning to Love», in: *American Scientist* 54, Nr. 3 (1966), S. 244–272.

310 *Zitat Ventralkontakt:* Stephen J. Suomi, «How Gene-Environment Interactions Can Shape the Development of Socioemotional Regulation in Rhesus Monkeys», in: *Emotional Regulation and Developmental Health: Infancy and Early Childhood* (2002), S. 5–26.

310 *VFD-Versuche*: siehe z. B. Mathew u. a., «Neuroimaging Studies in Nonhuman Primates Reared Under Early Stressful Conditions», in: *Fear and Anxiety* (2004).

310 *Zitat John Watson: Psychische Erziehung im frühen Kindesalter*, übersetzt von Therese Dürr, Leipzig o. J., S. 73.

312 *Fußnote, Forschungen an Nagetieren*: siehe z. B. Christian Caldji u. a., «Maternal Care During Infancy Regulates the Development of Neural Systems Mediating the Expression of Fearfulness in the Rat», in: *Proceedings of the National Academy of Sciences* 95, Nr. 9 (1998), S. 5335–5340.

313 *Auswirkungen auf die Neurochemie eines Primaten*: siehe z. B. Jeremy D. Coplan u. a., «Variable Foraging Demand Rearing: Sustained Elevations in Cisternal Cerebrospinal Fluid Corticotropin-Releasing Factor Concentrations in Adult Primates», in: *Biological Psychiatry* 50, Nr. 3 (2001), S. 200–204.

313 *Enkel der VFD-Mütter*: siehe z. B. Tamashiro, Kellie L. K., «Metabolic Syndrome: Links to Social Stress and Socioeconomic Status», in: *Annals of the New York Academy of Science* 1231, Nr. 1 (2011), S. 46–55.

313 *Enkel und Kinder von Holocaust-Überlebenden*: siehe z. B. Joel J. Silverman u. a., «Psychological Distress and Symptoms of Posttraumatic Stress Disorder in Jewish Adolescents Following a Brief Exposure to Concentration Camps», in: *Journal of Child and Family Studies* 8, Nr. (1999), S. 71–89.

313 *Studie mit 462 Babys*: Maselko u. a., «Mother's Affection at 8 Months Predicts Emotional Distress in Adulthood», in: *Journal of Epidemiology and Community Health* 65, Nr. 7 (2011), S. 621–625.

314 *Zitat John Watson: Psychische Erziehung*, S. 68 f.

315 *Auf vierzig Jahre angelegte Langzeitstudie*: Minnesota Study of Risk and Adaptation from Birth to Adulthood, durchgeführt an der University of Minnesota.

315 «*Chronische Wachsamkeit*»: siehe z. B. L. Alan Sroufe, «Attachment and Development: A Prospective, Longitudinal Study from Birth to Adulthood», in: *Attachment and Human Development* 7, Nr. 4 (2005), S. 349–367.

319 *Zitat Aufsatz 2008*: Dozier u. a., «Attachment and Psychopathology in Adulthood», in: *Handbook of Attachment*, S. 718–744.

319 *Zitat Studie aus dem Jahr 1992*: Corine de Ruiter and Marinus H. Van Ijzendoorn, «Agoraphobia and Anxious-Ambivalent Attachment: An Integrative Review», in: *Journal of Anxiety Disorders* 6, Nr. 4 (1992), S. 365–381.

319 *Studie 1997*: Warren u. a., «Child and Adolescent Anxiety Disorders and Early Attachment», in: *Journal of the American Academy of Child and Adolescent Psychiatry* 36, Nr. 5 (1997), S. 637–644.

319 *Studie in der Zeitschrift* Psychological Science: Hane, Amie Ashley und Nathan A. Fox, «Ordinary variations in maternal caregiving influence human infants' stress reactivity», in: *Psychological Science* 17, Nr. 6 (2006), S. 550–556.

### Kapitel 9: Kämpfer und Hasenfüße

320 *Zitat Robert Burton: Anatomie der Melancholie*, S. 163.

322 *Studie Kenneth Kendler, 2001*: Kenneth S. Kendler u. a., «The Genetic Epidemiology of Irrational Fears and Phobias in Men», in: *Archives of General Psychiatry* 58, Nr. 3 (2001), S. 257. Siehe auch Kenneth S. Kendler, John Myers und Carol A. Prescott, «The

Etiology of Phobias: An Evaluation of the Stress-Diathesis Model», in: *Archives of General Psychiatry* 59, Nr. 3 (2002), S. 242.

322 *Metaanalysen zu Genstudien*: siehe z. B. Hettema u. a., «A Review and Meta-Analysis of the Genetic Epidemiology of Anxiety Disorders», in: *The American Journal of Psychiatry* 158, Nr. 10 (2001), S. 1568–1578.

323 *Fußnote, Giovanni Salums Studie 2011*: Giovanni Salum, «Anxiety ‹Density› in Families Predicts Disorders in Children», Vortrag auf einer ADAA-Konferenz, 28. März 2011.

325 *Zitat Kagan*: Restak, *Poe's Heart*, S. 64; siehe auch Kagan, *Unstable Ideas*, S. 161–163.

325 *Gehirnscans durch Kagan und seine Kollegen*: Eine Beschreibung dieser Studien findet sich in Robin Marantz Henig, «Understanding the Anxious Mind», in: *The New York Times Magazine*, 29. September 2009.

328 *Studie zu Mäusen, deren Grp-Gen ausgeschaltet war*: siehe z. B. Gleb P. Shumyatsky u. a., «Identification of a Signaling Network in Lateral Nucleus of Amygdala Important for Inhibiting Memory Specifically Related to Learned Fear», in: *Cell* 111, Nr. 6 (2002), S. 905–918.

329 *Studie zu Mäusen, deren Stathmin ausgeschaltet war*: siehe z. B. Gleb P. Shumyatsky u. a., «Stathmin, a Gene Enriched in the Amygdala, Controlls Both Learned and Innate Fear», in: *Cell* 123, Nr. 4 (2005), S. 697–709.

329 *Studie mit Kindern aus 119 Familien*: Jordan W. Smoller u. a., «Influence of RGS2 on Anxiety-Related Temperament, Personality, and Brain Function», in: *Archives of General Psychiatry* 65 (2008), H. 3, S. 298–308.

329 *Studie zu 744 Collegestudenten*: zitiert in Smoller u. a., «Genetics of Anxiety Disorders: The Complex Road from DSM to DNA», in: *Depression and Anxiety* 26, Nr. 11 (2009), S. 965–975.

329 *Eine dritte Studie mit 55 Erwachsenen*: Leygraf u. a., «*RGS2* Gene Polymorphisms as Modulators of Anxiety in Humans», in: *Journal of Neural Transmission* 113, Nr. 12 (2006), S. 1921–1925.

329 *Eine vierte Studie mit 607 Probanden*: Koenen u. a., «*RGS2* and Generalized Anxiety Disorder in an Epidemiologic Sample of Hurrican-Exposed Adults», in: *Depression and Anxiety* 26, Nr. 4 (2009), S. 309–315.

330 *Lauren McGraths Studie*: «Unique Study Identifies Gene Associated with Anxious Phenotypes», in: *Medscape News*, 29. März 2011.

331 *Zitat Tanzen*: R. Bachner-Melman u. a., «*AVPR1a* and *SLC6A4* Gene Polymorphisms Are Associated with Creative Dance Performance», in: *PLoS Genetics* 1, Nr. 3 (2005), S. e42.

331 *Zitat Robert Burton: Anatomie der Melancholie*, S. 145.

332 *Jüngste Studien zur Met/Met-Variante*: siehe z. B. «Catechol O-methyltransferase Val-158met Genotype and Neural Mechanisms Related to Affective Arousal and Regulation», in: *Archives of General Psychiatry* 63, Nr. 12 (2006), S. 1.396, sowie Christian Montag u. a., «COMT Genetic Variation Affects Fear Processing: Psychophysiological Evidence», in: *Behavioral Neuroscience* 122, Nr. 4 (1008), S. 901.

333 *Fußnote, Studie des National Institute on Alcohol Abuse and Alcoholism*: Enoch u. a., «Genetic Origins of Anxiety in Women: A Role for a Functional Catechol-o-methyltransferase Polymorphism», in: *Psychiatric Genetics* 13, Nr. 1 (2003), S. 33–41.

333 *Fußnote, Studie 2009*: Diana Armbruster u. a., «Variation in Genes Involved in Dopamine Clearance Influence the Startle Response in Older Adults», in: *Journal of Neural Transmission* 118, Nr. 9 (2011), S. 1281–1292.

333 *David Goldmans Studie*: siehe z. B. Stein u. a., «Warriors versus Worriers: The Role of COMT Gene Variants», in: *CNS Spectrums*, Nr. 10 (2006), S. 745–748, sowie «Finding the ‹Worrier-Warrior› Gene», in: *Philadelphia Inquirer*, 2. Juni 2003.

334 *Fußnote, Lee Dugatkins Studie*: zitiert in Stein und Walker, *Triumph over Shyness*, S. 21.

335 *Resslers Erkenntnisse zur CRHR1-Variante*: Charles F. Gillespie u. a., «Risk and Resilience: Genetic and Environmental Influences on Development of the Stress Response», in: *Depression and Anxiety* 26, Nr. 11 (2009), S. 284–292. Siehe auch Rebekah G. Bradley u. a., «Influence of Child Abuse on Adult Depression: Moderation by the Corticotropin-Releasing Hormone Receptor Gene», in: *Archives of General Psychiatry* 65, Nr. 2 (2008), S. 190; Kerry J. Ressler u. a., «Polymorphisms in CRHR1 and the Serotonin Transporter Loci: Gene×Gene×Environment Interactions on Depressive Symptoms», in: *American Journal of Medical Genetics, Part B: Neuropsychiatric Genetics* 153, Nr. 3 (2010), S. 812–824.

336 *Resslers Forschung zu den FKBP5-Varianten*: ebenda; siehe auch Elisabeth B. Binder u. a., «Association of FKBP5 Polymorphisms and Childhood Abuse with Risk of Posttraumatic Stress Disorder Symptoms in Adults», in: *The Journal of the American Medical Association* 299, Nr. 11 (2008), S. 1291–1305; Divya Mehta u. a., «Using Polymorphisms in FKBP5 to Define Biologically Distinct Subtypes of Posttraumatic Stress Disorder: Evidence from Endocrine and Gene Expression Studies», in: *Archives of General Psychiatry* (2011), archgenpsychiatry-2011.

338 *Studie 2005 an der Diego State University*: Murray B. Stein, Margaret Daniele Fallin, Nicholas J. Schork und Joel Gelernter, «COMT Polymorphisms and Anxietyrelated Personality Traits», in: *Neuropsychopharmacology* 30, Nr. 11 (2005), S. 2092–2102.

339 *Zitat Freud: Gesammelte Werke*, Bd. 14, S. 201.

339 *Martin Seligman in den 1970er Jahren*: Martin E. P. Seligman, «Phobias and Preparedness», in: *Behavior Therapy* 2, Nr. 3 (1971), S. 307–320.

340 *Susan Minekas Affenstudie*: Susan Mineka und Arne Öhman, «Born to Fear: Non-associative Vs. Associative Factors in the Etiology of Phobias», in: *Behaviour Research and Therapy* 40, Nr. 2 (2002), S. 173–184.

341 *Öhman über die genetische Bandbreite zur Reaktion auf Reize*: Ohman und Mineka, «Fears, Phobias, and Preparedness: Toward an Evolved Module of Fear and Fear Learning», in: *Psychological Review* 108, Nr. 3 (2001), S. 483.

345 *Zitat Robert Burton: Anatomie der Melancholie*, S. 164.

### Kapitel 10: Zeitalter der Angst

360 *Zitat Beard zu den «Kopfarbeitern»*: A Practical Treatise, S. 1.

361 *Zitat A. D. Rockwell*: «Some Causes and Characteristics of Neurasthenia», in: *New York Medical Journal* 58 (1893), S. 590.

362 *Zitat Beard zur «amerikanischen Nervosität»*: Beard, *American Nervousness*, S. 176.

362 *Zitat Beard zu den Griechen*: ebenda, S. 96.

362 *Fußnote, Zitat Beard*: ebenda, S. vii f.

362 *Zitat Beard, fünf Faktoren*: ebenda, S. 96.

363 *Fußnote, Erklärungen für den Nervenzusammenbruch*: siehe z. B. Micale, *Hysterical Men*, S. 23.

364 *Zitat Practical Treatise*: Beard, *Practical Treatise*, S. 15.

364 *Fußnote, Zitat John Locke: Gedanken über Erziehung*, übersetzt von Heinz Wohlers, Stuttgart 1970, S. 30.

364 *Fußnote, Zitat zeitgenössischer englischer Arzt*: Micale, *Hysterical Men*, S. 35.

364 *Fußnote, Zitat Joseph Raulin*: ebenda.

365 *Zitat Beard Angst vor Blitzen*: ebenda, S. 53.

365 *Zitat Beard Agoraphobie*: ebenda, S. 54.

366 *Zitat Beard Angst vor dem Alleinsein*: ebenda, S. 60.

366 *Eindringen der Neurasthenie in die US-Kultur*: Eine detaillierte Darstellung findet sich bei Lutz, *American Nervousness* sowie Schuster, *Neurasthenic Nation*.

366 *Zitat Stress in America*: American Psychological Association, *Stress in America*, 2010.

366 *Medikamentenöse Behandlung 2002 bis 2006*: IMS Health Data National Disease & Therapeutic Index, Diagnosis Visits, 2002–2006.

366 *Angst im Vergleich zu Rückenschmerzen und Migräne*: ebenda.

367 *Studie im American Psychologist*: Swindle u. a., «Responses to Nervous Breakdowns in America over a 40-year period», in: *American Psychologist* 55, Nr. 7 (2000), S. 740.

367 *Panikattacken 1980 und 1995*: Goodwin, Renee D., «The Prevalence of Panic Attacks in the United States: 1980 to 1995», in: *Journal of Clinical Epidemiology* 55, Nr. 9 (2003), S. 914–916.

367 *Collegestudenten in den 1990er Jahren*: Twenge, *Generation Me*, S. 107.

367 *Zitat Robert Leahy*: «How Big a Problem is Anxiety?», in: *Psychology Today*, 30. April 2008.

367 *WHO-Umfrage*: Kessler u. a., «Lifetime Prevalence and Age-of-Onset Distributions of Mental Disorders in the World Health Organization's World Mental Health Survey Initiative», in: *World Psychiatry* 6, Nr. 3 (207), S. 168.

367 *Statistik des National Health Service*: «Anxiety Disorders Have Soared Sine Credit Crunch», in: *The Telegraph*, 1. Januar 2012.

368 *Bericht der britischen Mental Health Foundation*: Mental Health Foundation, *Facing the Fear*, April 2009.

369 *Deutscher Franziskanerprediger*: Le Goff, *Kultur des europäischen Mittelalters*, S. 325/ XXX.

369 *Zitat Philip Slater*: *Pursuit of Loneliness*, S. 24.

369 *Zitat Barry Schwartz*: *Paradox of Choice*, S. 2, S. 43.

370 *Zitat Erich Fromm*: *Furcht vor der Freiheit*, S. 50.

370 *Zitat Paul Tillich*: *Der Protestantismus*, S. 296.

371 *Zitat Herbert L. Matthews*: May, *Meaning of Anxiety*, S. 12.

371 *Zitat Arthur Schlesinger junior*: *The New York Times*, 1. Februar 1948.

371 *Zitat Rollo May*: May, *Meaning of Anxiety*, S. 12.

371 *Robert Sapolsky*: *Why Zebras Don't Get Ulcers*, New York 1994, S. 378–383.

372 *Jerome Kagan*: *What Is Emotion?*, S. 14.

372 *Zitat Rollo May*: *Meaning of Anxiety*, S. 191.

373 *Zitat W. H. Auden*: *Das Zeitalter der Angst*, S. 47.

373 *Edmund Jacobson*: Erste deutsche Ausgabe *Immer mit der Ruhe*, übersetzt von Kurt Blaukopf, Teufen/St. Gallen 1952.

373 *Zitat Richard Flecknoe*: Hunter und Macalpine, *Three Hundred Years of Psychiatry*, S. 116.

374 *Zitat Michel J. Dugas*: Michel J. Dugas, Mark H. Freeston und Robert Ladouceur,

«Intolerance of Uncertainty and Problem Orientation in Worry», in: *Cognitive Therapy and Research* 21, Nr. 6 (1997), S. 593–606.

374 *Häufigkeit des Wortes «Unsicherheit»:* Scott Baker, Nicholas Bloom und Steven Davis, «Measuring Economic Policy Uncertainty», Chicago Booth Research Paper, 13.02.2013.

374 *Zitat Edwin Lee 1838:* Oppenheim, «Shattered Nerves», S. 14.

374 *Zitat Thomas Trotter:* Micale, *Hysterical Men,* S. 81.

374 *Zitat George Cheyne: The English Malady,* S. xxx.

375 *Fußnote, Robert Burton: Anatomie der Melancholie,* S. 129.

375 *Zitat Samuel Johnson:* Boswell, *Dr. Samuel Johnson: Leben und Meinungen,* übersetzt von Fritz Güttinger, Zürich 1981, S. 242.

376 *Burtons intensive Innenschau: Burton, Anatomie der Melancholie,* S. 24.

376 *Fußnote, Zitat Burton:* ebenda, S. 23.

376 *Zitat Burton, Panikattacke:* ebenda, S. 207 f.

376 *Zitat Burton, generalisierte Angststörung:* ebenda, S. 208.

377 *Zitat Burton, Rhasis:* ebenda, S. 23.

377 *Zitat Burton, Epikureer und Stoiker:* ebenda, S. 52.

378 *Zitat Rollo May: Meaning of Anxiety,* S. xiv.


## Kapitel 11: Entschädigung

387 Descartes' Irrtum: Antonio R. Damasio, *Descartes' Irrtum,* München 1995.

390 *Zitat Kagan über Eliot:* Kagan macht diese Feststellung immer wieder.

390 *Zitat zu Prousts psychiatrischem Vokabular:* Micale, *Hysterical Men,* S. 214.

391 *Fußnote, Zitat aus einem Brief Humes:* ebenda.

391 *Fußnote, Zitate John Stuart Mill: Autobiographie,* übersetzt von Jean-Claude Wolf, Hamburg 2011, S. 108, 113, 114, 117, 119.

391 *Dean Simontons Studien:* «Are Genius and Madness Related? Comtemporary Answers to an Ancient Question», in: *Psychiatric Times* 22, Nr. 7 (2005), S. 21–23, sowie «The Case for Pessimism», in: *Businessweek,* 13. August 2004.

392 *Fußnote, Zitate aus Freuds Briefen: Aus den Anfängen der Psychoanalyse: Briefe an Wilhelm Fließ 1887–1904,* S. 61, 75, 183, 185, 225; *Briefe an Wilhelm Fließ,* hg. Masson, S. 64, 271.

393 *Zitat Jerome Kagan:* Robin Marantz Henig, «Understanding the Anxious Mind», in: *The New York Times Magazine,* September 2009.

393 *Studie aus dem Jahr 2012:* Nicholas A. Turiano u. a., «Big 5 Personality Traits and Interleukin-6: Evidence for ‹Healthy Neuroticism› in a US Population Sample», in: *Brain, Behavior, and Immunity* (2012).

394 *Studie aus dem Jahr 2013:* Corinne Bendersky und Neha Parikh Shah, «The Downfall of Extroverts and the Rise of Neurotics: The Dynamic Process of Status Allocation in Task Groups, Academy of Management Journal», in: AMJ-2011-0316.R3.

394 *Zitat Corinne Bendersky:* «Leadership Tip: Hire the Quiet Neurotic, Not the Impressive Extrovert», in: *Forbes,* 11. April 2013.

394 *Aufsatz aus dem Jahr 2005:* Adam M. Perkins und Philip J. Corr, «Can Worriers Be Winners? The Association Between Worrying and Job Performance», in: *Personality and Individual Differences* 38, Nr. 1 (2005), S. 25–31.

394 *Korrelation zwischen hohem IQ und Angst:* Jeremy D. Coplan u. a., «The Relationship

Between Intelligence and Anxiety: An Association with Subcortical White Matter Metabolism», in: *Frontiers in Evolutionary Neuroscience* 3 (2012).

397 *Mangelndes Feingefühl*: siehe Winifred Gallagher, «How We Become What We Are», in: *The Atlantic*, September 1994.

397 *Studie mit Rhesusaffen*: Stephen J. Suomi, «Risk, Resilience, and Gene-Environment Interplay in Primates», in: *Journal of the Canadian Academy of Child and Adolescent Psychiatry* 20, Nr. 4 (November 2011), S. 289–297.

### Kapitel 12: Resilienz

399 *James Boswell über Dr. Johnson*: Dr. *Samuel Johnson: Leben und Meinungen*, übersetzt von Fritz Güttinger, Zürich 1981, S. 51.

400 *Samuel Johnsons Schwermut*: ebenda.

402 *Dr. Johnsons Über-Ich*: Bate, *Samuel Johnson*, S. 117–127.

403 *Berühmter Ausspruch Dr. Johnsons*: Boswell, *Dr. Samuel Johnson*, S. 386.

404 *Zehn Charakteristika der Resilienz*: Charney, «The Psychobiology Resilience to Extreme Stress: Implications for the Treatment and Prevention of Anxiety Disorders», Grundsatzreferat auf der ADAA-Konferenz, 23. März 2006.

409 *Albert Bandura*: siehe z. B. «Self-Efficacy: Toward a Unifying Theory of Behavioral Change», in: *Psychological Review* 84, S. 191–215; «The Assessment and Predictive Generality of Self-Percepts of Efficacy», in: *Journal of Behavior Therapy and Experimental Psychiatry* 13, S. 195–199.

409 *Zitat Karen Horney*: Der neurotische Mensch unserer Zeit, S. 168.

# Bibliografie

Aboujaoude, Elias. *Compulsive Acts: A Psychiatrist's Tales of Ritual and Obsession*. Berkeley, CA 2008.

Ackerman, Diane. *An Alchemy of Mind: The Marvel and Mystery of the Brain*. New York 2004.

Adler, Alfred. *Über den nervösen Charakter: Grundzüge einer vergleichenden Individual-Psychologie und Psychotherapie*. Wiesbaden 1912.

Ders. *Neurosen: Fallgeschichten. Zur Diagnose u. Behandlung*. Übersetzt von Willi Köhler. Frankfurt a. M. 1985.

Ders. *Menschenkenntnis*. Leipzig 1927.

Aggleton, John (Hg.). *The Amygdala: A Functional Analysis*. 2nd ed. New York ²2000.

Ainsworth, Mary D. Salter. *Infancy in Uganda: Infant Care and the Growth of Love*. Baltimore 1967.

Alexander, Franz G., und Sheldon T. Selesnick. *Geschichte der Psychiatrie: Ein kritischer Abriss der psychiatrischen Theorie und Praxis von der Frühgeschichte bis zur Gegenwart*. Übersetzt von Harry Maor. Konstanz 1969.

Alvarez, Walter C. *Nervousness, Indigestion, and Pain*. New York 1962.

Ameisen, Olivier. *Das Ende meiner Sucht*. Übersetzt von Ursel Schäfer. München 2009.

Andreasen, Nancy C. *Das funktionsgestörte Hirn: Einführung in die biologische Psychiatrie*. Übersetzt von Gerhard Tinger und Alexandra Berger. Weinheim/Basel 1990.

Arieti, Silvano. *The Parnas: A Scene from the Holocaust*. Philadelphia 2000.

Arikha, Noga. *Passions and Tempers: A History of the Humours*. New York 2007.

Attwell, Khleber Chapman. *100 Questions and Answers About Anxiety*. Sudbury, MA 2006.

Auden, W. H. *Das Zeitalter der Angst*. Übersetzt von Kurt Heinrich Hansen. München 1978.

Augustinus. *Bekenntnisse*. Übersetzt von Wilhelm Thimme. Stuttgart 1979.

Backus, William. *The Good News About Worry: Applying Biblical Truth to Problems of Anxiety and Fear*. Minneapolis 1991.

Baenninger, Alex, Joseph Alberto Costa e Silva, Ian Hindmarch, Hans-Juergen Moeller und Karl Rickels. *Good Chemistry: The Life and Legacy of Valium Inventor Leo Sternbach*. New York 2004.

Ballard, Chris. *The Art of a Beautiful Game: The Thinking Fan's Tour of the NBA*. New York 2009.

Balthasar, Hans Urs von. *Der Christ und die Angst*. Einsiedeln 1951.

Barber, Charles. *Comfortably Numb: How Psychiatry Is Medicating a Nation*. New York 2008.

Barbu, Zevedei. *Problems of Historical Psychology*. New York 1960.

Barlow, David. *Anxiety and Its Disorders*. New York ²2002.

Barlow, David, und Michelle G. Craske. *Mastery of Your Anxiety and Panic*. New York ³2000.

Barnes, Julian. *Nichts, was man fürchten müsste.* Übersetzt von Gertraude Krueger. Köln 2010.
Barondes, Samuel H. *Better Than Prozac: Creating the Next Generation of Psychiatric Drugs.* Oxford/New York 2003.
Ders. *Moleküle und Psychosen: Der biologische Ansatz in der Psychiatrie.* Übersetzt von Marianne Mauch. Heidelberg/Berlin/Oxford 1995.
Bassett, Lucinda. *Angstfrei leben: Das erfolgreiche Selbsthilfeprogramm gegen Stress und Panik.* Übersetzt von Nicole Terwort. Frankfurt/New York 1997.
Bate, Walter Jackson. *Samuel Johnson.* Harcourt 1977.
Battie, William. *A Treatise on Madness.* London 1758.
Baumer, Franklin L. *Religion and the Rise of Skepticism.* Harcourt 1960.
Beard, George Miller. *American Nervousness, Its Causes and Consequences.* New York 1881.
Ders. *A Practical Treatise on Nervous Exhaustion Neurasthenia), Its Symptoms, Nature, Sequences, and Treatment.* New York 1880; dt.: *Die Nervenschwäche (Neurasthenia), ihre Symptome, Natur, Folgezustände und Behandlung.* Übersetzt von M. Neisser. Leipzig 1881.
Beatty, Jack. *Age of Betrayal: The Triumph of Money in America, 1865–1990.* New York 2007.
Beck, Aaron T. *Depression: Causes Treatment.* Philadelphia 1967.
Beck, Aaron T., und Gary Emery, *Anxiety Disorders and Phobias: A Cognitive Perspective.* New York 1985.
Beck, Aaron T., und Arthur Freeman. *Cognitive Therapy of Personality Disorders.* New York 1990.
Becker, Dana. *One Nation Under Stress: The Trouble with Stress as an Idea.* New York 2013.
Becker, Ernest. *Die Überwindung der Todesfurcht: Dynamik des Todes.* Übersetzt von Eva Bornemann. München 1995.
Beilock, Sian. *Choke: What the Secrets of the Brain Reveal About Success and Failure at Work and at Play.* New York 2010.
Berger, Peter L., Brigitte Berger und Hansfried Kellner. *Das Unbehagen in der Modernität.* Übersetzt von G. H. Müller. Frankfurt/New York 1987.
Berrios, German E. *The History of Mental Symptoms: Descriptive Psychopathology Since the Nineteenth Century.* Cambridge 1996.
Bertin, Celia. *Die letzte Bonaparte: Freuds Prinzessin. Ein Leben.* Übersetzt von Christa von Petersdorff. Freiburg 1989.
Bettelheim, Bruno. *Freud und die Seele des Menschen.* Übersetzt von Karin Graf. Düsseldorf 1984.
Blanchard, Robert J., Caroline Blanchard, Guy Griebel und David Nutt. *Handbook of Anxiety and Fear.* Amsterdam/Oxford 2008.
Blum, Deborah. *Die Entdeckung der Mutterliebe: die legendären Affenexperimente des Harry Harlow.* Übersetzt von Sabine Grunwald. Weinheim/Basel 2010.
Blythe, Jamie mit Jenna Glatzer. *Fear Is No Longer My Reality: How I Overcame Panic and Social Anxiety Disorder – and You Can Too.* New York 2005.
Borch-Jacobsen, Mikkel. *Making Minds and Madness: From Hysteria to Depression.* Cambridge 2009.
Bourke, Joanna. *Fear: A Cultural History.* London 2005.
Bourne, Edmund, und Lorna Garano. *Coping with Anxiety: 10 Simple Ways to Relieve Fear, Anxiety, and Worry.* Oakland, CA 2003.
Bowlby, John. *Charles Darwin: A New Life.* New York 1990.
Bowlby, John. *Bindung als sichere Basis.* Übersetzt von Axel Hillig und Helene Hanf. München/Basel 2008.

Ders. *Trennung: Angst und Zorn.* Übersetzt Erika Nosbüsch. München/Basel 2006.

Braund, Susanna, und Glenn W. Most (Hgg.). *Ancient Anger: Perspectives from Homer to Galen.* Cambridge 2003.

Breger, Louis. *A Dream of Undying Fame: How Freud Betrayed His Mentor and Invented Psychoanalysis.* New York 2009.

Ders. *Freud: Darkness in the Midst of Vision.* New York 2000.

Breggin, Peter R. *Medication Madness: A Psychiatrist Exposes the Dangers of Mood-Altering Medications.* New York 2008.

Ders. *Talking Back to Prozac: What Doctors Aren't Telling You About Today's Most Controversial Drug.* New York 1994.

Bremner, J. Douglas. *Does Stress Damage the Brain? Understanding Trauma-Related Disorders from a Mind-Body Perspective.* New York 2002.

Bretall, Robert. *A Kierkegaard Anthology.* Princeton, NJ 1936.

Briggs, Rex. *Transforming Anxiety, Transcending Shame.* Deerfield Beach, FL 1999.

Browne, Janet. *Charles Darwin: The Power of Place.* Princeton, NJ 2002.

Dies. *Charles Darwin: Voyaging.* Princeton, NJ 1995.

Bruner, Jerome. *Sinn, Kultur und Ich-Identität: Zur Kulturpsychologie des Sinns.* Übersetzt von Wolfram Karl Köck. Heidelberg 1997.

Burgess, Thomas H. *The Physiology or Mechanism of Blushing, Illustrative of the Influence of Mental Emotion on the Capillary Circulation, with a General View of the Sympathies.* London 1839.

Burijon, Barry N. *Biological Bases of Clinical Anxiety.* New York 2007.

Burns, David D. *When Panic Attacks: The New, Drug-Free Anxiety Therapy That Can Change Your Life.* New York 2006.

Robert Burton, *Anatomie der Melancholie,* übersetzt von Ulrich Horstmann, Zürich/München 1980.

Cannon, Walter B. *Wut, Hunger, Angst und Schmerz: Eine Physiologie der Emotionen.* Übersetzt von Helmut Junker. München/Berlin/Wien 1975.

Cantor, Norman F. *The Civilization of the Middle Ages.* New York 1993.

Caplan, Paula J. *They Say You're Crazy: How the World's Most Powerful Psychiatrists Decide Who's Normal.* Reading, MA 1995.

Capps, Donald. *Social Phobia: Alleviating Anxiety in an Age of Self-Promotion.* St. Louis 1999.

Carlat, Daniel. *Unhinged: The Trouble with Psychiatry. A Doctor's Revelations About a Profession in Crisis.* New York 2010.

Carlstedt, Roland A. *Critical Moments During Competition: A Mind-Body Model of Sports Performance When It Counts the Most.* New York 2004.

Carter, Rita. *Gehirn und Geist: Eine Entdeckungsreise ins Innere unserer Köpfe.* Übersetzt von Monika Niehaus. Heidelberg 2011.

Cassidy, Jude, und Phillip R. Shaver. *Handbook of Attachment: Theory, Research, and Clinical Applications.* New York ²2008.

Cassirer, Ernst. *Versuch über den Menschen: Einführung in eine Philosophie der Kultur.* Übersetzt von Reinhard Kaiser. Frankfurt a. M. 1990.

Chansky, Tamar E. *Freeing Yourself from Anxiety.* Cambridge, MA 2012.

Charney, Dennis S., und Eric J. Nestler. *Neurobiology of Mental Illness.* New York ³2009.

Cheyne, George. *The English Malady* (1733). London 1991.

Clark, Taylor. *Nerve: Poise Under Pressure, Serenity Under Stress, and the Brave New Science of Fear and Cool.* Boston 2011.

Coleman, Penny. *Flashback: Posttraumatic Stress Disorder, Suicide, and the Lessons of War.* Boston 2006.

Coles, Robert. *The Mind's Fate: A Psychiatrist Looks at His Profession.* New York 1975.

Ders. *Walker Percy: An American Searcher.* Boston 1978.

Collins, Randall. *Violence: A Micro-sociological Theory.* Princeton, NJ 2008.

Colp, Ralph, Jr. *To Be an Invalid: The Illness of Charles Darwin.* Chicago 1977.

Conley, Dalton. *Elsewhere, U.S.A: How We Got from the Company Man, Family Dinners, and the Affluent Society to the Home Office, BlackBerry Moms, and Economic Anxiety.* New York 2009.

Contosta, David R. *Rebel Giants: The Revolutionary Lives of Abraham Lincoln and Charles Darwin.* Amherst, NY 2008.

Coolidge, Frederick L., und Thomas Wynn. *The Rise of Homo Sapiens: The Evolution of Modern Thinking.* Chichester 2009.

Cozolino, Louis. *The Neuroscience of Psychotherapy: Building and Rebuilding the Human Brain.* New York 2002.

Crick, Francis. *Was die Seele wirklich ist: Die naturwissenschaftliche Erforschung des Bewußtseins.* Übersetzt von Harvey P. Gavagai. Reinbek 1997.

Cuordileone, Kyle A. *Manhood and American Political Culture in the Cold War.* New York 2005.

Cushman, Philip. *Constructing the Self, Constructing America: A Cultural History of Psychotherapy.* Boston, MA 1995.

Damasio, Antonio. *Ich fühle, also bin ich: Die Entschlüsselung des Bewusstseins.* Übersetzt von Hainer Kober. München 2000.

Ders. *Der Spinoza-Effekt: Wie Gefühle unser Leben bestimmen.* Übersetzt von Hainer Kober. München 2003.

Ders. *Descartes' Irrtum. Fühlen, Denken und das menschliche Gehirn.* Übersetzt von Hainer Kober. München 1995.

Darwin, Charles. *Der Ausdruck der Gemütsbewegungen bei dem Menschen und den Tieren.* Übersetzt von J. Victor Carus, in: *Gesammelte Werke,* Frankfurt a. M. 2006.

*Charles Darwin – ein Leben: Autobiographie, Briefe, Dokumente.* Übersetzt von Rolf Feurich und Siegfried Schmitz. München 1982.

Ders. *The Autobiography of Charles Darwin, 1809–1882.* New York 2009.

Davenport-Hines, Richard. *The Pursuit of Oblivion: A Global History of Narcotics.* New York 2001.

Davey, Graham C. L., (Hg.). *Phobias: A Handbook of Theory, Research and Treatment.* Chichester 1997.

Davey, Graham C. L. und Adrian Wells (Hgg.). *Worry and Its Psychological Disorders.* Chichester 2006.

Davidson, Jonathan, und Henry Dreher. *The Anxiety Book: Developing Strength in the Face of Fear.* New York 2003.

Davidson, Richard J., und Sharon Begley. *Warum wir fühlen, wie wir fühlen: Wie die Gehirnstruktur unsere Emotionen bestimmt – und wie wir darauf Einfluss nehmen können.* Übersetzt von Ursula Rahn-Huber. München 2012.

Davis, Lennard J. *Obsession: A History.* Chicago 2008.

Davison, Gerald D., und John M. Neale. *Klinische Psychologie. Weinheim/Basel* 72007.

Dayhoff, Signe A. *Diagonally-Parked in a Parallel Universe: Working Through Social Anxiety.* Placitas, NM 2000.

de Botton, Alain. *Statusangst.* Übersetzt von Chris Hirte. Frankfurt a. M. 2004.

DeGrandpre, Richard. *The Cult of Pharmacology: How America Became the World's Most Troubled Drug Culture.* Durham, NC 2006.

Descartes, Rene. *Abhandlung über die Methode des richtigen Vernunftgebrauchs und der wissenschaftlichen Wahrheitsforschung.* Übersetzt von Kuno Fischer. Stuttgart 1995.

Desmond, Adrian, und James Moore. *Darwin.* Übersetzt von Brigitte Stein. München 1992.

Dessoir, Max. *Abriss einer Geschichte der Psychologie.* Heidelberg 1911.

Dillon, Brian. *The Hypochondriacs: Nine Tormented Lives.* New York 2010.

Doctor, Ronald M., und Ada P. Kahn. *The Encyclopedia of Phobias, Fears, and Anxieties.* New York 1989.

Dodds, Eric R. *Die Griechen und das Irrationale.* Übersetzt von Hermann-Josef Dirksen. Darmstadt 1970.

Doi, Takeo. *The Anatomy of Dependence.* New York 1971.

Dollard, John. *Victory over Fear.* New York 1942.

Dollard, Joah, and Neal A. Miller. *Personality and Psychotherapy: An Analysis in Terms of Learning, Thinking, and Culture.* New York 1950.

Dozois, David J. A., und Keith S. Dobson. *The Prevention of Anxiety and Depression: Theory, Research, and Practice.* Washington, DC 2004.

Drinka, George Frederick. *The Birth of Neurosis: Myth, Malady, and the Victorians.* New York 1984.

Drummond, Edward H. *Overcoming Anxiety Without Tranquilizers.* New York 1997.

Dukakis, Kitty, und Larry Tye. *Shock: The Healing Power of Electroconvulsive Therapy.* New York 2006.

Dumont, Raeann. *The Sky Is Falling: Understanding and Coping with Phobias, Panic, and Obsessive-Compulsive Disorders.* New York 1996.

Eghigian, Greg. *From Madness to Mental Health: Psychiatric Disorder and Its Treatment in Western Civilization.* New Brunswick, NJ 2010.

Elie, Paul. *The Life You Save May Be Your Own: An American Pilgrimage.* New York 2003.

Ellenberger, Henri F. *Die Entdeckung des Unbewussten.* Übersetzt von Gudrun Theusner-tampa. Bern/Stuttgart/Wien 1973.

Elliott, Carl, und Tod Chambers. *Prozac as a Way of Life.* Chapel Hill 2004.

Ellman, Richard. *Yeats: The Man and the Masks.* New York 1948.

Engel, Jonathan. *American Therapy: The Rise of Psychotherapy in the United States.* New York 2008.

Epiktet. *Das Buch vom geglückten Leben.* Übersetzt von Carl Conz. München 2007.

Ders. *Handbüchlein der stoischen Moral.* Übersetzt von Carl Conz. Langenscheidtsche Bibliothek sämtlicher griechischen und römischen Klassiker. Bd. 30, Berlin o. J.

Erikson, Erik H. *Kindheit und Gesellschaft.* Übersetzt von Marianne von Echardt-Jaffé. Zürich 1957.

Esposito, Janet. *In the Spotlight: Overcome Your Fear of Public Speaking and Performance.* Bridgewater 2000.

Eysenck, Hans Jürgen, und Stanley Rachman. *Neurosen, Ursachen und Heilmethoden: Einführung in die moderne Verhaltenstherapie.* Übersetzt von Walter Gutjahr u. a. Berlin 1970.

Fann, William E., Ismet Karacan, Alex D. Pokorny und Robert L. Williams (Hgg.). *Phenomenology and Treatment of Anxiety.* New York 1979.

Farnbach, Rod, und Eversley Farnbach. *Overcoming Performance Anxiety.* London 2001.

443

Fisher, Paul. *House of Wits: An Intimate Portrait of the James Family*. New York 2008.

Ford, Emily, Michael R. Liebowitz und Linda Wasmer Andrews. *What You Must Think of Me: A Firsthand Account of One Teenager's Experience with Social Anxiety Disorder*. New York 2007.

Forrester, John. *Dispatches from the Freud Wars: Psychoanalysis and Its Passions*. Cambridge, MA 1997.

Ders. *Truth Games: Lies, Money, and Psychoanalysis*. Cambridge, MA 1997.

Foxman, Paul. *Dancing with Fear: Overcoming Anxiety in a World of Stress and Uncertainty*. Northvale, NJ 1997.

Ders. *The Worried Child: Recognizing Anxiety in Children and Helping Them Heal*. Aladema, CA 2004.

Frankl, Viktor E. *Der Mensch auf der Suche nach Sinn: Zur Rehumanisierung der Psychotherapie*. Basel/Wien 1972.

Ders. *Im Anfang war der Sinn: Von der Psychoanalyse zur Logotherapie*. Wien 1982.

Frattaroli, Elio. *Healing the Soul in the Age of the Brain: Why Medication Isn't Enough*. London 2001.

Freeman, Daniel, und Jason Freeman. *Anxiety: A Very Short Introduction*. Oxford 2012.

Freud, Sigmund: *Aus den Anfängen der Psychoanalyse: Briefe an Wilhelm Fließ. Abhandlungen und Notizen aus den Jahren 1887–1902*. Hg. von Marie Bonaparte, Anna Freud und Ernst Kris. Frankfurt a. M. 1962.

Freud, Sigmund. *Briefe an Wilhelm Fließ, 1887–1904*. Hg. von Jeffrey Masson, Frankfurt a. M. 1986.

*Freud, Sigmund: Gesammelte Werke*. London 1941.

Friedman, Steven (Hg.). *Cultural Issues in the Treatment of Anxiety*. New York 1997.

Frink, H. W., und James J. Putnam. *Morbid Fears and Compulsions: Their Psychology and Psychoanalytic Treatment*. New York 1918.

Fromm, Erich. *Den Menschen verstehen: Psychoanalyse und Ethik*. Übersetzt von Paul Stapf und Ignaz Mühsam. München 2004.

Ders. *Die Furcht vor der Freiheit*. Übersetzt von Rudolf Frank. Zürich 1945.

Furedi, Frank. *Therapy Culture: Cultivating Vulnerability in an Uncertain Age*. London 2004.

Furer, Patricia, John R. Walker und Murray B. Stein. *Treating Health Anxiety and Fear of Death: A Practitioner's Guide*. New York 2007.

Gabriel, Richard A. *No More Heroes: Madness and Psychiatry in War*. New York 1987.

Galdston, Iago (Hg.). *Historic Derivations of Modern Psychiatry*. New York 1967.

Gamwell, Lynn, und Nancy Tomes. *Madness in America: Cultural and Medical Perceptions of Mental Illness Before 1914*. Ithaka, NY 1995.

Gandhi, Mohandas K. *Eine Autobiographie oder die Geschichte meiner Experimente mit der Wahrheit*. Übersetzt von Fritz Kraus. Gladenbach 1977.

Gardner, Daniel. *The Science of Fear*. New York 2008.

Garff, Joakim. *Søren Kierkegaard: Biographie*. Übersetzt von Herbert Zeichner und Hermann Schmid. München 2004.

Gay, Peter. *Freud: Eine Biographie für unsere Zeit*. Übersetzt von Joachim A. Frank. Frankfurt a. M. 1989.

Gazzaniga, Michael S. *Nature's Mind: The Biological Roots of Thinking, Emotions, Sexuality, Language and Intelligence*. New York 1992.

Gershon, Michael D. *Der kluge Bauch: Die Entdeckung des zweiten Gehirns*. Übersetzt von Sebastian Vogel. München 2001.

Gerzon, Robert. *Finding Serenity in the Age of Anxiety*. New York 1997.

Gewirtz, Jacob (Hg.). *Attachment and Dependency*. Washington DC 1972.

Ghinassi, Cheryl Winning. *Anxiety*. Santa Barbara 2010.

Gifford, Frank, und Charles Mangel. *Gifford on Courage*. New York 1976.

Gijswijt-Hofstra, Marijke, und Roy Porter. *Cultures of Neurasthenia: From Beard to the First World War*. Amsterdam/New York 2001.

Glantz, Kalman, und John K. Pearce. *Exiles from Eden: Psychotherapy from an Evolutionary Perspective*. New York 1989.

Glatzer, Jenna (Hg.). *Conquering Panic and Anxiety Disorders: Success Stories, Strategies, and Other Good News*. Alamada, CA 2002.

Gleick, James. *Schneller! Eine Zeitreise durch die Turbo-Gesellschaft*. Übersetzt von Michaela Adelberger. Stuttgart/München 2000.

Glenmullen, Joseph. *The Antidepressant Solution: The Only Step-by-Step Guide to Safely Overcoming Antidepressant Withdrawal, Dependence, and «Addiction»*. New York 2005.

Goldstein, Kurt. *Human Nature in the Light of Psychopathology* (1940). New York 1963.

Goldstein, Michael J., und James O. Palmer. *The Experience of Anxiety: A Casebook*. New York 1963.

Goodwin, Donald W. *Anxiety*. New York 1986.

Ders. *Phobia: The Facts*. New York 1983.

Gordon, James S. *Unstuck: Your Guide to the Seven-Stage Journey Out of Depression*. New York 2008.

Gorman, Jack (Hg.). *Fear and Anxiety: The Benefits of Translational Research*. Washington, DC 2004.

Gosling, F. G. *Before Freud: Neurasthenia and the American Medical Community, 1870–1910*. Urbana 1987.

Gould, James L. *Ethology: The Mechanisms and Evolution of Behavior*. New York 1982.

Goulding, Regina A., und Richard C. Schwarz. *The Mosaic Mind: Empowering the Tormented Selves of Child Abuse Survivors*. New York 1995.

Gray, Jeffrey A., und Neil McNaughton. *The Neuropsychology of Anxiety*. New York ²2000.

Greenberg, Gary. *The Book of Woe: The «DSM» and the Unmaking of Psychiatry*. New York 2012.

Ders. *Manufacturing Depression: The Secret History of a Modern Disease*. New York 2010.

Greist, John H., James W. Jefferson und Isaac M. Marks. *Anxiety and Its Treatment*. New York 1986.

Grinker, Roy R., und John P. Spiegel. *Men Under Stress*. Philadelphia 1945.

Grob, Gerald N. *Mental Illness and American Society, 1875–1940*. Princeton, NJ 1983.

Grosskurth, Phyllis. *Melanie Klein: Leben und Werk*. Übersetzt von Gudrun Theusner-Stampa. Stuttgart 1993.

Hallowell, Edward M. *Worry: Hope and Help for a Common Condition*. New York 1997.

Handly, Robert, und Pauline Neff. *Anxiety and Panic Attacks: Their Cause and Cure*. New York 1985.

Hanford, A. Chester. *Problems in Municipal Government*. Chicago 1926.

Harrington, Anne. *The Cure Within: A History of Mind-Body Medicine*. New York 2008.

Hart, Archibald D. *The Anxiety Cure*. New York 2001.

Harvard Medical School. *The Sensitive Gut*. New York 2000.

Hayes, Steven C. *Get Out of Your Mind and into Your Life: The New Acceptance and Commitment Therapy*. Oakland, CA 2005.

Hayes, Steven C., Kirk D. Strosahl und Kelly G. Wilson. *Akzeptanz- und Commitment-Therapie: Ein erlebnisorientierter Ansatz zur Verhaltensänderung.* Übersetzt von Rainer F. Sonntag und Danielle Tittelbach. München 2004.

Healy, David. *Let Them Eat Prozac.* New York 2003.

Ders. *The Antidepressant Era.* Cambridge, MA 1997.

Ders. *The Creation of Psychopharmacology.* Cambridge, MA 2002.

Heimberg, Richard G., Cynthia L. Turk und Douglas S. Mennin (Hgg.). *Generalized Anxiety Disorder: Advances in Research and Practice.* New York 2004.

Herman, Judith Lewis. *Die Narben der Gewalt: Traumatische Erfahrungen verstehen und überwinden.* Übersetzt von Verena Koch und Renate Weitbrecht. Paderborn 2003.

Heston, Leonard L. *Mending Minds: A Guide to the New Psychiatry of Depression, Anxiety, and Other Serious Mental Disorders.* New York 1992.

Hobson, J. Allan, und Jonathan A. Leonard. *Out of Its Mind: Psychiatry in Crisis.* Cambridge, MA 2002.

Hoch, Paul, und Joseph Zubin (Hgg.). *Anxiety.* New York 1950.

Hofstadter, Richard. *The Age of Reform.* New York 1955.

Ders. *The American Political Tradition.* New York 1948.

Hollander, Eric, und Daphne Simeon. *Concise Guide to Anxiety Disorders.* Washington, DC 2003.

Hollister, Leo. *Clinical Use of Psychotherapeutic Drugs.* Springfield, IL 1973.

Holmes, Jeremy. *The Search for the Secure Base: Attachment Theory and Psychotherapy.* Philadelphia, PA 2001.

Horney, Karen. *Der neurotische Mensch unserer Zeit.* Übersetzt von Gertrud Lederer-Eckardt. München 1964.

Dies. *Neue Wege in der Psychoanalyse.* Übersetzt von Heinz Neumann. Stuttgart 1951.

Dies. *Neurose und menschliches Wachstum: Das Ringen um Selbstverwirklichung.* Übersetzt von Ursula Joel. München 1975.

Dies. *Selbstanalyse.* Übersetzt von Liselotte Julius. München 1974.

Dies. *Unsere inneren Konflikte: Neurosen in unserer Zeit; Entstehung, Entwicklung und Lösung.* Übersetzt von Gertrud Lederer-Eckardt. München 1973.

Horstmann, Judith. *Brave New Brain: How Neuroscience, Brain-Machine Interfaces, Psychopharmacology, Epigenetics, the Internet, and Our Own Minds Are Stimulating and Enhancing the Future of Mental Power.* New York 2010.

Horwitz, Allan V., und Jerome C. Wakefield. *All We Have to Fear: Psychiatry's Transformation Natural Anxieties into Mental Disorders.* New York 2012.

Ders. *The Loss of Sadness: How Psychiatry Transformed Normal Sorrow into Depressive Disorder.* New York 2007.

Huizinga, Johann. *Herbst des Mittelalters: Studien über Lebens- und Geistesformen des 14. und 15. Jahrhunderts in Frankreich und in den Niederlanden.* Übersetzt von T. Jolles Mönckeberg. München 1924.

Hunt, Joseph McVicker (Hg.). *Personality and the Behavior Disorders: A Handbook Based on Experimental and Clinical Research.* New York 1944.

Hunt, Morton. *The Story of Psychology.* New York 1993.

Hunter, Richard, und Ida Macalpine. *Three Hundred Years of Psychiatry, 1535–1860.* London/New York 1963.

Hustvedt, Siri. *Die zitternde Frau: Eine Geschichte meiner Nerven.* Übersetzt von Uli Aumüller und Grete Oswald. Reinbek 2010.

Issroff, Judith (Hg.). *Donald Winnicott and John Bowlby: Personal and Professional Perspectives.* London 2005.

Izard, Carroll E. *Die Emotionen des Menschen: Eine Einführung in die Grundlagen der Emotionspsychologie.* Übersetzt von Barbara Murakami. Weinheim 1981.

Jackson, Stanley W. *Melancholia and Depression: From Hippocratic Times to Modern Times.* New Haven, CT 1986.

Jacobson, Edmund. *«Immer mit der Ruhe»: Eine praktische Methode, die Anspannungen des modernen Lebens zu lindern.* Übersetzt von Kurt Blaukopf. Teufen/St. Gallen 1952.

James, Oliver. *The Selfish Capitalist.* London 2008.

James, William. *Die Vielfalt religiöser Erfahrung: Eine Studie über die menschliche Natur.* Übersetzt von Eilert Herms. Freiburg 1979.

Ders. *Principles of Psychology.* New York 1890.

Jamison, Kay Redfield. *Meine ruhelose Seele: die Geschichte einer Depression.* Übersetzt von Kirsten Sonntag. München 1997.

Janis, Irving L. *Air War and Emotional Stress: Psychological Studies of Bombing and Civilian Defense.* New York 1951.

Jaspers, Karl. *Allgemeine Psychopathologie.* Berlin 1913.

Jaynes, Julian. *Der Ursprung des Bewusstseins durch den Zusammenbruch der bikameralen Psyche.* Übersetzt von Kurt Neff. Reinbek 1988.

Johnson, Haynes. *The Age of Anxiety: From McCarthyism Terrorism.* Orlando 2005.

Jones, Edgar, und Simon Wessely. *Shell Shock and PTSD: Military Psychiatry from 1900 to the Gulf War.* New York 2005.

Jordan, Jeanne, und Julie Pederson. *The Panic Diaries: The Frightful, Sometimes Hilarious Truth About Panic Attacks.* Berkeley, CA 2004.

Kagan, Jerome. *An Argument for Mind.* New Haven, CT 2006.

Ders. *Galen's Prophecy:Temperament in Human Nature.* New York 1994.

Ders. *Psychology's Ghosts: The Crisis in the Profession and the Way Back.* New Haven, CT 2012.

Ders. *Unstable Ideas: Temperament, Cognition, and Self.* Cambridge, MA 1989.

Ders. *What is Emotion?* New Haven, CT 2007.

Kagan, Jerome, und Nancy Snidman. *The Long Shadow of Temperament.* Cambridge, MA 2004.

Kahn, Jeffrey P. *Angst: The Origins of Anxiety and Depression.* New York 2012.

Kardiner, Abram. *The Individual and His Society: The Psychodynamics of Primitive Social Organization.* New York 1939.

Karen, Robert. *Becoming Attached: First Relationships and How They Shape Our Capacity to Love.* New York 1994.

Karp, David A. *Is It Me or My Meds? Living with Antidepressants.* Cambridge, MA 2006.

Kasper, Siegfried, Johan A. den Boer und J. M. Ad Sitsen (Hgg.). *Handbook of Depression and Anxiety.* New York 2003.

Kassirer, Jerome P. *On the Take: How Medicine's Complicity with Big Business Can Endanger Your Health.* New York 2005.

Kaster, Robert A. *Emotion, Restraint, and Community in Ancient Rome.* New York 2005.

Kendall, Joshua. *American Obsessives: The Compulsive Energy That Built a Nation.* New York 2013.

Kierkegaard, Søren. *Der Begriff Angst.* Übersetzt von Hans Rochol. Hamburg 1984.

Kirk, Stuart A., und Herb Kutchins. *The Selling of «DSM»: The Rhetoric of Science in Psychiatry.* New York 1992.

Kirsch, Irving. *The Emperor's New Drugs: Exploding the Antidepressant Myth.* New York 2010.

Klausner, Samuel Z. (Hg.). *Why Man Takes Chances: Studies in Stress-Seeking.* New York 1968.

Kleinman, Arthur. *Rethinking Psychiatry: From Cultural Category to Personal Experience.* New York 1988.

Kleinman, Arthur, und Byron Good (Hgg.). *Culture and Depression: Studies in the Anthropology and Cross-Cultural Psychiatry of Affect and Disorder.* Berkeley, CA 1985.

Kline, Nathan S. *From Sad to Glad: Kline on Depression.* New York 1974.

Kramer, Peter. *Freud: Inventor of the Modern Mind.* New York 2006.

Ders. *Glück auf Rezept: Der unheimliche Erfolg der Glückspille Fluctin.* Übersetzt von Rosemarie Altmann. München 1993.

Kuijsten, Marcel (Hg.). *Reflections on the Dawn of Consciousness: Julian Jaynes's Bicameral Mind Theory Revisited.* Henderson, NV 2006.

Kurzweil, Edith. *Freud und die Freudianer: Geschichte und Gegenwart der Psychoanalyse in Deutschland, Frankreich, England, Österreich und den USA.* Übersetzt von Max Looser. Stuttgart 1993.

Kutchins, Herb, und Stuart A. Kirk. *Making Us Crazy: «DSM»; The Psychiatric Bible and the Creation Mental Disorders.* New York 1997.

Lane, Christopher. *Shyness: How Normal Behavior Became a Sickness.* New Haven, CT 2007.

Lasch, Christopher. *Das Zeitalter des Narzissmus.* Übersetzt von Gerhard Burmundt. Hamburg 1995.

Last, Cynthia (Hg.). *Anxiety Across the Lifespan: A Developmental Perspective.* New York 1993.

Lazarus, Richard S. *Stress and Emotion: A New Synthesis.* New York 1999.

Lazarus, Richard S., und Bernice Lazarus. *Passion and Reason: Making Sense of Our Emotions.* New York 1994.

Leach, John. *Survival Psychology.* New York 1994.

Le Doux, Joseph. *Das Netz der Gefühle.* Übersetzt von Friedrich Griese. München 1998.

Le Goff, Jacques. *Kultur des europäischen Mittelalters.* Übersetzt von Siglinde Summerer. München 1970.

Levy, David. *Maternal Overprotection.* New York 1943.

Lewis, Marc. *Memoirs of an Addicted Brain: A Neuroscientist Examines His Former Life on Drugs.* New York 2012.

Lewis, Nolan. *A Short History of Psychiatric Achievement.* New York 1941.

Lifton, Robert Jay. *The Protean Self: Human Resilience in an Age of Fragmentation.* New York 1993.

Linton, Ralph (Hg.). *The Science of Man in the World Crisis.* New York 1945.

Lloyd, G. E. R. (Hg.). *Hippocratic Writings.* London 1983.

Lowrie, Walter. *Das Leben Sören Kierkegaards.* Übersetzt von Günther Sawatzki . Düsseldorf/ Köln 1955.

Luhrmann, T. M. *Of Two Minds: An Anthropologist Looks at American Psychiatry.* New York 2000.

Lutz, Tom. *American Nervousness (1903): An Anecdotal History* Ithaca, NY 1991.

MacArthur, John. *Sorgen und Angst besiegen: Eine biblische Therapie.* Übersetzt von Stephanie Zehnle. Hamburg 2001.

Ders. *Anxious for Nothing: God's Cure for the Cares of Your Soul.* Colorado Springs 2006.

MacDonald, Michael. *Mystical Bedlam: Madness, Anxiety, and Healing in Seventeenth-Century England.* New York 1981.

Makari, George. *Revolution der Seele: Die Geburt der Psychoanalyse.* Übersetzt von Antje Becker. Gießen 2011.

Malone, John C. *Psychology: Pythagoras to Present.* Cambridge, MA 2009.

Manchester, William. *Goodbye, Darkness: A Memoir of the Pacific War.* Boston 1980.

Mannheim, Karl. *Mensch und Gesellschaft im Zeitalter des Umbaus.* Leiden 1935.

Manning, Martha. *Am eigenen Leibe: Von der Psychotherapeutin zur Patientin.* Übersetzt von Christina Strüh und Adelheid Zöfel. München 1995.

Markel, Howard. *An Anatomy of Addiction: Sigmund Freud, William Halsted, and the Miracle Drug Cocaine.* New York 2011.

Marks, Isaac M. *Fears, Phobias, and Rituals: Panic, Anxiety, and Their Disorders.* New York 1987.

Markway, Barbara G., Cheryl N. Carmin, C. Alec Pollard und Teresa Flynn. *Dying of Embarrassment: Help for Social Anxiety and Phobia.* Oakland, CA 1992.

Markway, Barbara G., und Gregory P. Markway. *Frei von Angst und Schüchternheit: Soziale Ängste besiegen. Ein Selbsthilfeprogramm.* Übersetzt von Andreas Nohl. Weinheim/ Basel 2003.

Marmor, Judd, und Sherwyn M. Woods (Hgg.). *The Interface Between the Psychodynamic and Behavioral Therapies.* New York 1980.

Marshall, John R. *Social Phobia.* New York 1994.

Maudsley, Henry. *The Pathology of Mind.* New York 1860.

Mavissakalian, Matig, und David H. Barlow (Hgg.). *Phobia: Psychological and Pharmacological Treatment.* New York 1981.

May, Rollo. *Antwort auf die Angst: Leben mit einer verdrängten Dimension.* Übersetzt von Susanne Schaup. Stuttgart 1982.

Ders. *Der verdrängte Eros.* Übersetzt von John Wagner. Hamburg 1970.

Ders. *Man's Search for Himself.* New York 1953.

Ders. *The Discovery of Being.* New York 1983.

Ders. *The Meaning of Anxiety.* Überarb. Ausg. New York 1977.

McEwen, Bruce. *The End of Stress as We Know It.* Washington, DC 2002.

McGlynn, Thomas J., und Harry L. Metcalf (Hgg.). *Diagnosis and Treatment of Anxiety Disorders: A Physician's Handbook.* Washington, DC 1992.

McKay, Dean, Jonathan S. Abramowitz, Steven Taylor und Gordon J. G. Asmundson. *Current Perspectives on the Anxiety Disorders: Implications for «DSM-V» and Beyond.* New York 2009.

McLean, Peter D., und Sheila R. Woody. *Anxiety Disorder in Adults: An Evidence-Based Approach to Psychological Treatment.* New York 2001.

Menninger, Karl. *Selbstzerstörung: Psychoanalyse des Selbstmords.* Übersetzt von Hilde Weller. Frankfurt a. M. 1974.

Ders. *The Human Mind.* New York ³1946.

Ders. *Whatever Became of Sin?* New York 1973.

Messer, Stanley B., Louis Sass und Robert Woolfolk. *Hermeneutics and Psychological Theory: Interpretive Perspectives on Personality, Psychotherapy, and Psychopathology.* New Brunswick, NJ 1988.

Micale, Mark S. *Hysterical Men: The Hidden History of Male Nervous Illness.* Cambridge, MA 2008.

Millon, Theodore. *Masters of the Mind: Exploring the Story of Mental Illness from Ancient Times to the New Millennium.* Hoboken, NJ 2004.

Mohr, Jay. *Gasping for Airtime: Two Years in the Trenches of «Saturday Night Live».* New York 2005.

Morita, Shoma. *Morita Therapy and the True Nature of Anxiety-Based Disorders.* Albany 1998.

Morris, Colin. *The Discovery of the Individual, 1050–1200.* Toronto 1972.

Mumford, Lewis. *The Condition Man.* New York 1944.

Murphy, Gardner. *Historical Introduction to Modern Psychology.* New York 1949.

Newman, Paul. *A History of Terror: Fear and Dread Through the Ages.* Stroud 2000.

Niebuhr, Reinhld. *Nature and Destiny of Man.* 2 Bde. New York 1941–1943.

Northfield, Wildfrid. *Conquest of Nerves: The Inspiring Record of a Personal Triumph over Neurasthenia.* London 1933.

Opler, Marvin K. *Culture, Psychiatry, and Human Values: The Methods and Values of a Social Psychiatry.* Springfield, IL 1956.

Oppenheim, Janet. *«Shattered Nerves»: Doctors, Patients, and Depression in Victorian England.* New York 1991.

Parkes, Henry Bamford. *Gods and Men: The Origins of Western Culture.* New York 1959.

Pearson, Patricia. *A Brief History of Anxiety.* New York 2008.

Percy, Walker. *Das Thanatos-Syndrom.* Übersetzt von Bernd Samland. Frankfurt a. M. 1991.

Ders. *Der Idiot des Südens.* Übersetzt von Peter Handke. Frankfurt a. M. 1985.

Ders. *Der Kinogeher.* Übersetzt von Peter Handke. Frankfurt a. M. 1980.

Ders. *Die* Wiederkehr. Übersetzt von Sabine Hübner. Frankfurt a. M. 1989

Ders. *Lancelot.* Übersetzt von Gisela Stege. München/Zürich 1978.

Ders. *Loch im Kosmos: Das letzte Hilf-dir-selbst-Buch.* Übersetzt von Hans-Ulrich Möhrin. Basel 1983.

Ders. *Signposts in a Strange Land.* New York 1991.

Ders. *The Message in the Bottle: How Queer Man Is, How Queer Language Is, and What One Has to Do with the Other.* New York 1975.

Peurifoy, Reneau. *Angst, Panik und Phobien: ein Selbsthilfe-Programm.* Übersetzt von Irmela Erckenbrecht. *Bern* 1993.

Pfister, Oskar. *Das Christentum und die Angst: Eine religionspsychologische, historische und religionshygienische Untersuchung.* Zürich 1944.

Phillips, Bob. *Overcoming Anxiety and Depression: Practical Tools to Help You Deal with Negative Emotions.* Eugene, OR 2007.

Pinero, Jose M. Lopez. *Historical Origins of the Concept of Neurosis.* Cambridge 1983.

Pinker, Steven. *Wie das Denken im Kopf entsteht.* Übersetzt von Martina Wiese und Sebastian Vogel. München 1998.

Pirenne, Henri. *Medieval Cities.* Princeton, NJ 1925.

Pollino, Sandra M. *Flying Fear Free: 7 Steps to Relieving Air Travel Anxiety.* Far Hills, NJ 2012.

Porter, Roy. *Wahnsinn: Eine kleine Kulturgeschichte.* Übersetzt von Christian Detoux. Zürich 2005.

Pressman, Jack D. *Last Resort: Psychosurgery and the Limits of Medicine.* Cambridge 1998.

Prinz, Jesse J. *Gut Reactions: A Perceptual Theory of Emotion.* New York 2004.

Prochnik, George. *Putnam Camp: Sigmund Freud, James Jackson Putnam, and the Purpose of American Psychology.* New York 2006.

Quammen, David. *Charles Darwin: Der große Forscher und seine Theorie der Evolution.* Übersetzt von Inge Leipold. München/Zürich 2009.

Quinlan, Kieran. *Walker Percy: The Last Catholic Novelist*. Baton Rouge 1996.

Quinodoz, Jean-Michel. *Die gezähmte Einsamkeit: Trennungsangst in der Psychoanalyse*. Übersetzt von Monika Noll. Tübingen 2004.

Rachman, Stanley. *Anxiety*. East Sussex 1998.

Ders. *Phobias: Their Nature and Control*. Springfield, IL 1968.

Rachman, Stanley, und Padmal de Silva. *Panic Disorder: The Facts*. New York ²2004.

Radden, Jennifer (Hg.). *The Nature of Melancholy: From Aristotle to Kristeva*. New York 2000.

Radin, Paul. *Primitive Man as Philosopher*. New York 1957.

Rank, Otto. *Das Trauma der Geburt*. Leipzig/Wien/Zürich 1924.

Rapee, Ronald M. *Overcoming Shyness and Social Phobia*. Northvale, NJ 1998.

Raskin, Marjorie. *The Anxiety Expert: A Psychiatrist's Story of Panic*. Bloomington, IN 2004.

Reich, Wilhelm. *Die Massenpsychologie des Faschismus* (1933). Köln 1971.

Reiser, Morton F. *Mind, Brain, Body: Toward a Convergence of Psychoanalysis and Neurobiology*. New York 1984.

Restak, Richard. *Poe's Heart and the Mountain Climber: Exploring the Effects of Anxiety on Our Brains and Our Culture*. New York 2004.

Richardson, Robert D. *William James: In the Maelstrom of American Modernism*. Boston 2006.

Riesman, David. *Die einsame Masse: Eine Untersuchung der Wandlungen des amerikan. Charakters*. Übersetzt von Renate Rausch. Darmstadt 1956.

Ders. *Individualism Reconsidered*. New York 1954.

Ders. *Wohlstand wofür?* Übersetzt von Gert H. Müller. Frankfurt a. M. 1973.

Roazen, Paul. *Sigmund Freud und sein Kreis: Eine biographische Geschichte der Psychoanalyse*. Übersetzt von G. H. Müller. Bergisch-Gladbach 1976.

Robin, Corey. *Fear: The History of a Political Idea*. New York 2004.

Roccatagliata, Giuseppe. *A History of Ancient Psychiatry*. New York 1986.

Roche Laboratories. *Aspects of Anxiety*. Philadelphia 1965.

Rorty, Amelie Oskenberg (Hg.). *Explaining Emotions*. Berkeley, CA 1980.

Rosenberg, Charles E., und Janet Golden (Hgg.). *Framing Disease: Studies in Cultural History*. New Brunswick, NJ 1997.

Rousseau, G. S., und Roy Porter (Hgg.). *The Ferment of Knowledge: Studies in the Historiography of Eighteenth-Century Science*. New York 1980.

Rycroft, Charles. *Anxiety and Neurosis*. Middlesex 1968.

Rygh, Jayne L., und William G. Sanderson. *Treating Generalized Anxiety Disorder: Evidence-Based Strategies, Tools, and Techniques*. New York 2004.

Salecl, Renata. *Über Angst*. Übersetzt von Erik M. Vogt. Wien 2009.

Samway, Patrick. *Walker Percy: Life*. Durham NC 1999.

Sapolsky, Robert M. *Monkeyluv and Other Essays on Our Lives as Animals*. New York 2005.

Ders. *Warum Zebras keine Migräne kriegen*. Übersetzt von Brigitte Stein. München 1996.

Sarason, Irwin, und Charles Spielberger (Hgg.). *Stress and Anxiety*. Bd 2, 4 und 5. Washington, DC 1975–1978.

Satel, Sally, und Scott O. Lilienfeld. *Brainwashed: How We Are Seduced by Mindless Neuroscience*. New York 2013.

Saul, Helen. *Phobias: Fighting the Fear*. New York 2002.

Schlesinger, Arthur M., Jr. *The Cycles of American History*. Boston 1986.

Ders. *The Vital Center: The Politics of Freedom*. Boston 1949.

Schneier, Franklin, und Lawrence Welkowitz. *The Hidden Face of Shyness: Understanding and Overcoming Social Anxiety*. New York 1996.

Schreber, Daniel Paul. *Denkwürdigkeiten eines Nervenkranken* (1903). Berlin 2003.

Schuster, David G. *Neurasthenic Nation: America's Search for Health, Happiness, and Comfort, 1869–1920*. New Brunswick, NJ 2011.

Schwartz, Barry. *The Paradox of Choice: Why More Is Less*. New York 2004.

Seeley, Karen M. *Therapy After Terror: 9/11, Psychotherapy, and Mental Health*. Cambridge 2008.

Selye, Hans. *Stress beherrscht unser Leben*. Übersetzt von Helmut Sopp. Düsseldorf 1957.

Ders. *Stress: Bewältigung und Lebensgewinn*. Übersetzt von Hans Th. Asbeck. München/Zürich 1974.

Ders. *The Physiology and Pathology of Exposure to Stress: A Treatise Based on the Concepts of the General Adaptation Syndrome and the Diseases of Adaptation*. Montreal 1950.

Shapiro, David. *Neurotische Stile*. Übersetzt von Sabine Behrens. Göttingen 1991.

Sharpe, Katherine. *Coming of Age on Zoloft: How Antidepressants Cheered Us Up, Let Us Down, and Changed Who We Are*. New York 2012.

Shawn, Allan. *Wish I Could Be There: Notes from a Phobic Life*. New York 2007.

Shay, Jonathan. *Achill in Vietnam: Kampftrauma und Persönlichkeitsverlust*. Übersetzt von Klaus Kochmann. Hamburg 1998.

Sheehan, David V. *Angst: Die heimliche Krankheit*. Übersetzt von Ingeborg Salm-Beckgerd. München 1988.

Shephard, Ben. *War of Nerves: Soldiers and Psychiatrists in the Twentieth Century*. Cambridge, MA 2001.

Shinder, Jason (Hg.). *Tales from the Couch: Writers on Therapy*. New York 2000.

Shorter, Edward. *Before Prozac: The Troubled History of Mood Disorders in Psychiatry*. New York 2009.

Ders. *Geschichte der Psychiatrie*. Übersetzt von Yvonne Badal. Reinbek 2003.

Ders. *How Everyone Became Depressed: The Rise and Fall of the Nervous Breakdown*. Oxford 2013.

Shute, Clarence. *The Psychology Aristotle: An Analysis of the Living Being*. New York 1964.

Simon, Bennett. *Mind and Madness in Ancient Greece: The Classical Roots of Modern Psychiatry*. Ithaca, NY 1978.

Simon, Linda. *Genuine Reality: A Life of William James*. New York 1997.

Slater, Lauren. *Prozac Diary*. New York 1998.

Smail, Daniel Lord. *On Deep History and the Brain*. Berkeley, CA 2008.

Smith, Daniel. *Affe im Kopf: Mein Leben mit der Angst*. Übersetzt von Cathrine Hornung. Bern 2013.

Smith, Mickey C. *Small Comfort: A History of the Minor Tranquilizers*. New York 1985.

Smoller, Jordan, *The Other Side of Normal: How Biology Is Providing the Clues to Unlock the Secrets of Normal and Abnormal Behavior*. New York 2012.

Snell, Bruno. *Die Entdeckung des Geistes: Studien zur Entstehung des europäischen Denkens bei den Griechen*. Hamburg 1946.

Solomon, Andrew. *The Noonday Demon: An Atlas of Depression*. New York 2001.

Solomon, Robert. *What Is an Emotion? Classic and Contemporary Readings*. New York 1984.

Spielberger, Charles D. (Hg.). *Anxiety: Current Trends in Theory and Research*. Bd. 1. New York 1972.

Ders. (Hg.). *Anxiety and Behavior*. New York 1966.

Ders. *Stress und Angst: Risiko unserer Zeit.* Übersetzt von Hans-Joachim Bender. Weinheim/ Basel 1980.

Spielberger, Charles D., und Rogelio Diaz-Guerrero (Hgg.). *Cross-Cultural Anxiety.* Bd. 3. Washington, DC 1986.

Spinoza, Baruch. *Die Ethik.* Übersetzt von Jakob Stern. Wiesbaden 2012.

Stein, Dan J. *Clinical Manual of Anxiety Disorders.* Washington, DC 2004.

Stein, Dan J., und Eric Hollander. *Anxiety Disorders Comorbid with Depression: Social Anxiety Disorder, Post-traumatic Stress Disorder, Generalized Anxiety Disorder and Obsessive Compulsive Disorder.* London 2002.

Dies. *Textbook of Anxiety Disorders.* Washington, DC 2002.

Stein, Murray B., und John R. Walker. *Triumph over Shyness: Conquering Shyness and Social Anxiety.* New York 2002.

Stekel, Wilhelm. *Nervöse Angstzustände und ihre Behandlung.* Berlin 1908.

Stepansky, Paul E. *Psychoanalysis at the Margins.* New York 2009.

Stone, Michael. *Healing the Mind: A History of Psychiatry from Antiquity to the Present.* New York 1997.

Stoodley, Bartlett H. *The Concepts of Sigmund Freud.* Glencoe, IL 1959.

Strupp, Hans H., Leonard M. Horowitz, und Michael J. Lambert (Hgg.). *Measuring Patient Changes in Mood, Anxiety, and Personality Disorders.* Washington, DC 1997.

Sullivan, Paul. *Clutch: Why Some People Excel Under Pressure and Others Don't.* New York 2010.

Sulloway, Frank. *Freud, Biologe der Seele.* Köln 1982.

Summers, Christina Hoff, und Sally Satel. *One Nation Under Therapy: How the Helping Culture is Eroding Self-Reliance.* New York 2005.

Symonds, Percival M. *The Dynamics of Human Adjustment.* New York 1946.

Szasz, Thomas S. *Geisteskrankheit: Ein moderner Mythos. Grundlagen einer Theorie des persönlichen Verhaltens.* Übersetzt von Theo Kierdorf und Hildegard Höhr. Heidelberg 2013.

Tallis, Raymond. *The Kingdom of Infinite Space: A Portrait of Your Head.* New Haven, CT 2008.

Tanielian, Terri, und Lisa H. Jaycox (Hgg.). *Invisible Wounds of War: Psychological and Cognitive Injuries, Their Consequences, and Services to Assist Recovery.* Santa Monica 2008.

Taylor Manor Hospital, *Discoveries in Biological Psychiatry.* Philadelphia 1970.

Taylor, Steven (Hg.). *Anxiety Sensitivity: Theory, Research, and Treatment of the Fear of Anxiety.* Mahwah, NJ 1999.

Thomson, Keith. *The Young Charles Darwin.* New Haven, CT 2009.

Tillich, Paul. *A Theology of Culture.* New York 1959.

Ders. *Der Mut zum Sein.* Übersetzt von Gertie Siemsen. Stuttgart 1953.

Ders. *Der Protestantismus: Prinzip und Wirklichkeit.* Übersetzt von Renate Abrecht u. a. Stuttgart 1950.

Tolson, Jay (Hg.). *The Correspondence of Shelby Foote and Walker Percy.* New York 1997.

Ders. *Pilgrim in the Ruins: A Life of Walker Percy.* New York 1992.

Tone, Andrea. *The Age of Anxiety: A History of America's Turbulent Affair with Tranquilizers.* New York 2009.

Torrey, E. Fuller, und Judy Miller. *The Invisible Plague: The Rise of Mental Illness from 1750 to the Present.* New Brunswick, NJ 2001.

Tseng, Wen-Shing. *Clinician's Guide to Cultural Psychiatry.* San Diego 2003.

Tuan, Yi-Fu. *Landscapes of Fear.* New York 1979.

Twenge, Jean M. *Generation Me: Why Today's Young Americans Are More Confident, Assertive, Entitled – and More Miserable Than Ever Before*. New York 2006.
Valenstein, Elliot S. *Blaming the Brain: The Truth About Drugs and Mental Health*. New York 1998.
van den Berg, J. H. *The Changing Nature of Man: Introduction to Historical Psychology*. New York 1961.
Vasey, Michael M., und Mark R. Dadds (Hgg.). *The Developmental Psychopathology of Anxiety*. New York 2001.
Wain, Martin. *Freud's Answer: The Social Origins of Our Psychoanalytic Century*. Chicago 1998.
Wallin, David. *Attachment in Psychotherapy*. New York 2007.
Watt, Margo, und Sherry Stewart. *Overcoming the Fear of Fear: How to Reduce Anxiety Sensitivity*. Oakland, CA 2008.
Watters, Ethan. *Crazy Like Us: The Globalization of the American Psyche*. New York 2010.
Weatherhead, Leslie D. *Prescription for Anxiety: How You Can Overcome Fear and Despair*. New York 1956.
Weekes, Claire. *Hilfe auch für Ihre Nerven: Rezepte zur Selbstheilung*. Übersetzt von Alfred Scholz. Bergisch-Gladbach 1965.
Wehrenberg, Margaret, und Steven Prinz. *The Anxious Brain: The Neurological Basis of Anxiety Disorders and How to Effectively Treat Them*. New York 2007.
Wellman, Lee. *My Quarter-Life Crisis: How an Anxiety Disorder Knocked Me Down, and How I Got Back Up*. Boston 2006.
Wender, Paul H., und Donald F. Klein. *Mind, Mood, and Medicine: A Guide to the New Biopsychiatry*. New York 1981.
Wexler, Bruce E. *Brain and Culture: Neurobiology, Ideology, and Social Change*. Cambridge, MA 2006.
Whitaker, Robert. *Anatomy of an Epidemic: Magic Bullets, Psychiatric Drugs, and the Astonishing Rise of Mental Illness in America*. New York 2010.
Wilkinson, Richard, und Kate Pickett. *Gleichheit ist Glück: Warum gerechte Gesellschaften für alle besser sind*. Übersetzt von Edgar Peinelt und Klaus Binder. Hamburg 2009.
Winik, Jay. *The Great Upheaval: America and the Birth of the Modern World, 1788–1800*. New York 2007.
Wolf, Stewart, und Harold Wolff. *Human Gastric Function: An Experimental Study of Man and His Stomach*. New York 1943.
Wolfe, Barry E. *Understanding and Treating Anxiety Disorders*. Washington, DC 2005.
Wood, Gordon. *The Radicalism of the American Revolution*. New York 1991.
Wullschlager, Jackie. *Hans Christian Andersen: The Life of a Storyteller*. New York 2000.
Wurtzel, Elizabeth. *Verdammte schöne Welt*. Übersetzt von Christiane Bergfeld und Christiane Landgrebe. Berlin 1994.
Yapko, Michael D. *Depression Is Contagious: How the Most Common Mood Disorder Is Spreading Around the World and How to Stop It*. New York 2009.
Young, Allan. *The Harmony of Illusions: Inventing Post-traumatic Stress Disorder*. Princeton, NJ 1995.
Young-Bruehl, Elisabeth. *Anna Freud: Eine Biographie*. Übersetzt Maria Clay-Jorde. 2 Bde. Wien 1995.
Zane, Manuel D., und Harry Milt. *Your Phobia: Understanding Your Fears Through Contextual Therapy*. Washington, DC 1984.

Zeman, Adam. *A Portrait of the Brain*. New Haven, CT 2008.

Zilboorg, Gregory. *A History of Medical Psychology*. New York 1941.

Zolli, Andrew, und Ann Marie Healy. *Die 5 Geheimnisse der Überlebenskünstler: Wie die Welt ungeahnte Kräfte mobilisiert und Krisen meistert*. Übersetzt von Richard Barth. München 2013.

# Personenregister

# Aus dem Verlagsprogramm

# Medizin, Psychologie und Lebenspraxis bei C.H.Beck

Sarah Aamodt/Samuel Wang
**Welcome to Your Brain**
Ein respektloser Führer durch die Welt unseres Gehirns
Aus dem Englischen von Norbert Juraschitz
4. Auflage. 2009. 297 Seiten mit zahlreichen Illustrationen. Gebunden

David Althaus/Nico Niedermeier/Svenja Niescken
**Zwangsstörungen**
Wenn die Sucht nach Sicherheit zur Krankheit wird
2., aktualisierte Auflage. 2013. 237 Seiten mit 8 Abbildungen
und einer Tabelle. Broschiert

Reinmar du Bois
**Kinderängste**
Erkennen – verstehen – helfen
4., neu bearbeitete Auflage. 2007. 240 Seiten. Paperback
(Beck'sche Reihe Band 1137)

Brigitta Bondy
**Psychopharmaka**
Kleine Helfer oder chemische Keule?
2010. 120 Seiten. Paperback
(Beck'sche Reihe Band 1707)

Gian Domenico Borasio
**Über das Sterben**
Was wir wissen, was wir tun können, wie wir uns darauf einstellen
11. Auflage. 2012. 208 Seiten mit 11 Abbildungen und 5 Tabellen. Gebunden

Regina von Brück/Michael von Brück
**Leben in der Kraft der Rituale**
Religion und Spiritualität in Indien
2011. 304 Seiten mit 24 Abbildungen. Leinen

C.H.Beck

# Medizin, Psychologie und Lebenspraxis bei C.H.Beck

Volker Faust
## Seelische Störungen
Wie sie sich zeigen und was man tun kann
4. Auflage. 2007. 382 Seiten. Paperback
(Beck'sche Reihe Band 1287)

Andreas Hillert/Michael Marwitz
## Die Burnout-Epidemie
oder Brennt die Leistungsgesellschaft aus?
2006. 336 Seiten mit 6 Abbildungen und 8 Tabellen. Broschiert

Hans-Joachim Maaz
## Die narzisstische Gesellschaft
Ein Psychogramm
4. Auflage. 2013. 236 Seiten. Klappenbroschur

Ingrid Olbricht
## Wege aus der Angst
Gewalt gegen Frauen
Ursachen – Folgen – Therapie
2004. 240 Seiten. Broschiert

Aiga Stapf
## Hochbegabte Kinder
Persönlichkeit, Entwicklung, Förderung
5., aktualisierte Auflage. 2010. 272 Seiten. Broschiert

Horst Zocker
## Anonyme Alkoholiker
Selbsthilfe gegen die Sucht
4. Auflage. 2006. 157 Seiten. Paperback
(Beck'sche Reihe Band 383)

# C.H.Beck